Attwood

Leben mit dem Asperger-Syndrom

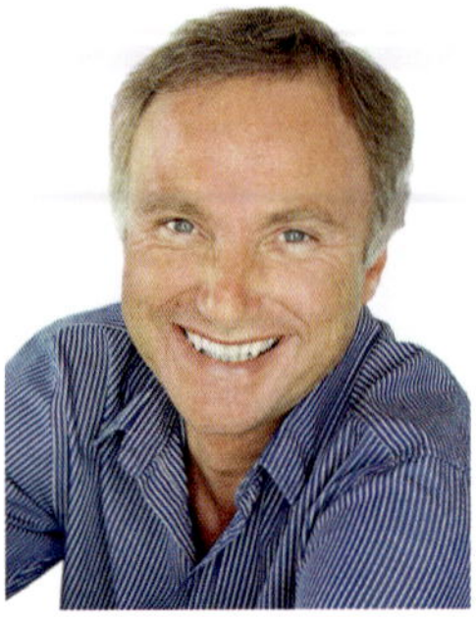

Der Autor

Tony Attwood ist seit über 25 Jahren praktizierender klinischer Psychologe. Er hat mit mehr als 2000 Menschen aller Altersklassen gearbeitet, die das Asperger-Syndrom haben. Attwood bietet Workshops an und leitet weltweit Kurse für Eltern, Fachkräfte und Menschen mit dem Asperger-Syndrom. Außerdem ist er ein überaus produktiver Autor von Artikeln und Büchern zum Thema. Von ihm stammt auch der Bestseller »Das Asperger-Syndrom: Wie Sie und Ihr Kind alle Chancen nutzen«, der in Deutschland ebenfalls im TRIAS-Verlag erschienen ist.

Widmung

In Gedenken an meine Großmutter Elsie May Dovey (1903–1987) und an meinen Großvater William Howard Dovey (1905–2000).

Danksagung

Ich möchte mich bei den folgenden Menschen für ihre Ermunterung, ihre Vorschläge und ihre Unterstützung bedanken, die es mir ermöglicht haben, mir das nötige Wissen anzueignen, um dieses Buch fertigzustellen: bei meiner Frau Sarah, die jedes Kapitel in meinem Manuskript nachbearbeitet hat, um sicherzustellen, dass meine Sätze einen Sinn ergeben und grammatikalisch korrekt sind; das ist keine leichte Aufgabe; bei den vielen Menschen mit Asperger-Syndrom und ihren Eltern, die die Herausforderungen beschrieben haben, mit denen sie Tag für Tag konfrontiert sind, sowie die Strategien, die sie nutzen, um dabei erfolgreich zu sein, sie sind meine Mentoren; bei meinen Freunden und Kollegen, die das Manuskript kommentiert und wertvolle Hinweise und Ermunterungen gegeben haben. Insbesondere möchte ich Kari Dunn, Michelle Garnett, Carol Gray, Isabelle Hénault, Kathy Hoopmann, Janine Manjiviona, Stephen Shore und Liane Willey danken, die ich hier in alphabetischer Reihenfolge aufführe. Ich möchte außerdem meinen Klienten, Freunden und Familienmitgliedern mit Asperger-Syndrom danken. Ihr seid der Sonnenschein in meinem Leben.

Tony Attwood

Leben mit dem Asperger-Syndrom

Von Kindheit bis Erwachsensein –
alles was weiterhilft

Aus dem Englischen übersetzt von Rainer Döhle

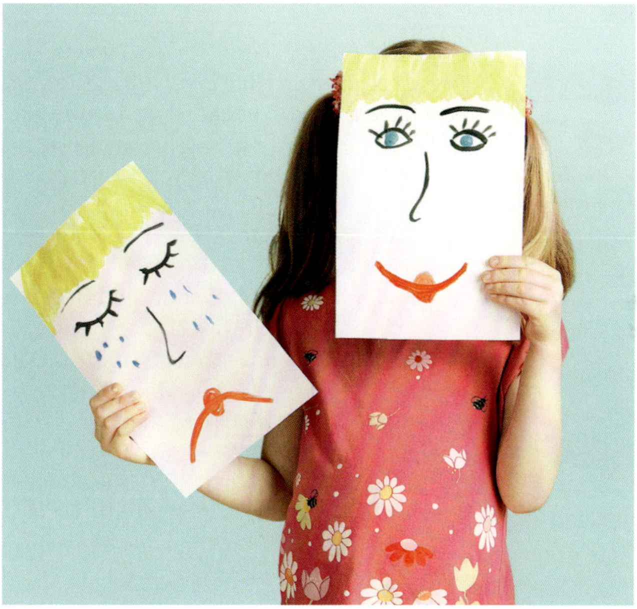

TRIAS

Inhalt

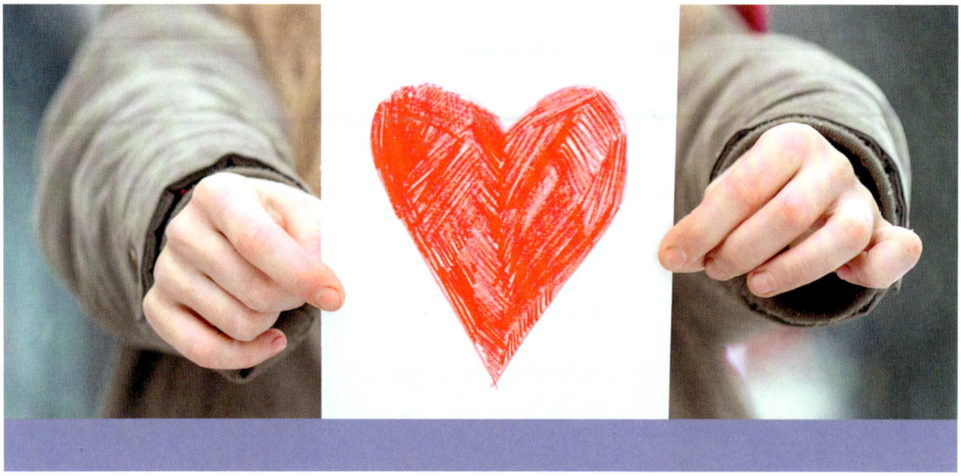

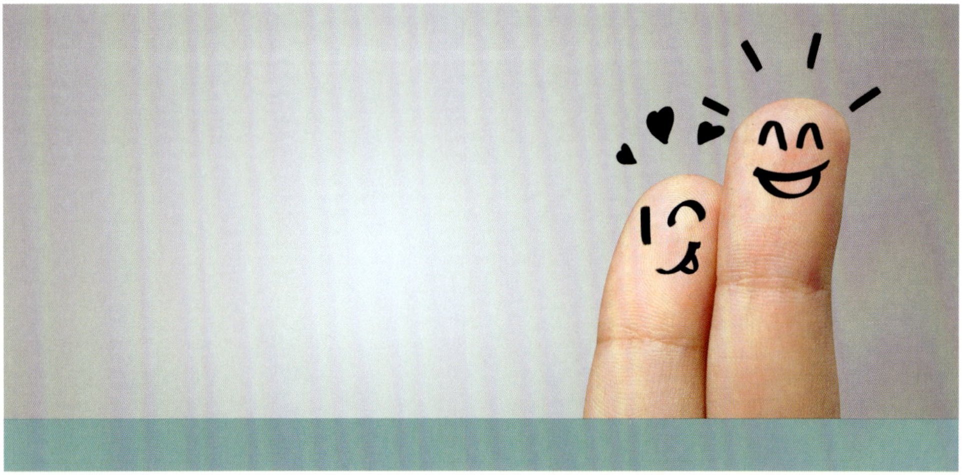

Inhalt

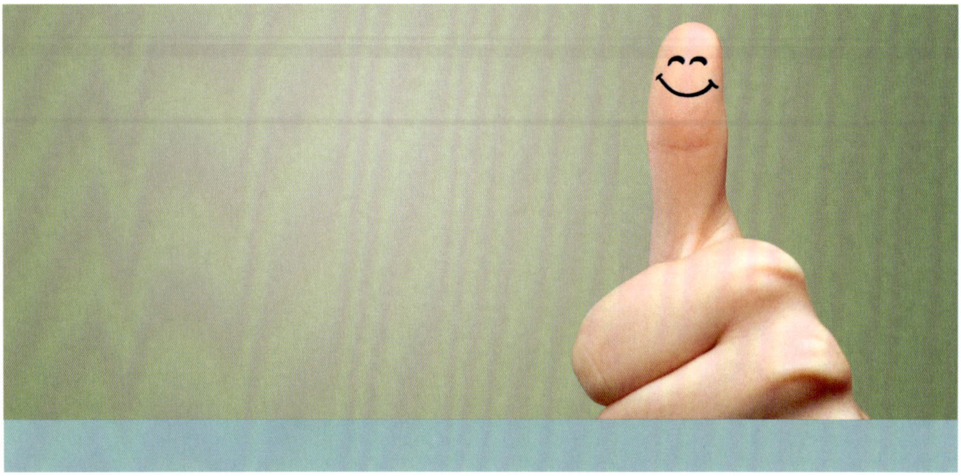

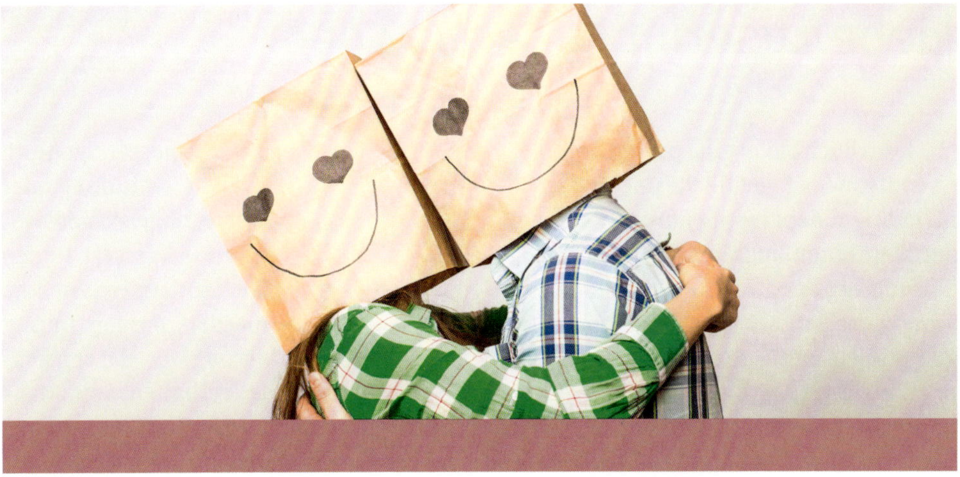

Vorwort

Liebe Leserinnen, liebe Leser

Dieses Buch bietet eine persönliche Sicht auf Kinder, Jugendliche und Erwachsene mit dem Asperger-Syndrom. Es basiert auf meiner umfangreichen klinischen Erfahrung, der Kenntnis entsprechender Forschungsergebnisse und Veröffentlichungen und eigener Untersuchungen. Ich bin praktizierender Psychologe in einer Klinik und habe das Buch für Eltern, Fachkräfte und Menschen mit Asperger-Syndrom geschrieben. Dabei habe ich versucht, nicht allzu viele Fachbegriffe zu verwenden, sodass man den Text auch ohne psychologische Fachausbildung verstehen kann. Für Kollegen und Studenten, die weitere Informationen suchen, biete ich Quellenangaben, mit denen bestimmte Aussagen belegt werden und die zusätzliche Informationen bereitstellen. Sie finden auch zahlreiche Zitate aus Autobiografien von Menschen mit Asperger-Syndrom. Jedes Kapitel beginnt mit einem Zitat von Hans Asperger – dem Wiener Kinderarzt, der die Merkmale des Syndroms als Erster beschrieb – und endet mit einem Zitat von einem Menschen mit Asperger-Syndrom. Ich denke, dass denjenigen, die selbst das Asperger-Syndrom haben, das letzte Wort gebührt.

Dieses Buch soll Eltern und Fachkräfte mit den aktuellsten Informationen ausstatten, damit sie einem Familienmitglied oder einer Person mit Asperger-Syndrom helfen können. Ich habe es aber auch zum persönlichen Nutzen von Menschen mit Asperger-Syndrom geschrieben. Meine Absicht ist es, dass das Lesen des Ratgebers es einem Menschen mit Asperger-Syndrom ermöglicht zu verstehen, warum er oder sie anders ist als andere, ohne sich deswegen entmutigt oder zurückgesetzt fühlen zu müssen. Es ist auch für andere wichtig, sich bewusst zu machen, dass es immer eine logische Erklärung für das exzentrisch erscheinende Verhalten von Menschen mit Asperger-Syndrom gibt. Dieses Buch erklärt die Logik und die Perspektive des Menschen mit Asperger-Syndrom.

Das Jahr 2006 war das hundertste Geburtsjahr von Hans Asperger, und je mehr ich die Welt entdecke, wie sie von Menschen mit Asperger-Syndrom wahrgenommen wird, desto mehr muss ich die Genauigkeit seiner detaillierten Beschreibung von vier betroffenen Kindern, Fritz, Harro, Ernst und Hellmuth, vor über 60 Jahren anerkennen. Ich habe Hans Asperger nie persönlich kennengelernt, doch habe ich großen Respekt vor seinem Verständnis und seiner Bewunderung einer bestimmten Gruppe von Kindern, die auch meine eigenen Helden sind. Vor ein paar Jahren traf ich seine Tochter, Maria Asperger-Felder, eine Kinderpsychiaterin in der Schweiz, und ich war bezaubert von ihren Geschichten über ihren Vater, seine Fähigkeiten und seine Persönlichkeit, vor allem aber über die Umstände, unter denen er in Wien Ende der 1930er-Jahre gearbeitet hat.

Maria gab mir eine der Arbeiten, die ihr Vater 1938 veröffentlichte, als er erstmals jene Merkmale beschrieb, die einige Jahre später als autistische Persönlichkeitsstörung bekannt wurden und die seit 1981 die Bezeichnung Asperger-Syndrom tragen. Als Kinderarzt im von den Nazis besetzten Österreich sprach er sich mutig gegen das zuvor eingeführte Gesetz »zur Verhinderung erbkranken Nachwuchses« aus. Er vertrat die Meinung, dass durch Erziehung »die Gefahren gebannt werden können, die in der genetischen Veranlagung eines Kindes begründet liegen.« Er wollte die Kinder in seiner Klinik davor bewahren, ermordet zu werden und erklärte mit Vehemenz, dass ungewöhnliche Kinder nicht notwendigerweise minderwertig seien. Damit war er eindeutig ein Gegner der Nazis.

Es gibt also eine interessante Geschichte in Bezug auf die Entwicklung unseres Verständnisses von Kindern und Erwachsenen mit Asperger-Syndrom. Was aber sind unsere Hoffnungen für die Zukunft? Wir müssen innerhalb der nächsten zehn Jahre einen Konsens finden, was die Diagnosekriterien angeht und wir müssen die Anzeichen des Asperger-Syndroms schon bei jüngeren Kindern sehr genau untersuchen, damit auch diese von frühen Interventionsprogrammen profitieren können. Die Regierungen müssen mehr Mittel für die Unterstützung von Kindern mit Asperger-Syndrom an der Schule bereitstellen, und sie müssen Erwachsenen mit Asperger-Syndrom helfen, eine Beschäftigung zu finden, die ihren Qualifikationen und Fähigkeiten entspricht. In unserer modernen Gesellschaft brauchen wir die Talente von Menschen mit Asperger-Syndrom und wir können Nutzen aus ihnen ziehen.

Mir macht Sorge, dass es in Regierungsbehörden kaum politische Strategien und Mittel gibt, die speziell auf Menschen mit Asperger-Syndrom ausgerichtet sind. Tatsächlich ist es bisweilen so, dass eine Diagnose von einem öffentlichen Arbeitgeber eher dazu benutzt wird, dem Betroffenen den Zugang zu Dienstleistungen zu versagen, statt ihn zu ermöglichen. Ich hoffe, dass das zunehmende öffentliche Bewusstsein für die Lebensumstände und die Fähigkeiten von Menschen mit Asperger-Syndrom die Entscheidungen der Politiker beeinflusst, besonders, da es bald eine riesige Anzahl Erwachsener mit Asperger-Syndrom geben wird, die eine diagnostische Beurteilung suchen wird, nämlich jene Generation, die bislang keine Gelegenheit hatte, diagnostiziert und verstanden zu werden.

In den nächsten zehn Jahren werden sich mehr Fachkräfte auf das Asperger-Syndrom spezialisieren und wir werden die Einrichtung örtlicher Diagnose- und Behandlungszentren erleben, die speziell auf Kinder und Erwachsene mit Asperger-Syndrom zugeschnitten sind. Wenn die Verbreitung des Asperger-Syndroms bei 1 von 250 Personen liegt, wird es auch genügend Überweisungen an Spezialisten geben, um ein nationales Netz von Kliniken und Fachkräften unterhalten zu können.

Wir brauchen eindeutig mehr Forschung im Bereich Asperger-Syndrom, vor allem bei Aspekten der sensorischen Wahrnehmung. Viele Menschen mit Asperger-Syndrom versuchen verzweifelt, ihre Überempfindlichkeit gegenüber bestimmten Geräuschen und andere sensorische Reize zu reduzieren. Gegenwärtig können Kliniker und Therapeuten wenig tun, um solche auditiven, taktilen und olfaktorischen Überempfindlichkeiten zu reduzieren. Wir müssen auch Programme entwickeln und evaluieren, mit denen die Fähigkeit, Freundschaften und Beziehungen einzugehen, ebenso gefördert wird wie die Fähigkeit, mit den eigenen Emotionen besser fertig zu werden und die Fähigkeit, Spezialinteressen konstruktiv umzusetzen.

Ich hoffe auch, dass es in Zukunft eine positivere und bestärkende Haltung gegenüber Menschen mit Asperger-Syndrom und ein zunehmendes Selbstbewusstsein der Betroffenen geben wird. Ich habe dieses Buch geschrieben, um das aktuelle Wissen, das wir über das Asperger-Syndrom haben, weiterzugeben, es wurde aber auch geschrieben, um vorhandene Einstellungen zu ändern. Wissen verändert Einstellungen, die umgekehrt auch wieder Fähigkeiten und Lebensumstände verändern können.

Brisbane (Australien), Januar 2008
Tony Attwood

Vorwort des Übersetzers

Für mich ist es eine Ehre, dieses Buch von Tony Attwood ins Deutsche zu übersetzen. Nicht ohne Grund wird Attwood von vielen autistischen Menschen in der englischsprachigen Welt mit etwas Augenzwinkern »Saint Tony« genannt – es gibt wenige Fachpsychologen auf dem Gebiet des Asperger-Syndroms, die zugleich ein so hohes Maß an Fachwissen haben und ein so tiefes menschliches Verständnis für die Perspektive von Menschen mit Asperger-Syndrom – für ihre Schwächen und Stärken – aufbringen. Ich durfte ihn vor einigen Jahren auf einem Autismuskongress in Magdeburg erleben und habe noch gut in Erinnerung, wie lebensnah er den Zuhörern die alltäglichen Sorgen dieser Menschen nahegebracht hat. Mittlerweile ist Attwood auch im deutschsprachigen Bereich längst ein Begriff. Sein erstes auf Deutsch erschienenes Buch »Das Asperger-Syndrom: Wie Sie und Ihr Kind alle Chancen nutzen« gilt hierzulande als Klassiker und ist immer meine erste Empfehlung für jeden gewesen, der sich über dieses Thema informieren will.

Ich denke, ich kann ganz gut beurteilen, wie authentisch Attwood die Lebensverhältnisse von Menschen mit Asperger-Syndrom beschreibt – ich habe nämlich selbst diese Diagnose. Leider war das Wissen um das Asperger-Syndrom lange Zeit alles andere als Allgemeingut; das ist auch der Grund dafür, warum ich selbst erst mit 31 Jahren überhaupt davon erfahren habe, dass es dieses Syndrom gibt. Wohl hatte ich den Film »Rain Man« gesehen und mit der Hauptfigur eine gewisse Seelenverwandtschaft empfunden, hatte aber doch Zweifel, ob die Bezeichnung »autistisch« auf mich wirklich zutreffen konnte. Erst Jahre später bin ich über das Internet darauf gestoßen, dass es auch eine Variante des Autismus gibt, die auf den ersten Blick meist unauffällig wirkt, eben das Asperger-Syndrom. Endlich hatte ich für viele meiner Schwierigkeiten einen Namen, ich fühlte mich vor allem erleichtert.

Nun hatte ich die Chance, eine wirksame Therapie bei einem Psychologen zu beginnen, der sich mit dem Thema Asperger-Syndrom auskennt (was leider nicht für alle Psychologen der Fall ist). Viele autistische Menschen haben Schwierigkeiten im Berufsleben, da es ihnen sehr schwer fällt, den sozialen Anforderungen an der Arbeitsstelle gerecht zu werden; so erging es mir früher auch. Eine dauerhafte Beschäftigung erschien mir angesichts meiner persönlichen Probleme illusorisch und ich schlug mich viele Jahre lang durch, wechselte von einem Job zum nächsten oder lebte von Sozialleistungen. Mein Selbstwertgefühl war meist im Keller, zumal es mir nie gelingen wollte, auch nur den Ansatz eines Freundeskreises aufzubauen. Die Diagnose veränderte daran einiges. Ich traute mir zu, ein Fernstudium zum Übersetzer zu absolvieren – diese Art des Studiums kam den Besonderheiten meines Asperger-Syndroms sehr entgegen –, das ich schließlich auch erfolgreich abschließen konnte.

Vorwort des Übersetzers

Zugleich hatte ich aber auch den Wunsch, andere Menschen mit Asperger-Syndrom kennenzulernen. Das erwies sich als gar nicht so einfach. Im Jahre 2000, als ich meine Diagnose erhalten hatte, steckte die Asperger-Selbsthilfe in Deutschland noch in den Kinderschuhen. So suchte ich kurzerhand über das Internet selbst eine Hand voll erwachsener Menschen mit Asperger-Syndrom zusammen und rief eine Selbsthilfegruppe in Berlin ins Leben. Seither sind auch in Deutschland zahlreiche Selbsthilfetreffs entstanden, einige auf Initiative der Eltern, viele aber auch durch autistische Menschen selbst. Im Serviceteil finden Sie hilfreiche Adressen, z. B. des Vereins »Aspies e.V.«, der von Menschen mit Asperger-Syndrom gegründet wurde und für den ich mich sehr engagiere.

Der englischsprachige Raum ist, was die Hilfe und Selbsthilfe für Menschen mit dem Asperger-Syndrom angeht, immer ein Vorreiter gewesen. Hierzulande gibt es noch nicht im selben Maß Integrations-, Förder- und Therapieangebote. Und auch das deutschsprachige Literaturangebot ist nicht so umfangreich wie das englischsprachige. Daher finden Sie an entsprechenden Stellen im Buch Anmerkungen in [eckigen Klammern] zur Situation in Deutschland bzw. deutschsprachige Buchempfehlungen. Auch den Serviceteil habe ich entsprechend an die hiesigen Verhältnisse angepasst.

Wenn an einigen Stellen von »normalen« bzw. »betroffenen« Menschen die Rede ist, ist das keinesfalls wertend gemeint, sondern dient lediglich der Abkürzung der umständlichen Umschreibung: Menschen ohne Asperger-Syndrom bzw. Menschen mit Asperger-Syndrom.

Das Leben eines Menschen mit Asperger-Syndrom, wie es auch das vorliegende Buch beschreibt, ist mitunter facettenreich, hat aber wenig mit manchen spektakulären Klischees zu tun, die über autistische Menschen noch immer im Umlauf sind. Weder sind wir alle kleine Einsteins, noch leiden wir ständig an unserer Isolation. Wir sind Menschen, die oft auch Spaß am Leben haben, die den Ehrgeiz haben, ihr Leben eigenständig und erfolgreich zu gestalten; manche sind berufstätig und stolz, ihren Beitrag zur Gesellschaft leisten zu können, manche leben auch in einer funktionierenden Partnerschaft. Auch wir leben also eine gewisse Normalität, zugleich aber gibt es viele Dinge, die jeden von uns einzigartig machen, und das sind nicht nur die manchmal etwas exzentrisch wirkenden Spezialinteressen und Tics.

Tony Attwood gelingt es, uns Menschen mit Asperger-Syndrom so darzustellen, dass wir als liebenswerte Individuen erscheinen, denen Respekt und Anerkennung gebührt. Dafür möchte ich ihm an dieser Stelle ausdrücklich meinen Dank aussprechen.

Berlin, Januar 2008
Rainer Döhle

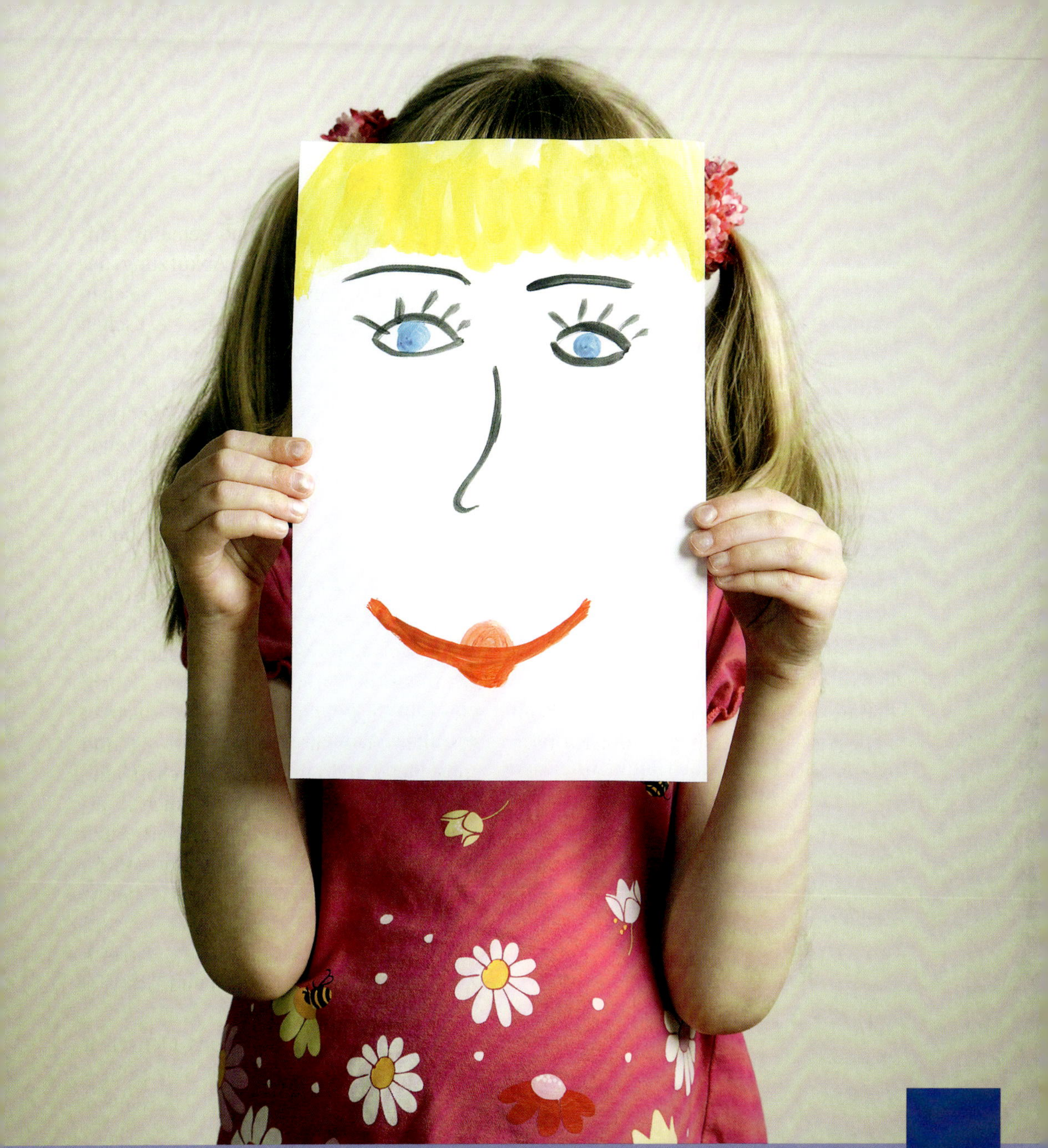

Was ist das Asperger-Syndrom?

1

Es war ein Wiener Kinderarzt, der sich 1944 als Erster dem Studium des Asperger-Syndroms widmete, weil ihn die besonderen Fähigkeiten und Eigenarten dieser Kinder so faszinierten. Daher erhielt das Syndrom später auch seinen Namen. In diesem Kapitel wollen wir uns den Charakteristiken langsam annähern, indem wir uns die zahlreichen möglichen Wege, die letztendlich zur richtigen Diagnose führen, anschauen.

Wie zeigt sich die Andersartigkeit?

» Nicht alles, was aus der Reihe fällt, was also ›abnorm‹ ist, muss deshalb auch schon ›minderwertig‹ sein. «

Hans Asperger

Es klingelte an der Tür als Zeichen dafür, dass ein weiterer Gast zu Alicias Geburtstagsparty eingetroffen war. Ihre Mutter öffnete die Tür und sah hinunter auf Jack, der als letzter Gast kam. Es war der neunte Geburtstag ihrer Tochter und auf der Einladungsliste standen zehn Mädchen und ein Junge. Alicias Mutter war überrascht, dass ein Junge mit aufgenommen wurde, galten doch Jungen bei den Mädchen im Alter ihrer Tochter als doof und nicht wert, zur Geburtstagsparty eines Mädchens eingeladen zu werden. Alicia aber meinte, dass Jack anders sei. Seine Familie war vor kurzem nach Birmingham gezogen und Jack war erst seit ein paar Wochen in ihrer Klasse. Obwohl er versucht hatte, Freundschaften zu knüpfen, war ihm das bislang nicht gelungen.

Alicia schloss Jack gleich in ihr Herz

Die anderen Jungen hänselten ihn und ließen ihn an keinem ihrer Spiele teilnehmen. Letzte Woche saß er neben Alicia, als sie ihr Pausenbrot aß, und während sie ihm zuhörte, dachte sie, dass er ein netter und einsamer Junge sei, der von dem ganzen Lärm und der Hektik auf dem Schulhof etwas überfordert war. Er sah süß aus, eine Art jüngerer Harry Potter, und er wusste eine Menge über sehr viele Dinge. Sie schloss ihn gleich in ihr Herz, und ungeachtet der verblüfften Blicke ihrer Freundinnen, als sie ihnen sagte, dass sie diesen Jungen zu ihrer Party einladen wollte, hielt sie an ihrer Absicht fest, dass er kommen sollte.

»Mögen Sie Batterien?«

Und da war er nun, ein zurückgezogener Junge, der eine Geburtstagskarte und ein Geschenk hervorholte und sofort an Alicias Mutter weitergab. Sie bemerkte, dass er Alicias Namen auf dem Umschlag geschrieben hatte, allerdings war die Handschrift für einen Achtjährigen eigenartig unleserlich. »Du bist sicher Jack«, sagte sie und er antwortete nur mit ausdruckslosem Gesicht: »Ja.« Sie lächelte ihn an und wollte ihm vorschlagen, doch in den Garten zu Alicia und ihren Freundinnen zu gehen, als er sagte: »Alicias Geburtstagsgeschenk ist eine dieser Puppen, von denen meine Mutti sagt, dass sie jedes Mädchen gern hat; die hat sie ausgesucht, obwohl ich ihr eigentlich am liebsten ein paar Batterien geschenkt hätte. Mögen Sie Batterien? Ich schon, ich habe einhundertsiebenundneunzig Batterien. Batterien sind wirklich nützlich. Was für Batterien haben Sie denn in Ihrer Fernbedienung?« Ohne auf eine Antwort zu warten, fuhr er fort: »Ich habe eine besondere Batterie aus Russland. Mein Papa ist Ingenieur, der hat an einer Ölpipeline in Russland mitgebaut und mir sechs AAA-Batterien mitgebracht mit russischer Schrift drauf. Das sind meine Lieblingsbatterien. Wenn ich ins Bett gehe, schau ich mein Kästchen mit meinen Batterien an und sortiere sie alphabetisch, bevor ich einschlafe. Meine Mutti sagt ja, ich solle lieber meinen Teddy im Arm halten, aber ich mag die Batterien lieber. Wie viele Batterien haben Sie?«

Jack sprach sehr eloquent

Sie antwortete: »Tja, das weiß ich nicht, wir müssen so einige davon haben ...« und wusste nicht so recht, was sie als Nächstes sagen sollte. Ihre Tochter war ein freundliches und fürsorgliches Mädchen und sie begriff, warum sie diesen merkwürdigen kleinen Jungen als einen ihrer Freunde »adoptiert« hatte. Jack fuhr mit seinem Monolog über Batterien fort und erklärte, wie sie hergestellt werden und was man mit ihnen machte, wenn sie leer waren. Auch Alicias Mutter fühlte sich bald wie eine leere Batterie, nachdem sie einem Vortrag zugehört hatte, der ungefähr zehn Minuten dauerte. Obwohl sie ihm subtil signalisierte, dass sie woanders hingehen müsse und sie ihm schließlich sagte: »Ich muss jetzt gehen und das Essen für die Party vorbereiten«, sprach er weiter und folgte ihr in die Küche. Sie bemerkte, dass er, während er sprach, sie kaum ansah und dass sein Wortschatz für einen achtjährigen Jungen sehr ungewöhnlich war. Es war mehr, als würde sie einem Erwachsenen als einem Kind zuhören und er sprach recht eloquent, auch wenn er anderen offenbar nicht zuhören wollte.

Die Mädchen stellten ihm ein Bein

Schließlich sagte sie: »Jack, du musst in den Garten gehen und Alicia hallo sagen und jetzt aus der Küche gehen.« Dabei machte sie mit ihrem Gesichtsausdruck klar, dass es für sie keine Alternative gab. Er starrte einige Sekunden auf ihr Gesicht, als würde er ihren Gesichtsausdruck mühsam entziffern und entfernte sich dann. Sie sah aus dem Küchenfenster nach draußen und beobachtete, wie er über die Wiese auf Alicia zulief. Während er dabei durch eine Gruppe aus vier Mädchen lief, bemerkte sie, wie eine von ihnen ihm ein Bein stellte. Er fiel ungeschickt auf den Boden, alle Mädchen lachten. Doch Alicia sah, was passiert war und ging zu ihm, um ihm auf die Beine zu helfen.

Diese fiktive Szene ist typisch für eine Begegnung mit einem Kind mit Asperger-Syndrom.

- Das Fehlen von sozialem Verständnis,
- die begrenzte Fähigkeit, ein wechselseitiges Gespräch zu führen und
- ein intensives Interesse für ein bestimmtes Thema

sind die Hauptmerkmale dieses Syndroms.

- Am einfachsten versteht man das Asperger-Syndrom, wenn man es als die Beschreibung einer Person betrachtet, die die Welt anders als andere wahrnimmt und begreift.

1 Was ist das Asperger-Syndrom?

Dr. Asperger beschrieb das Syndrom

Obwohl Ärzte erst seit kurzem diese Unterschiede beschreiben, so war doch das ungewöhnliche Fähigkeitsprofil, das wir heute als Asperger-Syndrom definieren, wahrscheinlich ein wichtiges und wertvolles Merkmal unserer Spezies im Verlauf ihrer gesamten Evolution. Erst im 20. Jahrhundert haben wir einen Namen gefunden, um solche Menschen zu beschreiben. Heute benutzen wir den diagnostischen Begriff Asperger-Syndrom, der auf die ungewöhnlich gut beobachtete Beschreibung von Dr. Hans Asperger zurückzuführen ist, einem Wiener Kinderarzt, dem 1944 auffiel, dass einige der Kinder, die in seine Klinik eingeliefert wurden, ähnliche Persönlichkeitsmerkmale und Verhaltensweisen zeigten. Mitte der 1940er-Jahre wurde das psychologische Studium der Kindheit in Europa und in Amerika zu einem anerkannten und wachsenden Bereich der Wissenschaft, in dem es bedeutsame Fortschritte bei den Beschreibungen, theoretischen Modellen und Testwerkzeugen gab. Dennoch konnte Asperger keine Beschreibung und Erklärung für die kleine Gruppe einander ähnlicher und ungewöhnlicher Kinder, die ihn faszinierten, finden. Er schlug den Begriff »Autistische Psychopathen im Kindesalter« vor, wobei der Begriff »Psychopath« heute stark abwertend klingt und daher als Fachbegriff kaum noch üblich ist, damals aber allgemein eine Persönlichkeitsstörung bezeichnete, ohne notwendigerweise abwertend gemeint zu sein.

Typische Schwierigkeiten und besondere Fähigkeiten

Asperger war von Kindern mit einer autistischen Persönlichkeit offenbar fasziniert und beschrieb ihre Schwierigkeiten und Fähigkeiten mit einer bemerkenswerten Genauigkeit.[1]

- Er beobachtete, dass die soziale Reife und das soziale Verständnis dieser Kinder verzögert waren und dass es in jeder Entwicklungsphase einige ungewöhnliche soziale Verhaltensweisen gab.
- Den Kindern fiel es schwer, Freundschaften zu schließen und sie wurden oft von anderen Kindern gehänselt.
- Es gab Beeinträchtigungen bei der verbalen und der nonverbalen Kommunikation, besonders bei den Aspekten der Sprache, die mit wechselseitiger Konversation zu tun haben.
- Der Sprachgebrauch dieser Kinder war pedantisch und einige Kinder wiesen eine ungewöhnliche Prosodie (Sprachmelodie) auf, die die Tonlage, die Betonung und den Rhythmus der Sprache beeinflusste.
- Die Grammatik und der Wortschatz waren wohl relativ fortgeschritten, aber der Gesprächsablauf war nicht altersgemäß.
- Asperger beobachtete und beschrieb auch auffällige Beeinträchtigungen bei der Äußerung und der Kontrolle von Emotionen und die Tendenz, Gefühle zu intellektualisieren.
- Die Empathie war nicht so reif, wie man aufgrund der intellektuellen Fähigkeiten des Kindes erwarten würde.

- Die Kinder wiesen außerdem eine ichbezogene Beschäftigung mit einem bestimmten Thema oder Interesse auf, um das ihre Gedanken ständig kreisten.
- Einigen der Kinder fiel es schwer, in der Klasse aufmerksam zu bleiben und sie hatten spezifische Lernprobleme.
- Asperger bemerkte, dass sie mehr Unterstützung durch ihre Mütter bei Selbsthilfe- und Organisationsfähigkeiten benötigten, als man erwarten würde.
- Er beschrieb eine auffällige Ungeschicklichkeit beim Gehen und bei der motorischen Koordination.

  Einige Kinder reagierten besonders empfindlich auf bestimmte Geräusche, Gerüche, Oberflächen und Berührungsreize.

Asperger vermutete eine erbliche Veranlagung

Asperger war der Ansicht, dass die Merkmale des Syndroms bei manchen Kindern bereits mit zwei bis drei Jahren erkannt werden konnten, auch wenn sie bei anderen Kindern erst einige Jahre später auffällig wurden. Auch einige der Eltern, besonders die Väter, wiesen vergleichbare Persönlichkeitsmerkmale auf. Asperger vermutete erbliche oder neurologische Ursachen statt psychologischer oder Umweltfaktoren.

- Asperger hat die autistische Persönlichkeitsstörung als einen Teil des natürlichen Kontinuums menschlicher Fähigkeiten gesehen, mit fließenden Grenzen zur Normalität.[2]

Asperger betrachtete die Störung als einen lebenslangen und stabilen Persönlichkeitstypus. Er konnte keine Desintegration oder Fragmentation des Bewusstseins beobachten, wie sie bei der Schizophrenie auftritt. Er bemerkte außerdem, dass einige der Kinder besondere Talente aufwiesen, die zu einer erfolgreichen Berufsausübung führen konnten, und dass einige lebenslange Beziehungen entwickeln konnten.

Wege zur Diagnose

Wenn heute ein Kind oder ein Erwachsener zur Diagnosestellung an einen Spezialisten überwiesen wird, können unterschiedliche Wege der Diagnosefindung hinter ihm liegen. Das Kind wies meist schon seit dem Kleinkindalter eine ungewöhnliche Entwicklungsgeschichte und ein ungewöhnliches Fähigkeitsprofil auf, auch wenn das Durchschnittsalter bei der Diagnose zwischen 8 und 11 Jahren liegt.[3] Ich habe verschiedene Wege zur Asperger-Diagnose beobachtet, die bereits im Kleinkindalter, in späteren Phasen der Entwicklung oder gar erst im Erwachsenenalter beginnen können.

Autismusdiagnose im Kleinkindalter

Lorna Wing, die zuerst den Begriff Asperger-Syndrom verwendet hat, war der Ansicht, dass eine neue diagnostische Kategorie benötigt wurde. Sie hatte beobachtet, dass einige Kinder, die eindeutige Anzeichen von schwerem Autismus in ihrer frühen Kindheit aufwiesen, bemerkenswerte Fortschritte erzielt hatten und dass sie sich als Folge einer frühen Diagnose und wirksamer Frühinterventionsprogramme weiter innerhalb des autistischen Spektrums voranbewegt hatten.[4]

Das Kind will aus der Isolation heraus

Das Kind, das vorher sozial isoliert und still gewesen war, wollte schließlich mit anderen Kindern spielen und redete in komplexen Sätzen. Während es sich vorher isoliert hat, war das Kind später motiviert, an sozialen Aktivitäten teilzuhaben. Nach vielen Stunden intensiver Programme, mit denen die kommunikativen Fähigkeiten gefördert worden waren, war das Problem nicht länger, wie man das Kind zum Sprechen ermutigen sollte, sondern eher, wie man es dazu bringen konnte, weniger zu reden und dafür mehr zuzuhören und besser auf den sozialen Kontext zu achten.

Begeisterung für ein bestimmtes Thema

Während es in der frühen Kindheit vielleicht eine ständige Beschäftigung mit sensorischen Erfahrungen gegeben hatte – wenn etwa das Kind vom sich drehenden Rad eines Spielzeugautos oder Fahrrades fasziniert war –, so war es nun von einem bestimmten Thema begeistert, zum Beispiel den Umlaufbahnen der Planeten. Die früheren Bewertungen und Beobachtungen des Spielverhaltens eines solchen Kindes hatten vielleicht zu dem Schluss geführt, dass bei dem Kind eine schwerwiegende intellektuelle Beeinträchtigung vorgelegen hatte, während nunmehr dem Kind ein Intelligenzquotient (IQ) im Normalbereich attestiert werden konnte.

Weiterentwicklung zum High-Functioning-Autismus

Peter Szatmari wies darauf hin, dass diejenigen Kinder mit Autismus, die in der frühen Kindheit eine funktionale Sprache entwickeln, auf ihrem Entwicklungsweg und in ihrem Fähigkeitsprofil schließlich jene Kinder mit einer typischen Ausprägung des Asperger-Syndroms erreichten.[5]

- Zu einem bestimmten Zeitpunkt in der frühen Entwicklung des Kindes ist also Autismus die korrekte Diagnose. Doch eine bestimmte Untergruppe solcher Kinder mit Autismus kann im Alter zwischen vier und sechs Jahren eine beachtliche Verbesserung in ihrem Sprachgebrauch, Spielverhalten und in ihrer Motivation, mit Gleichaltrigen zusammenzukommen, erzielen.

Der Entwicklungsweg solcher Kinder hat sich also verändert und ihr Fähigkeitsprofil während der Vor- und Grundschulzeit entspricht demjenigen von Kindern mit Asperger-Syndrom.[6] Diese Kinder, die dann mit High-Functioning-Autismus (HFA) oder Asperger-Syndrom diagnostiziert werden, profitieren eher von den Strategien und Hilfen, die auf das Asperger-Syndrom als von solchen, die auf Autismus ausgerichtet sind.

Erkennung in den ersten Schuljahren

Während der Untersuchung eines Erwachsenen frage ich diesen normalerweise, wann ihm zum ersten Mal aufgefallen ist, dass er anders als andere ist. Viele Erwachsene, die erst in späteren Jahren diagnostiziert werden, sagen, dass sie bei ihrer Einschulung das erste Mal das Gefühl hatten, anders zu sein. Ihre Familienmitglieder hätten sie verstanden und wären auch mit ihnen zurechtgekommen. Aber als von ihnen erwartet wurde, mit Gleichaltrigen in der Schule zu spielen oder mit einem Lehrer klarzukommen, erkannten sie, dass sie anders waren. Wenn ich dann diese Erwachsenen bitte, mir diese Unterschiede zu beschreiben, dann antworten sie meist,

- dass sie nicht an den sozialen Aktivitäten Gleichaltriger interessiert waren,
- dass sie nicht wollten, dass sich andere in die eigenen Aktivitäten einmischten und
- dass sie die sozialen Regeln auf dem Pausenhof und im Klassenraum nicht begriffen.

Was fällt dem Lehrer auf?

Der Weg zur Diagnose kann damit beginnen, dass ein erfahrener Lehrer beobachtet, dass das Kind – das bis dahin noch keine erkennbaren typisch autistischen Merkmale gezeigt hat – soziale Situationen und Regeln nicht versteht. Das Kind wird dann auch als unreif beim Umgang mit den eigenen Emotionen und beim Ausdruck von Empathie erkannt. Es kann auch ein ungewöhnlicher Lernstil vorliegen, verbunden mit erstaunlichem Wissen in einem bestimmten Interessensgebiet des Kindes, aber bedeutsamen Lern- und Aufmerksamkeitsproblemen bei anderen intellektuellen Fähigkeiten. Dem Lehrer fallen vielleicht auch Probleme der motorischen Koordination auf, etwa eine schlechte Handschrift, Probleme beim Laufen oder beim Fangen eines Balls. Das Kind hält sich möglicherweise auch die Ohren zu bei Geräuschen, die anderen Kindern nichts ausmachen.

In der Pause vermeidet das Kind das soziale Spiel mit Gleichaltrigen oder es ist sozial naiv, aufdringlich oder dominierend. In der Klasse erkennt der Lehrer, dass das Kind offenbar die nonverbalen Signale nicht wahrnimmt oder versteht, mit denen Botschaften wie: »Nicht jetzt« oder »Das fängt an, mich zu langweilen« ausgedrückt werden. Das Kind kann dadurch auffallen, dass es andere häufig unterbricht oder dass es auf einen sozialen Kontext nicht altersgemäß reagiert. Dem Lehrer fällt auch auf, dass das Kind besonders ängstlich reagiert, wenn sich Routineabläufe ändern oder wenn es ein bestimmtes Problem nicht lösen kann.

- Das Kind ist offensichtlich nicht intellektuell beeinträchtigt, ihm scheint es aber an sozialem Verständnis in Bezug auf seine Mitschüler zu fehlen.

Nicht nur das Kind, sondern auch der Lehrer benötigt Hilfe

Der Lehrer weiß, dass das Kind von Programmen profitieren könnte, die ihm beim Verständnis der sozialen Regeln im Klassenzimmer und auf dem Pausenhof helfen würden. Dabei benötigt der Lehrer auch Unterstützung durch Beratungslehrer, Zugang zu Fortbildungsmaßnahmen sowie zu Fachbüchern und Fachkräften im Bereich Asperger-Syndrom, um so die soziale Integration und den schulischen Erfolg des Kindes zu erleichtern. Der Lehrer benötigt also ebenso Hilfe wie das Kind.

Nach meiner klinischen Erfahrung wird die Mehrheit der Kinder mit Asperger-Syndrom auf diesem Wege erkannt. Das ungewöhnliche Fähigkeitsprofil und Verhalten des Kindes fällt zu Hause nicht auf, dafür erkennt ein Lehrer qualitative Unterschiede bei den Fähigkeiten und beim Verhalten im Klassenraum und auf dem Pausenhof. Es kommt daraufhin zu einem Treffen der Eltern mit Vertretern der Schule, bei dem die Eltern dazu ermuntert werden, eine Diagnose für das Kind einzuholen, um zum einen sowohl das ungewöhnliche Verhalten als auch sein Fähigkeitsprofil erklären zu können, und um zum anderen den Eltern und der Schule zu ermöglichen, Zugang zu angemessenen Programmen und Hilfen zu bekommen.

Vorherige Diagnose einer anderen Entwicklungsstörung

Ein weiterer Weg zur Diagnose ist der, dass die Entwicklungsgeschichte des Kindes eine Entwicklungsstörung beinhaltet, die mit dem Asperger-Syndrom in Verbindung gebracht werden kann. Die Diagnose einer Aufmerksamkeits-, einer Sprach-, Bewegungs-, affektiven, Ess- oder Lernstörung kann der Beginn eines Beurteilungsprozesses sein, der schließlich zur Diagnose Asperger-Syndrom führt.

Aufmerksamkeitsdefizit-/Hyperaktivitätsstörung (ADHS)

Die Bevölkerung hat ein gewisses Allgemeinwissen über die Aufmerksamkeitsdefizit-/Hyperaktivitätsstörung (ADHS) und das Kind macht den Eltern und dem Lehrer vielleicht Sorge, weil es Probleme hat, die Aufmerksamkeit aufrechtzuerhalten, es impulsiv und hyperaktiv ist. Die Diagnose ADHS erklärt die Schwierigkeiten des Kindes in diesen Bereichen, nicht aber dessen ungewöhnliche sozialen, sprachlichen und kognitiven Fähigkeiten, die genauer durch die Diagnosekriterien für das Asperger-Syndrom beschrieben werden. ADHS wurde also korrekt als Erstes diagnostiziert, ist aber nicht die endgültige Diagnose.

Fachärzte haben schon vor längerer Zeit erkannt, dass Kinder mit Asperger-Syndrom auch Anzeichen von ADHS aufweisen können und dies wurde auch seither durch eine Reihe von Forschungsstudien und Fallberichten bestätigt.[7]

- Die Diagnosen ADHS und Asperger-Syndrom schließen einander nicht aus. Ein Kind kann von der medikamentösen Behandlung und von Strategien profitieren, die für beide Störungen verwendet werden.

Ich habe Kinder mit Asperger-Syndrom beobachtet, die hyperaktiv waren, ohne dass dies notwendigerweise auf ADHS zurückzuführen war. Die Hyperaktivität kann auch eine Reaktion auf einen hohen Stresslevel und auf Angst sein, besonders in neuen sozialen Situationen, sodass es dem Kind unmöglich ist, still zu sitzen und zu entspannen. Es ist wichtig, einige Faktoren zu beurteilen, die die Aufmerksamkeitsspanne (wie etwa Motivation) und die Hyperaktivität beeinflussen, ehe man eine ADHS-Diagnose bestätigt.

Sprachstörung

Bei einem Kleinkind mit Asperger-Syndrom wird vielleicht zunächst eine Verzögerung der Sprachentwicklung festgestellt, sodass der erste Weg zum Logopäden führt, der Veränderungen feststellt, die der semantisch-pragmatischen Sprachstörung (SPSS) ähneln. Kinder mit einer SPSS haben relativ gute Sprachfähigkeiten in den Bereichen Syntax, Sprachschatz und Phonologie, sind aber schwach beim Gebrauch der Sprache im sozialen Kontext.[8] Semantische Fähigkeiten sind insofern betroffen, als das Kind Aussagen wörtlich interpretiert.

Die diagnostische Abgrenzung zwischen dem Asperger-Syndrom und bestimmtem Sprachstörungen wie SPSS ist nicht sehr scharf.[9] Eine Verzögerung bei der wahrgenommenen Sprache bei Kleinkindern wird oft mit Sozialisationsproblemen in Verbindung gebracht.[10] Ein Kind, das Probleme damit hat, die Sprache einer anderen Person zu verstehen bzw. selbst verstanden zu werden, kann daraufhin ängstlich werden und sich in sozialen Situationen zurückziehen. Der Grund für den sozialen Rückzug ist dann eher die sprachliche Beeinträchtigung als das beeinträchtigte soziale Verständnis, wie es beim Asperger-Syndrom auftritt.

- Es ist wichtig, dass man zwischen sekundären Folgewirkungen einer Sprachstörung und dem Asperger-Syndrom unterscheidet. Dennoch wird das Kind mit Asperger-Syndrom, das auch Anzeichen von SPSS zeigt, auch von SPSS-Programmen profitieren.

Bewegungsstörung

Ein Kind wird von den Eltern und Lehrern vielleicht als ungelenk erkannt, mit Problemen der motorischen Koordination und der Fingerfertigkeit. Das Kind hat Schwierigkeiten, sich die Schuhe zuzubinden, das Fahrradfahren zu erlernen, eine schlechte Handschrift, Probleme beim Fangen eines Balls und einen ungewöhnlichen oder unreif wirkenden Gang. Ein Beschäftigungs- oder Physiotherapeut bestätigt eine Verzögerung der motorischen Fähigkeiten oder eine bestimmte Bewegungsstörung, wobei sich nicht alle Auffälligkeiten damit erklären lassen.

- Obwohl die Probleme mit der motorischen Koordination nur der Beginn des Weges zur Diagnose Asperger-Syndrom waren, kann das Kind dennoch von Programmen profitieren, die der Verbesserung motorischer Fähigkeiten dienen.

Einige Kinder mit Asperger-Syndrom können unwillkürliche, schnelle und plötzliche Körperbewegungen (motorische Tics) und unkontrollierbare Lautäußerungen (vokale Tics) entwickeln, die denen beim Tourette-Syndrom ähneln.[11] Ein aufgrund motorischer und vokaler Tics vermutetes Tourette-Syndrom kann ebenfalls am Anfang des Weges zur späteren Asperger-Diagnose stehen.

Affektive Störung

Wir wissen, dass Kinder mit Asperger-Syndrom anfällig für die Entwicklung einer affektiven Störung sind[12] und einige Kinder scheinen nahezu ständig ängstlich zu sein, sie leiden also unter einer generalisierten Angststörung. Kinder mit Asperger-Syndrom, die eher ihren Intellekt als ihre Intuition benutzen, um in sozialen Situationen zurechtzukommen, befinden sich in einem fast ununterbrochenen Zustand der Anspannung und Angst. Dies führt zu einem erhöhten Risiko, an mentaler und physischer Erschöpfung zu erkranken.

Angst

Das Kind hat vielleicht Kompensationsmechanismen entwickelt, um Angst erzeugenden Situationen wie dem Schulbesuch aus dem Weg zu gehen, indem sie den Schulbesuch verweigern oder in der Schule stumm bleiben.[13] Es kann auch zu einer starken Angst- oder Phobiereaktion auf bestimmte soziale Situationen oder auf sensorische Erlebnisse wie dem Bellen eines Hundes oder auf Veränderungen im erwarteten Tagesablauf, etwa eine Änderung im täglichen Stundenplan, kommen. Es wird dann an einen Psychologen, einen Psychiater oder an den psychiatrischen Dienst verwiesen, der dann nach einer detaillierten und umfassenden Dokumentation der Entwicklungsgeschichte die Asperger-Diagnose stellt.[14]

Depression

Einige Kinder mit Asperger-Syndrom werden aufgrund ihrer sozialen Integrationsschwierigkeiten depressiv. Die depressive Reaktion kann internalisiert werden und zu Selbstkritik und sogar zu Selbstmordgedanken führen; oder sie wird externalisiert und führt dann zu Kritik an anderen und zeigt sich in Frustration oder Wutausbrüchen, vor allem, wenn das Kind Probleme hat, eine soziale Situation zu verstehen. Dann gibt sich das Kind selbst die Schuld: »Ich bin dumm« oder anderen: »Du bist schuld.« Diese Anzeichen einer Depression oder von Problemen mit der Frustrationsbewältigung können erste Zeichen für eine Entwicklungsstörung wie das Asperger-Syndrom sein.

Essstörung

Essstörungen können die Weigerung beinhalten, Nahrungsmittel mit einer bestimmten Konsistenz oder einem bestimmten Geschmack oder Geruch zu essen, weil eine sensorische Überempfindlichkeit besteht.[15] Es kann auch ungewöhnliche Essensvorlieben geben oder bestimmte Routinen in Bezug auf Mahlzeiten oder die Art, wie das Essen präsentiert wird.[16] Die Konsultation eines Kinderarztes wegen Problemen mit der Nahrungsaufnahme, wegen bestimmter Ernährungsgewohnheiten oder Gewichtsproblemen kann schließlich zu einer Diagnose Asperger-Syndrom führen. Mehrere Studien deuten darauf hin, dass es beim Asperger-Syndrom überdurchschnittlich viele Fälle von Untergewicht gibt, die möglicherweise auf Ängste oder sensorische Überempfindlichkeit in Bezug auf das Essen zurückzuführen sind.[17]

Anorexia nervosa

Schwere Essstörungen wie Anorexia nervosa können mit dem Asperger-Syndrom in Verbindung stehen; ungefähr 18 bis 23 Prozent jugendlicher Mädchen mit Anorexia nervosa haben Anzeichen des Asperger-Syndroms.[18] Daher können Bedenken wegen der Nahrungsaufnahme oder die Diagnose einer Essstörung der Ausgangspunkt für die diagnostische Beurteilung im Hinblick auf das Asperger-Syndrom sein.

Nonverbale Lernstörung

Möglicherweise werden bei einem Kind ungewöhnliche intellektuelle und schulische Fähigkeiten erkannt und der Test eines Neuropsychologen zeigt eine auffällige Diskrepanz zwischen verbaler Intelligenz und visuell-räumlicher Intelligenz. Wenn ein signifikant höherer verbaler IQ vorliegt, könnte die Diagnose nach eingehender Beurteilung der kognitiven Fähigkeiten nonverbale Lernstörung (NLS) lauten.

Die Hauptmerkmale einer NLS sind Defizite in den folgenden Bereichen:

- visuell-räumlich-organisatorische Fähigkeiten,
- komplexe psychomotorische Fähigkeiten und taktile Wahrnehmung,
- Anpassung an ungewohnte Situationen,
- Zeitwahrnehmung,
- mechanisches Rechnen
- sowie soziale Wahrnehmung und Fähigkeiten der sozialen Interaktion.

Es gibt dagegen relative Stärken in den Bereichen

- auditive Wahrnehmung,
- Worterkennung, Auswendiglernen von Wörtern und
- Buchstabieren.

- Diese NLS-Merkmale weisen auf eine Fehlfunktion der rechten Hirnhemisphäre und Schäden an der weißen Hirnsubstanz hin.[19] Die Überlappung zwischen NLS und Asperger-Syndrom wird von Spezialisten intensiv beforscht und diskutiert.[20]

Wenn das Kind mit NLS in der Folge die Diagnose Asperger-Syndrom erhält, helfen entsprechende Informationen dem Lehrer, den Lehrplan an den speziellen Lernstil des Kindes anzupassen.

Erkennung bei Jugendlichen

Während ein Kind zum Jugendlichen heranreift, wird seine soziale und schulische Umwelt immer komplexer und es besteht die Erwartung, dass es unabhängiger wird und zunehmend ohne fremde Hilfe auskommt. In den ersten Schuljahren besteht das Spiel mehr aus Handlung als aus Gesprächen, die Freundschaften sind zeitlich begrenzt und die Spiele relativ einfach mit klaren Regeln. Im Jugendalter basieren Freundschaften auf komplexeren zwischenmenschlichen und weniger auf praktischen Bedürfnissen; es geht nun mehr darum, jemandem zu vertrauen als darum, mit jemandem zu spielen.

In den ersten Schuljahren hat das Kind einen Lehrer für das gesamte Schuljahr und sowohl Lehrer als auch Kind lernen, wie sie die Signale des anderen zu verstehen haben und wie sie miteinander auskommen können. Es gibt auch mehr Führung, Flexibilität und Nachsicht in Bezug auf den Lehrplan und auf die vom Kind erwartete soziale und emotionale Reife. Das Leben ist relativ einfach und dem Kind ist weniger bewusst, dass es anders als andere Kinder ist. Seine Schwierigkeiten erscheinen vielleicht auch noch nicht besonders auffällig.

Die schulischen Anforderungen ändern sich

Bei einem Teenager treten die Schwierigkeiten bei der Planung, Organisation und rechtzeitigen Fertigstellung seiner Schularbeiten zunehmend zutage. Das kann zu einer Verschlechterung der Schulnoten führen, was den Lehrern und den Eltern auffallen wird. Die intellektuellen Fähigkeiten sind dabei nicht schlechter geworden, doch die Bewertungsmethoden, die von den Lehrern verwendet werden, haben sich geändert.

Geschichtswissen heißt nicht länger, dass man nur Daten und Fakten im Kopf speichert, sondern dass man fähig ist, Dinge im Zusammenhang darzustellen.

- Im Deutschunterricht muss man lernen, Charakterdarstellungen zu erfassen und »zwischen den Zeilen« zu lesen.
- Von einer Schülergruppe erwartet man, dass sie gemeinsam eine Ausarbeitung zustande bringt, während der Teenager mit Asperger-Syndrom sich nicht so einfach in eine solche Schülergruppe einordnen kann.
- Die Verschlechterung der Noten und der sich daraus ergebende Stress können dazu führen, dass der Schüler an einen Schulpsychologen verwiesen wird, der dann die Anzeichen des Asperger-Syndroms erkennt.

- Die Anzeichen des Asperger-Syndroms sind auffälliger, wenn der Betroffene Stress und Veränderungen ausgesetzt ist; und bei Jugendlichen gibt es größere Veränderungen, was die Erwartungen und Lebensumstände angeht.

Das Kind mag in den Jahren vor der Pubertät noch ganz gut klargekommen sein, doch die Veränderungen in der Art der Freundschaft, in der körperlichen Entwicklung sowie bei den schulischen Anforderungen und der Unterstützung können eine Krise auslösen, die dazu führt, dass man das Asperger-Syndrom entdeckt.

Der eigene Körper und die Freundschaften verändern sich

Die Pubertät ist außerdem auch eine Zeit der eigenen Neubewertung dessen, wer man ist und wer man sein möchte. Der Einfluss der Eltern wird geringer und der Einfluss durch die Gleichaltrigen und die Identifikation mit ihnen wird größer. Vom Teenager wird erwartet, dass er mit vielen verschiedenen Lehrern auskommt; und er soll schulische Leistungen erbringen, bei denen es mehr auf abstraktes Denken als auf reine Fakten ankommt. Probleme mit der sozialen Anpassung, der Akzeptanz und dem schulischen Erfolg können eine Depression auslösen oder zu Wut gegen die anderen oder gegen »das System« führen.

Der Jugendliche wird dann vielleicht zur Behandlung einer Depression oder einer Angststörung – zu der in diesem Alter auch eine Zwangsstörung gehören kann[21] – einer Essstörung, wie zum Beispiel Anorexia nervosa, Aggressionsproblemen oder einer Verhaltensstörung an einen jugendpsychiatrischen Dienst verwiesen. Mir sind auch schon Kinder mit verschieden starken Ausprägungen von gleich vier Störungen, die als Gruppe auftreten, begegnet, nämlich Aufmerksamkeitsstörung-/Hyperaktivitätssyndrom, Asperger-Syndrom, Tourette-Syndrom und Zwangsstörung. Jede dieser Diagnosen ist korrekt und das Kind oder der Erwachsene benötigt eine Behandlung für alle vier Störungen.

Verdacht auf eine Verhaltens- oder Persönlichkeitsstörung

Schon Asperger beschrieb eine Untergruppe von Kindern, die aufgrund ihrer Verhaltensprobleme in der Schule zu ihm in die Klinik kamen, um dann die Diagnose autistische Persönlichkeitsstörung zu erhalten. Manchmal nehmen sich Kinder mit Asperger-Syndrom selbst eher als erwachsen war. Tatsächlich können solche Kinder im Klassenraum als eine Art Helfer des Lehrers auftreten und dann andere Kinder korrigieren und maßregeln. In Konfliktsituationen wenden sie sich seltener an einen erwachsenen Schiedsrichter, sondern nehmen eher »selbst das Heft in die Hand«. Diese Kinder lernen vielleicht, dass sie mit aggressiven Handlungen andere Kinder abschrecken und so dafür sorgen können, dass sie ungestört bleiben. Konflikte und Auseinandersetzungen mit Erwachsenen können durch Ungehorsam, eine ablehnende Haltung und die Schwierigkeit, Unterschiede im sozialen Status und in der Hierarchie zu erkennen, verschlimmert werden, was dazu führt, dass das Kind Autoritäten oder reifere Menschen nicht respektiert.

- Das Kind mit Asperger-Syndrom ist oft unreif, wenn es um die Kunst zu verhandeln oder Kompromisse zu schließen geht. Und es weiß vielleicht nicht, wann es klein beigeben und um Entschuldigung bitten muss.

Das Kind akzeptiert eine bestimmte Schulregel nicht, wenn sie ihm unlogisch erscheint und legt es dann aus prinzipiellen Gründen auf einen Streit an. Das kann dazu führen, dass es schließlich eine lange Liste ernsthafter Konflikte mit Lehrern und schulischen Autoritäten aufweist.

Wenn der IQ die sozialen Defizite ausgleichen soll

Wir wissen, dass das Kind mit Asperger-Syndrom Schwierigkeiten mit der sozialen Integration in die Gruppe Gleichaltriger hat. Hat ein solches Kind dann auch noch überlegene intellektuelle Fähigkeiten, so kann das die Schwierigkeiten bei der Integration weiter verstärken. Solche Kinder mit einem außergewöhnlich hohen IQ kompensieren diese Schwierigkeiten möglicherweise dadurch, dass sie arrogant und egozentrisch werden und es ihnen sehr schwer fällt, eigene Fehler einzugestehen. Diese Kinder können dann besonders empfindlich auf jede Kritik reagieren, sind aber zum Teil selbst überkritisch anderen gegenüber, einschließlich der Lehrer, Eltern oder anderen Autoritätspersonen. Die Schule oder die Eltern suchen sich wahrscheinlich professionelle Hilfe, was dann zu einer Diagnose Asperger-Syndrom führt. Die Überweisung an einen Verhaltenspsychologen kann dabei der Ausgangspunkt für den Weg zur Asperger-Diagnose sein.

Diagnose bei einem Verwandten

Wenn jemand die Diagnose Asperger-Syndrom oder Autismus erhält, werden die Eltern und Verwandten die Familiengeschichte nach Anzeichen für eine zum autistischen Spektrum gehörende Störung hin untersuchen.

- Die jüngste Forschung zeigt, dass 46 Prozent der Verwandten ersten Grades eines Kindes mit Asperger-Syndrom ein ähnliches Fähigkeits- und Verhaltensprofil aufweisen[22], wenn auch in einem subklinischen Ausmaß, d.h. mehr in Form einer Persönlichkeitsvariante als in der eines Syndroms oder einer Störung.

Nachdem bei einem Kind die Diagnose Asperger-Syndrom bestätigt wurde, wird möglicherweise auch eines der Geschwister oder ein anderer Verwandter des Kindes an den behandelnden Spezialisten für eine Diagnose verwiesen. Die Diagnose wird dann vielleicht bestätigt; und der klinischen Erfahrung nach gibt es in manchen Familien Kinder und Erwachsene mit dem Asperger-Syndrom innerhalb derselben Generation oder in verschiedenen Generationen. Dies wurde auch in einigen der Biographien erwachsener Asperger-Betroffener bestätigt.[23]

Die Untersuchung kann aber auch zeigen, dass die Merkmale zu wenig ausgeprägt sind, um eine Asperger-Diagnose zu rechtfertigen, oder dass die Person nur bestimmte Züge aufweist.

Manchmal öffnet ein Fernsehbericht einem die Augen

Ein entsprechender Bericht im Fernsehen oder einer Zeitschrift kann der Ausgangspunkt für manche Menschen sein, um sich oder ein Familienmitglied untersuchen zu lassen. In Australien habe ich kürzlich die Merkmale des Asperger-Syndroms in einer live ausgestrahlten Fernsehsendung erklärt und im Sender ging daraufhin eine Flut von Anrufen von Eltern ein, die die Merkmale des Asperger-Syndroms bei ihrem erwachsenen Kind wiedererkannten, das aufgrund seines Alters niemals Zugang zu diagnostischem Fachwissen gehabt hatte, wie das heute für Kinder der Fall ist.

- In den nächsten Jahren werden wohl noch viele Erwachsene ein mögliches Asperger-Syndrom bei sich abklären lassen.

Manchmal erkennt auch der Lebenspartner aufgrund eines Medienberichts, dass eine Asperger-Diagnose das ungewöhnliche Hobby und die Schwierigkeiten mit Empathie und sozialen Fähigkeiten des Partners erklären könnte. Dabei muss man im Hinterkopf behalten, dass viele Frauen glauben, dass ihr Mann nicht versteht, was sie denken oder fühlen und dass viele männliche Eigenschaften als Anzeichen für das Asperger-Syndrom gedeutet werden könnten. Dennoch sind die Überweisungen von Patienten durch Paartherapeuten angestiegen, die zunehmend erkennen, wenn es sich um echte Anzeichen für das Asperger-Syndrom handelt, die ein Paar zur Beratung zu ihnen geführt haben.[24]

Probleme im Arbeitsleben

Auch wenn ein Betroffener vielleicht einen Hochschulabschluss erlangt, können fehlende soziale Fähigkeiten sich negativ beim Bewerbungsgespräch, bei den sozialen Aspekten des Arbeitslebens – also jemanden nicht zu lange anzuschauen oder sich zu dicht neben ihn zu stellen – und der Teamfähigkeiten auswirken. Eine Arbeitsstelle zu bekommen und sie dann auch zu behalten, kann also ein Problem darstellen. Die persönliche Beurteilung durch eine Berufsberatungsstelle, die Arbeitsagentur oder die Personalabteilung eines Betriebes kann der erste Schritt in Richtung auf eine Diagnose des Asperger-Syndroms sein. Wahrscheinlich besteht auch unter den Langzeitarbeitslosen ein hoher Anteil an Asperger-Betroffenen.

Ein weiterer Weg in Richtung auf eine Diagnose im Bereich des Arbeitslebens ist eine Veränderung in den Erwartungen am Arbeitsplatz. Das kann etwa die Beförderung auf einen Vorgesetztenposten sein, der zwischenmenschliche Fähigkeiten erfordert oder die Übertragung von Verantwortlichkeiten, zu denen auch Planungs- und Organisationsfähigkeiten gehören, die bei manchen Erwachsenen mit Asperger-Syndrom kaum vorhanden sind. Auch die Nichteinhaltung vorgegebener Verfahrensweisen, Probleme mit dem Zeithaushalt und fehlender Respekt vor der organisatorischen Hierarchie können ein Thema werden.

Warum eine Diagnose einholen?

Das Kind mit Asperger-Syndrom wird sich in jungen Jahren noch nicht bewusst sein, dass es anders ist als gleichaltrige Kinder. Den Erwachsenen und den anderen Kindern dagegen wird es zunehmend auffallen, dass dieses Kind sich nicht wie andere Kinder verhält, wie sie denkt oder spielt. Der erste Gedanke von Erwachsenen ist dann vielleicht, dass sich das Kind bewusst ungezogen und egoistisch verhält, während die Kinder vielleicht denken, dass dieses Kind eben einfach etwas komisch ist. Wenn es für dieses Verhalten keine Diagnose oder Erklärung gibt, werden andere moralische Urteile fällen, die auf das Selbstwertgefühl des Kindes eine negative Wirkung haben und die zu unangemessenen Einstellungen führen werden. Das Kind wird nach und nach erkennen, dass es die Welt auf eine ungewöhnliche Weise wahrnimmt. Das betrifft nicht nur die unterschiedlichen Interessen, Prioritäten und den unterschiedlichen sozialen Wissensstand, sondern auch die häufige Kritik an dem Kind durch Gleichaltrige und Erwachsene. Normalerweise wird dem Kind mit Asperger-Syndrom etwa im Alter von sechs bis acht Jahren klar, dass es anders als andere ist.

Das Kind kann daraufhin Denkweisen und Ansichten entwickeln, mit dem es das Gefühl, ausgegrenzt, sozial isoliert und unverstanden zu sein, kompensiert.

AUS DEM LEBEN

»Die anderen machen mir Angst und verwirren mich«

Claire Sainsbury war etwa acht Jahre alt:

»Dies ist eine meiner lebhaftesten Erinnerungen an meine Schulzeit; ich stehe, wie üblich, in einer Ecke des Schulhofs, so weit wie möglich entfernt von anderen Kindern, die mich umrempeln oder anschreien könnten, ich starre in die Luft und bin ganz in meine Gedanken versunken. Ich bin acht oder neun Jahre alt und langsam wird mir klar, dass ich in einer unsagbaren, aber durchdringenden Art und Weise anders war.

Ich verstehe die Kinder um mich herum nicht. Sie machen mir Angst und verwirren mich. Sie wollen mit mir nicht über interessante Dinge reden. Ich dachte damals immer, dass sie eben dumm waren, aber inzwischen begreife ich allmählich, dass etwas mit mir selbst nicht stimmte.«[25]

Kompensations- und Anpassungsstrategien

Ich habe vier Kompensations- oder Anpassungsstrategien ausgemacht, die von Kindern mit Asperger-Syndrom als Reaktion auf die Erkenntnis, dass sie anders sind als andere Kinder, entwickelt werden. Die verwendete Strategie hängt von der Persönlichkeit des Kindes, seinen Erfahrungen und Lebensumständen ab.

- Jene Kinder, die dazu neigen, Gedanken und Gefühle zu internalisieren, entwickeln meist Anzeichen von Selbstschuldzuweisung und Depressionen oder
- sie nutzen stattdessen ihre Fantasie und ein vorgestelltes Leben, um sich eine andere Welt auszumalen, in der sie erfolgreicher sind.
- Jene Kinder, die Gedanken und Gefühle eher externalisieren, können entweder arrogant werden und andere für ihre eigenen Schwierigkeiten verantwortlich machen, oder
- sie sehen andere nicht als die Ursache, sondern als die Lösung für ihre Probleme und entwickeln die Fähigkeit, andere Kinder und Charaktere nachzuahmen.

Einige psychologische Reaktionen können also konstruktiv sein, während andere zu erheblichen psychologischen Problemen führen können.

Reaktive Depression

Soziale Fähigkeiten und die Fähigkeit, Freundschaften zu knüpfen, werden von Gleichaltrigen und Erwachsenen hoch bewertet. In diesen Bereichen nicht erfolgreich zu sein, kann dazu führen, dass manche Kinder mit Asperger-Syndrom ihre Gedanken und Gefühle internalisieren, indem sie sich zu besonderer Rechtfertigung genötigt fühlen oder selbstkritisch reagieren und sich zunehmend sozial zurückziehen. Das Kind kann dann, zum Teil bereits im Alter von sieben Jahren, als Reaktion auf die Erkenntnis, dass es anders ist, und wenn es sich selbst als sozial minderwertig begreift, eine Depression entwickeln.

Intellektuell hat das Kind die Fähigkeit, seine soziale Isolation zu erkennen, doch es fehlt ihm an sozialen Fähigkeiten und an der Intuition, was es tun muss, um Erfolg zu haben. Die mutigen Versuche des Kindes, seine Integration in die Gruppe der anderen Kinder zu verbessern, werden vielleicht lächerlich gemacht und das Kind wird von den anderen bewusst gemieden. Lehrer und Eltern bieten oft auch nicht das nötige Maß an Führung und vor allem Ermutigung. Das Kind versucht verzweifelt, in die Gruppe aufgenommen zu werden und Freunde zu gewinnen, weiß aber nicht, was es dafür tun muss. Die Folge kann ein angeknackstes Selbstbewusstsein sein,

Ich mache mich immer wieder zum Idioten

AUS DEM LEBEN

Das Zitat stammt aus einer unveröffentlichten Autobiografie meiner Schwägerin, die das Asperger-Syndrom hat:

»Tatsache ist, dass niemand möchte, dass andere die eigenen Schwächen kennen, aber mit so einer Behinderung wie meiner ist es unmöglich, dass man sich nicht immer wieder zum Idioten macht oder würdelos erscheint. Weil ich nie weiß, wann ich das nächste Mal ›falle‹, vermeide ich es von vornherein, sozusagen auch nur auf ein ›braves Pferd‹ zu steigen.«

wie es in dem folgenden Zitat beschrieben wird.

Aufgrund des sozialen Rückzugs bestehen noch weniger Gelegenheiten, soziale Reife und Fähigkeiten zu entwickeln. Die Depression kann auch die Motivation und Energie für andere Aktivitäten beeinflussen, die man zuvor als angenehm empfunden hat. Sie kann die Schlaf- und Essgewohnheiten verändern und zu einer negativen Haltung führen, die alle Aspekte des Lebens durchdringt. Und in extremen Fällen kann eine Depression zu Selbstmordankündigungen oder -versuchen führen.

Flucht in die Fantasie

Eine konstruktive Internalisierung des Gedankens und Gefühls, sozial minderwertig zu sein, kann die Flucht in die Fantasie sein. Kinder mit Asperger-Syndrom können lebhafte und komplexe Fantasiewelten entwickeln, manchmal einschließlich imaginierter Freunde.

In ihrer Fantasiewelt mit Fantasiefreunden werden Kinder mit Asperger-Syndrom verstanden und sind sozial und schulisch erfolgreich. Von Vorteil ist auch, dass die Reaktionen der Fantasiefreunde der Kontrolle des Kindes unterworfen sind und dass die Freunde immer sofort zur Hand sind. Sol-

»Es gibt keinen, der mich versteht«

AUS DEM LEBEN

Thomas hat das Asperger-Syndrom und beachtliche intellektuelle Fähigkeiten. In seiner Biografie, die von seiner Mutter geschrieben wurde, beschreibt sie einen der Gründe, warum ihr Sohn in die Fantasie flüchtet. Während einer Sprachtherapiesitzung wurde Thomas von seiner Sprachtherapeutin gefragt:

- »Mit wem spielst du denn in der Pause?«
- »Mit meiner Fantasie. Was dachten Sie denn?«, teilte er ihr mit.
- »Mit wem, denkst du, solltest du in der Pause spielen?", fragte sie nach.
- »Mit jemandem, der mich versteht; so jemanden gibt es aber nicht, bis auf euch Erwachsene und ihr habt nie Zeit für mich«, sagte er ohne Umschweife.[26]

AUS DEM LEBEN

Die Fantasiefreunde saßen mit am Esstisch

Liane Holliday Willey erklärte dazu:

»Wenn ich an meine ganz frühen Jahre denke, dann erinnere ich mich an den unwiderstehlichen Wunsch, weg von den gleichaltrigen Kindern zu sein. Ich war lieber in der Gesellschaft meiner Fantasiefreunde. Penny und ihr Bruder Johanna waren meine besten Freunde, auch wenn keiner außer mir sie je gesehen hat. Meine Mutter erzählt mir, dass ich darauf bestanden hätte, dass sie mit am Tisch saßen und dass sie auch bei unseren Ausflügen mit dem Auto dabei waren und wir sie behandelt haben, als wären sie reale Wesen.«[27]

In einem persönlichen Gespräch mit mir erklärte Liane, dass die Erfindung von Fantasiefreunden »weniger ein So-tun-als-Ob ist, sondern das einzige Spiel, das auch funktioniert.«

che Fantasiefreunde können verhindern, dass sich das Kind einsam fühlt.

Einen Fantasiefreund zu haben ist typisch für das Spiel vieler Kinder und daher nicht unbedingt von klinischer Bedeutung. Das Kind mit Asperger-Syndrom kann aber unter Umständen ausschließlich solche imaginierten Freunde haben und die Intensität und Dauer des imaginierten Austausches kann ungewöhnlich sein.

Die Suche nach einer anderen Welt kann bei manchen Kindern dazu führen, dass sie ein Interesse an anderen Ländern, Kulturen und Epochen entwickeln. Meine Schwägerin machte beispielsweise Skandinavien und das Leben der Wikinger zu ihrem Spezialinteresse.[28] Das Interesse an anderen Kulturen und Welten kann auch die Entwicklung von Interessen in den Bereichen Geografie, Astronomie und Science-Fiction erklären, da das Kind dabei einen Ort entdeckt, wo sein Wissen und seine Fähigkeiten anerkannt und geschätzt werden.

Manchmal entwickelt sich ein besonderes Interesse an Dichtung, sowohl als Leser als auch als Autor. Einige Kinder mit Asperger-Syndrom, besonders Mädchen, können die Fähigkeit, imaginierte Freunde, Charaktere

AUS DEM LEBEN

»Er galt als chronischer ›Lügner‹«

Hans Asperger schrieb, sich auf eines der vier Kinder beziehend, die seiner These von der autistischen Persönlichkeitsstörung zugrunde lagen:

»Er »lüge« sehr viel – eigentlich nicht, um sich herauszulügen, wenn er etwas angestellt hat; darauf kommt es ihm ja meist gar nicht an, er sagt die Wahrheit frech heraus –, sondern er erzählt lange fantastische Geschichten; wenn er einmal am Zug ist, steigert er sich immer mehr hinein, die märchenhaften Erzählungen werden immer wüster, immer unzusammenhängender. Er erzählt gern fantastische Erlebnisse, in denen er immer groß und heldenhaft dasteht, berichtet der Mutter, wie er vor allen anderen vom Lehrer gelobt worden sei und Ähnliches.«[29]

und Welten zu schaffen, dazu nutzen, recht bemerkenswerte Romane zu schreiben. Das kann zu späterem Erfolg als Romanautor für Kinder oder Erwachsene führen.

Die Flucht in die Fantasie kann psychologisch gesehen konstruktiv sein, doch besteht auch die Gefahr, dass andere Menschen die Absichten oder den Geisteszustand des Kindes fehlinterpretieren.

Bei extremem Stress oder Einsamkeit kann die innere Fantasiewelt für Asperger-Betroffene zur »Realität« werden. Dies kann als Wahnvorstellung verkannt werden, bei der der Zugang zur Wirklichkeit verloren ging[30]. Was wiederum dazu führen kann, dass man eine Schizophrenie vermutet, wie es in Bens Biografie[31] beschrieben wurde.

Leugnen und Überheblichkeit

Eine Alternative zur Internalisierung negativer Gedanken und Gefühle ist es, die Ursache und die Lösung dafür, dass man sich anders fühlt zu externalisieren. Das Kind kann eine Form von Überkompensation gegen das Gefühl, in sozialen Situationen minderwertig zu sein, entwickeln, indem es leugnet, dass ein Problem existiert und in gewisser Weise überheblich wird, sodass die »Schuld« oder das Problem bei den anderen liegt. Das Kind kann sich dann als »über den Regeln stehend« erleben, die so schwer für es zu verstehen sind.

In den »Gott-Modus« schalten

Der Betroffene schaltet auf den, wie ich es nenne, »Gott-Modus«, sieht sich also als omnipotente Person, die niemals Fehler macht, sich nicht irren kann und dessen Intelligenz man bewundern muss. Solche Kinder leugnen, dass sie Probleme damit haben, Freundschaften zu knüpfen, soziale Situationen richtig zu interpretieren oder die Gedanken und Absichten anderer zu verstehen. Sie glauben, dass sie ohne Verhaltensprogramme auskommen und dass sie nicht anders behandelt werden sollten als andere Kinder auch. Sie wehren sich vehement dagegen, von einem Psychologen oder Psychiater behandelt zu werden und sind fest davon überzeugt, dass sie nicht verrückt oder dumm sind.

Dominieren statt kommunizieren

Dennoch weiß das Kind, ohne es jemals zuzugeben, dass es nur über eine begrenzte Sozialkompetenz verfügt und es verbirgt verzweifelt seine Schwierigkeiten, um nicht als dumm dazustehen. Den Mangel an Fähigkeiten beim Spiel mit Gleichaltrigen und bei der Interaktion mit Erwachsenen versucht das Kind durch Dominanz und Kontrolle wettzumachen: dazu gehören Einschüchterungsversuche und eine überhebliche und unflexible Haltung. Andere Kinder und Eltern kapitulieren oft davor, um weitere Zusammenstöße zu vermeiden. Diese uneingeschränkte »Macht und Dominanz« kann zu Verhaltensproblemen führen.

Der Wunsch nach Vergeltung

Wenn solche Kinder die Absichten anderer nicht erkennen oder verwirrt sind, weil sie nicht wissen, wie sie sich verhalten sollen oder einen offensichtlichen Fehler gemacht haben, können die entstehenden unangenehmen Gefühle dazu verleiten zu glauben, dass die anderen aus böser Absicht gehandelt hätten. Das kann den Wunsch nach Vergeltung auslösen: »Er hat meine Gefühle verletzt, also werde ich auch ihm wehtun.« Solche Kinder und manche Erwachsene können jahrelang vergangene Kränkungen und Ungerechtigkeiten mit sich herumtragen und Rachegedanken hegen[32].

Statt Unrecht zuzugeben, wird lieber ein Streit angezettelt

Der Kompensationsmechanismus der Überheblichkeit kann auch andere Aspekte der sozialen Interaktion betreffen. So kann es dem Kind schwerfallen, zuzugeben, im Unrecht zu sein. Stattdessen sucht es Streit. Hans Asperger schrieb dazu: »Es liegt die große Gefahr nahe, dass man an dem verbalen Negativismus dieser Kinder ins Debattieren kommt, ihnen beweisen will, dass sie unrecht haben, sie zur Einsicht bringen will. Besonders Eltern versuchen dies meist – und reiben sich in endlosen Debatten auf, die niemals zu einem Ziel führen.«[33]

Das Kind kann sehr gut behalten, was jemand gesagt oder getan hat, um seine Sichtweise zu belegen und ist zu keinen Eingeständnissen oder Kompromissen bereit. Eltern mag der Gedanke trösten, dass diese Eigenschaft zu einer erfolgreichen Karriere als Rechtsanwalt führen kann. Das Kind hat jedenfalls jede Menge Erfahrung darin, seinen Standpunkt zu vertreten.

Leider können bei der überheblichen Haltung nur schwer Freundschaften entstehen. Weigert sich das Kind, an Verhaltensprogrammen, die sein soziales Verständnis fördern würden, teilzunehmen, vergrößert das den Graben zwischen ihm und den anderen Kindern. Es ist leicht zu verstehen, warum das Kind solche Kompensations- und Anpassungsstrategien entwickelt. Leider können die langfristigen Auswirkungen einen schwerwiegenden Einfluss auf Freundschaften und auf die Aussichten auf Beziehungen und Beschäftigungen als Erwachsener haben.

Nachahmen

Ein intelligenter und konstruktiver Kompensationsmechanismus, den manche Kinder anwenden, ist sozial erfolgreiche Kinder zu beobachten und zu imitieren. Solche Kinder halten sich zunächst am Rand, beobachten das Spiel und stellen fest, wer wann was tut. Danach spielen sie in ihrem eigenen Spiel für sich die Handlungen nach, die sie beobachtet haben, wobei sie zu Hause Puppen oder imaginierte Freunde benutzen. Sie üben immer wieder das Drehbuch und ihre Rolle darin, um sie fließend zu beherrschen und Selbstvertrauen zu gewinnen, bevor sie versuchen, in reale soziale Situationen integriert zu werden. Manche Kinder können erstaun-

AUS DEM LEBEN

»Ich konnte selbst winzigste Gesten nachahmen«

In ihrer Autobiografie beschreibt zum Beispiel Liane Holliday Willey ihre Arbeitsweise so:

»Ich konnte an der Welt als ein Beobachter teilnehmen. Ich war ein guter Beobachter. Ich war von den Nuancen bei den Handlungen der Leute fasziniert. Tatsächlich war es so, dass ich es erstrebenswert fand, die andere Person zu werden. Nicht, dass ich bewusst losgezogen bin, um das zu tun, vielmehr war es halt das, was ich einfach automatisch tat. Als bliebe mir in dieser Sache gar keine andere Wahl. Meine Mutter erzählt mir, dass ich gut darin war, das Wesen und den Charakter von Menschen zu erfassen.«[34]

»Es war geradezu unheimlich, wie sehr es mir gelang, einen Akzent, persönlichen Tonfall, einen Gesichtsausdruck, eine Handbewegung, die Gangart und winzigste Gesten nachzuahmen. Es war, als würde ich tatsächlich zu der Person werden, die ich nachahmte.«[35]

lich scharfe Beobachter sein und Gesten, Stimmlagen und persönliche Eigenheiten sehr genau nachahmen. Sie entwickeln die Fähigkeit, wie geborene Schauspieler zu wirken.

Eingeübtes Schauspiel statt spontaner Interaktion

Ein vollendeter Schauspieler zu werden, kann auch noch andere Vorteile mit sich bringen. Das Kind kann bekannt dafür werden, dass es die Stimme und den Charakter eines Lehrers oder eines Darstellers aus dem Fernsehen nachmachen kann. Der Heranwachsende mit Asperger-Syndrom kann das Wissen, das er in einer Theatergruppe erworben hat, auf Alltagssituationen anwenden, um zu bestimmen, wer in einer solchen Situation erfolgreich ist und um den Charakter dieser Person für sich zu übernehmen. Das Kind oder der Erwachsene kann sich die Wörter und die Körperhaltung von jemandem in einer ähnlichen Situation im realen Leben oder im Fernsehen einprägen. Er oder sie spielt die Szene dann nach und verwendet dabei den »ausgeborgten« Dialog und die entsprechende Körpersprache.

Es gibt eine Fassade des sozialen Erfolges, doch wenn man genauer hinschaut, ist die scheinbare soziale Kompetenz nicht spontan oder echt, sondern künstlich und gestellt. Dennoch kann Übung und Erfolg die Schauspielfähigkeiten einer solchen Person verbessern, sodass das Schauspielen zu einer möglichen beruflichen Option wird.

Ein früherer Schauspieler mit Asperger-Syndrom erklärte mir: »Als Schauspieler erscheinen mir die Regiebücher viel realer als das Alltagsleben. Das Rollenspiel entspricht ganz meiner Natur.«

Wenn die falschen Vorbilder nachgeahmt werden

Die Nachahmungsstrategie kann aber auch Nachteile haben. Dann etwa, wenn sich der Jugendliche die Störenfriede und »bösen

Was ist das Asperger-Syndrom?

AUS DEM LEBEN

»Ich habe mir eine Identität für mich ausgedacht«

Die Fähigkeit, eine Rolle im Alltagsleben zu spielen, erklärt Donna Williams so:

»Mir erschien es unmöglich, mit ihr in einer normalen Stimmlage zu sprechen. Ich habe einen starken amerikanischen Akzent aufgesetzt, mir eine Geschichte und eine Identität für mich ausgedacht. Wie immer habe ich mir eingeredet, dass ich dieser neue Charakter tatsächlich war, und ich habe das sechs Monate durchgehalten.«[36]

Jungen« als Vorbild aussucht. Diese mögen ihn zwar akzeptieren, wenn er sich wie sie kleidet, ihre Sprache spricht und ihre Gesten und ihren Verhaltenskodex kennt, aber damit entfernt er sich von angemesseneren Vorbildern. Außerdem wird die Gruppe schließlich erkennen, dass sein Verhalten nicht echt ist, sondern nur dem verzweifelten Wunsch entspringt, akzeptiert zu werden. Der Jugendliche merkt dann vielleicht gar nicht, wie man sich insgeheim über ihn lustig macht und ihn »reinlegt«.

Ein weiterer Nachteil ist, dass manche Psychologen und Psychiater in einem solchen Fall zum Schluss kommen könnten, dass eine multiple Persönlichkeit vorliegt, ohne zu erkennen, dass es sich um einen konstruktiven Anpassungsmechanismus als Folge des Asperger-Syndroms handelt.

Gegengeschlechtliche Nachahmung

Einige Kinder mit Asperger-Syndrom mögen die Person nicht, die sie sind und wären lieber jemand anderes, jemand, der sozial fähiger ist und der Freunde hat. Einem Jungen mit Asperger-Syndrom fällt vielleicht auf, wie beliebt seine Schwester bei Gleichaltrigen ist. Er bemerkt auch, dass Mädchen und Frauen, besonders seine Mutter, über soziale Intuition verfügen. Um soziale Fähigkeiten zu erwerben, ahmt er deshalb Mädchen nach. Das kann so weit gehen, dass er sich auch wie ein Mädchen kleidet. Es gibt mehrere Fallberichte und auch ich selbst habe mehrere männliche und weibliche Betroffene mit Asperger-Syndrom erlebt, die eine problematische geschlechtliche Identität hatten.[37]

Das kann auch Mädchen mit Asperger-Syndrom betreffen, die einen Selbsthass entwickeln und jemand anders werden wollen. Manchmal möchten solche Mädchen männlich sein, besonders, wenn sie sich nicht mit den Interessen und Plänen anderer Mädchen identifizieren können und ihnen die Aktivitäten der Jungen interessanter erscheinen. Der Wechsel des sozialen Geschlechts wird allerdings nicht automatisch zu sozialer Akzeptanz und zur Akzeptanz seiner selbst führen.

Wenn Erwachsene mit dem Asperger-Syndrom Nachahmung und Schauspielereien benutzen, um eine künstliche soziale Kompetenz zu erwerben, können sie dabei beträchtliche Schwierigkeiten haben, den Leuten klarzumachen, dass sie echte Probleme mit dem sozialen Verständnis und mit Empathie haben; sie sind dann in der Rolle zu gut geworden, als dass man ihnen solche Probleme abnimmt.

Welche Vor- und Nachteile hat die Diagnosestellung?

Ist die Diagnose gestellt, können manche Kompensations- und Anpassungsstrategien vermieden oder reduziert werden. Auch die Sorgen über mögliche andere Störungen, etwa dass man verrückt sei, werden zerstreut. Es wird offensichtlich, dass das Kind tatsächlich Schwierigkeiten hat, mit Erfahrungen umzugehen, die anderen leicht und angenehm erscheinen. Wenn ein Erwachsener Probleme mit nonverbalen Aspekten der Kommunikation hat, insbesondere dem Augenkontakt, dann kann es in der Wahrnehmung anderer dazu führen, dass ihm eine Geisteskrankheit oder böse Absichten unterstellt werden. Wenn man solchen Menschen aber einmal die Merkmale des Asperger-Syndroms erklärt, können diese falschen Vorstellungen korrigiert werden.

Diagnose im Kindesalter

Kinder mit dem Asperger-Syndrom besitzen keine körperlichen Merkmale, die anzeigen würden, dass sie anders sind; und ihre intellektuellen Fähigkeiten können andere dazu verleiten, daraus auch auf soziale Fähigkeiten zu schließen. Sobald aber die Diagnose einmal bestätigt und verstanden ist, kann es bei den anderen zu einer Anpassung der Erwartungen, zu Akzeptanz und Unterstützung kommen. Das Kind wird nun verstanden und eher respektiert. Das Kind sollte im Hinblick auf die soziale Kompetenz eher Komplimente als Kritik erfahren. Seine Verwirrung und Erschöpfung, die daraus resultiert, dass es gleich zwei Stoffe lernen muss, den Unterrichtsstoff auf der einen und das soziale Miteinander auf der anderen Seite, sollte anerkannt werden.

Welche Vorteile ergeben sich für die Eltern?

Der Vorteil für die Eltern liegt darin, dass sie endlich eine Erklärung für das ungewöhnliche Verhalten ihrer Tochter oder ihres Sohnes haben und dass sie wissen, dass es nicht auf falsche Erziehung zurückzuführen ist. Die Familie hat dann auch Zugang zu Wissen über das Asperger-Syndrom über Fachliteratur und das Internet, offizielle Quellen und solchen von Selbsthilfegruppen sowie Zugang zu Programmen, mit denen sich die soziale Integration und die Gefühlssteuerung verbessern lässt und die so der ganzen Familie zugute kommen werden. Auch innerhalb der Verwandtschaft und unter den Freunden kann die Akzeptanz dadurch zunehmen.

- Die Eltern haben nun anderen gegenüber eine akzeptierte Erklärung für das ungewöhnliche Verhalten des Kindes.

Ebenso wichtig ist es, dass die Eltern dem Kind erklären, dass das Asperger-Syndrom keine Ausrede sein kann, um lästigen Pflichten oder der Verantwortung auszuweichen.

Was bringt die Diagnose den Geschwistern?

Geschwister wissen vielleicht schon länger, dass ihr Bruder oder ihre Schwester anders ist und reagieren

- entweder mitfühlend, tolerant und besorgt bei auftretenden Schwierigkeiten, oder aber
- das Geschwisterkind ist ihnen peinlich und sie sind intolerant und feindselig.

Jedes Geschwisterkind passt sich auf seine ganz persönliche Weise an den Bruder bzw. die Schwester mit dem Asperger-Syndrom an. Nun können die Eltern ihren Kindern erklären, warum ihr Bruder oder ihre Schwester anders ist und wie die Familie sich in der Vergangenheit anpassen und gemeinsam konstruktiv zusammenarbeiten musste, um Lösungsstrategien zu finden und wie sie das auch in Zukunft tun werden.

- Eltern und Fachkräfte können den Geschwistern altersgerechte Erklärungen über ihren Bruder oder ihre Schwester liefern, die sie ihren Freunden anbieten können, ohne dadurch ihre eigenen sozialen Bindungen zu gefährden.

Die Geschwister werden auch wissen wollen, wie sie dem betroffenen Bruder bzw. der Schwester zu Hause helfen können, wenn Freunde zu Besuch sind und man kann ihnen ihre Verantwortung und ihre Rolle in der Schule und in der Nachbarschaft bewusst machen.

Was ändert sich, wenn der Lehrer Bescheid weiß?

Der Vorteil für die Lehrer liegt darin, dass das ungewöhnliche Verhalten und das Profil sozialer, kognitiver, sprachlicher und motorischer Fähigkeiten als eine anerkannte Störung begriffen werden kann. Das sollte dazu führen, dass der Lehrer entsprechende Hilfsmittel erhält. Die Bestätigung der Diagnose sollte auch eine positive Wirkung auf die Haltung der anderen Kinder und des übrigen Schulpersonals haben. Der Lehrer kann sich Informationen aus speziellen Fachbüchern beschaffen und anderen Schülern und Lehrern erklären, warum das Kind sich anders verhält und anders denkt.

Wie profitieren betroffene Erwachsene?

Die Vorteile der Diagnose für den Heranwachsenden und den Erwachsenen mit Asperger-Syndrom liegen im Bereich der Unterstützung, die er als Student an der Hochschule oder als Erwerbstätiger bekommen kann.

- Die Anerkennung der Diagnose kann zu einem besseren Verständnis der eigenen Person führen; dazu, besser zu sich selbst stehen und leichter Entscheidungen im Hinblick auf die Karriere,

Freundschaften und Beziehungen treffen zu können.[38]

- Ein informierter Arbeitgeber kann eher auf das Fähigkeitsprofil und die Bedürfnisse reagieren: etwa dass ein Beschäftigter mit visueller Überempfindlichkeit keinen Arbeitsplatz mit fluoreszierendem Licht erhält.
- Er kann profitieren, indem er einer entsprechenden Selbsthilfegruppe beitritt, die regionale Treffen veranstaltet, oder er nimmt an einer Selbsthilfegruppe im Internet und an Chats teil. Dadurch erlangt er das Gefühl, zu einer bestimmten Kultur mit eigenem Selbstwertgefühl zu gehören und kann andere Mitglieder dieser Kultur um Rat fragen.
- Wir wissen auch, dass die Akzeptanz der Diagnose ein wichtiger Schritt zu einer gelingenden Beziehung sein kann. Sie ist sehr wichtig, wenn man mit seinem Partner einen Paartherapeuten aufsucht.[39]

Welche Gefühle können durch die Diagnose ausgelöst werden?

Es kann eine ganze Bandbreite an emotionalen Reaktionen auf die Diagnose geben. Die meisten Erwachsenen berichten, dass die Diagnose für sie eine extrem positive Erfahrung war.[40] Es kann eine Befreiung darstellen: »Ich werde doch nicht verrückt«; eine Euphorie, dass die Odyssee von einem Spezialisten zum nächsten ein Ende hat und man endlich entdeckt, warum man anders als andere denkt und fühlt; und die freudige Erwartung, dass sich nun das Leben zum Besseren hin verändert. Ein junger Mann mit Asperger-Syndrom schrieb mir: »Ich weiß, ich habe das Asperger-Syndrom, weil nichts sonst auch nur annähernd meine verrückten Eigenarten so perfekt und einwandfrei beschreiben könnte, wie es das Asperger-Syndrom tut.«

Es kann auch Augenblicke der Wut darüber geben, dass die Diagnose so spät gestellt wurde und dass niemand die Anzeichen in all den Jahren entdeckt hat. Der Betroffene kann sich verzweifelt fühlen, wenn er sich vorstellt, wie viel einfacher sein Leben verlaufen wäre, wenn die Diagnose schon vor Jahrzehnten bestätigt worden wäre. Zu den anderen emotionalen Reaktionen kann ein Gefühl des Kummers wegen all des Leidens gehören, das man durchstehen musste, während man so sozial erfolgreich sein wollte wie all die anderen und wegen all der Jahre, in denen man sich falsch verstanden, fehl am Platz und zurückgewiesen gefühlt hat.

Es kann zu einem neuen Selbstwertgefühl und Optimismus führen, zumindest fühlt man sich nun nicht mehr dumm, minderwertig oder verrückt. So, wie Liane Holliday Willey freudig sagte, als sie von ihrer Diagnose erfuhr: »Deswegen bin ich also anders; ich bin kein Freak oder verrückt.«[41]

Ein Netz von Gleichgesinnten spinnen

Es kann auch Vorteile im Hinblick auf das Selbstwertgefühl und die moralische Unterstützung geben, wenn man sich mit anderen Erwachsenen mit Asperger-Syndrom identifizieren kann, indem man das Internet und Selbsthilfegruppen nutzt. Die

AUS DEM LEBEN

Die Diagnose stellt nur den ersten Schritt dar

Nita Jackson bietet da einen vernünftigen Rat für ihre Mitbetroffenen mit Asperger-Syndrom:

»Da Asperger-Betroffene besonders stur sein können, wenn man sie lässt, kann das Nicht-wahrhaben-Wollen ein großes Problem darstellen. Je weniger sie ihr Anderssein anerkennen, desto schwerer wird es ihnen fallen, ihre sozialen Fähigkeiten zu verbessern, und umso höher ist dann auch die Wahrscheinlichkeit, dass sie ohne Freunde bleiben und/oder in die Opferrolle geraten. Man glaube nicht, dass mit der Anerkennung des Asperger-Syndroms alle Probleme gelöst seien (das ist nicht der Fall), aber zumindest bringt sie ein gewisses Maß an Selbsteinsicht mit sich, auf der man aufbauen kann. Sobald die Person dies für sich anerkennt, kann sie auch daran denken, die »gesellschaftlichen Spielregeln« zu lernen, vorausgesetzt, dass sie von Menschen beraten wird, die das Syndrom zumindest in seinen Grundzügen begreifen.«[42]

Gruppentreffen können ursprünglich von einer Elterninitiative gegründet worden sein; manche Selbsthilfegruppen entstehen auch spontan in größeren Städten. [In Deutschland haben sich in Berlin mehrere Erwachsene zusammengetan und bald darauf sind auch Gruppen in Hamburg, Köln, Schwerin und anderen Städten entstanden (siehe Service).] Dadurch entsteht ein Netz von Gleichgesinnten, die einander ähnlich sind, gegenseitige Empathie und Unterstützung bieten und die gewissermaßen demselben »Stamm« angehören und gleiche Erfahrungen, Denkweisen und eine gleichartige Sicht auf die Welt miteinander teilen.

Affirmationen zur Selbstbestätigung

Wenn ich mit Erwachsenen mit Asperger-Syndrom über die Diagnose spreche, beziehe ich mich oft auf die folgenden Affirmationen zur Selbstbestätigung für Menschen mit Asperger-Syndrom, die Liane Holliday Willey verfasst hat:

- Ich bin nicht minderwertig. Ich bin anders.
- Ich werde nicht mein Selbstwertgefühl dafür opfern, dass mich andere akzeptieren.
- Ich bin ein guter und interessanter Mensch.
- Ich werde stolz auf mich sein.
- Ich bin in der Lage, mit der Gesellschaft zurechtzukommen.
- Ich werde um Hilfe bitten, wenn ich sie brauche.
- Ich bin ein Mensch, der den Respekt und die Akzeptanz anderer Menschen verdient.
- Ich werde einen Beruf finden, der zu meinen Fähigkeiten und Interessen passt.
- Ich werde geduldig mit denen sein, die Zeit brauchen, um mich zu verstehen.
- Ich werde mich selbst niemals aufgeben.
- Ich werde mich annehmen, so wie ich bin.[43]

Ich betrachte den letzten Punkt, »Ich werde mich annehmen, so wie ich bin«, als ein wichtiges Ziel in einer Psychotherapie mit einem heranwachsenden oder erwachsenen Menschen mit Asperger-Syndrom.

Anfängliche Verleugnung

Eine, wenn auch seltene, Reaktion bei einigen Betroffenen ist die Leugnung, dass sie das Asperger-Syndrom haben; sie bestehen darauf, dass sie keine Probleme haben und auch nicht anders sind. Auch wenn sie erkennen, dass die klinischen Beschreibungen mit ihrer persönlichen Entwicklungsgeschichte und ihrem Fähigkeitsprofil übereinstimmen, stellen sie doch das Vorliegen des Syndroms infrage und weisen jedes Therapieangebot zurück. Dies kann allerdings auch nur eine erste Reaktion darstellen. Wenn der Person Zeit genug zum Nachdenken gegeben wird, kann es sein, dass sie schließlich doch die Diagnose akzeptiert; und dass dies eine wertvolle Information ist, wenn es darum geht, größere Entscheidungen in Lebensbereichen wie der Berufs- und der Partnerwahl zu treffen.

Mögliche Nachteile einer Diagnosestellung

Es können auch Nachteile durch die Diagnose entstehen.

- Nach der Bekanntgabe wird es vermutlich einige Kinder oder Erwachsene geben, die den Menschen mit Asperger-Syndrom ausschließen oder kränken wollen.
- Man muss im Hinterkopf behalten, dass manche Kinder die Störung vielleicht für ansteckend halten könnten (oder die dem Betroffenen weismachen könnten, dass das der Fall sei).
- Es besteht auch vor allem bei Kindern die Gefahr, dass sie sich über das Syndrom lustig machen. Kinder sind bisweilen sehr erfinderisch, wenn es darum geht, Unterschiede dazu zu nutzen, andere zu stigmatisieren. Doch etwas einsichtigere Mitmenschen können eingreifen, damit das betroffene Kind keinen Schaden erleidet.

Schlechtere Chancen auf dem Arbeitsmarkt?

Erwachsene mit Asperger-Syndrom fragen sich, ob sie die Diagnose bei einer Bewerbung mit angeben sollten. Aufgrund des Wettbewerbs um eine offene Stelle kann es sein, dass ein Bewerber mit einer Diagnose, die dem Arbeitgeber unbekannt ist, abgelehnt wird.

Eine Kurzbeschreibung für Kollegen und Arbeitgeber erstellen

Sie könnten eine kurze, vielleicht eine Seite umfassende Beschreibung des Asperger-Syndroms verfassen und dabei die Stärken wie auch die Schwierigkeiten im Hinblick auf die Arbeit darlegen. Nutzen Sie eine solche persönliche Beschreibung, um das Asperger-Syndrom gegenüber Kollegen und Vorgesetzten zu erklären. Eine Kurzfassung könnten Sie in Form einer Visitenkarte verwenden, um sie jedem zu geben, der über die Diagnose aufgeklärt werden muss.

Die Diagnose kann die Erwartungen anderer in Bezug auf den sozialen, bildungsmäßigen oder persönlichen Erfolg des Betroffenen zu stark herunterschrauben. Sie sollte besser realistische Erwartungen befördern, ohne die oberen Grenzen der

Leistungsfähigkeit zu definieren. Denn Erwachsene mit Asperger-Syndrom üben erfolgreich Berufe aus, die vom Professor für Mathematik bis hin zu einem Sozialarbeiter reichen können. Genauso reicht die Spanne im Bereich zwischenmenschlicher Beziehungen von einem erfüllten, aber zölibatären Leben bis hin zu einer lebenslangen Partnerschaft und Elternschaft.

Als Gesellschaft müssen wir den Wert, den Menschen mit Asperger-Syndrom in unserer multikulturellen und vielfältigen Gemeinschaft darstellen, anerkennen. Vielleicht sollten wir den Kommentar eines Erwachsenen mit Asperger-Syndrom beherzigen, der mir gegenüber vorschlug, im Asperger-Syndrom vielleicht sogar die nächste Stufe der menschlichen Evolution zu sehen.

ZUSAMMENFASSUNG

Kinder mit dem Asperger-Syndrom weisen die folgenden Merkmale auf

- Verzögerte soziale Reife und soziales Verständnis.
- Unausgereifte Empathie.
- Schwierigkeiten bei der Kommunikation und der Kontrolle von Gefühlen.
- Ungewöhnliche Sprachfähigkeiten, die fortgeschrittene Syntax und Wortschatz beinhalten, zugleich aber auch verzögerte Konversationsfähigkeiten, ungewöhnliche Tonlage und eine Tendenz zur sprachlichen Pedanterie.
- Eine in ihrer Intensität und Konzentration ungewöhnliche Faszination für bestimmte Themen.
- Schwierigkeiten beim Aufrechterhalten der Konzentration in der Klasse.
- Ein ungewöhnliches Profil der Lernfähigkeiten.
- Bedarf an Unterstützung bei manchen Selbsthilfe- und Organisationsfähigkeiten.
- Unbeholfene Gangart und Koordination.
- Überempfindlichkeit bei bestimmten Geräuschen, Düften und Berührungsreizen.

Es gibt verschiedene Wege zur Diagnose

- Autismusdiagnose in der frühen Kindheit und Entwicklung in der Schulzeit zu High-Functioning-Autismus oder Asperger-Syndrom.
- Ein Lehrer erkennt das Asperger-Syndrom, wenn das Kind eingeschult wird.
- Vorherige Diagnose einer anderen Entwicklungsstörung wie Aufmerksamkeitsdefizit-/Hyperaktivitätsstörung, eine Verzögerung der sprachlichen oder Bewegungsentwicklung, eine affektive Störung, Essstörung oder eine nonverbale Lernstörung.
- Die Anzeichen für das Asperger-Syndrom werden erst im Jugendalter auffällig, wenn die sozialen und schulischen Erwartungen komplexer werden.
- Entwicklung von Verhaltensproblemen und Konflikten mit Eltern, Lehrern und Schulbehörden.
- Erkennen von Anzeichen des Asperger-Syndroms bei einem Verwandten, wobei die Untersuchung des familiären Hintergrundes des Kindes weitere Familienmitglieder mit ähnlichen Merkmalen zutage fördert.
- Beschreibung des Asperger-Syndroms in den Medien und in der Literatur kann dazu führen, dass jemand für sich oder ein Familienmitglied eine Diagnose anstrebt.
- Berufliche Probleme, besonders Schwierigkeiten, eine Arbeitsstelle zu finden oder beizubehalten, die den Qualifikationen und Fähigkeiten des Betroffenen entspricht.

Es gibt vier Kompensations- oder Anpassungsstrategien, wenn das Kind erkennt, dass es anders als andere Kinder ist

- Schuldzuweisungen gegen sich selbst und Depression.
- Flucht in die Fantasie.
- Leugnung und Überheblichkeit.
- Nachahmen anderer Kinder und Charaktere.

Die Vorteile einer Diagnose können sein

- Die Auswirkungen einiger der Kompensations- oder Anpassungsstrategien können verhindert oder reduziert werden.
- Zerstreuen der Sorgen in Bezug auf andere Diagnosen und darauf, verrückt zu sein.
- Die Anerkennung, dass man tatsächlich Schwierigkeiten mit bestimmten Erfahrungen hat, die anderen leicht und angenehm erscheinen.
- Eine positive Veränderung bei den Erwartungen anderer, bei ihrer Akzeptanz und Unterstützung.
- Komplimente zur Sozialkompetenz sind hilfreicher als Kritik.
- Anerkennung von Verwirrung und Erschöpfung in sozialen Situationen.
- Schulen haben Zugang zu Hilfsmitteln, um dem Kind und dem Klassenlehrer zu helfen.
- Ein Erwachsener kann Zugang zu besonderen Unterstützungsleistungen im Hinblick auf Beschäftigung und Weiterbildung bekommen.
- Besseres Verständnis der eigenen Person, zu sich selbst stehen und leichtere Entscheidungsfindung im Hinblick auf Karriere, Freundschaften und Beziehungen.
- Ein Gefühl der Identifikation mit einer anerkannten »Kultur«.
- Der Betroffene fühlt sich nicht länger dumm, minderwertig oder geisteskrank.

Die Nachteile einer Diagnose können sein

- Einige Kinder oder Erwachsene könnten aufgrund der psychiatrischen Diagnose abweisend oder verächtlich reagieren.
- Die Diagnose kann die Erwartungen anderer herunterschrauben, die irrtümlicherweise annehmen, dass der Asperger-Betroffene niemals in der Lage sei, gleiche Leistungen wie andere Gleichaltrige in den Bereichen des sozialen Miteinanders, der Bildung und des persönlichen Erfolges zu erzielen.

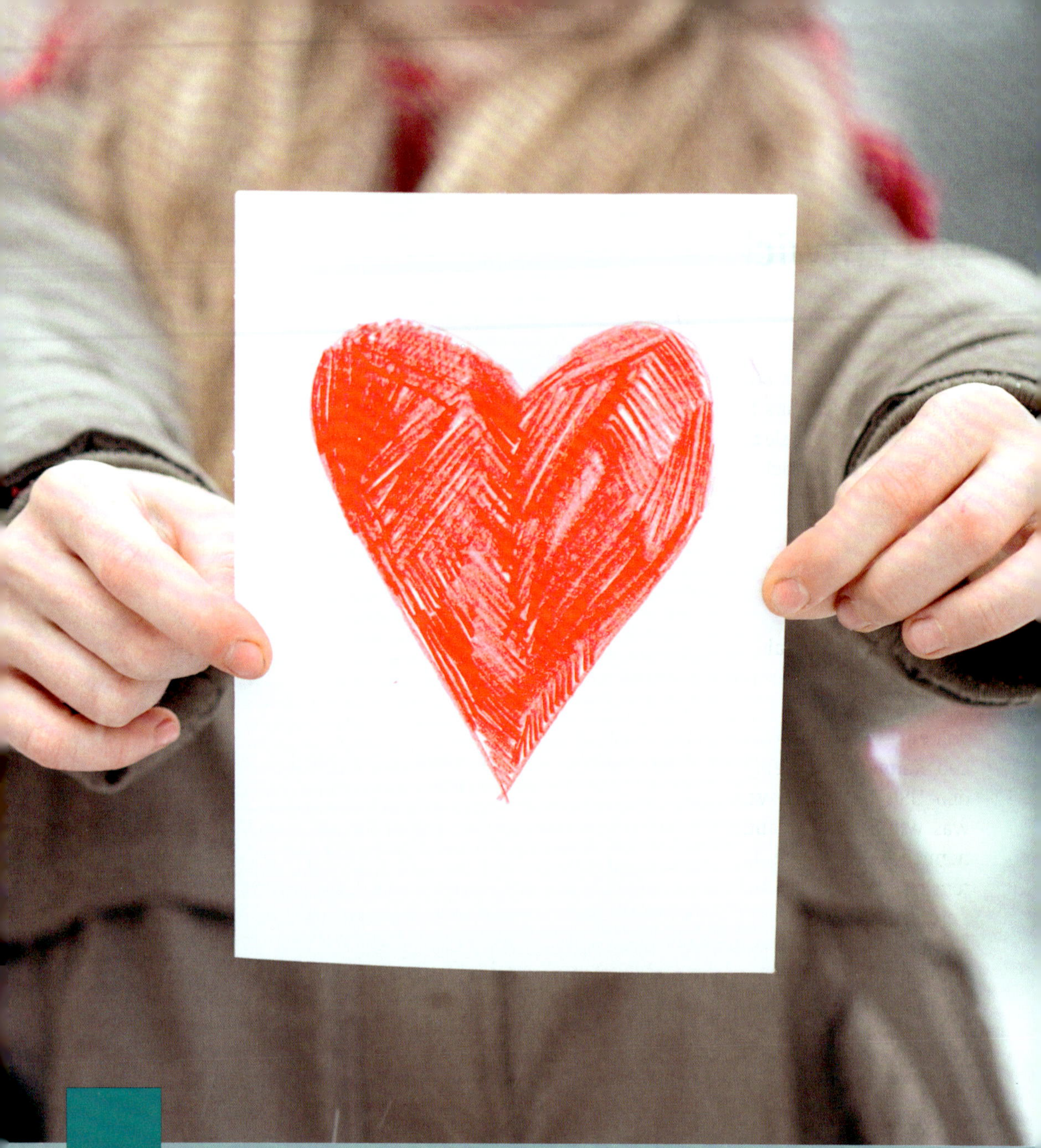

2 Die Diagnose

Sie vermuten, dass Sie selbst oder ein Familienmitglied das Asperger-Syndrom hat? Was ist nun zu tun? Wie wird die Diagnose gestellt? Welche Kriterien spielen eine Rolle? Worauf muss der Untersucher achten? – Ich beschreibe hier alle Aspekte der Diagnosestellung sehr ausführlich. So erhält auch der Psychologe, Arzt oder Student alle wichtigen Informationen.

Die Entwicklung der Diagnosekriterien

» Wer diesen Menschenschlag einmal erkannt hat, dem offenbaren sich solche Kinder sehr rasch, aus kleinen Einzelheiten, etwa aus der Art, wie sie bei der ersten Vorstellung bei uns den Ambulanzraum betreten und sich hier in den ersten Augenblicken benehmen, aus dem ersten Wort, das sie sagen. «

Hans Asperger

Zur selben Zeit, als Hans Asperger in den 1940er-Jahren die autistische Persönlichkeitsstörung beschrieb, wurde von einem anderen österreichischen Arzt, Leo Kanner, der damals in Baltimore in den USA lebte, ein weiterer Teil dessen, was wir heute das autistische Spektrum nennen, beschrieben. Leo Kanner, der offensichtlich von den Untersuchungen Aspergers keine Kenntnis hatte, beschrieb eine Erscheinungsform des Autismus, die dadurch gekennzeichnet ist, dass schwere Beeinträchtigungen in den Bereichen Sprache, Sozialverhalten und Wahrnehmung vorliegen: das stille, unnahbare Kind mit einer intellektuellen Beeinträchtigung.[1] Es war diese Erscheinungsform des Autismus – die ursprünglich als eine Form von Psychose im Kindesalter betrachtet wurde –, die die Fachliteratur zu Forschung und Therapie in den englischsprachigen Ländern in den nächsten 40 Jahren dominierte. Soweit ich weiß, haben Hans Asperger und Leo Kanner sich nie persönlich über die Kinder ausgetauscht, die sie untersucht haben, obwohl beide denselben Begriff »Autismus« verwendet haben.

Lorna Wing prägte die Bezeichnung Asperger-Syndrom

Erst nach Aspergers Tod im Jahre 1980 kam der Begriff »Asperger-Syndrom« auf. Er wurde erstmals von Lorna Wing, einer anerkannten britischen Psychiaterin, die sich auf zum autistischen Spektrum gehörende Störungen spezialisiert hatte, verwendet. Denn ihr wurde nach und nach klar, dass die Beschreibungen von Leo Kanner, die in den Vereinigten Staaten und in Großbritannien die Grundlage für unser Verständnis von Autismus und für dessen Diagnose bildeten, nicht genau die Kinder und Erwachsenen abdeckten, die sie in ihrer umfangreichen Erfahrung im klinischen und im Forschungsbereich erlebt hatte. In ihrer 1981 veröffentlichten Arbeit beschrieb sie 34 Fälle von Kindern und Erwachsenen mit Autismus im Alter von 5 bis 35 Jahren, deren Fähigkeitsprofile eher Ähnlichkeit mit den Beschreibungen von Asperger als mit denen von Kanner hatten. Diese konnten also nur unzureichend mit den damaligen Diagnosekriterien für Autismus beschrieben werden. Lorna Wing benutzte daraufhin als erste den Begriff »Asperger-Syndrom«, um eine neue diagnostische Kategorie innerhalb des autistischen Spektrums zu schaffen.[2]

Ihre Fallbeispiele und Schlussfolgerungen waren sehr überzeugend und eine Gruppe von britischen und schwedischen Psychologen und Psychiatern begann damit, die Beschreibungen Hans Aspergers und das Fähigkeitsprofil beim Asperger-Syndrom genauer zu untersuchen.

2 Die Diagnose

- Obwohl die Originalbeschreibungen Aspergers sehr detailliert waren, hatte er keine eindeutigen Diagnosekriterien angegeben.

Im Jahr 1989 wurden die ersten Diagnosekriterien veröffentlicht

In London fand im Jahre 1988 eine kleine internationale Konferenz zum Asperger-Syndrom statt. Eines der Ergebnisse der Diskussionen und Arbeiten war die Veröffentlichung der ersten Diagnosekriterien im Jahre 1989, die im Jahre 1991 überarbeitet wurden.[3] Obwohl in der Folge in den beiden wichtigsten Diagnosehandbüchern und durch den Kinderpsychiater Peter Szatmari und dessen kanadische Kollegen[4] weitere Kriterien veröffentlicht wurden, bleiben die Kriterien von Christopher Gillberg, der in Schweden und London tätig ist, diejenigen Kriterien, die den ursprünglichen Beschreibungen Hans Aspergers am nächsten sind.

Die Kriterien von Gillberg

Daher sind diese Kriterien auch für mich und für viele andere erfahrene Ärzte die erste Wahl. Die Kriterien von Christopher Gillberg sind in der folgenden Tabelle aufgeführt. In der klinischen Praxis wird eine Diagnose Asperger-Syndrom dann gestellt, wenn neben der sozialen Beeinträchtigung mindestens vier der fünf anderen Kriterien gegeben sind.[5]

Die »Asperger-Störung« erscheint in den Diagnosehandbüchern

Im Jahre 1993 veröffentlichte die Weltgesundheitsorganisation (WHO) die zehnte Ausgabe der internationalen Klassifikation von Krankheiten (International Classification of Diseases, ICD-10); und im Jahre 1994 veröffentlichte die amerikanische Gesellschaft für Psychiatrie (American Psychiatric Association) die vierte Ausgabe ihres Diagnosehandbuchs (Diagnostic and Statistical Manual of Mental Disorders, DSM-IV). Zum ersten Mal enthielten diese beiden Werke das Asperger-Syndrom – oder, um genau zu sein, die »Asperger-Störung« – als eine von mehreren tief greifenden Entwicklungsstörungen. Beide Kriterien sind sich erstaunlich ähnlich. In beiden Diagnosehandbüchern wird anerkannt, dass der Autismus – oder die tief greifende Entwicklungsstörung – eine heterogene Störung ist und dass es offenbar eine Reihe von Subtypen gibt, zu denen das Asperger-Syndrom gehört.

Der Name hätte auch Sutscharewa-Syndrom lauten können

Wenn ein neues Syndrom bestätigt wird, wird die internationale Fachliteratur danach durchsucht, ob ein anderer Autor dasselbe Fähigkeitsprofil bereits beschrieben hat. Wir wissen, dass es wohl Dr. Ewa Sutscharewa, eine russische wissenschaftliche Assistentin im Bereich Neurologie, war, die als erste eine Beschreibung von Kindern veröffentlicht hat, die wir heute als vom Asperger-Syndrom betroffen kennzeichnen würden.[6] Sutscharewas Beschreibung wurde bekannt als schizoide Persönlichkeitsstörung (SPS). Sula Wolff[7] hat unser Wissen über die schizoide Persönlichkeitsstörung einer Überprüfung unterzogen und erklärt, dass die SPS den Merkmalen des Asperger-Syndroms stark

Diagnosekriterien für das Asperger-Syndrom nach Gillberg[8]

soziale Beeinträchtigung (extreme Ichbezogenheit)	mindestens zwei der folgenden Merkmale: ▪ Schwierigkeiten, mit Gleichaltrigen zu interagieren ▪ mangelnder Wunsch, mit Gleichaltrigen zu interagieren ▪ Schwierigkeiten, soziale Signale zu verstehen ▪ sozial und emotional unangemessenes Verhalten
eingegrenzte Interessen	mindestens eins der folgenden Merkmale: ▪ Ausschluss anderer Aktivitäten ▪ repetitives Befolgen der Aktivität ▪ mehr Routine als Bedeutung
repetitive Routinen, …	mindestens eins der folgenden Merkmale: ▪ die jeden Lebensbereich des Betroffenen beeinflussen ▪ die andere beeinflussen
Besonderheiten der Sprache und Rede	mindestens drei der folgenden Merkmale: ▪ verzögerte Entwicklung ▪ (oberflächlich gesehen) perfekter sprachlicher Ausdruck ▪ formelle, pedantische Sprache ▪ eigenwillige Prosodie, besondere Stimmmerkmale ▪ beeinträchtigtes Verständnis, einschließlich Fehlinterpretationen von wörtlichen/implizierten Bedeutungen
nonverbale Kommunikationsprobleme	mindestens eins der folgenden Merkmale: ▪ begrenzte Gestik ▪ unbeholfene/linkische Körpersprache ▪ begrenzte Mimik ▪ unangemessener Gesichtsausdruck ▪ eigenartig starrer Blick
motorische Unbeholfenheit	▪ schlechtes Abschneiden in Tests zur Untersuchung der neurologischen Entwicklung

ähnele. Ich bin jedoch erleichtert, dass das Syndrom heute den Namen Aspergers trägt und nicht den Namen Sutscharewa-Syndrom, was wesentlich schwerer auszusprechen wäre.

Hans Asperger starb 1980 und war nicht mehr in der Lage, die Interpretation seiner wegweisenden Untersuchung durch englischsprachige Psychologen und Psychiater zu kommentieren. Erst relativ spät, im Jahre 1991, wurde seine Originalarbeit über die autistische Persönlichkeitsstörung von Uta Frith ins Englische übersetzt.[9] Inzwischen gibt es aber mehr als 2000 Arbeiten zum Thema Asperger-Syndrom und weit mehr als 100 Fachbücher. Seit Mitte der 1990er-Jahre berichten Fachärzte aus der ganzen Welt über eine zunehmende Zahl an Überweisungen zur diagnostischen Abklärung des Asperger-Syndroms.

Fragebögen und Skalen

Wenn eine Schule, ein Therapeut, ein Verwandter, eine Institution oder der Betroffene selbst Fähigkeiten identifiziert hat, die eine Diagnose Asperger-Syndrom angezeigt erscheinen lassen, ist der nächste Schritt in der Regel das Ausfüllen eines Fragebogens oder einer Bewertungsskala, um die Überweisung an einen Asperger-Spezialisten zu stützen. Das Ausfüllen eines solchen Fragebogens kann weitere Fähigkeiten und Verhaltensweisen identifizieren, die für das Asperger-Syndrom kennzeichnend sind. So kann man die Frage klären, ob die entsprechende Person »auf der richtigen Spur« ist.

Zurzeit gibt es acht Screening-Fragebögen für Kinder und sechs für Erwachsene. Kürzlich hat es eine Überarbeitung der Bewertungsskalen und der Fragebögen zum Asperger-Syndrom gegeben. Diese führte zu dem Schluss, dass es bei allen verwendeten Verfahren Probleme mit der Validität, Verlässlichkeit, Zielgenauigkeit und Sensitivität gab.[10]

Bislang gibt es noch keinen Fragebogen und keine Bewertungsskala, die den anderen eindeutig vorzuziehen wäre. Die folgende Auflistung der Fragebögen und Skalen erfolgt daher alphabetisch und nicht nach höherer oder geringerer Qualität:

- ASAS oder Australian Scale for Asperger's Syndrome (Australische Skala für das Asperger-Syndrom)[11]
- ASDI oder Asperger Syndrome Diagnostic Interview (diagnostisches Interview zum Asperger-Syndrom)[12]
- ASDS oder Asperger Syndrome Diagnostic Scale (Diagnoseskala Asperger-Syndrom)[13]
- ASSQ oder Autism Spectrum Screening Questionnaire (Screening-Fragebogen für das autistische Spektrum)[14]
- CAST oder Childhood Asperger Syndrome Test (Asperger-Syndrom-Test für Kinder)[15]
- GADS oder Gilliam Asperger Disorder Scale (Gilliams Skala zur Asperger-Störung)[16]
- KADI oder Krug Asperger's Disorder Index (Krugs Index zur Asperger-Störung)[17]

[Im deutschsprachigen Raum ist vor allem die australische ASAS-Skala verbreitet; teilweise wird auch ein von Hans Kehrer ausgearbeiteter Fragebogen verwendet.]

Eine jüngst durchgeführte Überprüfung von ASDS, ASSQ, CAST, GADS und KADI kam zu dem Ergebnis, dass diese fünf veröffentlichten Bewertungsskalen alle bedeutende psychometrische Mängel aufwiesen, insbesondere, was die Verwendung normativer Vergleichsstichproben angeht, dass aber bei KADI die stärkste psychometrische Übereinstimmung zu verzeichnen war und bei ASDS die schwächste.[18]

Spezielle Screening-Fragebögen für Erwachsene

Die folgenden Fragebögen sind speziell für Erwachsene konzipiert, bei denen der Verdacht auf Asperger-Syndrom besteht. Die meisten der gegenwärtig verwendeten Beurteilungsverfahren wurden von Simon Baron-Cohen und Sally Wheelwright entwickelt und im Anhang des Buchs »Vom ersten Tag an anders. Das weibliche und das männliche Gehirn« von Simon Baron-Cohen[19] veröffentlicht:

- ASQ oder Autism Spectrum Quotient (Autismus-Spektrum-Quotient)[20]
- EQ oder Empathy Quotient (Empathie-Quotient)[21]
- The Reading the Mind in the Eyes Test (Test zur Erkennung des Gefühlsausdrucks an den Augen)[22]
- The Reading the Mind in the Voice Test (Test zur Erkennung des Gefühlsausdrucks an der Stimme)[23]
- FQ oder Friendship Questionnaire (Fragebogen zu Freundschaften)[24]
- ASDASQ oder Autism Spectrum Disorders in Adults Screening Questionnaire (Screening-Fragebogen zu Autismus-Spektrum-Störungen bei Erwachsenen)[25]

Michelle Garnett und ich sind gegenwärtig dabei, die ursprüngliche australische Skala für das Asperger-Syndrom für Kinder und Heranwachsende zwischen 5 und 18 Jahren zu überarbeiten.

Diagnostische Beurteilung

Screening-Verfahren sind in der Regel so ausgelegt, dass sie im Zweifelsfall eher »falsch positive« Ergebnisse liefern, damit auch jeder mögliche Fall von Asperger-Syndrom erkannt wird. Sie können aber kein Ersatz für eine gründliche Untersuchung sein, die eine objektive Validierung des Verhaltens- und Fähigkeitsprofils liefert, das von den Screening-Verfahren identifiziert wurde. Um eine Diagnose stellen zu können, muss eine erfahrene Fachkraft die Bereiche

- soziales Verständnis,
- Kommunikation von Gefühlen,
- Sprach- und Denkfähigkeiten,
- Interessen sowie
- Bewegungs- und Koordinationsfähigkeiten

untersuchen und beurteilen. Sie muss auch die sensorische Wahrnehmung und die Selbsthilfefähigkeiten untersuchen.

Der Arzt oder Psychologe gewinnt auch wertvolle Informationen, indem er frühere Berichte und Einschätzungen durchliest und mit seinen Ergebnissen abgleicht. Er wird medizinische Daten und die bisherige Entwicklung sowie die familiäre Vorgeschichte erfragen.[26] Dabei sind Informationen über alle Familienmitglieder relevant, die über ein ähnliches Fähigkeitsprofil verfügen, ohne dass sie deshalb notwendigerweise eine Asperger-Diagnose haben.

Tests für Kinder mit Autismus

Es gibt zwei diagnostische Tests, die für Kinder mit Autismus entwickelt wurden:

- das Autism Diagnostic Interview – Revised (ADI-R; überarbeitetes diagnostisches Interview für Autismus)[27] und
- der Autism Diagnostic Observation Schedule – Generic (ADOS-G; generischer Plan zur diagnostischen Beobachtung bei Autismus).[28]

Das ADI-R verwendet ein halbstrukturiertes Gespräch mit Informationen, die von einem Elternteil oder einer Pflegeperson bereitgestellt werden und bietet ein Maß für den Schweregrad der Autismusmerkmale. Der ADOS-G ist ein Protokoll zur Beobachtung der sozialen und kommunikativen Fähigkeiten, die mit Autismus verbunden sind, wobei die Qualität von Verhaltensweisen und Fähigkeiten eingestuft wird. Allerdings wurden diese Beurteilungsverfahren primär für die Diagnose Autismus, nicht für das Asperger-Syndrom, konzipiert und sind daher weniger zielgenau im Hinblick auf die subtileren Merkmale dieses Syndroms.[29]

Wie der Spezialist vorgeht

Die Untersuchung sollte eine Folge von Aktivitäten und Tests vorsehen, mit denen bestimmt wird, ob die Verhaltensmuster in einem bestimmten Bereich typisch für ein Kind dieses Alters oder für einen Erwachsenen sind oder ob sie eine Verzögerung oder Abweichung von der normalen Entwicklung aufzeigen. Der Spezialist kann dabei eine Checkliste zu Hilfe nehmen, die die Merkmale gemäß der Diagnosekriterien, der Fachliteratur oder seiner eigenen klinischen Erfahrung listet.

Einige Kinder und Erwachsene sind relativ leicht zu diagnostizieren. Ein Spezialist kann bereits binnen weniger Minuten eine positive Diagnose vermuten. Doch ist eine vollständige diagnostische Beurteilung erforderlich, um den ursprünglichen klinischen Eindruck zu bestätigen.

- Bei einigen Mädchen und Frauen mit Asperger-Syndrom und bei Erwachsenen mit hohen intellektuellen Fähigkeiten kann die Diagnose schwieriger sein, weil sie in der Lage sind, ihre Schwierigkeiten zu überdecken.

Die vollständige diagnostische Beurteilung kann eine Stunde oder länger in Anspruch nehmen, je nachdem welche und wie viele Beurteilungsverfahren nötig sind. Erfahrenere Fachkräfte können die Dauer der diagnostischen Beurteilung jedoch deutlich abkürzen. In den folgenden Abschnitten werde ich auf einige der Beurteilungsverfahren eingehen, die ich benutze, um bestimmte Fähigkeiten und Verhaltensweisen zu untersuchen.

Auch die besonderen Stärken sollten untersucht werden

Die diagnostische Beurteilung sollte nicht nur diejenigen Bereiche untersuchen, in denen Schwierigkeiten bestehen, sondern auch diejenigen, in denen Stärken auftreten, die für das Asperger-Syndrom charakteristisch sind. Das gilt beispielsweise für ein Kind, das Auszeichnungen für seine Kenntnisse in einem bestimmten Spezialinteresse bekommen hat, indem es etwa einen Mathematik- oder Kunstwettbewerb gewonnen hat. Eine solche Person kann vielleicht auch mit fotografischer Genauigkeit zeichnen oder Computerspiele erfinden. Die Fachkraft sollte die Eltern nach besonders liebenswerten Merkmalen ihres Sohnes oder ihrer Tochter fragen. Möglicherweise ist das Kind besonders freundlich, hat einen ausgeprägten Sinn für soziale Gerechtigkeit oder kümmert sich außergewöhnlich gut um Tiere.

Gesprächsleitfaden DISCO

Das Diagnostic Interview for Social and Communication Disorders (Diagnostisches Interview für soziale und Kommunikationsstörungen; DISCO) ist ein Hilfsmittel für Fachkräfte, mit dem sie detaillierte Informationen über die Entwicklungsgeschichte und den gegenwärtigen Zustand der Person systematisch sammeln können. Die Fachkraft kann es verwenden, um Störungen des autistischen Spektrums und verwandte Entwicklungsstörungen bei Kindern und Erwachsenen aller Altersklassen zu diagnostizieren.[30] Das DISCO ist nur für Fachleute zugänglich, die in der korrekten Handhabung ausgebildet sind.

2 Die Diagnose

Die gegenwärtigen Diagnosekriterien

Fachärzte und Psychologen verwenden für gewöhnlich die Kriterien des DSM-IV, wenn sie eine diagnostische Beurteilung von Entwicklungsstörungen wie dem Asperger-Syndrom vornehmen. [Dies gilt überwiegend für den englischsprachigen Raum. Im deutschsprachigen Raum sind die ICD-10-Diagnosekriterien der WHO genauso gebräuchlich.] Die Kriterien für das Asperger-Syndrom (oder die Asperger-Störung) nach dem DSM-IV (Version von 2000) zeigt die Tabelle auf Seite 53.

Der Text des DSM-IV, der dazu gedacht ist, die Kriterien zu ergänzen, bietet nur kursorische Richtlinien für den diagnostischen Prozess und eine oberflächliche Beschreibung der Störung. Wenn eine Fachkraft nur die DSM-IV-Kriterien als einzige Informationsquelle für eine Diagnose nutzen würde, würde sie eine unzureichende Kenntnis des Asperger-Syndroms beweisen und könnte keine verlässliche Diagnose stellen.

- Ausbildung, Supervision und umfassende klinische Erfahrung im Hinblick auf die Erscheinungsformen des Asperger-Syndroms sind entscheidend für den Spezialisten, um die Diagnose sicher stellen zu können.

Kritik an den DSM-IV-Diagnosekriterien

Fachkräfte begrüßten die Aufnahme der Asperger-Störung in das DSM-IV. Ebenso positiv war die Entscheidung, die tief greifenden Entwicklungsstörungen, einschließlich Autismus und Asperger-Syndrom, von Achse II (eine Achse für langfristige, stabile Störungen mit relativ schlechter Prognose für Verbesserungen) auf Achse I (bei der die Symptome im Fall früher Intervention und Behandlung verbessert werden können) zu verschieben. Es gibt aber auch Kritikpunkte an den DSM-IV-Kriterien, insbesondere an den Kriterien zur Differenzialdiagnose, mit denen zwischen einer Autismus- und einer Asperger-Diagnose unterschieden wird.

Kriterium D: Sprachverzögerung

Logopäden kritisieren die gegenwärtigen Kriterien des DSM-IV, weil dort als Vorbedingung für eine Diagnose Asperger-Syndrom für Kinder und Erwachsene festgehalten ist: »Es existiert keine klinisch bedeutsame allgemeine Sprachverzögerung (z.B. spricht der Betroffene im Alter von zwei Jahren einzelne Worte und benutzt im Alter von drei Jahren kommunikative Redewendungen).« Mit anderen Worten: Wenn es Anzeichen für eine verzögerte Sprachentwicklung gibt, dann kann das Asperger-Syndrom nicht diagnostiziert werden. Selbst wenn alle anderen Kriterien sowie die Entwicklungsgeschichte (bis auf den Spracherwerb) und das gegenwärtige

Diagnosekriterien für die Asperger-Störung nach DSM-IV (TR)[31]

A. Qualitative Beeinträchtigung der sozialen Interaktion, die sich in mindestens zwei der folgenden Bereiche manifestiert:
1. Deutliche Beeinträchtigung bei vielfältigen nonverbalen Verhaltensweisen wie dem In-die-Augen-Schauen, der Mimik, der Körpergesten sowie der Gesten zum Regulieren der sozialen Interaktionen.
2. Unvermögen, dem Entwicklungsniveau entsprechend Beziehungen zu Gleichaltrigen zu entwickeln.
3. Mangelnder spontaner Wunsch, mit anderen Vergnügen, Interessen oder Leistungen zu teilen (z. B. macht der Betroffene keine Anstalten, Gegenstände seines Interesses anderen Menschen zu zeigen, ihnen zu bringen oder sie darauf hinzuweisen).
4. Fehlende soziale oder emotionale Gegenseitigkeit.

B. Begrenzte repetitive und stereotype Verhaltensmuster, Interessen und Aktivitäten, die sich in mindestens einem der folgenden Merkmale zeigen:
1. Konzentrierte Beschäftigung mit einem oder mehreren stereotypen und begrenzten Interessensmustern, die entweder in ihrer Intensität oder durch ihr Gebiet abnorm sind.
2. Offenbar sture Befolgung spezifischer, nicht funktionaler Routinen und Rituale.
3. Stereotype und repetitive motorische Manierismen (z. B. das Schnippen oder Drehen der Finger oder komplexe Bewegungen mit dem ganzen Körper).
4. Anhaltende Beschäftigung mit einzelnen Teilen von Gegenständen.

C. Die Störung verursacht bedeutende Beeinträchtigungen auf sozialem, beruflichem oder auf einem anderen wichtigen Gebiet.

D. Es existiert keine klinisch bedeutsame allgemeine Sprachverzögerung (z. B. spricht der Betroffene im Alter von zwei Jahren einzelne Worte und benutzt im Alter von drei Jahren kommunikative Redewendungen).

E. Es existiert in der Kindheit keine klinisch bedeutsame Verzögerung in der kognitiven Entwicklung oder in der Entwicklung altersgemäßer Fähigkeiten zur Selbsthilfe, im anpassungsfähigen Verhalten (anders als in der sozialen Interaktion) und bei der Neugier in Bezug auf das Umfeld.

F. Die Kriterien einer weiteren spezifischen tief greifenden Entwicklungsstörung oder der Schizophrenie werden nicht erfüllt.

Fähigkeitsprofil dem Asperger-Syndrom entsprechen, kann trotzdem nur Autismus diagnostiziert werden.

Was heißt »klinisch bedeutsam«?

Diane Twatchman-Cullen[32], eine Logopädin mit beträchtlicher Erfahrung im Bereich der Störungen des autistischen Spektrums, hat dieses Ausschlusskriterium kritisiert, da die Formulierung »klinisch bedeutsam« weder wissenschaftlich noch genau sei. Daher werde die Einschätzung dem Facharzt oder Psychologen überlassen, ohne dass ihm eine operationale Definition zur Verfügung stehe.

Die Altersangaben sind nicht zutreffend

Ein weiterer Kritikpunkt besteht darin, dass die Forschung im Bereich der frühen Sprachentwicklung ergeben hat, dass ein Kind erste Worte etwa zum Zeitpunkt seines ersten Geburtstages entwickelt, kommunikative Wendungen etwa im Alter von 18 Monaten und kurze Sätze etwa mit zwei Jahren. Tatsächlich ist es so, dass die DSM-IV-Kriterien ein Kind beschreiben, dass eine bedeutsame Sprachverzögerung aufweist.

Ist Sprachverzögerung ein passendes Differenzierungskriterium?

Ist die Entwicklung früher sprachlicher Fähigkeiten ein differenzierendes Merkmal zwischen Heranwachsenden mit Autismus und normalem IQ (d.h. High-Functioning-Autisten) und solchen mit Asperger-Syndrom? Es wurden Untersuchungen unternommen, um zu klären, ob aufgrund einer verzögerten Sprachentwicklung tatsächlich spätere klinische Symptome genau vorhergesagt werden können. Vier dieser Studien haben beträchtliche Zweifel in Bezug auf die Verwendung einer verzögerten Sprachentwicklung als differenzierendes Kriterium zwischen High-Functioning-Autismus (HFA) und Asperger-Syndrom aufkommen lassen.[33] Jeder Unterschied in der Sprachfähigkeit, der sich bei Kindern im vorschulischen Alter zwischen Autisten mit normalen IQ und Kindern mit Asperger-Syndrom gezeigt hat, war im frühen Jugendalter weitestgehend verschwunden.

Die frühe Sprachverzögerung sollte kein Ausschluss-, sondern ein Einschlusskriterium sein!

Eine verzögerte Sprachentwicklung ist eines der Diagnosekriterien von Gillberg und Gillberg.[34] Junge Kinder mit typischem Autismus, die schließlich eine flüssige Sprache entwickeln, verfügen über ein Fähigkeitsprofil, das dem von Kindern mit Asperger-Syndrom ähnelt, die keine verzögerte Sprachentwicklung hatten. Daher ist es meine Ansicht und die einer Reihe anderer Spezialisten, dass eine frühe Sprachverzögerung kein Ausschlusskriterium für das Asperger-Syndrom sein kann, sondern im Gegenteil, wie bei den Gillberg-Kriterien, ein Einschlusskriterium darstellt.

- Der Schwerpunkt bei der diagnostischen Beurteilung sollte auf die aktuelle Verwendung der Sprache (also auf deren pragmatische Aspekte) gelegt werden und nicht auf die Sprachentwicklung.

Kriterium E: Selbsthilfefähigkeiten und Anpassungsverhalten

Die DSM-IV-Kriterien erklären in Bezug auf Kinder mit Asperger-Syndrom: »Es existiert in der Kindheit keine klinisch bedeutsame Verzögerung in der kognitiven Entwicklung oder in der Entwicklung altersgemäßer Fähigkeiten zur Selbsthilfe, im anpassungsfähigen Verhalten (anders als in der sozialen Interaktion) und bei der Neugier in Bezug auf das Umfeld.« Die klinische Erfahrung und die Forschung zeigen, dass Eltern ihren Kindern mit Asperger-Syndrom oft verbal Hilfestellungen geben müssen. Das reicht von der Hilfe bei der richtigen Verwendung des Essbestecks bis zu Erinnerungen bei der persönlichen Hygiene, bei der Kleiderauswahl und bei Organisationsfragen.

Wenn Eltern einen standardisierten Beurteilungsbogen für Selbsthilfe- und Anpassungsfähigkeiten ausfüllen, zeigt sich, dass Kinder mit Asperger-Syndrom in diesen Bereichen unter dem Niveau liegen, das man für Kinder ihrer Altersklasse und ihres Intelligenzniveaus erwartet.[35] Spezialisten stellen auch bedeutende Probleme beim Anpassungsverhalten, insbesondere bei der Steuerung eigener Wut-, Angst- und Depressionsgefühle, fest.[36]

Wichtige Merkmale fehlen, seltene werden jedoch zu stark betont

- Die Diagnosekriterien nach DSM-IV enthalten keine Beschreibung der ungewöhnlichen Merkmale des Sprachgebrauchs, wie sie ursprünglich von Asperger beschrieben wurden und wie sie sich auch in der Fachliteratur finden, insbesondere der pedantische Gebrauch der Sprache und eine ungewöhnliche Prosodie.
- Die DSM-IV-Kriterien enthalten auch keine Hinweise auf die sensorische Wahrnehmung und Integration, besonders, was die akustische Empfindlichkeit und die Überempfindlichkeit auf Lichtreize, taktile Reize und Gerüche angeht. Diese Aspekte des Asperger-Syndroms können tief greifende Auswirkungen auf die Lebensqualität des Betroffenen haben.
- Die Kriterien enthalten weiterhin keine Hinweise auf motorische Ungeschicklichkeit, die bereits Asperger beschrieben hat und die in der Fachliteratur näher beschrieben wurde.[37]
- Die Diagnosekriterien des DSM-IV können auch dahingehend kritisiert werden, dass sie Merkmale betonen, die eher selten oder nur zeitweilig auftreten. Die Kriterien weisen hin auf »Stereotype und repetitive motorische Manierismen (z. B. das Schnippen oder Drehen der Finger oder komplexe Bewegungen mit dem ganzen Körper)«. Die klinische Erfahrung zeigt jedoch, dass viele Kinder mit Asperger-Syndrom solche Merkmale niemals aufweisen oder, wenn sie es doch tun, dass diese Merkmale bereits im Alter von neun Jahren wieder verschwinden.[38]

Kritik am hierarchischen Ansatz

Den DSM-IV-Richtlinien zufolge gilt, dass, wenn die Kriterien für Autismus in einer diagnostischen Beurteilung bestätigt werden, eine Autismusdiagnose Vorrang vor einer Diagnose Asperger-Syndrom haben soll. Und zwar ungeachtet der kognitiven, sozialen, sprachlichen, motorischen und sensorischen Fähigkeiten und Interessen des Kindes, die der Beschreibung des Asperger-Syndroms entsprechen. Dieses Thema des Vorrangs des Autismus vor dem Asperger-Syndrom wurde von mehreren Forschungsstudien untersucht.[39] In diesen Studien kam man zu dem Schluss, dass eine Diagnose Asperger-Syndrom nahezu unmöglich ist, wenn man die gegenwärtigen DSM-IV-Kriterien verwendet.

Viele Psychologen, ich eingeschlossen, weisen daher den hierarchischen Ansatz zurück. Gegenwärtig ist der Konsens unter Spezialisten, dass, wenn das aktuelle Fähigkeitsprofil des Kindes der Beschreibung des Asperger-Syndroms entspricht, diese Diagnose den Vorrang vor einer Autismusdiagnose haben soll. Wenn also ein Kind sowohl die DSM-IV-Kriterien für Autismus als auch für das Asperger-Syndrom erfüllt, werden Fachärzte und Psychologen in aller Regel eine Diagnose Asperger-Syndrom stellen.[40] Man muss sich immer vor Augen halten, dass die Diagnosekriterien stets der Weiterentwicklung unterworfen sind.

2 Die Diagnose

Asperger-Syndrom oder High-Functioning-Autismus?

DeMyer, Hingtgen und Jackson waren 1981 die ersten, die den Begriff »High-Functioning-Autismus« einführten, im selben Jahr, in dem auch der Begriff »Asperger-Syndrom« von Lorna Wing erstmals verwendet wurde. Sie verwendeten den Begriff High-Functioning-Autismus (HFA), um Kinder zu beschreiben, die in der Kindheit die klassischen Symptome des Autismus aufwiesen, die aber in ihrer weiteren Entwicklung bei Tests ihrer kognitiven Fähigkeiten ein größeres Maß an intellektuellem Können und ein besseres soziales, Anpassungs- und Kommunikationsverhalten zeigten, als es bei autistischen Kindern sonst der Fall ist.[41] Das klinische Bild, das das Kind aufwies, war viel besser als erwartet. Allerdings haben wir bislang noch keine expliziten diagnostischen Richtlinien für die Diagnose von HFA.

- Die kognitiven Fähigkeiten dieser Gruppe von Kindern wurden mit dem kognitiven Profil von Kindern mit dem Asperger-Syndrom verglichen, die keine kognitive oder Sprachverzögerung aufwiesen. Die Ergebnisse dieser Forschungen haben kein unterschiedliches Profil für die beiden Gruppen ergeben. Ehlers und Mitarbeiter[42] fanden heraus, dass lediglich eine Minderheit in beiden Gruppen ein charakteristisches kognitives Profil aufwies.
- Eine Gruppe von Forschern an der Yale Universität in den Vereinigten Staaten kam zu dem Ergebnis, dass das neuropsychologische Profil von Kindern mit Asperger-Syndrom sich von dem von Kindern mit HFA unterscheidet.[43]
- Bei anderen Forschungen, die die diagnostische Unterscheidung mittels neuropsychologischer Tests untersuchte, konnte dagegen kein bestimmtes Profil identifiziert werden, dass die Gruppen voneinander unterscheiden würde.[44]
- Eine neuere Studie der früheren und aktuellen Verhaltensprofile von Kindern mit HFA und Asperger-Syndrom, bei der die Autism Behaviour Checklist verwendet wurde, kam zu dem Ergebnis, dass die beiden Gruppen in ihrem gegenwärtigen Verhalten nicht zu unterscheiden waren.[45]

Wie aussagekräftig ist der IQ?

Eine Diagnose Asperger-Syndrom wird normalerweise dann gegeben, wenn die Person einen Intelligenzquotienten im Normalbereich hat. Dabei ist allerdings das gemessene Fähigkeitsprofil oft ausgesprochen ungleich verteilt. Während einige Teilergebnisse sich im normalen oder sogar im überdurchschnittlichen Bereich bewegen, können andere Teilergebnisse im Bereich leichter Verzögerung liegen. Asperger hat ursprünglich Kinder mit einem gewissen Maß an intellektueller Beeinträchtigung mit in seine Beschreibung der autistischen Persönlichkeitsstörung eingeschlossen, obwohl eine geistige Entwicklungsverzögerung gemäß DSM-IV die Diagnose Asperger-Syndrom ausschließen würde. Ich betrachte daher den Gesamt-IQ-Wert mit einer gewissen Vorsicht und schließe auch solche Fälle mit ein, die mit diesem Wert an der Grenze liegen, aber einige kognitive Fähigkeiten innerhalb des Normalbereichs haben.

Einige Studien finden Unterschiede, andere keine

Kürzlich wurde die Forschungsliteratur überprüft, die die Fähigkeiten von Kindern mit Asperger-Syndrom mit denen von Kindern mit HFA verglich. Dabei ist man zum Schluss gekommen, dass die Zahl der Untersuchungen, die einen Unterschied bei den kognitiven, sozialen, motorischen oder neuropsychologischen Aufgaben entdeckt haben, in etwa gleich ist der Zahl der Untersuchungen, die keinen solchen Unterschied feststellen konnten.[46] Psychologen und Fachärzte in Europa und Australien gehen daher mittlerweile dazu über, einen dimensionalen oder Spektrumsansatz in Bezug auf Autismus und Asperger-Syndrom zu verfolgen anstelle des bisherigen Kategorienansatzes.[47]

Zurzeit werden die Begriffe synonym gebraucht

Gegenwärtig können beide Begriffe, Asperger-Syndrom und High-Functioning-Autismus (HFA), praktisch synonym gebraucht werden.

- Bislang gibt es kein überzeugendes Argument und keine überzeugenden Daten, die unzweifelhaft bestätigen würden, dass es sich bei High-Functioning-Autismus und Asperger-Syndrom um zwei verschiedene, voneinander unterscheidbare Störungen handelt.

Als Psychologe glaube ich nicht, dass hier Akademiker eine Unterscheidung erzwingen sollten, wenn sich die Profile der sozialen und der Verhaltensfähigkeiten derart ähneln und wenn auch die Behandlung der beiden Gruppen identisch ist.

Wie häufig ist das Asperger-Syndrom?

Die Angaben zur Häufigkeit des Asperger-Syndroms variieren je nach Wahl der Diagnosekriterien. Die DSM-IV-Kriterien, die nahezu identisch sind mit den Kriterien in der ICD-10, gehören zu den restriktivsten Kriterien und sind in der Vergangenheit immer wieder schwerwiegender Kritik aufgrund von Forschungsergebnissen ausgesetzt gewesen. Spezialisten sehen sie daher als ungeeignet für die klinische Praxis an.

Die Häufigkeit des Asperger-Syndroms, wenn man die DSM-IV- oder die ICD-10-Kriterien verwendet, variiert je nach Studie zwischen 0,3 und 8,4 Kindern von 10 000.[48] Die erwartete Häufigkeitsrate für das Asperger-Syndrom variiert demnach zwischen 1:33 000 und 1:1200 Kindern.

Die Diagnosekriterien, die viele Spezialisten, vor allem in Europa und Australien, verwenden, sind dagegen diejenigen von Gillberg und Gillberg[49], die eher mit den ursprünglichen Beschreibungen von Asperger und mit dem Fähigkeitsprofil der Kinder übereinstimmt, die zur diagnostischen Abklärung des Asperger-Syndroms überwiesen werden.

- Legt man die Kriterien Gillbergs zugrunde, beträgt die Häufigkeit zwischen 36 und 48 Kinder von 10 000, d. h. zwischen 1:280 und 1:210.[50]

Es gibt einen Unterschied zwischen den wissenschaftlichen Begriffen Häufigkeit (Prävalenz) und Inzidenz. Die Häufigkeitszahlen zeigen an, wie viele Menschen zu einem bestimmten Zeitpunkt von einem Syndrom betroffen sind, während die Inzidenz die Zahl der Personen repräsentiert, die in einem bestimmten Zeitabschnitt, etwa innerhalb eines Jahres, neu auftreten. Als Psychologe bin ich der Ansicht, dass wir, unter Verwendung der Gillberg-Kriterien, gegenwärtig etwa 50 % aller Kinder mit Asperger-Syndrom tatsächlich erkennen. Diejenigen, die nicht an einen Spezialisten überwiesen werden, sind in der Lage, ihre Schwierigkeiten zu kaschieren und entgehen so der Wahrnehmung, oder aber ein Facharzt oder Psychologe übersieht das Asperger-Syndrom und stellt stattdessen eine andere Diagnose aus.

Warum ist die Diagnose bei Mädchen oft schwieriger?

Die Mehrheit der Kinder, die zur diagnostischen Klärung des Asperger-Syndroms überwiesen werden, sind Jungen. Seit 1992 leite ich in Brisbane in Australien eine Asperger-Klinik. Eine Analyse von über 1000 diagnostischen Beurteilungen der letzten 12 Jahre führte zu einer Verteilung männlich zu weiblich von 4:1.

Meiner klinischen Erfahrung nach sind Mädchen mit Asperger-Syndrom schwieriger zu erkennen und zu diagnostizieren, weil sie Mechanismen zur Bewältigung und zur Überspielung des Asperger-Syndroms entwickeln, was allerdings auch bei einigen Jungen der Fall ist. Einer dieser Bewältigungsmechanismen ist es zu lernen, wie man sich in einer sozialen Umgebung verhält. Liane Holliday Willey beschreibt dies in ihrer Autobiografie »Ich bin Autistin – aber ich zeige es nicht«.[51]

Der Psychologe sieht dann jemanden, der scheinbar in der Lage ist, ein wechselseitiges Gespräch zu führen und angemessene Gefühle und Gesten während der Unterhaltung zu zeigen. Würde man aber weiter nachforschen, wie diese Person sich in der Schule verhält, käme man zu dem Ergebnis, dass das Kind eine soziale Rolle und ein »Skript« übernimmt: Es gleicht seine Persönlichkeit den Merkmalen einer anderen Person an, die in einer solchen Situation normalerweise gute soziale Fähigkeiten beweist; wobei eher die intellektuellen Fähigkeiten und weniger die Intuition genutzt werden, um zu bestimmen, was man sagen oder tun soll.

Viele Mädchen beherrschen Tarnstrategien

Ein Beispiel einer solchen Tarnstrategie ist es, die eigene Verwirrung beim Spielen mit Gleichaltrigen dadurch zu überdecken, dass man Angebote, sich zu beteiligen, höflich ablehnt, bis man sich sicher ist, wie man sich zu verhalten hat, um nicht aufzufallen. Die Strategie besteht darin zu warten, genau zu beobachten und sich nur dann zu beteiligen, wenn man weiß, was zu tun ist, indem man das imitiert, was die anderen Kinder zuvor getan haben. Wenn aber die Spielregeln oder die Art des Spiels sich plötzlich ändern, ist das Kind ratlos.

Passiv sein und gut beobachten

Mädchen können dabei die Fähigkeit entwickeln, in einer großen Gruppe zu »verschwinden« und sich nur am Rande der sozialen Interaktion zu bewegen. Eine Frau mit Asperger-Syndrom sagte einmal, als sie sich an ihre Kindheit erinnerte, dass sie sich fühlte, als würde sie »von außen zuschauen«. Es gibt noch andere Strategien zur Vermeidung aktiver Teilnahme an den Vorgängen im Klassenraum, etwa, sich besonders gut erzogen und höflich zu benehmen und dadurch von Lehrern und

Mitschülern in Ruhe gelassen zu werden; oder es werden passive Taktiken zur Vermeidung von Mitarbeit und sozialer Teilhabe in der Schule und zu Hause genutzt, wie sie für eine Störung beschrieben werden, die man Pathological Demand Avoidance (Pathologische Vermeidung von Anforderungen) nennt.[52]

Unkomplizierte Freundschaft

Ein Mädchen mit Asperger-Syndrom wird sich bei Freundschaften weniger »zickig« und »schwierig« zeigen als andere Mädchen und wird auch eher als Jungen dazu neigen, eine enge Freundschaft mit jemandem einzugehen, der sich zu einem solchen sozial naiven, aber »sicheren« Mädchen hingezogen fühlt. Diese Eigenschaften führen dazu, dass sich die Wahrscheinlichkeit verringert, dass ein solches Mädchen eines der Hauptdiagnosekriterien für das Asperger-Syndrom aufweist, nämlich die Unfähigkeit, Beziehungen zu Gleichaltrigen einzugehen. Bei Mädchen liegt hier keine Unfähigkeit, aber ein qualitativer Unterschied in dieser Fähigkeit vor. Die Probleme im sozialen Verständnis werden erst dann offenbar, wenn ihr Freund und Helfer auf eine andere Schule wechselt.

Die Themen des Spezialinteresses sind häufig »mädchentypisch«

Das sprachliche und kognitive Profil von Mädchen mit Asperger-Syndrom ist dasselbe wie das von Jungen, doch die Spezialinteressen sind meist weniger exzentrisch. Hier fällt nur die extreme Ausprägung ins Auge. Für Mädchen ist es nicht ungewöhnlich, sich mit Pferden zu beschäftigen, allerdings kann es sein, dass das Asperger-Mädchen seine Matratze in den Stall legt, damit es an der Seite des Pferdes schlafen kann. Wenn es sich für Puppen interessiert, hat es vielleicht über 50 Barbie-Puppen, alphabetisch sortiert, würde aber kaum jemals ein anderes Mädchen mit den Puppen mitspielen lassen.

Sie referieren wie »kleine Philosophinnen«

Bei einem Gespräch mit einem Jungen mit Asperger-Syndrom kann der Zuhörer den Eindruck gewinnen, mit einem »kleinen Professor« zu reden, der ein Vokabular verwendet, das seinem Alter voraus ist, und der viele interessante (oder auch langweilige) Fakten referiert. Mädchen mit Asperger-Syndrom können sich dagegen wie »kleine Philosophinnen« anhören, die tiefe Einsichten über soziale Situationen haben. Bereits in jungen Jahren verwenden Asperger-Mädchen ihre kognitiven Fähigkeiten, um soziale Interaktionen zu analysieren und sie werden eher als Jungen über die Widersprüche in sozialen Konventionen und über ihre eigenen Gedanken über soziale Ereignisse reden.

Die Schwierigkeiten der motorischen Koordination sind bei Mädchen weniger auffällig. Es ist auch weniger wahrscheinlich als bei Jungen, dass sie auffällige Verhaltensprobleme entwickeln.

- Wenn also ein Mädchen die Fähigkeit entwickelt hat, ihre Symptome des Asperger-Syndroms auf dem Schulhof und im Klassenzimmer und sogar während der diagnostischen Beurteilung selbst zu verstecken, dann wird es Eltern, Lehrern und Spezialisten schwerfallen, dennoch Symptome des Asperger-Syndroms wahrzunehmen.

Oft suchen sie erst im Erwachsenenalter die Diagnose

In meiner Klinik sehe ich Menschen aller Altersklassen mit Asperger-Syndrom und auch wenn der Anteil an Erwachsenen vergleichsweise klein ist, ist mir aufgefallen, dass das Verhältnis zwischen Männern und Frauen nahezu zwei zu eins beträgt. Viele der Frauen hatten zuvor nicht genügend Selbstbewusstsein oder keinen Anlass, um eine diagnostische Beurteilung anzustreben. Mit zunehmender Reife sind sie dann auch zunehmend bereit, Hilfe zu suchen, insbesondere, wenn ungelöste und lang andauernde Probleme mit den Gefühlen, mit der Arbeit und mit Beziehungen bestehen. Ein weiterer Diagnoseanlass ist gegeben, wenn eine Frau ein Kind mit Asperger-Syndrom bekommt und dann erkennt, dass sie dieselben Symptome aufweist wie das Kind. Wir müssen noch mehr über das herausfinden, was Ruth Baker, eine Frau mit Asperger-Syndrom, das »unsichtbare Ende des Spektrums« nennt.

2 Die Diagnose

Erwachsene diagnostizieren

Die diagnostische Beurteilung von Erwachsenen stellt den Spezialisten vor eine Reihe von Problemen. Die Kindheit desjenigen liegt schon viele Jahre zurück und die Erinnerungen entweder dieser Person selbst oder der Angehörigen, die im Verlauf des diagnostischen Prozesses befragt werden, können durch die Länge der verstrichenen Zeit beeinträchtigt sein. Eine Stütze für das Gedächtnis oder für die Diskussion können hier Fotos sein, die die Person als Kind zeigen. Familienfotos werden meist anlässlich von sozialen Situationen aufgenommen, was Gelegenheit bieten kann festzustellen, ob das Kind an der sozialen Interaktion teilnimmt oder nicht. Gespräche während der Diagnose können sich um die abgebildete soziale Situation und um die soziale Kompetenz und das Selbstvertrauen drehen, das derjenige dabei zeigt. Schulzeugnisse können ebenfalls hilfreich sein, um anzuzeigen, inwieweit es Probleme bei Beziehungen mit Gleichaltrigen, bei Lernfähigkeiten oder beim Verhalten in der Schule gegeben hat.

Heute haben wir Fragebögen, mit denen die Fähigkeiten und die Persönlichkeitsmerkmale von Erwachsenen mit Asperger-Syndrom identifiziert werden können. Die Analyse der Antworten und Ergebnisse dieser Fragebögen können für die Fachkraft von großem Nutzen sein. Es kann von Vorteil sein, wenn die Angaben der untersuchten Person von Familienangehörigen bestätigt werden. So wurde ein Mann zu seinen Freunden gefragt, die er als Kind gehabt habe und ob ihn andere Kinder zu Hause besucht hätten. Er antwortete, dass andere Kinder ihn auch zu Hause besucht hätten, was für ein gewisses Maß an Beliebtheit und Freundschaft sprach. Seine Mutter bestätigte, dass tatsächlich andere Kinder zu ihnen nach Hause gekommen waren, dass sie aber nicht mit ihm, sondern lieber mit seinen Spielsachen gespielt hätten. Er selbst dagegen habe lieber für sich in seinem Zimmer mit Lego gespielt.

Es ist möglich, dass der Erwachsene oder Jugendliche den Spezialisten bewusst in die Irre führt, um sein eigenes Selbstwertgefühl zu bewahren oder um eine Diagnose zu vermeiden, die als eine Geisteskrankheit wahrgenommen werden könnte.

Während der diagnostischen Beurteilung gibt der Klient vielleicht Antworten, die scheinbar Empathie und die Fähigkeit zu sozialem Verständnis beweisen, doch sieht man genauer hin, erkennt man, dass diese Antworten, die nach kurzer Verzögerung gegeben werden, das Ergebnis von intellektueller Analyse und nicht von Intuition sind. Der hierfür erforderliche Denkprozess führt zu dem Eindruck, dass die Antwort eher überlegt als spontan erfolgt.

Einige Erwachsene mit klaren Symptomen des Asperger-Syndroms halten ihre eigenen Fähigkeiten möglicherweise für ziemlich normal, weil ein Elternteil ebenfalls Symptome des Asperger-Syndroms hatte.

AUS DEM LEBEN

Nur gute Eigenschaften zugeben

So beschrieb Ben etwa Folgendes:

»Ich habe mich immer für das geschämt, was ich war, also habe ich nie die Wahrheit über irgendetwas gesagt, das mir peinlich sein könnte. Wenn Sie mich gefragt hätten, ob ich Probleme damit hätte, andere zu verstehen, hätte ich geantwortet: ›Nein‹, obwohl die richtige Antwort ›Ja‹ gewesen wäre. Wenn Sie mich gefragt hätten, ob ich sozialen Kontakt vermeide, hätte ich geantwortet: ›Nein‹, weil ich nicht gewollt hätte, dass Sie mich für verrückt halten. Wenn Sie mich gefragt hätten, ob es mir an Empathie fehlt, hätte ich mich beleidigt gefühlt, weil doch jeder weiß, dass man als guter Mensch Empathie empfindet und als schlechter Mensch nicht. Ich hätte geleugnet, dass ich Angst vor lauten Geräuschen hätte, dass ich eng begrenzte Spezialinteressen hätte und dass mich Änderungen in meiner Routine aufregen. Die einzigen Fragen, die ich mit ›Ja‹ beantwortet hätte, wären die, ob ich ein gutes Langzeitgedächtnis für Ereignisse und Fakten hätte, ob ich gerne Bücher lese, um mich zu informieren; und ob ich mich wie ein wandelndes Lexikon fühle. Das hätte ich deswegen bejaht, weil mir diese Dinge an mir gefallen. Ich dachte, dadurch wirke ich klug. Wenn ich geglaubt hätte, dass es eine gute Eigenschaft wäre, hätte ich ›Ja‹ gesagt, wenn ich geglaubt hätte, dass es eine schlechte Eigenschaft wäre, hätte ich ›Nein‹ gesagt.«[53]

Das Adult Asperger Assessment (AAA)

Inzwischen haben wir ein Beurteilungsverfahren und Diagnosekriterien speziell für Erwachsene.[54] Das Adult Asperger Assessment (Beurteilung für erwachsene Asperger-Betroffene) oder AAA verwendet zwei Screening-Verfahren, den Autism Spectrum Quotient (Autismus-Spektrum-Quotienten; ASQ) und den Empathy Quotient (Empathie-Quotienten; EQ) sowie neue Diagnosekriterien speziell für Erwachsene. Diese Kriterien beinhalten die DSM-IV-Kriterien und verschiedene weitere Kriterien. Die ursprüngliche Forschung für das AAA wurde von Simon Baron-Cohen und seinen Mitarbeitern am Cambridge Lifespan Asperger Syndrome Service (CLASS) in Großbritannien durchgeführt. Der Spezialist bat dabei die Klienten, die ASQ- und EQ-Fragebögen auszufüllen, bestätigte dann die Antworten während der diagnostischen Beurteilung und bildete sich dann seine eigene Meinung in Bezug auf die Diagnose auf der Grundlage der neuen Diagnosekriterien.

Diagnosekriterien der AAA

Die Diagnosekriterien der AAA sind dieselben wie die im DSM-IV (Seite 53), wobei zehn zusätzliche Kriterien ergänzt werden, die sich aus unserem Verständnis von autistischen Erwachsenen ergeben. Bei den AAA-Diagnosekriterien gibt es zwei Abschnitte, die in den DSM-IV-Kriterien für Autismus, jedoch nicht in den DSM-IV-Kriterien für Asperger-Syndrom enthalten sind. Diese Abschnitte wurden wohlüberlegt in die AAA-Kriterien übernommen, wobei das Profil der Kommunikations- und Vorstellungsfähigkeiten, das in den Forschungsstudien und in der klinischen Erfahrung identifiziert wurde, als für Erwachsene mit Asperger-Syndrom charakteristisch zugrunde gelegt wurde. Die folgende Tabelle beschreibt die Ergänzungen.

Die Antworten des Erwachsenen auf bestimmte Fragen im ASQ und EQ bieten Beispiele für Symptome in den Abschnitten des AAA. Zukünftige Untersuchungen werden sich mit der Zielgenauigkeit und Sensitivität des AAA befassen, doch zumindest haben wir nun ein Beurteilungsverfahren und Diagnosekriterien, die eine Fachkraft bei der diagnostischen Beurteilung von Erwachsenen verwenden kann.

Ergänzende Diagnosekriterien für Erwachsene

In Abschnitt A der DSM-IV-Kriterien (qualitative Beeinträchtigung der sozialen Interaktion) gibt es das folgende zusätzliche Kriterium:

- Schwierigkeiten beim Verständnis von sozialen Situationen und von Gedanken und Gefühlen anderer Menschen.

In Abschnitt B der DSM-IV-Kriterien (begrenzte repetitive und stereotype Verhaltensmuster, Interessen und Aktivitäten) gibt es das folgende zusätzliche Kriterium:

- Neigung, Dinge schwarz oder weiß zu sehen (z. B. in der Politik oder im Moralverständnis) statt verschiedene Perspektiven flexibel zu betrachten.

Qualitative Beeinträchtigung bei der verbalen und nonverbalen Kommunikation, wobei mindestens drei der folgenden Symptome vorhanden sein müssen:

1. Tendenz, Gesprächsthemen auf sich selbst oder auf die eigenen Spezialinteressen zu lenken.
2. Deutliche Beeinträchtigung der Fähigkeit, ein Gespräch mit anderen in Gang zu bringen oder aufrechtzuerhalten. Sieht keinen Sinn in oberflächlichen sozialen Kontakten, Höflichkeiten oder darin, Zeit mit anderen zu verbringen, solange es keine klare Sachdiskussion oder Aktivität gibt.
3. Pedantische Redeweise oder Verwendung von zu vielen Details.
4. Unfähigkeit zu erkennen, wann der Zuhörer interessiert und wann er gelangweilt ist. Selbst wenn der Person gesagt wird, dass er nicht zu lange über bestimmte Spezialthemen reden soll, wird diese Schwierigkeit offenbar, wenn andere Themen zur Sprache kommen.
5. Häufige Tendenz, Dinge zu sagen, ohne die emotionalen Auswirkungen auf den Gesprächspartner zu berücksichtigen (Fauxpas).

Beeinträchtigung des Vorstellungsvermögens, wobei mindestens eins der folgenden Merkmale vorhanden sein muss. [Diese drei Kriterien beziehen sich auf die Kindheit.]

1. Mangel an variierendem, spontanem fantasievollem Spiel, das dem Alter angemessen ist.
2. Unfähigkeit, spontan fiktive Erzählungen ohne Vorgaben zu erzählen oder niederzuschreiben.
3. Entweder Mangel an Interesse an dem Alter entsprechenden fiktiven Geschichten (geschriebenen oder dramatisierten) oder Beschränkung des Interesses auf einen möglichen realen Ursprung (z. B. Science-Fiction, Geschichte, technische Aspekte des Films).

Das »Diagnosepuzzle« zusammensetzen

Am Ende der Untersuchung bietet der Facharzt oder Psychologe eine Zusammenfassung und einen Überblick über jene Merkmale der Entwicklungsgeschichte und des Fähigkeits- und Verhaltensprofils der betreffenden Person, die mit einer Diagnose Asperger-Syndrom übereinstimmen. Er beurteilt, inwieweit diese Anzeichen für eine solche Diagnose ausreichend sind.

Ich erkläre dem Klienten und der Familie die Diagnosestellung als eine Art Puzzle, das aus 100 Teilen besteht. Einige Teile des Puzzles (bzw. Merkmale des Asperger-Syndroms) sind wesentlich, etwa die Teile am Rand und an den Ecken. Wenn mehr als 80 dieser Puzzleteile miteinander verbunden sind, gilt das Puzzle als gelöst und die Diagnose wird bestätigt. Keines der Merkmale kommt jedoch ausschließlich beim Asperger-Syndrom vor. Ein normales Kind oder ein normaler Erwachsener wird ebenfalls über 10 oder 20 dieser Teile bzw. Merkmale verfügen. Die Person, die zur diagnostischen Beurteilung überwiesen wurde, hat vielleicht mehr dieser Teile als die Durchschnittsbevölkerung, manchmal aber nicht genug, oder aber es fehlen die Teile am Rand oder an den Ecken, um das Puzzle so zu vervollständigen, dass sich eine Diagnose Asperger-Syndrom ergibt.

Wenn das Puzzle nicht vollständig ist

Die Vorstellung der Diagnose als einem Puzzle kann helfen, den diagnostischen Begriff Pervasive Developmental Disorder Not Otherwise Specified bzw. PDDNOS zu erklären. [Im deutschsprachigen Raum verwenden Fachkräfte in diesen Fällen häufig den Begriff »autistische Züge«.] Dieser Begriff beschreibt jemanden, der viele der nötigen Puzzleteile zusammenbekommt, bei dem aber einige dieser Teile als atypisch oder untergrenzwertig bezeichnet werden. Es sind aber dennoch genügend Teile des Asperger-Syndroms vorhanden, dass man sagen kann, dass er das Ziel beinahe erreicht, sodass er Zugang zu den Hilfeleistungen für die Teile bekommen sollte, über die er verfügt.

Ein vollständiges Diagnosepuzzle

Kann die Diagnose Asperger-Syndrom bestätigt werden (sollte das Diagnosepuzzle also vollständig sein), so sollte der Spezialist

- die positiven Eigenschaften des Asperger-Syndroms benennen, etwa, dass derjenige ein Experte auf einem bestimmten Gebiet ist;
- den Grad beurteilen, zu dem sich jedes der Hauptmerkmale des Syndroms zeigt;
- den gesamten Schweregrad beurteilen, aber auch
- klarmachen, welche Merkmale im Fähigkeits- und Verhaltensprofil nicht auf das Asperger-Syndrom zurückzuführen sind.

Liegen noch andere Störungen vor?

Manchmal muss der Facharzt oder Psychologe auch auf Merkmale eingehen, die auf sekundäre oder komorbide Störungen zurückzuführen sind, zum Beispiel

- Depressionen,
- Angstzustände oder
- Verhaltensstörungen.

Möglicherweise beeinträchtigt eine solche Störung die Lebensqualität aktuell am stärksten und es wäre ratsam, sie zu behandeln.

Die Diagnosezusammenfassung aufnehmen

Von der Zusammenfassung der Diagnose fertige ich eine Tonbandaufnahme für den Klienten bzw. für seine Familie an, sodass sich alle Beteiligten die Erklärung mehrmals anhören können, um alle Informationen und deren Auswirkungen erfassen zu können. Andere Familienmitglieder und Lehrer, die an der diagnostischen Beurteilung nicht teilnehmen konnten, können später ebenfalls die Tonbandaufnahme abhören, um den Hintergrund für die Diagnose besser zu verstehen. Mir ist auch aufgefallen, dass die Aufnahme dieser Zusammenfassung die Wahrscheinlichkeit verringert, missverstanden oder falsch zitiert zu werden, wenn andere über die Diagnose und den Schweregrad informiert werden.

Wie es weitergeht

Die nächste Stufe ist dann die Besprechung der bekannten Ursachen des Asperger-Syndroms, empfehlenswerte einzelne Programme, die Möglichkeit staatlicher Unterstützung, Selbsthilfegruppen, wichtige Veröffentlichungen zum Thema, die wahrscheinliche Prognose der künftigen Entwicklung des Syndroms und die Beobachtung der Fortschritte, die gemacht werden. Dies alles aber wird in einer Reihe von aufeinander folgenden Terminen erledigt, sobald die Bedeutung der Diagnose verstanden und anerkannt worden ist.

Wie sicher ist die Diagnose?

Meine klinische Auffassung und die von anderen Spezialisten ist die, dass eine Diagnose mit relativ großer Sicherheit bei einem über fünf Jahre alten Kind gestellt werden kann. Bei Kindern im vorschulischen Alter besteht nicht das gleiche Maß an Sicherheit, da in diesem Alter naturgemäß eine große Bandbreite möglicher Fähigkeiten besteht. Hier muss man immer davon ausgehen, dass einige Kinder eine Zeit lang in ihren sozialen, sprachlichen und kognitiven Fähigkeiten hinterherhinken können. Ein Profil, das dem Asperger-Syndrom ähnelt, kann sich somit nach einiger Zeit auch wieder »auflösen«. Doch auch so ein »falsch positiv« diagnostiziertes Kind kann von Programmen profitieren, die für Kinder mit Asperger-Syndrom gedacht sind, um seine Fähigkeiten des sozialen Verständnisses und der Konversation zu verbessern. Mit der Zeit wird dann das klinische bzw. diagnostische Bild klarer. Wir sind jedoch auch gerade dabei, diagnostische Beurteilungsverfahren für Kinder im vorschulischen Alter zu entwickeln.[55] Fachkräfte können einige der Beschreibungen der folgenden Abschnitte in ihr Beurteilungsverfahren für sehr junge Kinder einfügen, die möglicherweise erste Anzeichen des Asperger-Syndroms entwickeln.

Wenn sie erst im Erwachsenenalter gestellt wird

Die Sicherheit der diagnostischen Beurteilung Erwachsener kann auch durch das unzureichende Maß an Ehrlichkeit und Korrektheit bei den Antworten des Klienten beeinträchtigt sein. Dieser kann in der Lage sein, ein Ergebnis »vorzutäuschen«, indem er Defizite bei der sozialen Kompetenz leugnet und seinen Intellekt dazu nutzt, in der künstlichen Situation eines Behandlungszimmers Antworten zu geben, wie sie für einen normalen Erwachsenen typisch sind, während er in Wahrheit offensichtliche Schwächen bei der alltäglichen sozialen Interaktion hat. Es gibt einen Unterschied zwischen einem Wissen auf intellektueller Ebene und der tatsächlichen Ausübung im realen Leben.

Einige Erwachsene haben vielleicht einige Symptome, aber nicht die klinisch bedeutsame Beeinträchtigung, die notwendig ist, um die DSM-IV-Kriterien zu erfüllen. Probleme beim sozialen Verständnis sind auf ein subklinisches Maß beschränkt, weil ein Partner da ist, der die nötige Hilfestellung im Umgang mit Verhaltensregeln bietet und der Handlungen erklärt oder wieder geradebiegt, die für andere Menschen verwirrend oder unangemessen sind.

Wann ist eine Diagnose überhaupt nötig?

Das Arbeitsumfeld kann positiv sein, weil verständnisvolle Kollegen und Vorgesetzte vorhanden sind. Unter solchen Umständen muss der Spezialist möglicherweise überlegen, inwieweit die Person, die offenbar relativ gut klarkommt und die womöglich erfolgreich im Beruf steht und einen Partner hat, überhaupt einer Diagnose Asperger-Syndrom bedarf.[56] Zum Zeitpunkt der diagnostischen Beurteilung benötigt eine solche Person vielleicht keine Behandlung durch einen Psychiater und auch keine finanziellen Krankenkassenleistungen, obwohl er oder sie durchaus von einer Paar- oder Berufsberatung profitieren könnte. Wenn allerdings diese Person später eine Scheidung oder eine Zeit der Arbeitslosigkeit durchmacht, können die Symptome wieder stärker hervortreten und dann doch eine Diagnose erfordern.

- Möglicherweise spielt bei der Diagnosestellung im Erwachsenenalter nicht so sehr der generelle Schweregrad eine Rolle, sondern die Lebensumstände, Erwartungen und die vorhandenen Bewältigungs- und Unterstützungsmechanismen.

Die endgültige Entscheidung, wo man die imaginäre Linie zieht, nämlich, ob die Person eine Diagnose Asperger-Syndrom bekommt oder nicht, ist eine subjektive Entscheidung des Spezialisten auf der Grundlage der Ergebnisse der Beurteilung bestimmter Fähigkeiten, der sozialen Interaktion und der Beschreibungen und Berichte von Eltern, Lehrern etc. Die qualitative Beeinträchtigung der sozialen Interaktion oder die sozialen Defizite sind entscheidend für die Diagnose, doch in Bezug auf die anderen Merkmale gibt es kein Gewichtungssystem, das dabei helfen könnte zu entscheiden, ob bei einem Grenzfall eine Diagnose gegeben werden soll oder nicht. Die letzte Entscheidung darüber, ob eine Diagnose bestätigt werden soll, muss auf der Grundlage der Erfahrung der Fachkraft, der aktuellen Diagnosekriterien und der Auswirkungen des ungewöhnlichen Fähigkeitsprofils auf die Lebensqualität der Person getroffen werden. Jerry Newport, der das Asperger-Syndrom hat, hat mir gegenüber gesagt, dass eine Diagnose dann erforderlich ist, wenn »die menschlichen Eigenschaften ein unpraktikables Extrem erreichen.«

ZUSAMMENFASSUNG

Wichtige Punkte der diagnostischen Beurteilung

- Gegenwärtig gibt es acht diagnostische Screening-Fragebögen für Kinder und sechs für Erwachsene.
- Mädchen und Frauen sowie Kinder und Erwachsene mit beträchtlichen intellektuellen Fähigkeiten können schwerer zu diagnostizieren sein, weil sie ihre Schwierigkeiten überspielen.
- Die diagnostische Beurteilung sollte nicht nur die Bereiche abdecken, in denen Schwierigkeiten bestehen, sondern auch die Bereiche, die die positiven Aspekte des Asperger-Syndroms betreffen.

Kritikpunkte an den DSM-IV-Kriterien

- Es bestehen entscheidende Probleme im Hinblick auf die Diagnosekriterien des DSM-IV:
  - Die Kriterien sagen aus, dass es keine klinisch bedeutsame Verzögerung beim Spracherwerb geben darf, doch beschreiben die Aufnahmekriterien faktisch ein Kind, das eine solche Sprachverzögerung aufweist.
  - Jeder Unterschied in den sprachlichen Fähigkeiten zwischen Kindern mit Autismus und normalem IQ und Kindern mit Asperger-Syndrom, der in der vorschulischen Phase zu beobachten ist, verschwindet in der Regel in der Phase des frühen Jugendalters.
  - Die Kriterien sagen aus, dass es keine klinisch bedeutsame Verzögerung bei den altersgemäßen Selbsthilfefähigkeiten geben darf, doch zeigen die klinische Erfahrung und die Forschung, dass Eltern häufig verbale Erinnerungen und Hilfestellungen in diesem Bereich geben müssen.
  - Die DSM-Kriterien enthalten keine Beschreibung der ungewöhnlichen Sprachmerkmale, wie sie ursprünglich von Hans Asperger beschrieben wurden und sie geben auch keine Hinweise auf Probleme der Wahrnehmung, stattdessen enthalten sie Merkmale, die selten oder nur vorübergehend sind.
  - Die Richtlinien sagen aus, dass, wenn die Kriterien für Autismus zutreffen, eine Diagnose Autismus Vorrang vor einer Diagnose Asperger-Syndrom haben soll. Zahlreiche Spezialisten weisen diesen hierarchischen Ansatz zurück.
  - Die DSM-Kriterien sind stets weiteren Veränderungen unterworfen.
- Die Diagnosekriterien von Christopher Gillberg ähneln am ehesten den ursprünglichen Beschreibungen von Hans Asperger und sind für viele erfahrene Psychologen und Fachärzte die Kriterien der Wahl.
- Gegenwärtig gibt es kein überzeugendes Argument und keine Daten, die unzweifelhaft bestätigen würden, dass es sich beim High-Functioning-Autismus und beim Asperger-Syndrom um zwei verschiedene und voneinander unterscheidbare Störungen handelt.

Wie häufig ist das Asperger-Syndrom?

- Wenn man die Gillberg-Diagnosekriterien verwendet, beträgt die Häufigkeit des Asperger-Syndroms bei Kindern etwa 1:250.
- Gegenwärtig werden nur rund 50 Prozent aller Kinder mit Asperger-Syndrom erkannt.
- Eine Diagnose kann mit einiger Sicherheit bei Kindern ab fünf Jahren gestellt werden, nicht aber bei Kindern im vorschulischen Alter.

Erwachsene diagnostizieren

- Es gibt Beurteilungsverfahren und Diagnosekriterien speziell für Erwachsene (AAA).
- Die Sicherheit der diagnostischen Beurteilung von Erwachsenen kann durch das Maß an Ehrlichkeit und Korrektheit bei den Angaben im Fragebogen beeinträchtigt werden.
- Einige Erwachsene, die zur diagnostischen Beurteilung überwiesen werden, haben möglicherweise die entsprechenden Symptome, aber keine klinisch bedeutsame Beeinträchtigung, die für eine Diagnose nötig wäre.
- Nicht der Schweregrad ist entscheidend, sondern die Umstände, Erwartungen und die vorhandenen Bewältigungs- und Unterstützungsmechanismen.

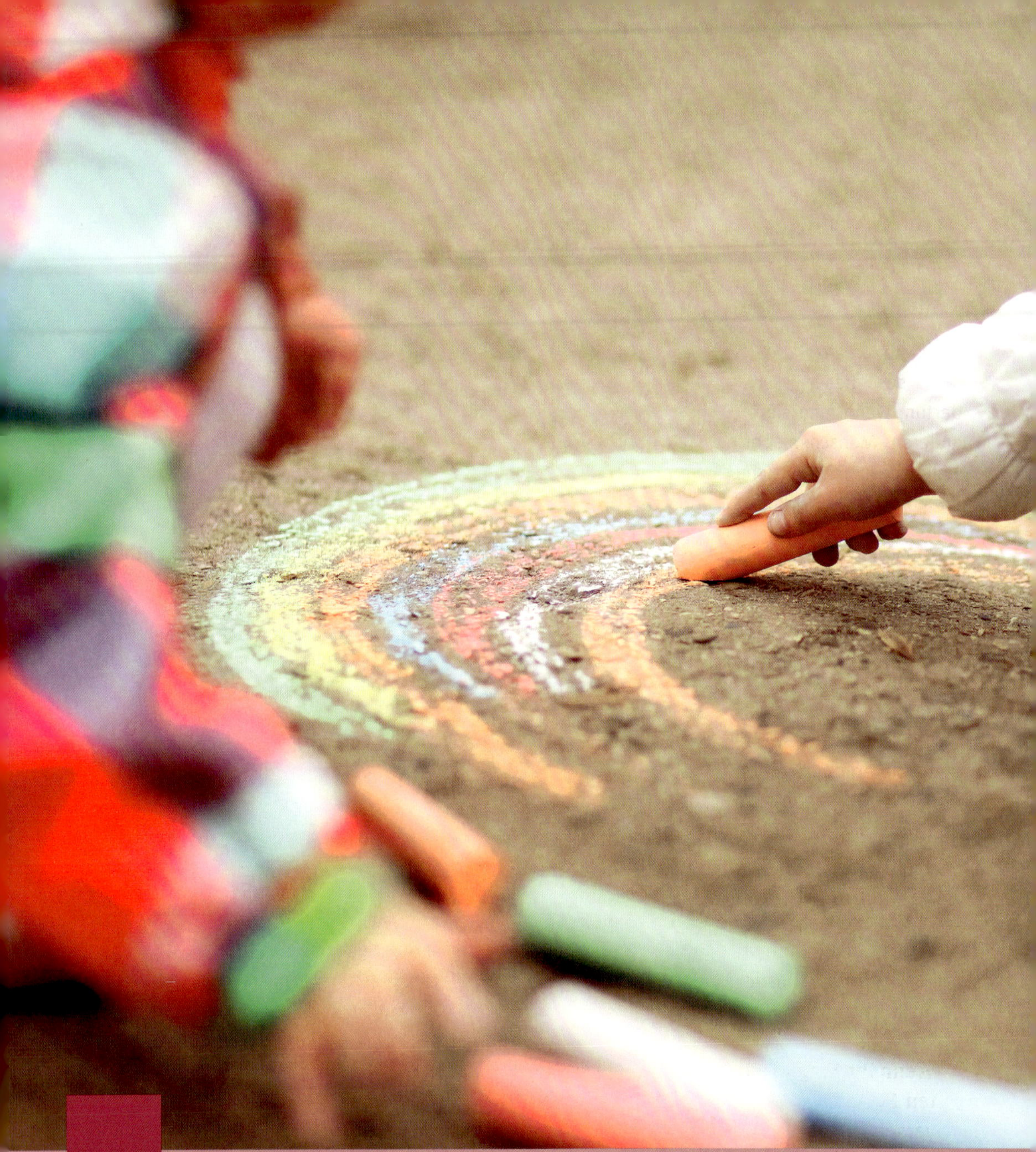

3 Soziales Verständnis und Freundschaft

Das soziale Miteinander ist oft mit Frustration, Verwirrung und Angst verbunden. Menschen mit Asperger-Syndrom erfahren, wie das »soziale Spiel« funktioniert und wie sie mitmachen können. Eltern lesen, wie sie ihrem Kind durch den Dschungel der gesellschaftlichen Erwartungen und Konventionen helfen können. Lehrer und Erzieher finden viele Anregungen für einen fördernden und wertschätzenden Umgang.

Zurückgezogenheit

» Am unmittelbarsten muss sich das Wesen dieser psychopathischen Kinder dartun, wenn man sie in ihrem Verhalten zu anderen Menschen betrachtet. Tatsächlich werden sie auch am leichtesten klar aus ihrem Benehmen in der Gemeinschaft.«

Hans Asperger

Ich habe einen Weg gefunden, nahezu alle Merkmale, die das Asperger-Syndrom bei einem Kind oder einem Erwachsenen definieren, zu beseitigen. Das einfache Verfahren bedarf keiner teuren oder langen Therapie, chirurgischen Behandlung oder Medikation und wurde auch schon von denjenigen entdeckt, die selbst das Asperger-Syndrom haben. Das Verfahren ist tatsächlich sehr einfach. Wenn Sie ein Elternteil sind, gehen Sie mit ihrem Kind mit Asperger-Syndrom in sein Zimmer und lassen es dort allein zurück. Verlassen Sie das Zimmer und schließen die Tür hinter sich.

- Wenn Ihr Kind allein ist, sind die meisten Symptome des Asperger-Syndroms verschwunden.
- Wenn das Kind allein ist, hat es keine Beeinträchtigungen der sozialen Interaktion mehr, denn dazu braucht man ja immer mindestens zwei Menschen.
- Wenn man allein ist, ist keiner da, mit dem man reden müsste. Also gibt es auch keine Auffälligkeiten in der Rede und der Sprache.
- Außerdem kann sich das Kind ganz seinen Spezialinteressen widmen, so lange, wie es dazu Lust hat, ohne dass jemand anderes diese Aktivitäten als unnormal bewertet.

In Kapitel 6 werde ich erklären, wie die Zurückgezogenheit als eines der effektivsten emotionalen Stärkungsmittel für einen Asperger-Autisten wirken kann. Allein zu sein, kann ein sehr gutes Mittel sein, um sich zu beruhigen. Die Zurückgezogenheit ist auch angenehm für das Kind, besonders, wenn es sich gerade mit einem Spezialinteresse beschäftigt – einem der größten Freuden, die ein Mensch mit Asperger-Syndrom hat.

Allein lernt es sich leichter

Zurückgezogenheit kann das Lernen erleichtern. Der Erwerb von Wissen in einem Klassenzimmer erfordert beachtliche soziale und sprachliche Fähigkeiten. Die Schwierigkeiten, denen Kinder mit Asperger-Syndrom gerade hierbei begegnen, können das Verstehen gedanklicher Konzepte behindern. Ich habe beobachtet, dass einige Kinder geistige Fähigkeiten, wie eine grundsätzliche Lesefähigkeit oder die Fähigkeit, mit Zahlen umzugehen, bereits lernen, bevor sie eingeschult werden; oft, indem sie sich Bücher anschauen, fernsehen oder Wissensspiele auf dem Computer spielen. Dies bringen sie sich selbst erfolgreich bei, wenn sie zurückgezogen sind.

Wenn das Kind allein in seinem Zimmer ist, ist die Überempfindlichkeit für sensorische Reize reduziert, da die Umgebung sehr ruhig gehalten werden kann – insbesondere im Vergleich zu einem Spielplatz oder dem Klassenzimmer. Das Kind mit Asperger-Syndrom kann auch empfindlich auf Änderungen reagieren und ängstlich werden, wenn die Dinge nicht wie gewohnt sind. Die Möbel und Gegenstände in seinem Zimmer werden sich dagegen immer in der bekannten Anordnung zueinander befinden und den Familienangehörigen wird klar sein, dass sie hier nichts umstellen dürfen.

- Sein eigenes Zimmer stellt einen Rückzugsraum für das Kind – also eine Art Allerheiligstes – dar.

Für das Kind hat das Alleinsein zahlreiche Vorteile; Probleme entstehen erst dann, wenn jemand den Raum betritt oder wenn es sein Zimmer verlassen muss, um mit anderen zu interagieren.

Je mehr Menschen beteiligt sind, desto schwieriger wird es

Mir ist aufgefallen, dass Menschen mit Asperger-Syndrom die Interaktionen mit einem einzelnen Menschen meist einigermaßen beherrschen. Sie achten bewusst auf soziale Hinweise und nonverbale Kommunikation, wobei sie ihre Erinnerung an vergleichbare soziale Situationen verwenden, um daraus abzuleiten, was sie sagen oder tun sollen. In einer Gruppe mit mehr als zwei Leuten dagegen kann es sein, dass die intellektuelle Leistungsfähigkeit dieses Menschen nicht mehr ausreicht, um die soziale Interaktion mit mehreren Teilnehmern zu bewältigen. Der Betroffene braucht dann länger, um soziale Informationen zu verarbeiten, die jedoch in einer Gruppe in der Regel schneller ausgetauscht werden. Ein Zweiergespräch ist dabei einem Tennisspiel vergleichbar, der Austausch in der Gruppe einem Fußballspiel.

Man hinkt dem Gespräch hinterher

Die Verzögerung in der sozialen Informationsverarbeitung bedeutet, dass die betreffende Person den Takt im Gespräch verliert und offenkundige soziale Fehler begehen könnte oder sich zurückzieht. Ich habe erlebt, dass erwachsene Asperger-Autisten stiller wurden und sich weniger aktiv und flüssig beteiligten, wenn noch weitere Personen zu einem Gespräch dazustießen.

Soziale Fähigkeiten untersuchen

Das wesentliche Merkmal des Asperger-Syndroms, das in allen Diagnosekriterien auftaucht, ist eine Beeinträchtigung der sozialen Interaktion. Die Kriterien nennen auch einen Mangel an sozialer oder emotionaler Gegenseitigkeit und die Unfähigkeit, dem jeweiligen Entwicklungsstand angemessene Beziehungen zu Gleichaltrigen zu entwickeln. Wir haben bis heute keine standardisierten Tests für die soziale Interaktion und das soziale Verstehen von normalen Kindern, die man verwenden könnte, um einen »Sozialquotienten« als Vergleichswert für Kinder mit Asperger-Syndrom zu erstellen. Die Interpretation von Aspekten sozialer Fähigkeiten und sozialen Verstehens, wie etwa die Gegenseitigkeit und Beziehungen unter Gleichaltrigen, unterliegen gegenwärtig der subjektiven Einschätzung des Untersuchers. Er benötigt daher Erfahrungswerte, wie die soziale Entwicklung normalerweise abläuft, um Vergleichswerte für eine mögliche Verzögerung zu haben.

Wie beurteilt der Spezialist die soziale Interaktion?

Um die Fähigkeiten zur sozialen Interaktion und zum sozialen Verständnis bewerten zu können, muss der Arzt oder Psychologe selbst Kontakt zum Kind oder Erwachsenen aufnehmen.

Bei Kindern

Bei Kindern kann das erreicht werden, indem der Untersucher mit ihm spielt und dabei Spielsachen oder andere Gegenstände verwendet. Klinisch bedeutsam ist dabei

- das Ausmaß der Gegenseitigkeit der Interaktion,
- die Fähigkeit des Kindes, soziale Signale, die der Untersucher aussendet, zu erkennen und zu entschlüsseln und
- das Wissen des Kindes, wie es auf solche Signale reagieren soll.

Der Spezialist wird untersuchen, ob das Kind ein der Entwicklung entsprechendes soziales Verhalten zeigt. Dazu wird er prüfen,

- ob es Augenkontakt hält,
- welche Mittel zur Regelung der Interaktion es anwendet und
- welches Maß an Spontaneität und Flexibilität es beim Spiel mit ihm zeigt.

Dieser Teil der Bewertung sollte sowohl beim strukturierten wie beim unstrukturierten Spiel erfolgen.

Bei Jugendlichen und Erwachsenen

Bei Heranwachsenden und Erwachsenen erfolgt die Bewertung der sozialen Fähigkeiten durch ein Gespräch, das eine Reihe von Themen abdeckt, mit denen Aspekte der Freundschaft, der sozialen Erfahrungen und der sozialen Fähigkeiten abgefragt werden. Einige der Themen und Fragen können aus den Testverfahren für das Asperger-Syndrom entnommen werden, um mehr über die soziale Reife und die soziale Kompetenz der untersuchten Person herauszufinden.

Wie werden Beziehungen beurteilt?

Die Beziehungen und Freundschaften zu Gleichaltrigen kann man untersuchen, indem man nach den Freunden der betreffenden Person fragt, nach der Qualität, Stabilität und Reife der eingegangenen Freundschaften und nach den Einstellungen der Person hinsichtlich dessen, was für ihn eine Freundschaft ausmacht. Zu den Fragen können etwa die folgenden zählen:

- Wer sind deine Freunde?
- Warum ist ____________ dein Freund?
- Was tut jemand, um anderen gegenüber freundlich zu sein?
- Wie gewinnst du neue Freunde?
- Warum hat man Freunde?
- Was macht einen guten Freund aus?

Welche Auffälligkeiten kann es geben?

Ein Kind mit Asperger-Syndrom hat normalerweise eine Vorstellung von Freundschaft, die unreif ist und mindestens zwei Jahre hinter derjenigen von Gleichaltrigen zurückbleibt.[1]

Wenige Freunde

Es hat normalerweise weniger Freunde und spielt im Vergleich zu Gleichaltrigen seltener und kürzer mit anderen Kindern.[2] Das kann auch bei Heranwachsenden der Fall sein. Liane Holliday Willey erklärt in ihrer Autobiografie, dass sie an der Universität »gewohnt war, Freundschaft in recht einfacher Weise zu definieren. Für mich waren Freunde Leute, mit denen ich gerne ein paar Minuten oder Stunden verbrachte.«[3]

Jüngere oder Erwachsene werden bevorzugt

Freundschaften können insofern ungewöhnlich sein, dass das Kind am liebsten mit jüngeren Kindern spielt oder die Gesellschaft Erwachsener vorzieht. Ein Kind beschrieb mir den Freund, den es regelmäßig in den Pausen in der Schule traf. Seine Mutter erklärte dann, dass sein »Freund« der Hausmeister war, dem er in den Pausen bei seiner Arbeit half. Die Schwester meiner Frau, eine Erwachsene mit Asperger-Syndrom, schrieb mir: »Als Kind, als Jugendlicher und als junger Erwachsener bin ich nie gut mit den Gleichaltrigen ausgekommen. Ich war lieber mit älteren Erwachsenen zusammen. Vielleicht, weil sie einen reiferen Charakter haben und natürlich auch ruhiger sind.« Stephen Shore, der auch das Asperger-Syndrom hat, erklärte mir, dass Erwachsene in der Regel mehr Geduld hätten in Gesprächen über Spezialinteressen und dass solche Gespräche auch meist strukturierter seien.

Freundschaft als Besitzverhältnis

Ein Mensch mit Asperger-Syndrom kann leicht Freundlichkeit mit Freundschaft verwechseln und Freunden die Rolle einer Art verlässlichen Maschine zudenken. Jamie, ein kleines Mädchen mit Asperger-Syndrom, sagte über einen Jungen, mit dem sie regelmäßig spielte: »Er kann doch nicht an einem Tag mit mir spielen und am nächsten Tag mit anderen, dann wäre er doch kein richtiger Freund.« Ein Kind mit Asperger-Syndrom kann sich Freundschaft als eine Art Besitzverhältnis vorstellen und dann ungehalten reagieren, wenn jemand diese persönlichen Regeln der Freundschaft bricht.

Jugendliche und Erwachsene mit Asperger-Syndrom können Probleme damit haben, sich klarzumachen, dass Freundschaft nicht notwendigerweise etwas mit einem romantischen Interesse zu tun hat.

Warum werden Freundschaften eingegangen?

Die Fachkraft untersucht auch die Motivation einer Person, Freundschaften einzugehen und die Fähigkeit, solche Freundschaften zu knüpfen und aufrechtzuerhalten, sowie den Wert und die Art der Freunde im Leben der entsprechenden Person. Jugendliche und Erwachsene können Gefühle der Einsamkeit zeigen, wobei ihnen manchmal sehr deutlich bewusst ist, dass sie wenige oder gar keine Freunde haben. Therese Jolliffe schreibt dazu in ihrem persönlichen Bericht über Autismus: »Im Gegensatz zu dem, was viele Menschen denken könnten, ist es für einen autistischen Menschen sehr wohl möglich, sich einsam zu fühlen oder jemanden zu lieben.«[4]

Kinder mit Asperger-Syndrom werden von Eltern und Lehrern manchmal als sozial ungeschickt beschrieben, sodass andere Kinder dann meinen, dass es keinen Spaß machen könne, mit einem solchen Kind zu spielen. Jerry Newport, ein Mann mit Asperger-Syndrom, sagte zu mir: »Wenn man etwas teilt, dann muss man Kontrolle abgeben«, und Holly sagte zu mir während der Diagnose: »Meine Freunde lassen mich nicht das tun, was ich will.«

Kinder mit Asperger-Syndrom spielen oft anders

Das Kind spielt oft in einer ungewöhnlichen, ganz eigenen Art und Weise, wobei es andere Prioritäten und Interessen hat als seine Altersgenossen, die schnell von Monologen und Vorträgen über die Spezialinteressen des Kindes gelangweilt sind. In Jean-Pauls Betrachtungen zu seiner Kindheit erklärt er: »Ich war nicht besonders gut darin, mit anderen Kindern auf die übliche Weise zu spielen und es hat mir auch selten Spaß gemacht.«[5]

Das fantasievolle Spiel kann sich qualitativ von dem anderer Kinder unterscheiden. In denselben Betrachtungen zu seiner Kindheit beschreibt Jean-Paul sein ungewöhnliches fantasievolles Spiel: »Fantasie ist etwas, das bei jedem Menschen anders ist. Für mich bestand sie aus der Schaffung von Listen, ausgedachten Stammbäumen von Charakteren, der Erfindung imaginärer Ballspiele oder verschiedener Sprachen, von der Sorte von Listen gab es bei mir unzählige.«

- Kinder mit Asperger-Syndrom können durchaus fantasievolles Spiel entwickeln, jedoch handelt es sich meist um eine einzelgängerische und eigenwillige Aktivität.

Das Kind befindet sich manchmal am Rand des Spielplatzes, mal sich bewusst isolierend, mal mit anderen Kindern interagierend und dabei die Aufnahme in die Gemeinschaft suchend, wobei es aber von den Gleichaltrigen als aufdringlich und störend empfunden wird. Ein solches Verhalten wird von den Lehrern oft als albern, unreif und unkooperativ beschrieben.[6]

Das Gefühl, nicht dazuzugehören

Wenn Jugendliche in die Aktivitäten und Gespräche von Gleichaltrigen einbezogen werden, kann dennoch das Gefühl entstehen, nicht dazuzugehören oder nicht beliebt zu sein. Dies wird durch zwei Kommentare von Erwachsenen mit Asperger-Syndrom illustriert, die ihre Zeit als Jugendliche beschreiben: »Ich wurde nicht zurückgewiesen, aber fühlte mich auch nicht ganz dazugehörig«, und: »Ich wurde unterstützt und toleriert, aber nicht gemocht.« Ein Mangel an echter sozialer Akzeptanz durch Gleichaltrige wird aber natürlich die Entwicklung des Selbstwertgefühls nachteilig beeinflussen.

Beim Spiel mit Gleichaltrigen sind die Merkmale offensichtlicher

Bei der diagnostischen Beurteilung untersucht der Psychologe oder Facharzt auch die Fähigkeiten des Kindes in sozialen Situationen, zum Beispiel beim Spielen mit Freunden, Eltern, Geschwistern oder Gleichaltrigen und in neuen sozialen Situationen. Die Merkmale des Asperger-Syndroms sind offensichtlicher, wenn das Kind mit Gleichaltrigen spielt, als wenn es mit Eltern oder Erwachsenen zusammen ist. Das ist ein wichtiger Punkt, der bei der diagnostischen Beurteilung berücksichtigt werden muss. Der Spezialist wird also die Beurteilung der Fähigkeiten sozialer Interaktion dadurch ergänzen, dass er das Kind beim unstrukturierten Spiel mit Gleichaltrigen beobachtet oder indem er Berichte über das soziale Spielen des Kindes von einem Lehrer einholt.

Wie wird das soziale Verständnis untersucht?

Die Fachkraft sollte auch untersuchen, inwieweit sich das Kind der Regeln sozialen Verhaltens in einer Reihe von Situationen bewusst ist, insbesondere, ob es

- das Konzept der persönlichen Distanz kennt und
- inwieweit es in der Lage ist, Grußhandlungen zu variieren,
- Berührungen zu ertragen und
- Gesprächsthemen entsprechend dem Kontext und den kulturellen Erwartungen zu verändern.

Weitere wertvolle Informationen sind,

- wie das Kind auf Druck von Gleichaltrigen reagiert,
- wie lange es für sich spielt und wie viel Spaß ihm das macht,
- ob es soziale Regeln durchsetzt,
- wie ehrlich es ist,
- ob es Sinn für Humor hat und
- wie anfällig es ist, gehänselt oder gemobbt zu werden und wie es darauf reagiert.

Absichten und Gefühlsausdruck auf Bildern erkennen

Um das soziale Verständnis beurteilen zu können, zeige ich dem Kind eine Abfolge von Bildern von Kindern, allein oder in einer Gruppe, bei verschiedenen sozialen Situationen und ihre entsprechenden Emotionen: beispielsweise ein Kind, dass vom Fahrrad gefallen ist und weint, ein Kind, das offenbar dabei ist, einen Keks zu stehlen, während ein anderes Kind aufpasst, sowie ein Mädchen, dass offenbar seine Eltern im Einkaufszentrum verloren hat. Das Kind wird dann gebeten, zu beschreiben, was auf den Bildern passiert.

- Kinder mit Asperger-Syndrom neigen dazu, Gegenstände und physische Handlungen wahrzunehmen und zu beschreiben, während sie, verglichen mit Gleichaltrigen, kaum auf Gedanken, Gefühle und Absichten der Akteure auf den Bildern eingehen.

Wenn ich Jugendliche oder Erwachsene beurteile, bitte ich sie, Erlebnisse aus ihrem persönlichen Leben zu beschreiben und achte dabei darauf, ob Beschreibungen von Handlungen Vorrang vor Beschreibungen und Interpretationen von eigenen Gedanken, Gefühlen und Absichten oder von denen anderer Personen haben.

Die diagnostische Beurteilung beinhaltet eine Bewertung der sozialen Interaktion der Person und ihres sozialen Verständnisses aufgrund von Beobachtung, Interaktion und eigenen Berichten der Person, die zur Bestätigung oder Verwerfung der Diagnose herangezogen werden können. Die Beurteilung kann auch als Vergleichsmaßstab verwendet werden, anhand dessen sich der Fortschritt von Maßnahmen in jedem dieser Bereiche des sozialen Verständnisses, die verzögert oder ungewöhnlich sind (die »Kennzeichen« des Asperger-Syndroms), messen lässt.

In diesem Kapitel beschreibe ich Strategien, mit denen das soziale Verständnis und Fähigkeiten in Bezug auf Freundschaften gefördert werden können.

Aus welchen Gründen werden Freundschaften gesucht?

Ich habe die soziale Entwicklung von Kindern und Erwachsenen mit Asperger-Syndrom über mehrere Jahrzehnte beobachtet und dabei fünf Phasen in ihrer Motivation, Freunde zu haben, identifiziert.

Das Kind interessiert sich für die physische Welt

Kinder mit Asperger-Syndrom im Vorschul- oder im Kindergartenalter sind eher nicht an Aktivitäten mit Gleichaltrigen interessiert oder daran, Freundschaften zu schließen. Sie sind normalerweise eher daran interessiert, die physische Umwelt zu verstehen und weniger die soziale. In der Vorschule werden sie vielleicht eher das Wasserleitungs- und Rohrsystem erforschen oder nach Insekten oder Reptilien Ausschau halten oder die verschiedenen Wolkenformationen beobachten. Die sozialen Aktivitäten der Gleichaltrigen erscheinen dem Kind als langweilig und voller unverständlicher sozialer Regeln. Das Kind ist zufrieden, wenn es für sich ist, kann aber auch dazu motiviert werden, mit Erwachsenen zu interagieren, die in der Lage sind, Fragen zu beantworten, die jenseits des Wissensstandes der Gleichaltrigen sind.

Es will mit anderen Kindern spielen

In den ersten Jahren an der Grundschule bemerken Kinder mit Asperger-Syndrom, dass es anderen Kindern Spaß macht, zusammen zu sein. Sie möchten an sozialen Aktivitäten beteiligt sein, um an dem Spaß, den die anderen Kinder offenbar haben, teilzuhaben. Trotz ihrer intellektuellen Fähigkeiten hinkt jedoch ihr Maß an sozialer Reife mindestens zwei Jahre hinter dem der Gleichaltrigen zurück. Und sie weisen möglicherweise auffällige Schwierigkeiten beim wechselseitigen und kooperativen Spiel auf, wie es von anderen Kindern erwartet wird.

In dieser Phase sehnt sich das Kind mit Asperger-Syndrom danach, sozial dazuzugehören und nach einem Freund, mit dem es spielen kann. Zu diesem Zeitpunkt kann dem Kind deutlich bewusst werden, dass es anders ist als die Gleichaltrigen, sodass es anfängt, die in Kapitel 1 beschriebenen Anpassungs- und Kompensationsstrategien zu entwickeln, nämlich Depressionen, die Flucht in die Fantasie, Leugnung und Überheblichkeit oder die Nachahmung.

Die Absichten anderer Kinder werden oft nicht erkannt

Der ursprüngliche Optimismus in Bezug auf Freundschaften kann sich in eine Art Paranoia verwandeln, insbesondere, wenn das Kind nicht zwischen unabsichtlichen und absichtlichen Handlungen unterscheiden kann. Kinder mit Asperger-Syndrom haben Schwierigkeiten mit Aufgaben der »Theory of Mind« (»Theorie der Geisteszustände«), das heißt damit, die Gedanken, Gefühle, das Wissen und den Glauben anderer zu verstehen (siehe Kapitel 5). Andere Kinder erkennen meist am Kontext und durch ihr Wissen über den Charakter der anderen Person, ob ein bestimmter Kommentar oder eine bestimmte Handlung wohlwollend oder böswillig gemeint ist. Ein solches Wissen wird dem Kind mit Asperger-Syndrom meist nicht zur Verfügung stehen.

- Kinder mit Asperger-Syndrom können den Charakter anderer oft nur schwer beurteilen. Anderen Kindern wird klar sein, welche Kinder sich nicht als Vorbilder eignen und einen Bogen um sie machen. Kinder mit Asperger-Syndrom dagegen sind bei ihrer Beurteilung eher naiv und werden von Kindern mit mangelhaftem Sozialverhalten eher angezogen.

Das Kind schließt erste Freundschaften

In den späteren Grundschuljahren und im Übergang zur Oberschule kann es Kindern mit Asperger-Syndrom gelingen, echte Freundschaften zu schließen, doch besteht bei ihnen eine Tendenz, zu dominant zu erscheinen oder eine zu rigide Einstellung zu Freundschaften zu haben. Solche Kinder können dann »ihren Kredit aufbrauchen«. Es kann allerdings auch sein, dass einige normale Kinder, die von Natur aus freundlich, verständnisvoll und »mütterlich« sind, Kinder mit Asperger-Syndrom anziehend finden und deren Verhalten tolerieren und so für einige Jahre oder länger echte Freunde für sie werden.

Manchmal besteht die Freundschaft nicht mit einem mitfühlenden, normalen Kind, sondern mit einem ähnlichen, ebenfalls sozial isolierten Kind, mit dem dieselben Interessen geteilt werden, ohne dass es notwendigerweise dieselbe Diagnose hat. Die Freundschaft ist dann oft funktional und praktisch orientiert, man tauscht Gegenstände und das Wissen um das gemeinsame Interesse und möglicherweise kann eine solche Freundschaft auch ausgedehnt werden auf einen kleinen Kreis von gleichgesinnten Kindern.

Suche nach einem Partner

Im späten Jugendalter werden Betroffene meist nach mehr als einer rein platonischen Freundschaft mit gleichgesinnten Menschen suchen. Sie werden ihren Wunsch nach einem festen Freund oder einer Freundin ausdrücken und schließlich auch nach einem Lebenspartner. Dieser Partner, den sie suchen, ist jemand, der sie versteht und ihnen emotionale Unterstützung und Halt in der sozialen Welt bietet – jemand, der als »Mutterfigur« und Mentor dient.

Heranwachsende Gleichaltrige sind in aller Regel viel reifer und haben mehr Wissen, wenn es darum geht, einen potenziellen Partner zu finden und sie entwickeln und praktizieren die entsprechenden Beziehungsfähigkeiten. Der Jugendliche mit Asperger-Syndrom dagegen wird oft verzweifelt fragen: »Wie finde ich eine Freundin?« Versuche, eine Beziehung zu entwickeln, die über eine platonische Freundschaft hinausgeht, können zu Zurückweisung führen oder dazu, dass sich über ihn lustig gemacht wird und zu Fehlinterpretationen von Absichten. Der Jugendliche mit Asperger-Syndrom kann sich daraufhin sozial noch verwirrter, unreifer und isolierter fühlen, als er es ohnehin schon tut.

Eine Beziehung eingehen

Später dann, wenn die betreffende Person emotional und sozial reifer geworden ist, findet sie möglicherweise einen Lebenspartner. Beide Partner können jedoch von einer Beziehungsberatung profitieren, die helfen kann, die Anpassungen zu identifizieren und zu fördern, die nötig sind, um eine solche unkonventionelle Partnerschaft für beide Seiten erfolgreich werden lassen. Heutzutage gibt es Fachbücher über Beziehungsberatung für solche Paare, bei denen ein Partner das Asperger-Syndrom hat. Im Serviceteil finden Sie eine Liste mit empfehlenswerten Büchern, Internetseiten und Institutionen.

Warum sind Freundschaften so wichtig?

Freunde zu haben, bringt einem Menschen offenbar Vorteile. Die Forschung zeigt, dass Kinder ohne Freunde später eher anfällig für Probleme werden und sich ihre soziale und emotionale Entwicklung eher verzögert, ihr Selbstwertgefühl leidet und sie als Erwachsene eher Angststörungen und Depressionen entwickeln.[7] Freunde zu haben, ist also auch eine Vorsorgemaßnahme gegen affektive Störungen.

Ein weiterer Vorteil kann darin liegen, dass dadurch die Lösung von Problemen verbessert wird.[8] Wenn eine Gruppe von Kindern gemeinsam an einer Aufgabe arbeitet, kann sie von den unterschiedlichen Perspektiven und Ideen und auch von den vermehrten körperlichen Fähigkeiten profitieren.

Schutz vor »Feinden«

Isoliert zu sein und keine Freunde zu haben macht das Kind anfällig für Hänseleien und Mobbing. Die »Jäger« in der Schule werden sich vornehmlich solche Mitschüler als Opfer suchen, die alleine und verletzlich sind und die weniger von Gleichaltrigen beschützt werden. Mehr Freunde zu haben, bedeutet also meist auch, weniger Feinde zu haben.

Freunde als Berater

Akzeptanz bei Gleichaltrigen und Freundschaften können für das Kind in dem Sinne von Vorteil sein, dass es eine weitere Meinung im Hinblick auf die Motive und Absichten anderer hinzuziehen kann, sodass der eigenen Paranoia entgegengewirkt werden kann. Freunde können einen effektiven emotionalen Beobachtungs- und Trostmechanismus bieten, insbesondere für solche Gefühle wie Angst, Wut und Depression. Freunde können Hilfestellung bei der Frage bieten, welches soziale Verhalten angemessen ist, sie können beim Aufbau des Selbstbildes und Selbstvertrauens helfen und sie können als persönliche Berater und Psychologen agieren. Deborah ist eine Erwachsene mit Asperger-Syndrom, die mir schrieb, dass »die beste Therapie bei einem geringen Selbstwertgefühl Freundschaft« ist. Das gilt besonders in der Zeit als Jugendlicher.

Teamfähigkeit einüben

Alle Eigenschaften eines guten Freundes sind auch die Eigenschaften eines guten Teammitglieds und damit wichtige Merkmale für die spätere Beschäftigung. Ich kenne Erwachsene mit Asperger-Syndrom, die beeindruckende akademische Qualifikationen vorweisen können, doch ihr Mangel an Teamfähigkeiten hat mit zu ihren Schwierigkeiten bei der Suche nach einer Arbeitsstelle oder dabei, diese Stelle zu behalten, beigetragen.

- Freundschaften zu haben und Fähigkeiten in Bezug auf Freundschaften zu entwickeln kann also maßgeblich dafür sein, ob eine Person die zwischenmenschlichen Fähigkeiten entwickeln kann, um eine erfolgreiche Beschäftigung zu erlangen.

AUS DEM LEBEN

»Ohne Freunde bin ich von jeder Hilfe abgeschnitten«

Chee, ein junger Mann mit Asperger-Syndrom, schrieb dazu Folgendes:

»Das größte Problem in meinem Leben ist es, mit anderen zurechtzukommen. Ich kann keine Freundschaften schließen und ich sehne mich sehr nach Freunden. Wenn man Freunde hat, bekommt man mehr Unterstützung, man kann sie um verschiedene Dinge bitten und sie werden dir helfen, weil sie deine Freunde sind. Du bekommst durch die Freunde auch zusätzliches Wissen und Erfahrung. Und weil ich keine Freunde habe, bedeutet das, dass ich abgeschnitten von jeder Hilfe bin. Immer, wenn ich ein Problem habe, muss ich selbst damit fertig werden. Ich weiß nicht, wie man mit anderen klarkommt und das heißt, dass ich andere Menschen nicht zu meinem Vorteil benutzen kann. Für mich ist das das größte Problem dabei, das Asperger-Syndrom zu haben.«[9]

Die Entwicklung zwischenmenschlicher Fähigkeiten ist auch die Grundlage für einen späteren Erfolg in einer Beziehung mit einem Partner. Die Vorstellungen von Empathie, Vertrauen, Trost und das Teilen von Verantwortung, all diese Dinge, die während der Kindheit gemeinsam mit Freunden entwickelt worden sind, sind entscheidend in einer Beziehung unter Erwachsenen.

Freundschaften fördern

Kinder mit Asperger-Syndrom können nicht im selben Maß auf intuitive Fähigkeiten in einem sozialen Umfeld zurückgreifen, wie Gleichaltrige das können. Sie sind daher gezwungen, sich mehr auf ihre kognitiven Fähigkeiten und Erfahrungen zu verlassen. Kinder und Erwachsene mit Asperger-Syndrom haben Schwierigkeiten in sozialen Situationen, die vorher nicht eingeübt worden sind. Daher ist es wichtig, solche Kinder anzuleiten, wie man Freundschaften schließt und pflegt, damit ihre Erfahrungen mit Freundschaften konstruktiv und ermutigend ausfallen.[10]

- Wenn es nicht gelingt, Freundschaft zu erfahren, wird dies dazu führen, dass die Person unfähig bleibt, überhaupt die Vorstellung dessen, was ein »Freund« ist, zu begreifen.[11] Wenn man keine Freunde hat, wie soll man dann wissen, wie man Freundschaften schließt?

Eltern können dabei helfen, das Spiel des Kindes zu Hause mit Geschwistern oder Kindern, die man zu einem Spieleabend einlädt, zu verbessern; sie werden aber kaum die Vielfalt an Erlebnissen und das Maß an Beobachtung und Anleitung geben können, das ein Kind mit Asperger-Syndrom benötigt. Die ideale Umgebung, um das wechselseitige Spiel mit Gleichaltrigen zu entwickeln, ist die Schule. In den Schulbehörden ist ein Bewusstsein dafür erforderlich, dass ein Kind mit Asperger-Syndrom nicht nur einen Lehrplan für den Schulstoff, sondern auch einen für soziale Fragen braucht. Dieser soziale Lehrplan wird seinen Schwerpunkt im Bereich von Fähigkeiten in Bezug auf Freundschaften haben müssen und dafür werden eine entsprechende Schulung des Lehrpersonals und das Vorhandensein entsprechender Ressourcen erforderlich sein.

Die folgenden Vorschläge sind für Lehrer und Eltern gedacht. Zunächst beschreibe ich die Entwicklungsphasen der Freundschaft im Alter von 3–6, 6–9, 9–13 und 13 Jahren bis zum Erwachsenenalter, wie sie normalerweise ablaufen, um dann die Maßnahmen zu beschreiben, mit denen die Fähigkeiten in den jeweiligen Entwicklungsphasen gefördert werden können. Wählen Sie dann die Maßnahmen, die dem Entwicklungsstand des Kindes oder Jugendlichen mit Asperger-Syndrom entsprechen: Für ein siebenjähriges Kind mit Asperger-Syndrom könnten beispielsweise Maßnahmen für 3–6-jährige Kinder hilfreich sein, wenn es eine entsprechend verzögerte Entwicklung aufweist.

Warum die erste Freundschaftsphase bei 3 Jahren beginnt

Bis zum Alter von drei Jahren werden normale Kinder mit Familienmitgliedern interagieren und spielen, während ihre Vorstellung von Gleichaltrigen oft von Rivalität um Besitz und die Aufmerksamkeit der Erwachsenen und weniger von Freundschaft gekennzeichnet ist. Wenn ein anderes Kind ins Haus kommt, versteckt ein normales Kind beispielsweise oft sein Lieblingsspielzeug. Dennoch kann es nach dem ersten Lebensjahr zu einigen grundlegenden Formen des Teilens, Helfens und Tröstens kommen: Das sind die ersten Bausteine für eine Freundschaft. Es kann zu parallelem Spiel und zu Neugier darüber kommen, was für andere Kinder interessant ist und als Folge kann das Kind kopieren, was andere Kinder tun, doch dies geschieht in erster Linie, weil es interessant ist, Spaß macht und man damit Eltern beeindrucken kann. Wir wissen, dass normale Kinder dieser Altersklasse Lieblingsspielgefährten haben. Da Kinder mit Asperger-Syndrom meist erst nach ihrem fünften Lebensjahr diagnostiziert werden, werden sie bei ihrer ersten Diagnose bereits über das Freundschaftsniveau hinaus fortgeschritten sein, wie man es bei ganz kleinen Kindern beobachtet.

Phase 1: Freundschaften im Alter von 3–6 Jahren

Normale Kinder im Alter von drei bis sechs haben eine funktionale und egozentrische Vorstellung von Freundschaft. Fragt man sie, warum ein bestimmtes Kind ihr Freund ist, antworten sie meist, dass es nebenan wohnt oder am selben Tisch sitzt oder dass es tolle Spielsachen hat. Spielzeug und gemeinsames Spielen stehen im Mittelpunkt der Freundschaft. Das Kind bewegt sich über das vorwiegend parallele Spielen hin zu der Erkenntnis, dass für bestimmte Aktivitäten Teilen und Gegenseitigkeit erforderlich sind.

Das Spielzeug ist das Wichtigste

Die kooperativen Fähigkeiten sind jedoch begrenzt, die wesentlichen Kennzeichen, die einen Freund definieren, sind einseitig und egozentrisch (er hilft mir oder sie mag mich). Konflikte beziehen sich meist auf den Besitz oder Gebrauch von Gegenständen und auf die Nichtbeachtung persönlicher Distanzen und Freiräume. Doch in den letzten ein oder zwei Jahren dieser Phase drehen sich die Konflikte zunehmend um Spielregeln und darum, wer gewinnt. Das Kind löst Probleme, indem es dem anderen droht oder körperliche Gewalt einsetzt. Ein Elternteil wird selten zur Vermittlung herangezogen. Kinder haben bestimmte Vorstellungen, wie sie einem in Not befindlichen Freund helfen oder wie sie ihn trösten können, betrachten im Übrigen aber das Trösten als die Aufgabe der Eltern oder der Lehrer, nicht als die eigene.

Wenn Kinder im Alter von drei bis vier Jahren gefragt werden, was sie an dem Tag unternommen haben, beschreiben sie meist, womit sie gespielt haben, während Kinder, die älter sind als vier Jahre, außerdem berichten, mit wem sie gespielt haben. Das soziale Spiel besteht nach und nach aus mehr als nur aus dem Aufbau und dem Abschluss einer gemeinsamen Handlung. Freundschaften sind in diesem Alter aber meist nur kurzlebig und das Kind hat meist ganz eigene Vorstellungen, was es tun will und wie es das tun will.

Asperger-Kinder erstreben Vorhersagbarkeit und Kontrolle

Kinder mit Asperger-Syndrom in dem Alter stellen sich ein klares Endprodukt vor, wenn sie mit Spielsachen spielen; allerdings kann es sein, dass sie dies einem Spielkameraden nicht richtig mitteilen können oder es fällt ihnen schwer, die Vorschläge des anderen Kindes zu tolerieren oder in das Spiel zu integrieren, da dies zu einem unvorhersehbaren Ergebnis führen würde. Wenn etwa das Kind mit Asperger-Syndrom beim Spiel mit Bauklötzen ein bestimmtes Bild davon im Kopf hat, wie die Struktur am Ende aussehen soll, dann wird es ihn sehr aufregen, wenn ein anderes Kind ein Bauklötzchen dorthin platziert, wo in der Vorstellung des Kindes keines hingehört. Das normale Kind dagegen wird nicht verstehen, warum sein Versuch der Zusammenarbeit zurückgewiesen wird.

Das Kind mit Asperger-Syndrom erstrebt meist Vorhersagbarkeit und Kontrolle beim Spielen, während normale Kinder eher Spontaneität und Zusammenarbeit anstreben.

Asperger-Kinder verhalten sich oft sehr bestimmend

Andere Kinder glauben oft, dass das Kind mit Asperger-Syndrom, das oft lieber allein spielt, sie nicht mag. Wenn andere Kinder ins Spiel einbezogen werden, kann das Kind mit Asperger-Syndrom diktatorisch reagieren und sich nicht an die üblichen Regeln halten und es betrachtet die anderen Kinder als Untergebene. Ein solches Verhalten wird von den anderen Kindern als arrogant empfunden und entspricht für sie mehr dem Verhalten eines Lehrers als dem eines Freundes. Somit wird das Kind mit Asperger-Syndrom, das schließlich von den anderen Kindern gemieden wird, ohne es zu wollen, unbeliebt. Es fehlen dann die Gelegenheiten, Fähigkeiten in Bezug auf Freundschaften zu gebrauchen oder zu entwickeln.

So können Sie das Kind in Phase 1 unterstützen

Einem Kind mit Asperger-Syndrom, das vielleicht nicht am Spiel mit Gleichaltrigen interessiert ist, das aber dazu motiviert werden kann, mit Erwachsenen zu spielen, kann das soziale Spiel von einem Erwachsenen beigebracht werden, der »die Rolle« eines Gleichaltrigen übernimmt. Ganz ähnlich wie Schauspieler in einem Theaterstück die Schauspielkunst lernen und ihre Rollen einüben, kann das Kind lernen, wie das wechselseitige Spielen funktioniert. Der erwachsene »Freund« wird in einer solchen Situation seine Fähigkeiten so anpassen, dass sie denen eines Kindes im selben Alter wie das Asperger-Kind entsprechen. Zweck dabei ist es, das wechselseitige Spiel zwischen Gleichrangigen zu proben, bei denen keiner der »Freunde« dominant ist.

Andere bringen die Ordnung durcheinander

AUS DEM LEBEN

In ihrer Autobiografie erklärt Liane Holliday Willey zu ihrer frühen Kindheit:

»Genau wie bei meinen Teepartys hatte ich vor allem dann Spaß, wenn es darum ging, Dinge aufzubauen oder zusammenzubasteln. Vielleicht ist dieser Wunsch, Dinge lieber zu organisieren als mit ihnen zu spielen, der Grund dafür, dass ich mich nie wirklich für Gleichaltrige interessiert habe. Sie wollten immer die Dinge benutzen, die ich mit so großer Mühe angeordnet hatte. Sie wollten sie neu aufbauen und umändern. Sie ließen mich meine Umwelt nicht kontrollieren. Sie handelten nicht so, wie ich wollte, dass sie handelten. Kinder brauchten mehr Freiheiten, als ich ihnen zugestehen konnte.«[12]

Ein Erwachsener agiert als »gleichaltriger« Freund

Ein Klassenlehrer hat eine bestimmte festgelegte Rolle, in der er als Erwachsener, nicht als Freund handelt. Jedoch kann ein anderer Erwachsener, der bei der Eingliederung in den Kindergarten oder die Vorschule Hilfestellung leistet, die Rolle des »Freundes« übernehmen. Dieser erwachsene »Freund« kann dabei als Mentor oder als eine Art Regisseur agieren und dem Kind in sozialen Situationen Hilfe und Ermutigung anbieten. Leihen oder kaufen Sie Spiele oder Gegenstände, die in der Schule verwendet werden und die bei anderen gleichaltrigen Kindern beliebt sind, um die durchgespielten Interaktionen möglichst lebensecht zu gestalten.

Benutzen Sie die »Kindersprache«

Es ist wichtig, dass Erwachsene, besonders Eltern, das natürliche Spiel der anderen Kinder beobachten und dabei auf die verwendeten Spiele, Gegenstände, Regeln und auf die Sprache achten. Sie sollten beim Spielen mit dem Kind die »Kindersprache« benutzen, also die Äußerungen, die typisch für Kinder dieses Alters sind. Agieren Sie auf der Basis von Gleichrangigkeit und Gegenseitigkeit.

Vermitteln Sie soziale Hinweise

Der Erwachsene kann bestimmte soziale Hinweise vermitteln und kurz innehalten und das Kind ermutigen, auf diese Hinweise zu achten. Erklären Sie, was dieser Hinweis bedeutet und wie das Kind darauf reagieren soll.

Sprechen Sie Ihre Gedanken aus

Der Erwachsene kann seine Gedanken aussprechen, während er mit dem Kind spielt. Dadurch ist das Kind mit Asperger-Syndrom in der Lage, den Gedanken des Gegenübers tatsächlich zuzuhören statt aus dem Kontext oder dem Gesichtsausdruck oder der Körpersprache heraus erraten zu müssen, was der andere gerade denkt.

Machen Sie freundliches, aber auch unfreundliches Verhalten vor

Es ist wichtig, dass Sie in diesen Rollenspielen Beispiele für einen guten Freund ebenso demonstrieren wie unfreundliche Handlungen, Dominanz, Hänseleien und Meinungsverschiedenheiten. Spielen Sie angemessene und unangemessene Reaktionen durch, damit das Kind eine große Bandbreite an Reaktionsmöglichkeiten sowie die Fähigkeit erlernt, für sich zu bestimmen, welche Reaktion aus welchen Gründen angemessen ist.

Sich abwechseln – erst schaukelt das Kind, dann Sie

In der Phase eins der Freundschaft ist ein guter Freund jemand, mit dem man sich abwechselt und der einem hilft. Sie sollten also auch das Sich-Abwechseln durchspielen und fördern. Wenn etwa mit einem Puzzle gespielt wird, sollten sich der Erwachsene und das Kind dabei abwechseln und jeder sollte jeweils ein Puzzleteil einsetzen; wenn gemeinsam ein Buch gelesen wird, können Sie auf eines der Bilder zeigen und dazu etwas sagen oder dem Kind eine Frage stellen, während bei der nächsten Seite das Kind an der Reihe ist, etwas zu sagen oder zu fragen. Wenn das Kind gerne auf einer Schaukel geschaukelt wird, dann kann es auch umgekehrt den Erwachsenen auf der Schaukel anschubsen. Die beiden »Freunde« lösen sich bei einer Handlung also jeweils ab und übernehmen jeweils abwechselnd die dominierende Rolle.

Machen Sie bewusst Fehler und bitten um Hilfe

Um das Kind dazu zu ermuntern, einem anderen zu helfen, werden Sie bewusst einen Fehler machen müssen oder so tun, als wüssten Sie nicht, was Sie tun sollen. Bitten Sie das Kind um Hilfe und erklären ihm dazu, dass, wenn man ein Problem hat, es klug und freundlich ist, andere um Hilfe zu bitten. Stellen Sie dabei sicher, dass Sie Ihre eigenen Fähigkeiten in Bezug auf eine Aufgabe denen eines kleinen Kindes mit Asperger-Syndrom anpassen. Diese Kinder nehmen sich selbst vielleicht als kleine Erwachsene wahr und reagieren sehr enttäuscht oder wütend, wenn sie sehen, dass ihr Fähigkeitsniveau offenbar geringer ist als das ihrer Spielkameraden. Sie sollten auch vermitteln, dass es nicht schlimm ist, auch mal Fehler zu machen.

Das Gelernte mit einem anderen Kind ausprobieren

Ein Erwachsener kann das Tempo des Spiels und das Maß an Anweisungen und Feedback leicht steuern. Wenn man in einem solchen Umfeld genügend geübt hat, kann das Kind dazu übergehen, eine »Generalprobe« mit einem anderen Kind zu probieren. Das kann ein Geschwisterkind sein oder vielleicht ein reiferes Kind in der Klasse, das als Freund agieren kann, um weitere Hilfestellungen zu geben, ehe das Kind seine Fähigkeiten offen in einer Gruppe Gleichaltriger ausprobiert.

Videoaufnahmen von spielenden Kindern

Kinder sehen sich oft gern denselben Film mehrere Male an, wobei ein Asperger-Kind sich manchmal ein und denselben Film besonders häufig anschaut. Das muss nicht unbedingt ein selbststimulierendes Verhalten sein, wie das in einigen behavioristischen Büchern über Autismus nachzulesen ist, sondern ist in meinen Augen eher eine konstruktive Methode zu lernen, ohne dafür die Anstrengung und Verwirrung beim Umgang mit anderen in Kauf nehmen zu müssen.

Ich empfehle Ihnen, Videoaufnahmen von den sozialen Erlebnissen des Kindes zu machen: etwa, wenn es mit anderen Kindern im Sandkasten spielt, wenn die Kinder Dinge in die Klasse mitnehmen und darüber reden oder wenn es zu Hause mit anderen Kindern spielt. Das Kind kann diese »Dokumentationssendung« beliebig of ansehen, um die sozialen Hinweise, Antworten, Handlungsabfolgen, die Handlungen der anderen Kinder und die Rolle als Freund besser zu verstehen. Sie können diesen Prozess unterstützen, indem Sie den Film zum Beispiel anhalten, um sich auf einen bestimmten Hinweis zu konzentrieren, um auf freundliches Verhalten hinzuweisen und auch, um angemessenes Verhalten, das das Kind bewiesen hat, zu loben.

Als-ob-Spiele

Normale Kinder in Phase eins der Freundschaft spielen oft Als-ob-Spiele, in denen sie beliebte Figuren aus Büchern oder Fernsehsendungen nachahmen. Auch das Spiel eines Kindes mit Asperger-Syndrom kann auf fiktiven Figuren und Ereignissen beruhen, unterscheidet sich aber meist deutlich von dem Spiel anderer Kinder darin, dass es eher ein einzelgängerisches Spiel ist. Es handelt sich dann beispielsweise um das exakte Nachspielen einer Szene mit wenig Variation und bezieht andere Kinder meist nur ein, wenn sie sich genau an die Anweisungen halten und den Handlungsablauf nicht verändern. Die Interaktion ist nicht so kreativ, kooperativ und wechselseitig, wie es zwischen normalen Kindern der Fall ist. Allerdings kann das Kind mit Asperger-Syndrom über ein erstaunliches Gedächtnis und Wissen in Bezug auf beliebte Figuren und Filme verfügen und stundenlang die entsprechenden Szenen freudig nachspielen. Ermuntern Sie das Kind, in seinem Spiel etwas flexibler zu werden, insbesondere, wenn es mit anderen Kindern spielt. Helfen Sie ihm zu lernen, dass es in Ordnung ist, wenn die Dinge einmal anders ablaufen.

Fördern Sie die Flexibilität

Flexibles Denken können Sie fördern, indem Sie sich gemeinsam mit dem Kind für einen bestimmten Gegenstand möglichst viele verschiedene Verwendungsmöglichkeiten auszudenken. Etwa: Was kann man alles mit einem Bauklötzchen, einer Büroklammer oder einer Spielzeugeisenbahnschiene machen? Dabei kann sich die Eisenbahnschiene in den Flügel eines Flugzeugs verwandeln oder in ein Schwert oder eine Leiter. Sie ermöglichen ihm damit, seine festgefügte Gedankenwelt für neue Gedanken zu öffnen, um Probleme zu lösen. Das Kind wird sich besser fühlen, wenn es mit anderen Kindern Als-ob-Spiele spielt.

Der Erwachsene kann als Freund in Als-ob-Spielen mitwirken und dabei sagen: »Tun wir so als ob …« und so das flexible Denken und die Kreativität fördern. Kinder mit Asperger-Syndrom können sehr regelverhaftet sein. Sie müssen erst lernen, dass es während des Spiels auch möglich ist, die Regeln zu ändern und kreativ zu sein und dabei trotzdem Spaß zu haben, und auch dass solche Regeländerungen kein Grund für Angstgefühle sein müssen. Das Kind kann von einer »Social Story« (einer »sozialen Geschichte«, siehe Seite 89) profitieren, die erklärt, dass Freunde ein Problem gemeinsam lösen können, indem sie neue Wege ausprobieren. Immerhin hat man auch Amerika entdeckt, als man einen kürzeren Weg von Europa nach Indien gesucht hat.

- Sobald sich das Kind an das flexiblere Denken gewöhnt hat, kann es von dem Erwachsenen oder von anderen Kindern ermuntert werden, an einem wechselseitigen kreativen Spiel teilzunehmen. Wenn das Kind erst einmal den Wert der Kreativität für sich entdeckt hat, kann es manchmal erstaunliche kreative Fähigkeiten entwickeln.

Loben Sie angemessenes Verhalten

Wenn das Kind eine Rechenaufgabe löst, wird es für das richtige Ergebnis gelobt. Wenn es ein Puzzle fertig macht oder einen Turm aus Bauklötzchen aufbaut, erkennt es selbst, dass es alles richtig gemacht hat. Das Problem bei sozialen Situationen ist, dass hier der Erfolg weniger offensichtlich ist und dass es hier an positivem Feedback mangelt. Ein junger Erwachsener erklärte mir einmal dazu: »Die einzigen Kommentare, die ich erhielt, waren die, wenn ich etwas falsch gemacht hatte, aber niemand hat mir gesagt, wenn ich einmal etwas richtig machte.«

- Ich empfehle Erwachsenen, Gleichaltrigen oder einem Freund, bewusst darauf zu achten, ob das gezeigte Verhalten des Kindes mit Asperger-Syndrom angemessen war und wenn ja, dies auszusprechen und das Kind dafür zu loben.

Geben Sie positives Feedback für freundliches Verhalten

Wenn Sie etwa das Kind beim Fußballspielen beobachten, können Sie ihm danach sagen, welche seiner Handlungen während des Spiels freundlich waren und warum. Ein positives Feedback könnte etwa sein:

- »Ich habe gesehen, wie du geholfen hast, den Ball wiederzufinden, als er im hohen Gras landete. Das war toll! Es ist gut, wenn man anderen hilft, etwas wiederzufinden«;
- »Als Joshua hingefallen ist und du zu ihm gegangen bist, um ihn zu fragen, ob bei ihm alles in Ordnung ist, war das sehr freundlich und fürsorglich«;
- »Als Jessica ein Tor geschossen hat und du zu ihr gegangen bist, um zu sagen: »Tolles Tor!«, war das ein schönes Kompliment und es war nett, dass du das gesagt hast.«

Freundschaftstagebuch

Das Kind kann ein Freundschaftstagebuch führen, in dem es die Gelegenheiten im Verlauf des Tages oder der Woche notiert, bei denen es Fähigkeiten in Bezug auf Freundschaften bewiesen hat. So können zum Beispiel auch Freundschaftspunkte für bestimmte freundliche Handlungen vergeben werden. Ein solches Tagebuch kann enthalten, was getan oder gesagt wurde und warum das als Beispiel für freundschaftliches Verhalten dienen kann. Besonders denkwürdige freundschaftliche Handlungen sollten Sie auch besonders anerkennen und belohnen.

Social Stories

Eine weitere Strategie, die relevanten sozialen Hinweise, Gedanken, Gefühle und Verhaltensabläufe zu erlernen, ist es, sogenannte »Social Stories« (soziale Geschichten) zu schreiben. Carol Gray hat diese Methode 1991 für die Arbeit mit autistischen Kindern entwickelt.[13] Die Ausarbeitung von Social Stories ermöglicht es auch anderen Menschen (Erwachsenen ebenso wie Gleichaltrigen), die Perspektive des Kinds mit Asperger-Syndrom zu verstehen und auch zu verstehen, warum dessen soziales Verhalten verwirrt, ängstlich, aggressiv oder ungehorsam erscheint. Carol Gray[14] hat kürzlich die Richtlinien für das Schreiben einer Social Story überprüft; im Folgenden wird eine kurze Zusammenfassung gegeben.

Grundlagen

- Eine Social Story beschreibt eine Situation, eine Fähigkeit oder ein Konzept im Hinblick auf soziale Hinweise, Perspektiven und üblichen Reaktionen in einem besonders definierten Stil und Format.
- Der Zweck einer Social Story ist es, genaue soziale und emotionale Informationen in einer bestätigenden und informativen Art und Weise miteinander zu teilen, die vom Kind (oder vom Erwachsenen) mit Asperger-Syndrom leicht verstanden werden können.
- Die erste Social Story und mindestens die Hälfte der folgenden sollten bestehende Fähigkeiten und vorhandenes Wissen sowie das, was das Kind gut beherrscht, beschreiben, bestätigen und verfestigen. Dadurch kann man verhindern, dass diese nur mit Unwissen oder Versagen in Verbindung gebracht werden.
- Social Stories können auch als Mittel dienen, erfolgreich erworbenes Wissen und Strategien zu dokumentieren.

- Es ist wichtig, dass die Social Story als ein Mittel zur Aufzeichnung sozialer Kenntnisse und sozialen Erfolgs verwendet werden.

- Eines der wesentlichsten Aspekte beim Schreiben von Social Stories ist es, gemeinsam zu bestimmen, wie eine bestimmte Situation vom Kind mit Asperger-Syndrom wahrgenommen wird, wobei man die Auffassung fallenlassen sollte, dass man als Erwachsener alle Tatsachen, Gedanken, Gefühle und Absichten des Kindes kennt.
- Die Geschichte enthält
  - eine Einführung, die das Thema bestimmt,
  - einen Hauptteil, der weitere Details und zusätzliches Wissen hinzufügt, sowie
  - einen Schluss, der die Informationen zusammenfasst und betont und der neue Vorschläge enthält.

Aus welcher Perspektive wird geschrieben?

Für jüngere Kinder wird die Geschichte in der Ich-Perspektive geschrieben, wobei das Kind das Pronomen »ich« oder den eigenen Namen verwenden kann, wenn das Kind sich auf sich selbst bezieht. Die Geschichte sollte dem Kind diejenigen Informationen bieten, die es auf sich beziehen und verinnerlichen kann.[15]

Für Jugendliche und Erwachsene kann die Social Story in der dritten Person, also mit den Pronomen »er« bzw. »sie«, verfasst werden. Der Stil sollte dem altersentsprechender Zeitschriftenartikel ähneln. Der Begriff »Social Story« kann dann auch durch den Begriff »Social Article« (»Sozialer Artikel«) ausgetauscht werden. So gehört zu den Erwartungen an einen jungen Erwachsenen im Hinblick auf Freundschaft und Zusammenarbeit in der Gruppe, dass er fähig ist, Komplimente zu geben und anzunehmen. Carol Gray hat dazu einen 16-seitigen Artikel in der Art eines Zeitschriftenbeitrags verfasst, der durch Zeichnungen illustriert war. In dem Artikel erklärte sie Erwachsenen mit Asperger-Syndrom, warum von ihnen in Freundschaften, in Beziehungen mit einem Partner oder im Umgang mit Kollegen und Kunden auf der Arbeitsstelle Komplimente erwartet werden.[16]

Spezialinteressen mit einbauen

Wenn die Person ein Spezialinteresse hat, kann dieses Interesse in den Text eingebaut werden. Wenn das Kind sich etwa für den Untergang der Titanic interessiert, dann kann man Szenen aus dem entsprechenden Film oder persönliche Erinnerungen aus Geschichtsbüchern oder Dokumentarsendungen verwenden, um in der Social Story bestimmte Schlüsselinformationen zu illustrieren oder zu betonen.[17]

Konstruktiv und positiv formulieren

Social Stories verwenden eine positive Sprache und einen konstruktiven Ansatz. Die Vorschläge beziehen sich eher darauf, was getan werden soll und nicht, was nicht getan werden soll.

- Der Text enthält beschreibende Sätze, mit denen faktische Informationen und Aussagen vermittelt werden.
- Perspektivische Sätze dienen dazu aufzuzeigen, wie eine Person die physische Welt und die Welt der Gedanken und Gefühle wahrnimmt. Die perspektivischen Sätze, die einer der Gründe für den Erfolg der Social Stories sind, beschreiben Gedanken, Gefühle, Meinungen und persönliches Wissen. Sie werden insbesondere verwendet, um »Theory-of-Mind«-Fähigkeiten, also Fähigkeiten, Gedanken und Gefühle anderer richtig zu interpretieren, zu fördern.
- Carol Gray empfiehlt, kooperative Sätze zu verwenden, um zu erkennen, wer helfend tätig sein kann, sowie direktive Sätze, die auf eine Antwort oder eine Auswahl von Antworten in einer bestimmten Situation hinweisen.
- Affirmative Sätze erklären einen gemeinsamen Wert bzw. eine gemeinsame Haltung oder eine Regel, oder den Grund dafür, warum bestimmte Verhaltensregeln eingeführt wurden und warum man die Befolgung dieser Regeln erwartet.
- Kontrollsätze werden von einem Kind geschrieben, um persönliche Strategien zu bestimmen, die dabei helfen, sich daran zu erinnern, was man tun soll.
- Der Text sollte eher beschreibend als richtungweisend sein und eine aussagekräftige Überschrift erhalten.

Studien bestätigen die Effektivität von Social Stories

Carol Grays ursprüngliche Arbeit über Social Stories wurde von zahlreichen Studien untersucht, die sie als erstaunlich effektiv bei der Verbesserung des sozialen Verständnisses und des sozialen Verhaltens bei Kindern mit Autismus und Asperger-Syndrom einschätzen.[18]

Beispiel einer Social Story zu tröstenden Gesten

Social Stories können ein sehr effektives Mittel sein, um soziale Hinweise in allen Phasen der Freundschaft zu erlernen, besonders aber in Phase eins. Jüngere Kinder brauchen eine Hilfestellung, um die Gedanken und Gefühle anderer und das Verhalten, das in einer bestimmten Situation erwartet wird, zu verstehen. Ein Beispiel dafür ist der folgende Ausschnitt aus einer noch unveröffentlichten Social Story über tröstende Gesten:

Manchmal umarmen mich Kinder. Sie tun das, um freundlich zu sein. Gestern habe ich in der Klassenarbeit drei Rechtschreibfehler gemacht. Als meine Freundin Amy die Arbeit und die drei Fehler sah, dachte sie, dass ich darüber wohl traurig bin und ich war wirklich traurig. Amy hat dann ihren Arm um mich gelegt und gesagt: »Ist schon okay, Juanita.« Amy ist meine Freundin. Sie hat mich in den Arm genommen, damit ich mich besser fühle. Einigen Menschen hilft es, umarmt zu werden, damit sie sich besser fühlen. Umarmt zu werden hilft Amy, sich besser zu fühlen. Wenn Amy mich umarmt, dann, weil sie weiß, wer ich bin und weil sie möchte, dass ich mich besser fühle. Ich kann mich bei ihr bedanken, nachdem sie mich umarmt hat.

In der beschriebenen Situation muss der Grund für Amys Verhalten, nämlich dass sie den Arm um Juanita legt, dem Kind mit Asperger-Syndrom erklärt werden. Solche Kinder haben Probleme damit, Gedanken, Gefühle und Absichten anderer zu verstehen, sodass ihnen das Verhalten anderer Menschen manchmal unlogisch und verwirrend erscheint. Eine tröstende Geste kann solche Gefühle besänftigen, auch wenn es die Rechtschreibfehler nicht ungeschehen macht. Erst, wenn das Kind versteht, dass es sich bei der Geste um eine beruhigende Geste handelt, mit der sie getröstet werden soll, wird es das Verhalten von Amy als logisch erkennen und darin keinen Grund für Verwirrung und Zurückweisung sehen.

Legen Sie einen Sammelordner an

Legen Sie mit dem Kind einen Ordner mit seinen Social Stories an, damit es diese zu Hause und in der Schule zu Rate ziehen kann. Sie können auch Kopien von einigen Geschichten machen, die das Kind dann mitnehmen kann, um das Gedächtnis vor oder während einer bestimmten Situation wieder aufzufrischen.

Weitere mögliche Themen

Andere Themen für Social Stories in Phase eins der Freundschaft beinhalten die Fähigkeit, wie man in die Aktivität anderer einbezogen wird und wie man sich ihr wieder entzieht, sowie die Frage, wann und wie man Hilfe anbieten soll oder wie wichtig es ist, an Spielaktivitäten, die von einem anderen Kind vorgeschlagen werden, teilzunehmen und sie zu akzeptieren. Erfolgreich in eine Gruppe von Kindern aufgenommen zu werden, ist für Kinder mit Asperger-Syndrom besonders schwierig. Normalen Kindern rät man für gewöhnlich, dass sie die Gruppe beobachten sollen, dass sie zuhören, sich nähern und sich dann unter die anderen mischen sollen.[19] Jede Stufe in dem Prozess, einer Gruppe beizutreten, erfordert vielleicht eine eigene Social Story; so kann es beispielsweise sein, dass das Kind

Hilfe benötigt, um die Signale zu erkennen, mit denen es eingeladen wird, sich unter die anderen zu mischen, etwa einen einladenden Blick oder eine Geste, eine natürliche Pause im Gespräch oder ein Übergang zwischen Aktivitäten, das alles sind Signale, die sozusagen »grünes Licht« geben.

Soziale Signale erkennen, verstehen und beachten

Man kann einem Lehrer oder anderen Erwachsenen anhand des Autofahrens und der Verkehrsregeln verdeutlichen, warum es mit einem Kind mit Asperger-Syndrom häufig zu Missverständnissen und »sozialen Unfällen« kommt: »Wir haben Straßenschilder und Verkehrsregeln entwickelt, um damit Verletzungen und Schäden zu verhindern. Stellen Sie sich einen Autofahrer vor, der die Straßenschilder nicht versteht, der über eine rote Ampel fährt, die Geschwindigkeitsbegrenzung nicht einhält oder zu dicht auf andere Autos auffährt. Jede dieser Handlungen kann zu einem Unfall führen.«

Erläutern Sie folgenden Sachverhalt: Das Kind mit Asperger-Syndrom hat Schwierigkeiten damit, zu erkennen und zu wissen, wie es auf soziale Signale reagieren soll, die dazu dienen, soziale Unfälle zu vermeiden. Wenn ein Lehrer ein »Ähem« äußert, dass sich anhört, als würde er sich räuspern, dann weiß ein normales Kind meist, dass sich dahinter ein Warnsignal verbergen kann, ähnlich wie bei den Straßenschildern, die eine Ampel ankündigen. Das Kind muss im Gesicht des Lehrers lesen, so, wie es Straßenschilder entschlüsseln muss – wenn der Lehrer lächelt, bedeutet das »grünes Licht« und man kann mit dem, was man gerade tut, problemlos fortfahren. Wenn das Gesicht des Lehrers dagegen eine gefurchte Stirn hat, er dabei aber jemanden anders ansieht, entspricht das einer »gelben Ampel«, die signalisiert, dass man vorsichtig sein muss und vielleicht besser mit dem, was man gerade tut, aufhört. Wenn der Lehrer einen mit einem bösen Blick direkt anschaut, ist das ein »rotes Licht« und ein klares Signal, dass man mit dem, was man gerade tut, aufhören muss, weil man sonst mit Konsequenzen rechnen muss. Das Kind mit Asperger-Syndrom wird dagegen in dem »Ähem« des Lehrers einfach nur ein Zeichen dafür sehen, dass er wohl einen trockenen Hals hat und etwas zu trinken braucht.

Kinder mit Asperger-Syndrom verstehen oft nicht, wenn ihnen ein Signal »nicht zu dicht auffahren« gegeben wird und merken nicht, wenn sie einem anderen zu nahe treten; auch das Zeichen »Straße gesperrt«, mit dem signalisiert wird: »Dieser Weg führt nirgendwohin« oder das »Baustellen«-Zeichen, das bedeutet: »Bitte nicht stören«, werden von ihnen nicht verstanden. Das Kind mit Asperger-Syndrom ist also nicht bewusst provokativ und rücksichtslos, wenn es nicht wie erwartet auf diese Signale reagiert, sondern zeigt damit lediglich, dass er diese Zeichen nicht versteht und dass es daher leicht in die Gefahr gerät, soziale Unfälle zu verursachen, bei denen die Gefühle von Menschen verletzt werden.

Dem Kind die »sozialen Verkehrsregeln« vermitteln

Sie können Social Stories verwenden, um die Gründe für bestimmte »Verkehrsregeln« zu erklären. Bieten Sie klare Beispiele für die Signale und üben gemeinsam mit dem Kind ein, wie man darauf reagiert. Die verschiedenen Gesichtsausdrücke und die entsprechende Ampelfarbe können Sie mit Bildern veranschaulichen. Das Kind kann dann die Bilder mit den Gesichtsausdrücken durchgehen, um zu entscheiden, welcher Gesichtsausdruck zu welcher Ampelfarbe passt. Handelt es sich um ein »grünes«, ein »gelbes« oder ein »rotes« Gesicht? Bieten Sie dem Kind dazu passende Kommentare und Fragen an, etwa: »Es tut mir leid«, »Bist du mir böse?« oder »Was soll ich tun?« Vermitteln Sie ihm auch, wie es reagieren kann, wenn es ein soziales Signal nicht deuten kann, zum Beispiel: »Habe ich etwas falsch gemacht?« oder »Ich bin unsicher.«

Phase 2: Freundschaften im Alter von 6–9 Jahren

In dieser Freundschaftsphase erkennen normale Kinder, dass sie einen Freund brauchen, um bestimmte Spiele zu spielen und dass auch der Freund diese Spiele mögen muss. Kinder akzeptieren die Einflüsse, Vorlieben und Ziele ihrer Freunde und beziehen sie in ihr Spiel ein. Normale Kinder werden sich immer mehr der Gedanken und Gefühle der Gleichaltrigen bewusst und erkennen, wie ihre Handlungen und Kommentare anderen wehtun können, körperlich und seelisch. Das Kind ist bereit, bestimmte Handlungen und Gedanken zu vermeiden, also »etwas zu denken, aber nicht auszusprechen«, oder sie äußern eine »Notlüge«, um die Gefühle eines anderen nicht zu verletzen. Bei Freundschaften dieser Phase wird ein größeres Maß an gegenseitiger Unterstützung und Wechselseitigkeit erwartet.

Eine Freundschaft kann sich entwickeln, weil beide Kinder ähnliche Interessen haben. Es geht nun eher um den Charakter des Freundes als um Besitz. (Ich bin gerne mit ihm zusammen, wir lachen zusammen.) Die Vorstellung der Wechselseitigkeit (Sie kommt zu meiner Party, ich komme zu ihrer Party.), das ehrliche Teilen von Dingen und faires Verhalten im Spiel werden immer wichtiger. Bei der Regelung von Konflikten ist das Kind der Ansicht, dass der Angreifer seine Tat zurücknehmen muss und eine befriedigende Lösung wird darin gesehen, dass beide Seiten gleichermaßen eine Unannehmlichkeit davontragen sollen (»Auge um Auge«). Die Vorstellung von Verantwortung und Gerechtigkeit basiert darauf, wer einen Streit angefangen hat, nicht darauf, was in der Folge passiert ist oder wie der Streit geendet hat. Etwa im Alter von acht Jahren kann das Kind die Vorstellung von einem »besten Freund« entwickeln, der nicht nur die erste Wahl beim sozialen Spiel ist, sondern auch derjenige, der einem in praktischen Dingen hilft (Er weiß, wie man einen Computer repariert.) und der einen in Zeiten emotionaler Notlagen unterstützt. (Er baut mich auf, wenn ich traurig bin.) Allerdings hat nicht jedes Kind in dieser Phase einen »besten Freund«.

So können Sie das Kind in Phase 2 unterstützen

In Phase 2 der Freundschaft entwickeln Kinder einen stärkeren Sinn für Zusammenarbeit, wenn sie mit Gleichaltrigen spielen und sie finden konstruktivere Wege beim Umgang mit Konflikten. Es ist wichtig, dass das Kind mit Asperger-Syndrom den theoretischen Hintergrund von verschiedenen Aspekten kooperativen Spiels begreift und darin zunehmend geübt wird, wobei es Social Stories und Rollenspiele nutzen kann.

konzentrieren, wie etwa die Vorteile von Verhandlungen und Kompromissen, auf faires Verhalten oder die Bedeutung einer Entschuldigung. Das Thema Kontrolle kann ebenfalls ein Problem darstellen. Wenn das Kind dazu neigt, autokratisch oder dominant zu sein oder wenn es mit Drohungen und Aggression arbeitet, um sein Ziel zu erreichen, erklären Sie ihm andere Ansätze. Man bekommt eher das, was man will, wenn man nett zu anderen ist.

Rollenspiele

In Rollenspielen können Sie Aspekte des kooperativen Spiels vermitteln, etwa beim Geben und Empfangen von Komplimenten, beim Annehmen von Vorschlägen, bei der Arbeit auf ein gemeinsames Ziel hin, dabei, sich des persönlichen Freiraums, der Nähe und den Berührungen von Menschen bewusst zu werden, mit Kritik umgehen zu können oder selbst Kritik zu üben, Anzeichen von Langeweile, peinlichem Berührtsein oder Frustration beim Gegenüber zu erkennen, sowie zu erkennen, wann und wie man andere unterbrechen kann. Das Rollenspiel und das Modellieren von Aspekten sozialer Interaktion, wie dem Geben von Komplimenten, kann auf Video aufgenommen werden, um Übungen und ein konstruktives Feedback zu gewährleisten.[20]

Ermutigen sie das Kind in Konfliktsituationen oder Auseinandersetzungen, einen Erwachsenen als Schiedsrichter anzurufen, statt selbst zu bestimmt, wer sich falsch verhalten hat. Social Stories und Rollenspiele können sich auf bestimmte Aspekte

Unterstützung durch einen Assistenzlehrer

Um eine erfolgreiche Integration in der Klasse und auf dem Schulhof zu erreichen, braucht das Kind vielleicht die Unterstützung durch das Schulpersonal. Ein Assistenzlehrer kann das soziale Verhalten des Kindes beobachten und unmittelbar ein positives Feedback und Hilfestellungen anbieten. Der Assistenzlehrer hat dabei eine Reihe von Funktionen, unter anderem:

- Dem Kind dabei helfen, die relevanten sozialen Hinweise und Antworten zu erkennen.
- Individuelle Hilfe bieten, wobei bestimmte Aktivitäten und Spiele, Rollenspiele, Generalproben und das Schreiben von Social Stories mit dem Kind verwendet werden.
- Andere Kinder dazu ermutigen, das Kind mit Asperger-Syndrom in ihr Spiel zu integrieren.
- Hilfestellungen bei der Regelung potenzieller Konflikte anbieten.
- Dem Kind positives Feedback geben.

Die Zahl der Stunden pro Schultag, in denen ein Kind mit Asperger-Syndrom einen Assistenzlehrer benötigt, wird je nach den Fähigkeiten des Kindes, dem sozialen Kontext und den Fähigkeiten der Gruppe der Kinder variieren.

Soziales Verhalten mit Puppen nachspielen

Mir ist aufgefallen, dass es in Phase zwei der Freundschaft bei Mädchen mit Asperger-Syndrom Bewältigungsmechanismen gibt, die sich von denen von Jungen unterscheiden. Mädchen mit Asperger-Syndrom sind eher interessierte Beobachter des sozialen Spiels anderer Mädchen und sie imitieren eher deren Verhalten zu Hause mit Puppen und imaginierten Freunden oder sie übernehmen die Persönlichkeit eines sozial erfolgreichen Mädchens. Diese Aktivitäten können eine Gelegenheit sein, die Fähigkeiten in Bezug auf Freundschaft zu analysieren und zu üben.

Soziales Wissen aus Büchern

Einige Mädchen mit Asperger-Syndrom lesen gern Romane. Dadurch erhalten sie auch Einblick in Gedanken, Gefühle und soziale Beziehungen. Ein Junge mit Asperger-Syndrom kann ermutigt werden, mit Figuren zu spielen, meist männlichen Action-Helden, dabei aber eher alltägliche Erfahrungen als Filme durchzuspielen oder Romane zu lesen, die vielleicht auf einem seiner Spezialinteressen beruhen.

Gemeinsame Interessen sind wichtig

Eine der üblichen Antworten von Kindern im Alter von 6–9 Jahren auf die Frage: »Was macht einen guten Freund aus?« ist: »Wir mögen dieselben Dinge.« Gemeinsame Interessen sind eine Grundlage für eine Freundschaft.

Ameisenbegeisterte unter sich

Ich kenne ein Kind mit Asperger-Syndrom, das ein erstaunliches Interesse und Wissen im Bereich Insekten, insbesondere Ameisen, hatte. Seine Klassenkameraden haben diese Begeisterung und seine Monologe über Ameisen toleriert, doch wurde er nicht als möglicher Freund betrachtet, da bei den anderen Kindern die Begeisterung für das Thema begrenzt war. Er lernte Fähigkeiten in Bezug auf Freundschaften, etwa, wie man ein wechselseitiges Gespräch führt, dass man warten muss, bis ein anderer ausgeredet hat und wie man Komplimente gibt und annimmt und wie man Empathie zeigt. Als er diese sozialen Fähigkeiten seinen Klassenkameraden gegenüber einsetzte, hatte er diese Fähigkeiten durch eine intellektuelle Anstrengung und durch Hilfe von außen erreicht und das wurde von den anderen Kindern als ein wenig gekünstelt wahrgenommen. Er hatte wenig echte Freunde.

Zufällig lebte ein anderes Kind mit Asperger-Syndrom in der Nähe, das sich ebenfalls für Ameisen interessierte. Die Eltern beider Kinder sorgten dafür, dass die beiden jungen Entomologen sich trafen. Als die beiden sich begegneten, war die soziale Harmonie zwischen ihnen erstaunlich. Sie unternahmen regelmäßig gemeinsam

Ausflüge, um Ameisen in der freien Natur aufzuspüren, sie teilten ihr Wissen über Insekten miteinander, führten gemeinsam eine Ameisenuntersuchung durch und tauschten sich regelmäßig in langen und tatsächlich wechselseitigen Gesprächen über ihre neuesten Ameisenentdeckungen aus. Wenn man sie bei ihrem Austausch beobachtete, war klar, dass es im Gespräch eine natürliche Balance gab und dass beide Kinder in der Lage waren, geduldig abzuwarten, intensiv zuzuhören, Empathie zu zeigen und Komplimente zu geben; alles auf einem Niveau, wie man es nicht beobachten konnte, wenn sie mit normalen Gleichaltrigen zusammen waren.

Freundschaften ermöglichen

Eltern und Lehrer können daran denken, Freundschaften zu stiften, indem sie Kinder mit gleichen Interessen zusammenführen. Regionale Elterngruppen für Familien mit einem Kind mit Asperger-Syndrom können Namen und Adressen anderer Familien vermitteln und auch angeben, welche Spezialinteressen die Kinder haben, um so potenziell erfolgreiche Freundschaften zu ermöglichen. Allerdings habe ich auch beobachtet, dass, wenn sich einer der Partner von diesem gemeinsamen Spezialinteresse abwendet, dann meist auch die Freundschaft endet.

Arbeitspartnerschaften anregen

Das Interesse kann auch genutzt werden, um Freundschaften mit normalen Mitschülern zu erleichtern. Die Schwester meiner Frau hat Asperger-Syndrom und ist künstlerisch außerordentlich begabt. In Bezug auf ihre Schulzeit schrieb sie: »Ich hatte mich danach gesehnt, Freunde zu haben und daher habe ich angefangen, wenn mir jemand Komplimente wegen meiner Zeichnungen machte, anderen Leuten meine Zeichnungen zu schenken, bis mir jemand vorwarf, ich würde damit angeben – das war ein Vorwurf, den ich nie vergessen werde. Ich wollte doch nur Freunde gewinnen.«

Wenn das Kind mit Asperger-Syndrom ein besonderes Talent, wie etwa das Zeichnen, hat, kann der Lehrer für das Kind eine Art Arbeitspartnerschaft mit einem anderen Kind arrangieren, dessen Eigenschaften sich mit denen des Kindes ergänzen. So kann ein Künstler, der gerne zeichnet, für ein anderes Kind, das gerne Geschichten schreibt, als Illustrator dienen. Dadurch lässt sich der Wert von Zusammenarbeit gut verdeutlichen.

Witze verstehen

Eine weitere Antwort auf die Frage: »Was macht einen guten Freund aus?« könnte sein: »Dass er Sinn für Humor hat.« Kinder mit Asperger-Syndrom neigen dazu, alles wörtlich zu verstehen, und sie bekommen vielleicht nicht mit, wenn jemand einen Witz macht. Allerdings ist mitunter ein wunderbarer, wenn auch eigenwilliger, Sinn für Humor zu beobachten.[21] Das Kind lacht vielleicht über die Art und Weise, wie ein Wort ausgesprochen wird und wiederholt das dann für sich als eine Art Insiderwitz, der für Außenstehende nicht nachvollziehbar ist. Die Entwicklung des Humorverständnisses kann dann fortschreiten bis hin zur Bildung von kreativen Wortspielen und Wortassoziationen.[22] Die nächste Entwicklungsphase des Humors kann dann eine Art visueller Slapstick sein, wie man ihn zum Beispiel bei Mr. Bean beobachten kann. Es folgt dann, meist früher, als man das normalerweise erwartet, ein Interesse an surrealem Humor in der Art von Monty Python.

Derbe Späße

Unter Klassenkameraden im Alter von sechs bis neun Jahren können zu den Witzen auch solche gehören, die auf Schimpfwörtern oder Anzüglichkeiten basieren. Anderen Kindern wird dabei klar sein, um was für Witze es sich handelt, in welchem angemessenen Kontext sie verwendet werden und mit wem man solche Witze austauschen kann. Denselben Witz, der auf dem Spielplatz die Kinder hemmungslos zum Lachen bringt, sollte man vielleicht besser nicht auch der eigenen Großmutter sonntags beim Essen erzählen. Das Kind benötigt auch hier eine Social Story, mit der man ihm erklärt, warum manche Witze nur für bestimmte Menschen witzig sind, für andere aber nicht.

Hans Asperger schrieb, dass Kinder mit Asperger-Syndrom keinen Sinn für Humor hätten; das stimmt allerdings mit meiner eigenen Erfahrung nicht überein. Viele verfügen über eine einzigartige oder alternative Sichtweise auf das Leben und geben scharfsinnige und witzige Kommentare ab.

- Ich stimme Claire Sainsbury zu, wenn sie schreibt: »Uns fehlt nicht der Sinn für Humor, uns fehlen die sozialen Fähigkeiten, um zu erkennen, wenn andere einen Witz machen, um selbst zu signalisieren, dass wir einen Witz machen und um Witze zu begreifen, die auf dem Verständnis sozialer Konventionen beruhen.«[23]

Einige Jugendliche mit Asperger-Syndrom können erstaunlich kreativ sein, wenn es darum geht, originelle Witze zu produzieren, doch ist deren Thema oft mit ihrem Spezialinteresse verbunden und führt daher selten dazu, dass andere mitlachen können.[24] Ich kenne viele Jugendliche mit Asperger-Syndrom, die jede Menge Witze erzählen, auch wenn ich manchmal nicht sicher bin, worüber ich da genau lachen soll. Das Lachen eines Menschen mit Asperger-Syndrom über einen dieser eigenwilligen Witze ist allerdings sehr ansteckend.

Soziale Konventionen grafisch verdeutlichen

Das Kind mit Asperger-Syndrom braucht vielleicht Hilfestellungen beim Verstehen der verschiedenen sozialen Hierarchien und der sozialen Konventionen im Hinblick auf Humor, Gesprächsthemen, Berührungen, persönliche Distanzen, Begrüßungen oder Gesten des Mitfühlens. Dazu benutze ich ein Verfahren, bei der eine Reihe konzentrischer Kreise auf ein großes Blatt Papier gezeichnet werden.

- In den inneren Kreis werden die Namen des Kindes und der nächsten Familienangehörigen geschrieben.
- In den anschließenden Kreis werden die Namen derjenigen Personen geschrieben, die das Kind gut kennt, die aber nicht zum engsten Familienkreis gehören, etwa der Lehrer, Tanten und Onkel, Nachbarn und die Freunde des Kindes.

- Der nächste Kreis kann dann die Namen von Freunden und Bekannten der Familie, entfernten Verwandten und von Kindern enthalten, die das Kind zwar kennt, die aber nicht zu seinem Freundeskreis gehören.
- Im nächsten Kreis können Personen stehen, die man zwar kennt, aber nur gelegentlich sieht, etwa der Arzt oder der Postbote.
- Im äußersten Kreis können dann Personen stehen, die als Fremde gelten oder die man sehr selten sieht.

Sobald man sich darauf geeinigt hat, wer in welchen Kreis eingetragen wird, kann man sich über bestimmte Aspekte sozialen Verhaltens unterhalten, zum Beispiel welches Grußverhalten für welchen Kreis angemessen ist. Sie können das Ganze veranschaulichen, indem Sie aus Zeitschriften Fotos von Personen ausschneiden, auf denen die verschiedenen Grußvarianten zu sehen sind.

Angemessene Begrüßungen zuordnen

Händeschütteln kann ein angemessenes Grußverhalten gegenüber einem Arzt sein, erscheint aber weniger angemessen gegenüber der Großmutter. Das Kind mag und bewundert vielleicht seinen Lehrer sehr, dennoch wäre es für ein siebenjähriges Kind unangemessen, wenn es den Lehrer jeden Morgen mit Umarmungen und Küsschen begrüßen würde. Schlagen Sie stattdessen eine ebenso herzliche, aber verbale Begrüßungsform vor. Für ältere Kinder können die konzentrischen Kreise interessant erscheinen, wenn sie Begrüßungen von Personen anderer Kulturkreise diskutieren. In Nordeuropa begrüßt man weibliche Freunde eher mit einem einfachen Lächeln, in Frankreich erwartet man dagegen Küsse auf die Wangen.

Nutzen Sie die konzentrischen Kreise, um weitere soziale Regeln zu erläutern. Das ist eine anschauliche Art, um klarzumachen, wann jemand persönliche Grenzen überschreitet oder wann er von einem Bekannten zum engen Freund wird. Der große Vorteil der konzentrischen Kreise ist der, dass sie es dem Kind ermöglichen, eine Reihe komplexer sozialer Konventionen zu visualisieren, sodass es weiß, was es sagen und tun muss, wenn es innerhalb eines bestimmten Kreises mit anderen Menschen zu tun hat.

Vermitteln, wann Notlügen oder Schweigen ratsam sind

Kinder mit Asperger-Syndrom sind normalerweise gnadenlos ehrlich und sprechen das aus, was sie denken. Sie halten sich an die Wahrheit, nicht daran, was andere fühlen könnten. Daher werden sie lernen müssen, dass man die Wahrheit nicht bei jeder Gelegenheit aussprechen muss. Obwohl Wahrheitsliebe eine Tugend ist, erzählen Klassenkameraden in dieser Phase eher Notlügen, wenn sie damit vermeiden können, die Gefühle ihrer Freunde zu verletzen, oder sie beweisen Solidarität und Loyalität gegenüber einem Freund, indem sie Erwachsene nicht über dessen Fehlverhalten informieren.

Ein solches Verhalten kann einem Kind mit Asperger-Syndrom als unmoralisch oder unlogisch erscheinen, wenn das Kind vielleicht einem Lehrer erzählen will, wer etwas getan hat und dass ein Freund etwas Dummes angestellt hat. Das ist natürlich kein ratsames Verhalten, um Freunde zu gewinnen oder zu behalten. Das Kind mit Asperger-Syndrom kann hier von Social Stories profitieren, um zu verstehen, warum es manchmal besser ist, nicht die Wahrheit zu sagen und wann man besser schweigt.

»Anthropologische Studien« im Klassenzimmer

Man kann eine Person mit Asperger-Syndrom auch als jemanden beschreiben, der aus einer anderen Kultur stammt und der die Welt anders wahrnimmt und anders über sie denkt. Einige Erwachsene mit Asperger-Syndrom haben als Alternativbezeichnung den Begriff »Wrong-Planet-Syndrome« (»Falscher-Planet-Syndrom«) vorgeschlagen. Clare Sainsbury, ein Absolvent der Universität Oxford, hat ein Buch mit dem Titel »Martian in the Playground« – also »ein Marsmensch auf dem Schulhof« – geschrieben, um Eltern und Lehrern das Asperger-Syndrom nahezubringen. Die Idee, sich unter einem Menschen mit Asperger-Syndrom eine Person aus einer anderen Kultur oder von einem anderen Planeten vorzustellen, kann helfen, die Einstellungen von Erwachsenen und Gleichaltrigen zu verändern; damit können aber auch therapeutische Maßnahmen begründet werden.

Das Kind mit Asperger-Syndrom versucht, unsere sozialen Gewohnheiten etwa in derselben Art und Weise zu verstehen, wie das ein Anthropologe tut, der einen neuen Stamm entdeckt und dessen Gewohnheiten verstehen will. Dabei wird der Anthropologe auf einen der Stammesangehörigen angewiesen sein, der ihm die Sprache und die Rituale erklärt. Diese Rolle eines Helfers, der die neue Kultur oder Zivilisation erklärt, kann ein Lehrer oder Assistenzlehrer übernehmen. Dabei werden die Gründe für bestimmte Verhaltensweisen entdeckt und erklärt. Der Besucher einer neuen Kultur benötigt vielleicht eine Art Handbuch; diese Aufgabe können die Social Stories übernehmen, die in Zusammenarbeit zwischen dem Helfer (dem Lehrer) und dem Anthropologen (dem Kind) entstehen. Jugendliche und Erwachsene mit Asperger-Syndrom profitieren sicherlich davon, wenn sie einen Reiseführer schreiben oder lesen, um normale Menschen – oder, wie es von Menschen mit Asperger-Syndrom formuliert wurde: neurotypische Menschen (NTs) – zu verstehen und mit ihnen zusammenzuleben.

Gemeinsames »Leute-beobachten«

Der Vertreter der Kultur – also der persönliche Helfer – kann sich mit dem Anthropologen in eine Ecke des Klassenzimmers oder des Schulhofs setzen und beide beobachten und kommentieren dann die sozialen Interaktionen der Kinder und machen sich Notizen dazu, wobei der Helfer erklärende Kommentare abgibt. Oder sie spielen: »Erkenne die freundliche Handlung«, wobei man sich abwechselt, um freundschaftliche Handlungen zu identifizieren. Der Helfer kommentiert, warum eine bestimmte Handlung als freundlich oder als unfreundlich gilt. Ein solches Spiel des Leute-Beobachtens mit einem Helfer kann dem Kind mit Asperger-Syndrom Informationen über das Wesen der Freundschaft vermitteln, ohne dass das Kind das Gefühl haben muss, im Mittelpunkt der Aufmerksamkeit zu stehen oder als die Person zu erscheinen, die notwendigerweise Fehler macht.

Soziale Erfahrungen außerhalb der Schule

Kinder mit Asperger-Syndrom arbeiten doppelt so hart in der Schule wie deren Klassenkameraden, weil sie sowohl den fachlichen Lehrstoff als auch den sozialen Lehrstoff bewältigen müssen. Anders als andere Kinder nutzen sie eher ihre kognitiven Fähigkeiten als ihre Intuition, um mit anderen Menschen auszukommen und Freundschaften zu schließen. Stephen erklärte dazu: »Ich muss meine ganze Gehirnleistung einsetzen, um ein Freund zu sein.« Am Ende des Schultags hat das Kind normalerweise genügend soziale Erfahrungen gesammelt und hat nun den starken Wunsch, sich zurückzuziehen, um zu entspannen. Was das Kind mit Asperger-Syndrom angeht, enden Freundschaften am Ausgangstor der Schule. Daher wird sich das Kind meist gegen den Vorschlag der Eltern wehren, sich mit Kindern aus der Schule oder mit Nachbarskindern zu treffen. Das Kind hat genug soziale Arbeit in der Schule hinter sich und die Eltern werden akzeptieren müssen, dass das Kind danach keine Kraft und Motivation mehr hat, diese Arbeit fortzusetzen.

- Wenn Sie dennoch soziale Erfahrungen fördern wollen, ist es wichtig, dass diese kurz, strukturiert, unter Aufsicht, erfolgreich und auf freiwilliger Basis ablaufen.

Trainingsgruppen für soziale Fähigkeiten

In der Forschungsliteratur gibt es Berichte über erfolgreiche Gruppen, die sich speziell der Förderung sozialer Fähigkeiten widmen (»Social Skills Groups«) und die es für Kinder, Jugendliche und junge Erwachsene gibt.[25] Die Gruppenmitglieder bekommen Informationen darüber, warum bestimmte soziale Fähigkeiten wichtig sind und üben sie in Rollenspielen und gegenseitigem Feedback. Diese Maßnahmen konzentrieren sich auf Konversationsfähigkeiten, das Erkennen und Interpretieren von Körpersprache, das Verstehen der Perspektive anderer Personen und Fähigkeiten in Bezug auf Freundschaft. Eine Abwandlung dieses Ansatzes besteht darin, sich auf die Entwicklung der emotionalen Intelligenz zu konzentrieren; dieser Ansatz wurde von Andron und Weber[26] durchgeführt, die solche Gruppen koordinierten und dabei Familienmitglieder, insbesondere Geschwister, als Gruppenmitglieder benutzt haben. In ihrem Lehrplan wird vor allem die Entwicklung angemessener Emotionen in sozialen Situationen betont.

Gegenwärtig ist es sehr schwierig zu bestimmen, ob Gruppen für soziale Fähigkeiten eine wirksame Methode sind, um die Fähigkeiten zur sozialen Integration von Kindern mit Asperger-Syndrom zu verbessern. Die Ergebnisse waren bislang hauptsächlich qualitativer Natur und wir wissen nicht, ob mit dieser Methode spezifische Fähigkeiten in einem natürlichen Umfeld verändert werden können. Dennoch zeigt die Erfahrung, dass die Gruppen von Eltern, Lehrern und Teilnehmern als wertvoll angesehen werden. Insbesondere schätzen die Teilnehmer die Möglichkeit, mit anderen Menschen, die ihnen ähnlich sind, zusammenzukommen, die dieselben Verwirrungen und Erfahrungen teilen. Das kann die Grundlage für spätere Freundschaften und Selbsthilfegruppen darstellen.

Programme für Klassenkameraden

Die anderen Kinder in der Klasse benötigen Erklärungen und Hilfestellungen, um die Fähigkeiten des Kindes in Bezug auf Freundschaften zu verstehen und um diese Fähigkeiten zu fördern. Diese Kinder werden wissen, dass das Kind mit Asperger-Syndrom nicht mit ihnen in derselben Art und Weise spielt oder interagiert, wie das andere Kinder tun. Ohne Hilfe und Unterstützung durch den Lehrer kann es sein, dass sie eher mit Ablehnung reagieren oder dass sie sich über es lustig machen, statt es zu akzeptieren und in ihre Aktivitäten zu integrieren.

So, wie wir Maßnahmen haben, mit denen wir dem Kind mit Asperger-Syndrom helfen können, sich in die Gruppe der anderen Kinder zu integrieren, so brauchen auch die anderen Kinder entsprechende Maßnahmen. Sie werden erfahren wollen, wie sie auf scheinbar unfreundliches Verhalten des Kindes reagieren sollen und wie sie Fähigkeiten fördern können, die Freundschaften leichter möglich machen. Eine erfolgreiche Interaktion erfordert ein konstruktives Engagement beider Seiten. Ein Lehrer wird dabei ein gutes Vorbild abgeben müssen, wenn es darum geht, was man tun soll. Er sollte diejenigen Kinder loben, die sich an das Kind mit Asperger-Syndrom anpassen und die es unterstützen. Die Gruppe der Mitschüler brauchen vielleicht ein Gegenstück zu den Social Stories, um so das gegenseitige Verständnis zu verbessern und um dazu ermuntert zu werden, dem Kind mit Asperger-Syndrom Hilfestellungen zu bieten, wenn der Lehrer gerade nicht anwesend oder verfügbar ist.

Phase 3: Freundschaften im Alter von 9–13 Jahren

In der dritten Freundschaftsphase besteht eine deutliche Trennung zwischen den Geschlechtern. Ein Freund wird nicht mehr nur als jemand definiert, der einem hilft, sondern er wird sorgfältig aufgrund bestimmter persönlicher Eigenschaften ausgewählt. Ein Freund hat ergänzende Anschauungen, Ideen und Werte. Er meint es ehrlich mit einem. Bei freundschaftlichen Verbindungen gibt es ein zunehmendes Bedürfnis nach Gemeinschaft und nach genauerer Auswahl und Dauerhaftigkeit solcher Verbindungen.

- Es besteht eine tiefe Sehnsucht danach, von Gleichaltrigen gemocht zu werden und mit ihnen gemeinsame Erfahrungen und nicht bloß Spielsachen zu teilen.

Je mehr man dabei von sich preisgibt, desto wichtiger erscheinen einem Vertrauenswürdigkeit und desto mehr besteht eine Tendenz dazu, Rat nicht nur in praktischen Angelegenheiten, sondern auch in zwischenmenschlichen Fragen zu suchen. Freunde unterstützen sich gegenseitig emotional. Wenn Kinder traurig sind, werden enge Freunde sie aufmuntern, oder wenn sie wütend sind, werden sie sie beruhigen, damit sie nicht in Schwierigkeiten geraten. Die Freunde und die Gruppe der Gleichaltrigen werden immer wichtiger, wenn es darum geht, dass das Selbstwertgefühl gestärkt oder gefährdet wird und bei der Frage, was als angemessenes soziales Verhalten gilt. Die Akzeptanz durch die Gruppe der Mitschüler und bestimmte Werte können wichtiger sein als die Meinung der Eltern. Die Macht der Gruppe der Mitschüler kann größer werden als die Macht von Erwachsenen.

Wenn es zu Konflikten kommt, verwenden Freunde nun effektivere Klärungsmechanismen. Argumente sind nun weniger »aufgeheizt«, die Konfrontation ist reduziert, stattdessen steht die Deeskalation, das Eingestehen von Fehlern und das Anerkennen, dass es nicht nur darum geht, wer der Sieger und wer der Verlierer ist, im Vordergrund. Eine befriedigende Lösung zwischenmenschlicher Konflikte zwischen Freunden kann am Ende sogar zu einer Stärkung der Freundschaft führen. Man vergibt dem Freund und der Konflikt wird relativiert. Diese Merkmale zwischenmenschlicher Fähigkeiten, die in Freundschaften durchgespielt werden, bilden die Grundlage für zwischenmenschliche Fähigkeiten in Beziehungen zwischen Erwachsenen.

So können Sie das Kind in Phase 3 unterstützen

In der dritten Freundschaftsphase gibt es meist eine klare Geschlechterbevorzugung bei der Wahl von Freunden und Gefährten.

Mögliche Freundschaften eines Jungen mit Asperger-Syndrom

Die Aktivitäten und Interessen von Jungen, die Gruppenspiele machen oder gemeinsamen Sport treiben, werden für Jungen mit Asperger-Syndrom nicht übermäßig interessant erscheinen. Sie werden auch weniger gut als andere männliche Kinder darin sein, Gruppenspiele zu verstehen und sind auch bei Ballspielen, Fingerfertigkeiten und bei der motorischen Koordination ungeschickter.

Der Junge mit Asperger-Syndrom weiß, dass er meist der Letzte ist, der beim Sport in eine Mannschaft gewählt wird und potenzielle männliche Freunde gehen ihm eher aus dem Weg oder entfremden sich von ihm.

AUS DEM LEBEN

Ich hatte Angst vor den anderen Jungen

In seiner Autobiografie schrieb Will Hadcroft:

»Ich hatte Angst vor den anderen Jungen und das war für sie sehr offensichtlich. Das Dribbeln war für mich ein Alptraum und ich verlor den Ball, ohne besonders um ihn zu kämpfen, was meine Mitspieler sehr in Rage brachte.«[27]

Wenn der Junge mit Asperger-Syndrom alleine auf dem Spielplatz ist, werden sich ihm am ehesten die beiden folgenden Gruppen nähern: Zum einen aggressive Jungen, die ein sozial isoliertes, verletzliches und leichtgläubiges Kind suchen, das sie ärgern und quälen können (siehe Kapitel 4), zum anderen Mädchen, die Mitleid mit dem Jungen haben, der offenbar einsam ist, und den sie daher bei sich mitspielen lassen.

Freundschaften mit Mädchen

Während andere Jungen in diesem Alter eher einen Bogen um Mädchen machen und sie mit abwertenden und sexistischen Bemerkungen belegen, kann dieser Junge in das Spiel der Mädchen mit aufgenommen werden, die ihn gerne willkommen heißen. Wenn der Junge mit Asperger-Syndrom nicht sicher ist, was er tun soll, wenn er mit Mädchen zu tun hat, werden seine weiblichen Freunde ihm gegenüber eher unterstützend als kritisierend tätig sein – »Er ist ein Junge, also versteht er das nicht; deshalb helfe ich ihm.« Dabei können sich echte Freundschaften über die Geschlechtergrenzen hinweg entwickeln.

Freunde des anderen Geschlechts zu haben, kann für Jungen mit Asperger-Syndrom zweierlei Auswirkungen haben:

- einerseits wird er sich weiter von den Jungen entfremden, die ihm ein »Anbändeln mit dem Feind« vorwerfen,
- andererseits wird er in die weibliche Kultur aufgenommen, die er imitiert, sodass sich bei ihm eine weibliche Körpersprache sowie weibliche stimmliche Merkmale und weibliche Interessen ausbilden.

Der Junge kann von der Freundschaft mit Mädchen profitieren, doch wird er vielleicht von anderen Jungen geärgert, weil er sich eher wie ein Mädchen verhält und sie beleidigen ihn möglicherweise damit, dass sie sagen, er sei »schwul«. Der Junge meint dann vielleicht, dass das einzige Geschlecht, das ihn akzeptiert und versteht, das weibliche Geschlecht ist – seine Mutter, vielleicht seine Schwestern und seine weiblichen Freunde, was zu Problemen mit der eigenen Geschlechtsidentität führen kann.

Mögliche Freundschaften eines Mädchens mit Asperger-Syndrom

Mir ist aufgefallen, dass einige Mädchen mit Asperger-Syndrom in dieser Phase der Freundschaftsentwicklung das Zusammensein mit Freundinnen ablehnen. Sie sehen ihre Klassenkameradinnen kritisch, weil diese sich mit Gefühlsdingen beschäftigen und darüber reden, wen sie mögen und wen sie nicht mögen, wobei die dabei verwendeten Argumente unlogisch oder unwahr erscheinen können. Es wird verwirrt durch die ständig wechselnden Kombinationen, wer zu einer Gruppe gehört und wer nicht und wer mit wem befreundet ist. Auch der Druck der Gruppe kann verwirren, wenn es darum geht, was als »cool« gilt im Hinblick auf Kleidung und Accessoires.

Freundschaften mit anderen Mädchen funktionieren nur selten

Das Mädchen mit Asperger-Syndrom wird beträchtliche Schwierigkeiten damit haben, diese neuen Dimensionen der Freundschaft zu begreifen und diesem Mädchen wird Logik, Wahrheit und Bequemlichkeit wichtiger sein als der Druck der Gruppe. Die Wahl der Kleidung richtet sich eher danach, was bequem ist, als danach, was gerade in Mode oder beliebt ist und meist sucht sich das Mädchen dann männliche Kleidung, da diese am bequemsten und praktischsten erscheint. Das Haar wird entweder besonders lang getragen, damit das Mädchen sich dahinter, wie hinter einem Vorhang, verstecken kann, oder aber besonders kurz aus Gründen der Bequemlichkeit, ohne dass das Mädchen den Wunsch hat, besonders feminin zu wirken.

Häufig schließt sie sich eher Jungen an

Während die Aktivitäten der anderen Mädchen verwirrend und unlogisch erscheinen, können die Aktivitäten der Jungen interessant wirken, weil sie eher auf körperlicher Aktivität als auf Gefühlen beruhen. Das Mädchen ist dann vielleicht an einer Gruppe von Jungen interessiert, von der es dann »aufgenommen« wird. Sie ist dann ein besonders männlich wirkendes Mädchen, das männliche Freunde hat, die tolerieren, dass da jemand »die Seiten gewechselt« hat; und auch hier ist es so, dass, wenn das Mädchen nicht weiß, was es in einer sozialen Situation tun soll, es von den Jungen eher Unterstützung erfahren und nicht ausgelacht werden wird – »Sie ist ein Mädchen, also versteht sie das nicht. Das ist aber schon okay.«

- Das Kind mit Asperger-Syndrom braucht eine ausgeglichene Mischung aus Freunden des gleichen und des anderen Geschlechts und es bedarf vielleicht einer gewissen sozialen Arbeit, um sicherzustellen, dass das Kind von beiden Geschlechtern akzeptiert wird. Lehrer werden auf die Integration in bzw. den Ausschluss aus Gruppen achten müssen und sie werden Kinder desselben Geschlechts aktiv dazu ermuntern müssen, das Kind mit Asperger-Syndrom zu akzeptieren und zu integrieren.

Ein Mentor oder Kumpel

In der Phase 3 der Freundschaft besteht ein starker Wunsch nach einem echten Gefährten statt nach bloßem funktionalen Spiel. Kinder mit Asperger-Syndrom können sich einsam und traurig fühlen, wenn sich ihre Versuche, solche Freundschaften zu knüpfen, als Fehlschläge erweisen.[28] Sie benötigen Maßnahmen und Hilfestellungen bei Freundschaften, doch kann dies inzwischen erreicht werden, indem mit unterstützenden Gleichaltrigen oder Erwachsenen gesprochen wird. Einige normale Kinder, die sich von Natur aus zu Kindern mit Asperger-Syndrom hingezogen fühlen, können als Kumpel oder Mentoren erkannt und gefördert werden. Der Rat eines solchen Kameraden kann dem Kind wertvoller erscheinen als der der eigenen Eltern oder der Lehrer, besonders dann, wenn dieser über gute soziale Fähigkeiten verfügt und beliebt ist. Ein Mentor an der Schule oder ein Geschwisterkind kann Rat und Hilfe zum Beispiel im Hinblick darauf geben, was bei den Klassenkameraden im Bereich der Mode oder der Gesprächsthemen gerade besonders angesagt ist, damit das Kind weniger auffällt und damit andere sich weniger über es lustig machen, weil es »uncool« ist.

Aus der Sicht der Klassenkameraden hat das Kind mit Asperger-Syndrom wenig zu bieten, was den Bereich Freundschaft angeht. Es trägt keine modische Kleidung und hat kein Interesse an beliebten Fernsehserien oder an Werbung. Umgekehrt haben auch die anderen Kinder dem Kind mit Asperger-Syndrom wenig zu bieten – ihnen fehlt es insbesondere an Fachwissen. Peta, ein Mädchen mit Asperger-Syndrom und einem enzyklopädischen Wissen rund ums Wetter, findet andere Mädchen ihres Alters langweilig, weil sie nur über Zeitschriften und Make-up reden. Sie möchte viel lieber über Meteorologie reden, was wiederum den anderen Kindern als langweilig erscheint.

Die Integration in Gruppen ist oft schwierig

Das Kind mit Asperger-Syndrom kann sich meist nicht so einfach mit den neuen sozialen Gruppen identifizieren, die sich in diesem Alter entwickeln.

- Das Kind wird häufig von Gruppen gemieden, die auf sportliche Fähigkeiten Wert legen, weil es ungeschickt ist.
- Es wird von Lerngruppen gemieden, weil es einen anderen Lernstil hat.
- Es wird von Gruppen gemieden, bei denen das Soziale im Mittelpunkt steht, weil es kaum soziale Fähigkeiten hat.
- Die einzige Gruppe, die bereit sein könnte, das Kind mit Asperger-Syndrom zu akzeptieren und aufzunehmen, ist die Gruppe der Kinder, die sich antisoziales und kontraproduktives Verhalten auf die Fahnen geschrieben haben. Diese Kinder sind natürlich nicht gerade das beste Vorbild.

Ein Lehrer wird dafür sorgen müssen, dass das Kind Zugang zu einer sozial eher akzeptierten Gruppe findet, etwa, indem ein beliebtes Mitglied einer solchen Gruppe als Mentor oder Kamerad agiert.

Für einen alternativen Freundeskreis sorgen

Ein Lehrer sollte daran denken, zur Bildung einer alternativen Gruppe beizutragen, die den Eigenschaften der Kinder mit Asperger-Syndrom gerecht wird. Eine solche Gruppe kann zum Beispiel aus Sammlern, Wissenschaftlern oder Computerexperten bestehen. In jeder Schule wird es ein paar solche Kinder geben, die dieselben Fähigkeiten und Interessen haben, ohne deshalb in jedem Fall eine Diagnose Asperger-Syndrom haben zu müssen. Diese Gruppe kann in den Pausen oder zum Essen zusammenkommen, um Dinge des gemeinsamen Interesses zu vergleichen oder untereinander zu tauschen. Sie kann ein Projekt, das von einem Physiklehrer organisiert wird, durchführen oder die Kinder können lernen, wie man Computer programmiert und dabei vom Informatiklehrer der Schule unterstützt werden. Solche Freundschaften können relativ frei von gegenseitiger Kritik sein und basieren auf gemeinsamen Interessen.

Newsletter herausgeben

Eine Elternselbsthilfegruppe könnte einen regelmäßigen Newsletter für Kinder und Jugendliche mit Asperger-Syndrom herausgeben. Die Beiträge können von den Kindern geschrieben werden und Informationen zu Spezialinteressen enthalten, die von den Lesern und den Herausgebern geteilt werden, Neuigkeiten von Gruppenmitgliedern und Beispiele ihrer Arbeiten, Rezensionen über interessante Filme und Bücher, einschließlich Bücher über das Asperger-Syndrom und Karikaturen, Leitartikel, Leserbriefe und eine Ratgeberecke.

Schauspielklassen

Eine Möglichkeit, dem Jugendlichen zu helfen, der empfindlich darauf reagiert, öffentlich als jemand dazustehen, der wenig Freunde hat und der sozial naiv ist, ist die Teilnahme an Schauspielklassen. Hans Aspergers Pflegeschwester am Wiener Kinderkrankenhaus, Viktorine Zak, entwickelte in den 1940er-Jahren erste entsprechende Programme für Kinder mit Asperger-Syndrom. Sie verwendete Theaterübungen, um den Kindern soziale Fähigkeiten beizubringen.[29] Als ich Hans Aspergers Tochter Maria traf, konnte sie mir dieses von Frau Zak entwickelte Programm beschreiben. Leider wurde Frau Zak bei einem alliierten Bombenangriff auf Wien getötet; sie wurde gemeinsam mit dem Kind begraben, das sie umklammert hielt, um es zu schützen.

Liane Holliday Willey beschreibt in ihrem Buch »Ich bin Autistin – aber ich zeige es nicht«, wie sie ihre sozialen Fähigkeiten durch Beobachten, Nachahmung und Schauspielen verbessert hat.[30] Das ist eine angemessene und effektive Strategie, besonders in dieser Entwicklungsphase. Der Jugendliche mit Asperger-Syndrom kann Aspekte der Interaktion zwischen Jugendlichen lernen und üben, etwa passende Gesprächsthemen, die Kunst, ein guter Zuhörer zu sein, Mitgefühl für jemanden zu zeigen und zu wissen, wem man wann wie viel über sich erzählen kann. Durch solche Theaterübungen kann man diesen Jugendlichen auch eine angemessene Körpersprache, Gesichtsausdrücke und Tonlage beibringen und ihm eine Gelegenheit bieten, Reaktionen auf bestimmte Situationen durchzuspielen und zu proben, etwa, gehänselt zu werden.

Fernsehsendungen nutzen

Sie können auch beliebte Fernsehsendungen nutzen, um Aspekte sozialen Verhaltens zu erklären. Besonders Mr. Bean eignet sich gut, um die Auswirkungen aufzuzeigen, die es hat, wenn jemand sich der Gedanken und Gefühle anderer nicht voll bewusst ist und wenn er soziale Regeln bricht. Die Figur des Mr. Bean und seine Erlebnisse können für Kinder mit Asperger-Syndrom besonders unterhaltsam und informativ sein. Science-Fiction-Serien wie Star Trek bieten Charaktere (zum Beispiel Spock und Data), deren Wahrnehmungen, Erfahrungen und Weisheit aufschlussreich sind.

Bücher, die Ihnen Anregungen geben können

Die Richterin Judy Sheindlin hat »You Can't Judge a Book by it's Cover: Cool Rules for School« geschrieben, das Szenarios im Zusammenhang mit Freundschaft enthält, bei denen das Kind soziale Einschätzungen treffen muss. So steht beispielsweise neben einer Abbildung eines Kindes, das gerade seine Brotdose geöffnet hat und das seinen Freund mit einem fragenden Blick anschaut, die Beschreibung der entsprechenden Situation sowie eine Auswahl an möglichen Antworten:

»Das Salamisandwich, das deine Mutter für dich gemacht hat, fehlt in deiner Brotdose. Du hast einen deiner Freunde im Verdacht, weil er nach Salami riecht.

Du solltest:
- ihn fragen, ob er dein Sandwich gesehen hat,
- seine Brotdose nehmen und sie durchsuchen,
- ihm sein Essen wegnehmen,
- ihm sagen, dass dein Sandwich zwar nach Salami riecht, in Wahrheit aber Hundefutter enthielt.«[31]

In einem ähnlichen Stil ist das Buch »I Did It, I'm Sorry« von Caralyne Buehner[32] gehalten, in dem klargemacht wird, dass es soziale Situationen gibt, in denen mehr als eine Reaktion korrekt ist.

In sozialen Situationen gibt es nicht nur eine richtige Reaktion

Anders als in der Welt der Wissenschaft (besonders in der Mathematik) gibt es für ein soziales Problem selten nur eine einzige richtige Lösung. Kinder mit Asperger-Syndrom streben nach Sicherheit und suchen nach einer korrekten und einfachen Lösung für ein Problem. Die angemessene Reaktion oder Lösung in der sozialen Welt wird dagegen oft auf der Einschätzung der Vorteile und Auswirkungen einer bestimmten Lösung für alle Beteiligten beruhen. Das erfordert eine ziemlich komplexe Überlegung und die Fähigkeit, eine Einschätzung zu treffen, die Wahrscheinlichkeit und Billigkeit gegeneinander abwägt, ohne dass es dabei eine Sicherheit gibt.

- Aufgrund meiner klinischen Erfahrung komme ich zu dem Schluss, dass Kindern mit Asperger-Syndrom nur ein begrenztes Angebot an möglichen Lösungen für soziale Probleme zur Verfügung steht. Einige Vorschläge können unreif sein, provokativ oder impulsiv, doch mit etwas Ermutigung und gründlicher Überlegung kann das Kind auch andere angemessene und effektivere Lösungen vorschlagen und lernen.

Die Regeln von Luke Jackson für Asperger-Jugendliche

Ich empfehle auch sehr, den Rat von anderen Jugendlichen mit Asperger-Syndrom anzunehmen. Luke Jackson, ein erstaunlicher und talentierter junger Mann mit Asperger-Syndrom, hat einen Selbsthilferatgeber für andere Jugendliche mit Asperger-Syndrom geschrieben. Er liefert die folgende Analyse von Interaktionen zwischen Gleichaltrigen und bietet dazu einen klugen Rat: »Was Regeln angeht, bin ich sicher, dass man euch AS-Jugendlichen ein paar Regeln gegeben hat, wie man sich angemessen verhält. Habt ihr von diesen hier gehört?
- Respektiert die persönliche Distanz anderer Leute – das heißt, kommt ihnen nicht zu nahe.
- Starre andere Leute nicht an, egal warum.
- Mache keine Bemerkungen über die Körper anderer Leute, weder positive noch negative.
- Erzähle keine dreckigen, sexistischen oder rassistischen Witze und mache keine sexuellen Anspielungen.
- Umarme oder berühre die Leute nicht, außer, sie gehören zu deiner Familie

oder sie wollen dein Freund sein und ihr beide seid mit solchen Berührungen einverstanden.

Wenn ihr noch keine von diesen Regeln gehört habt, dann wisst ihr jetzt Bescheid. Und jetzt kommt das »aber« … Ihr schaut oder hört einfach einer Gruppe von Teenagern zu. Zuerst kauern sie entweder ganz dicht beieinander oder sie erheben sich drohend über einen anderen. Dann machen sie jede Menge derber Bemerkungen über die Größe des … na ihr wisst schon von anderen Leuten. Was soll ich dazu sagen?! Sie erzählen sich schmutzige Witze und machen bei jeder Gelegenheit sexuelle Anspielungen und oft berühren sie jemanden oder legen den Arm um ihn, auch wenn er nicht zur Familie gehört und wenn er nicht ihr Freund ist.

Wenn das aber die Regeln sind, dann sieht es so aus, dass dann, wenn Jungen und Mädchen im Teenageralter sind und ihre jugendlichen Rituale zelebrieren, diese Regeln nicht mehr zählen. Wir leben doch wirklich in einer merkwürdigen Welt! Insgesamt würde ich aber sagen: Haltet euch an die Regeln und ignoriert die Tatsache, dass es andere gibt, die diese Regeln offenbar missachten.«[33]

Buch zum Thema Sexualität bei Asperger-Jugendlichen

Kinder und Jugendliche mit Asperger-Syndrom brauchen Rat im Hinblick auf die Pubertät und darauf, wie die Pubertät sich auf ihren Körper und auf ihr Denken auswirkt, doch sie brauchen auch Informationen und Rat im Hinblick auf die sich verändernde Natur von Freundschaft und Sexualität. Inzwischen haben wir Programme und Fachbücher, die von Isabelle Hénault entworfen wurden, um Pubertät und Sexualität zu erklären; sie wurden speziell für Jugendliche mit Asperger-Syndrom konzipiert.[34]

Phase 4: Freundschaften von 13 Jahren bis zum Erwachsenenalter

In der vorherigen Phase gibt es vielleicht einen kleinen Kern von engen Freunden, doch in Phase vier steigt die Zahl der Freunde und auch die Breite und Tiefe der Freundschaften an. Es kann verschiedene Freunde für verschiedene Bedürfnisse geben, etwa für Trost, Humor oder für praktischen Rat. Ein Freund wird definiert als jemand, der »mich so akzeptiert, wie ich bin« und der »ebenso über die Dinge denkt wie ich.« Ein Freund bietet ein Gefühl persönlicher Identität und passt zur eigenen Persönlichkeit. In dieser Phase ist es wichtig, dass man in der Lage ist, sich selbst anzunehmen, wie man ist, ehe man fähig ist, eine Beziehung zu anderen auf einer erwachsenen Ebene aufzunehmen – sonst werden Freundschaften nur benutzt als Mittel, persönliche Probleme zu lösen. Es gibt weniger konkretere und dafür abstraktere Definitionen von Freundschaft, bei denen sie als eine Art autonomer Interdependenz beschrieben wird. Die Freundschaften werden weniger besitzergreifend und exklusiv. Konflikte werden durch Selbstreflexion, Kompromisse und Ver-

AUS DEM LEBEN

»Soziale Fähigkeiten sind für mich wie eine Fremdsprache«

Junge Erwachsene mit Asperger-Syndrom können über eine bemerkenswerte Einsicht in die Schwierigkeiten verfügen, denen sie in sozialen Situationen ausgesetzt sind. Scott hat das Asperger-Syndrom und schrieb in einem Essay für die Hochschule:

»Soziale Fähigkeiten sind für mich wie eine Fremdsprache. Mein Umgang mit Gleichaltrigen ist ungeschickt und ohne Intuition. Ich muss raten, ob ein Verhalten angemessen ist oder nicht, während meine Freunde sich scheinbar mühelos auf ihren Instinkt verlassen können. Diese Schwierigkeiten, mich durch die täglichen sozialen Herausforderungen zu manövrieren, bilden den größten Nachteil meiner neurologischen Störung, einer hoch funktionalen Form des Autismus, die Asperger-Syndrom heißt und die es mir schwerer macht, ein normales Leben zu führen. Doch auch wenn ich mitunter entmutigt bin, glaube ich nicht, dass das Asperger-Syndrom etwas ist, dessen ich mich schämen müsste; es ist einfach eine andere Art und Weise, die Welt zu betrachten. Die meisten Menschen, denen ich begegne, wissen nichts über das Asperger-Syndrom und missverstehen daher mein Verhalten. Meine Versuche, Freundschaften zu schließen, haben etwa oft Leute abgeschreckt.«[35]

handlungen gelöst. Während der Jugend basieren Freundschaften oft auf gemeinsamen Interessen, etwa schulischen Leistungen, der gemeinsamen Teilnahme am Sport oder an Freizeitaktivitäten und der Leidenschaft für eine gemeinsame Sache, beispielsweise der Beendigung des Hungers in der Welt. Die Person verbringt die Zeit immer häufiger mit Freunden statt mit den Eltern und die Loyalität gilt auch eher den Freunden als der Familie.

Hilfreiche Maßnahmen in Phase 4

Eines der Merkmale eines guten Freundes in Phase 4 ist, dass es jemand ist, »der mich so akzeptiert, wie ich bin.« Einige Erwachsene mit Asperger-Syndrom haben mir gegenüber erklärt, dass niemand sie so zu akzeptieren schien, wie sie waren: »Sie wollten immer, dass ich anders sein sollte, eine Kopie ihrer selbst.« Schließlich findet die Person vielleicht einen Freund, der ihn oder sie akzeptiert – ein Freund, der nicht ständig versucht, diese Person zu verändern und der ehrlich einige der Merkmale des Asperger-Syndroms bewundert. Akzeptanz kann allerdings auch aus einer anderen Quelle der »Freundschaft« gewonnen werden: von Tieren.

Tiere als Freunde

Tiere akzeptieren einen Menschen bedingungslos. Der Hund freut sich immer, wenn er dich sieht. Das Pferd scheint dich zu verstehen und möchte dein Gefährte sein. Die Katze springt dir auf den Schoß und schnurrt in deiner Gegenwart. Ich habe einmal vorgeschlagen, Katzen als eine Art autistische Hunde zu begreifen, sodass es vielleicht eine natürliche Affinität zwischen Katzen und Menschen mit Autismus und Asperger-Syndrom gibt. Ronald, ein reifer Erwachsener mit Asperger-Syndrom, schrieb mir in einer E-Mail: »Ich fange erst an zu leben und fühle mich erst dann richtig natürlich, wenn ich allein mit meinen Katzen bin.« Somit können Haustiere, und Tiere überhaupt, ein effektiver und erfolgreicher Ersatz für menschliche Freunde sein. Sie werden zu einer »Ersatzfamilie«. Haustiere können eine Quelle des Trosts und der Bestätigung sein. Ein Spezialinteresse für Tiere und ein natürliches Verständnis für sie kann zur Grundlage einer erfolgreichen Karriere werden.[36] Und ich habe erlebt, dass Kinder und Erwachsene mit Asperger-Syndrom manchmal eher in der Lage sind, die Perspektive der Tiere zu erkennen und Mitgefühl mit ihnen zu empfinden als andere Menschen.

Internetfreunde

Das Internet ist zum modernen Gegenstück der Disco als der Ort geworden, wo junge Menschen die Gelegenheit haben, sich kennenzulernen. Der große Vorteil für einen Menschen mit Asperger-Syndrom ist der, dass er sich oft eloquenter äußern und Gedanken und Gefühle ausdrücken kann, wenn er sie in den Computer eintippt, als wenn er das in einem direkten Gespräch tun müsste.

- Wenn man einen Computer benutzt, kann man sich ganz auf den sozialen Austausch konzentrieren, ohne von all den sensorischen Eindrücken und sozialen Signalen überwältigt zu werden.

Wie in jeder sozialen Situation ist die Person mit Asperger-Syndrom auch hier anfällig dafür, anderen zum Opfer zu fallen, die seine soziale Naivität oder seinen Wunsch, einen Freund zu haben, ausnutzen. Sie muss lernen, vorsichtig zu sein und persönliche Informationen über sich nur dann zu offenbaren, nachdem sie diese Internetfreundschaft mit jemandem besprochen hat, dem sie vertrauen kann. Dennoch können sich über das Internet echte und langfristige Freundschaften entwickeln, die auf gemeinsamen Erfahrungen, Gedanken und auf gegenseitiger Unterstützung beruhen. Das Internet bietet eine Gelegenheit, gleichgesinnte Menschen zu treffen, die eine Person wegen ihres Wissens akzeptieren und weniger wegen ihres sozialen Auftretens oder wegen ihrer Erscheinung. Internetfreunde können in Chats, auf Webseiten und in Foren, die speziell Menschen mit Asperger-Syndrom gewidmet sind, Erfahrungen, Gedanken und Kenntnisse austauschen (einige Internetseiten finden Sie im Serviceteil).

Selbsthilfegruppen

Eine interessante Entwicklung der jüngsten Zeit ist die Entstehung von Selbsthilfegruppen für Erwachsene mit Asperger-Syndrom, die sich regelmäßig treffen, um Themen zu besprechen, die von Fragen der beruflichen Beschäftigung über persönliche Beziehungen bis hin zu gemeinsamen Unternehmungen reichen. Freundschaften können sich zwischen gleichgesinnten Menschen entwickeln, die ähnliche Erfahrungen und Lebensumstände teilen. Es gibt viele verschiedene Möglichkeiten, wie so eine Selbsthilfegruppe entstehen kann (siehe Serviceteil).

In Los Angeles hat Jerry Newport AGUA gegründet, eine Selbsthilfegruppe für Erwachsene mit Asperger-Syndrom und bei einer dieser Selbsthilfetreffen traf er Mary, eine Frau mit Asperger-Syndrom. Diese Beziehung wurde dann weniger platonisch und dafür romantischer, bis Jerry und Mary schließlich heirateten. Ihre Liebesgeschichte und Beziehung wird in dem Film »Mozart and the Whale« dargestellt. [Eine deutsche Version ist als DVD unter dem Originaltitel erhältlich.]

Informationen über Beziehungen

Jugendliche mit Asperger-Syndrom wollen vielleicht gerne die soziale Welt und die Welt der Beziehungen der Gleichaltrigen verstehen und erleben, einschließlich sexueller Erfahrungen, allerdings können die Quellen von Informationen über Beziehungen problematisch sein.

Wenn der Jugendliche mit Asperger-Syndrom nur wenige Freunde hat, mit denen er über persönliche Themen wie Liebe und Sexualität sprechen kann, dann kommen als Informationsquelle vielleicht Fernsehsendungen infrage (vor allem Seifenopern und Sitcoms) oder pornografische Filme. Hier werden vor allem intensive und dramatische Gefühle und Beziehungen dargestellt. Der Jugendliche mit Asperger-Syndrom erinnert sich dann vielleicht an die Handlung und wendet das Gelernte in einem unangemessenen Kontext an. Tim hat zum Beispiel einmal eine beliebte Sitcom gesehen, in der der Satz: »Ich hätte gerne Sex mit dir« für Lacher im Publikum sorgte. Tim hat nun den Kontext nicht beachtet, sondern nur die ausgesprochene Bitte und er verstand nicht, warum die Klassenkameraden es nicht lustig fanden, als er den Satz in der Klasse zu einem Mädchen sagte. Wenn sich der Jugendliche mit Asperger-Syndrom Pornos anschaut, kommt ihm vielleicht der Gedanke, dass derart intime Handlungen in einer Beziehung sehr schnell geschehen und er ist sich der Tatsache weniger bewusst, dass hierfür gegenseitiges Einverständnis Voraussetzung ist.

Bewusste Fehlinformationen, um den Asperger-Jugendlichen reinzulegen

Als Quelle für Informationen über Beziehungen können auch Gleichaltrige dienen, die vielleicht erkennen, dass die Person mit Asperger-Syndrom naiv, leichtgläubig und verletzlich ist. So kann ein entsprechender Ratgeber, wenn er böse Absichten verfolgt, der Person Informationen geben und Vorschläge machen, die dazu führen, dass sie sich lächerlich macht. Oder dieser Ratgeber lässt andere glauben, dass die Person mit Asperger-Syndrom böse Absichten verfolge. So kann der Mensch mit Asperger-Syndrom schnell »reingelegt« werden und an den Folgen der bewusst fehlleitenden Ratschläge zu leiden haben.

- Es ist wichtig, dass ein Jugendlicher mit Asperger-Syndrom Zugang zu korrekten Informationen über Beziehungen hat, besonders in den frühen Phasen einer Beziehung, die über bloße Freundschaft hinausgeht, und dass jemand da ist, dem er vertraut und der Hilfestellungen geben kann.

Die rein sexuellen Absichten werden oft nicht erkannt

Ich kenne junge Mädchen mit Asperger-Syndrom, die zunächst sozial isoliert waren, sich aber dann, mit den körperlichen Veränderungen, die die Pubertät mit sich bringt, von der Aufmerksamkeit der Jungen geschmeichelt fühlten. Aufgrund ihrer Naivität erkannten sie nicht, dass diese Aufmerksamkeit rein sexueller Natur war. Wenn ein solches junges Mädchen keine Freundinnen hat, die ihr in Bezug auf Verabredungen und intime Fragen Rat geben können, können Fragen der Promiskuität und der sexuellen Erfahrungen problematisch werden. Teenagerinnen mit Asperger-Syndrom sind oft nicht so »gewieft« und erkennen Jungen mit rein sexuellen Absichten nicht so leicht, sodass sie anfällig für sexuelle Ausbeutung werden, wenn sie verzweifelt versuchen, bei Gleichaltrigen beliebt zu sein.

Soziale Phobie

Jugendlichen, besonders Mädchen, mit Asperger-Syndrom, wird zunehmend bewusst, dass sie sozial naiv sind und soziale Fehler machen. Die Sorge über die eigene soziale Unfähigkeit und auffällige Fehler kann zur Entwicklung einer sozialen Phobie und einem zunehmenden sozialen Rückzug führen. Carrie sagte zu mir: »Ich lebe in einer ständigen Angst davor, tägliche soziale Begegnungen durchleben zu müssen.«

Die Angst kann vor allem abends vor dem Schlafengehen akut werden, wenn der Jugendliche die sozialen Erfahrungen des Tages Revue passieren lässt. Ihm oder ihr ist in dem Moment sehr bewusst, was andere Menschen über ihn oder sie denken, was ein wesentlicher Grund für eine Phobie (»Ich habe mich wahrscheinlich völlig lächerlich gemacht«) oder für Depressionen (»Immer wieder mache ich diese Fehler und das bleibt wohl auch so«) sein kann.

Es ist wichtig, dass Jugendliche und junge Erwachsene mit Asperger-Syndrom positives Feedback im Hinblick auf soziale Kompetenz von ihren Eltern oder von Gleichaltrigen erhalten und dass man ihnen Hilfestellungen und Vorbereitungen dafür, was sie in bestimmten sozialen Situationen sagen und tun sollen, bietet. Der Sinn ist dabei der, dass die Person ihre negative Selbstwahrnehmung ändert und eine positive oder optimistische Selbstwahrnehmung annimmt, dass sie sich auf ihre Erfolge konzentriert, nicht auf die Fehler. Strategien zur Änderung der Einstellungen und der Selbstwahrnehmung werden im Abschnitt »Kognitive Verhaltenstherapie« in Kapitel 6 sowie im Kapitel 14 über Psychotherapie noch näher besprochen.

Die Freundschaft aufrechterhalten

Wenn es zu einer Freundschaft kommt, besteht eine der Schwierigkeiten für Menschen mit Asperger-Syndrom darin zu wissen, wie sie sie aufrechterhalten können. Wie oft soll man miteinander Kontakt haben, welche Gesprächsthemen sind angemessen, was sind passende Geschenke, welche mitfühlende Bemerkungen und Gesten kann man machen, wie toleriert man Meinungsverschiedenheiten? Es kann eine Tendenz vorherrschen, die Dinge schwarz oder weiß zu sehen, etwa, dass dann, wenn ein Partner ein Fehltritt unterläuft, sofort die Beziehung beendet wird, statt nach Möglichkeiten einer Versöhnung zu suchen. Eine nützliche Strategie kann es hier sein, diese Person dazu zu ermuntern, Rat bei anderen Freunden oder Familienmitgliedern zu suchen, bevor sie fatale Entscheidungen trifft.

Anderen die Asperger-Merkmale erklären

Wenn ein Kind mit Asperger-Syndrom diagnostiziert wird, dient die frühe Intervention dazu, soziale Fähigkeiten in der Grundschule zu verbessern. Und wenn die Interventionen bis hin zur Universität fortgeführt werden, können sie zu bemerkenswerten Erfolgen führen. Auch wenn wir bislang keine Langzeitdaten haben, um den Fortschritt im sozialen Verständnis und den Beziehungen zu Gleichartigen zu beweisen, belegt doch die klinische Erfahrung die Vorteile von Maßnahmen zur Förderung des sozialen Verständnisses für einzelne Kinder. Wenn jemand erst als Jugendlicher oder Erwachsener eine Diagnose erhält, dann hat diese Person die Gelegenheit zur frühen Intervention verpasst und als Erwachsener hat er weniger leichten Zugang zu entsprechenden Programmen.

Eine Möglichkeit für diese Erwachsenen ist es, nicht nach solchen schwer erreichbaren Programmen Ausschau zu halten, die vielleicht Jahrzehnte in Anspruch nehmen, ehe mit ihnen ein Fortschritt erzielt werden kann, sondern einfach einen Weg zu finden, der erklärt, warum ein Merkmal des Asperger-Syndroms für Freunde, Kollegen und Bekannte so verwirrend ist.

- So kann es sein, dass eine Person mit Asperger-Syndrom eine andere Person nicht so intensiv anschaut, wie man es in einem Gespräch erwartet, besonders, wenn sie eine Frage beantwortet. Statt sich einer Maßnahme zu unterziehen, bei der diese Person lernt, wann sie jemanden anschauen und wie sie Gesichtsausdrücke interpretieren soll, empfehle ich eher, dass der Grund dafür, dass man Augenkontakt vermeidet, erklärt wird. Etwa so: »Ich schaue weg, damit ich mich besser darauf konzentrieren kann, wie ich deine Frage beantworte. Das ist keine böse Absicht, Unehrlichkeit oder fehlender Respekt.«
- Wenn die Person über ein Spezialinteresse redet, das von anderen schnell als langweilig empfunden werden kann, dann kann sie dem Gegenüber vor Beginn des Monologs warnend mitteilen: »Manchmal rede ich zu viel über meine Interessen. Falls ich Sie langweile, sagen Sie mir einfach, dass ich aufhören soll. Ich möchte nicht, dass Sie denken, dass ich unhöflich sein will.«

Damit schafft die Person eine Art gesprochener Social Story für normale Menschen, um ihnen ein Verhalten zu erklären, das in ihren Augen leicht exzentrisch und unhöflich erscheinen kann.

Wenn einem normalen Menschen eine knappe und genaue Erklärung gegeben wird, wird er weniger verwirrt durch die Merkmale des Asperger-Syndroms sein und ihnen mehr Toleranz entgegenbringen. Möglicherweise benötigt die Person mit Asperger-Syndrom etwas Hilfestellung dabei, wie die Erklärung genau aussehen soll. Ich habe allerdings auch bemerkt, dass oft die Eltern oder der Partner eines Erwachsenen mit Asperger-Syndrom anderen Leuten solche Erklärungen über Jahre geboten haben.

Größere Toleranz in anderen Kulturkreisen

Ich gebe häufig Beschreibungen des Asperger-Syndroms in vielen Ländern dieser Erde. Wenn ich mich in einem Land mit einer Kultur befinde, die sich sehr von der meines Heimatlandes unterscheidet, bin ich immer wieder überrascht, wie viele Menschen mit Asperger-Syndrom aus englischsprachigen Ländern sich im Publikum befinden. Als ich das letzte Mal in Japan war, habe ich Richard getroffen, einen liebenswerten Herrn, der einige Jahre in Fernost lebte. Richard erklärte mir, dass, wenn er in Japan einen sozialen Fehler begehe, sein Verhalten durch die kulturellen Unterschiede entschuldigt und nicht als bewusster Versuch gewertet werde, andere zu beleidigen oder zu verwirren. Die Japaner sind erstaunlich tolerant in Bezug auf seine Ungeschicklichkeit, besonders, da er sehr gerne japanisch lernt und die dortige Kultur bewundert.

Stephen Shore erklärte mir in einer E-Mail: »Einige Menschen (auch ich selbst), die das Asperger-Syndrom haben, besuchen gerne fremde Länder oder leben sogar dort. Ihre Unterschiede und ihre »soziale Blindheit« werden dann der Tatsache zugeschrieben, dass sie aus einem fremden Land stammen und man trifft seltener auf die fälschliche Ansicht, man würde das aus böser Absicht tun.«

Die Person mit Asperger-Syndrom kann auch Freundschaften mit solchen Menschen schließen, die in seinem Heimatland zu Besuch sind. Solche Besucher stehen manchmal vor denselben Herausforderungen bei der Integration in eine neue Kultur wie der »einheimische« Mensch mit Asperger-Syndrom.

Freundschaften mit Kollegen

Der Versuch, eine Arbeitsbeziehung zu einem Kollegen in eine Freundschaft umzuwandeln, kann für den jungen Erwachsenen mit Asperger-Syndrom eine große Herausforderung bedeuten. Ein Mentor am Arbeitsplatz, der seine ungewöhnliche Persönlichkeit und seine Schwierigkeiten mit Fähigkeiten in Bezug auf Freundschaften versteht, kann hier Hilfestellungen anbieten und als Vertrauensperson und Anwalt agieren. Der Mentor kann auch helfen zu erkennen, wie viel echtes Interesse an einer Freundschaft bei dem Kollegen besteht. Manchmal nehmen Menschen mit Asperger-Syndrom an, dass eine freundliche Handlung, ein Lächeln oder eine nette Geste weitergehende Implikationen hat, als mit ihr beabsichtigt gewesen ist. Das kann dann dazu führen, dass er ein intensives Interesse oder gar eine Verliebtheit gegenüber einer Person entwickelt, die einfach nur freundlich sein wollte.

Die Dauer eines sozialen Kontakts

Jeder von uns hat eine begrenzte Kapazität, was die Dauer von sozialen Kontakten angeht. Ich verwende da die Metapher eines »sozialen Eimers«. Einige normale Menschen haben einen sehr großen sozialen Eimer, der einige Zeit braucht, bis er voll ist, während die Person mit Asperger-Syndrom nur eine Tasse hat, die natürlich viel schneller voll ist. Die üblichen sozialen Begegnungen können für jemanden mit Asperger-Syndrom zu lange dauern, besonders, da er sozialen Erfolg eher durch intellektuelle Anstrengung als durch natürliche Intuition erreichen muss. Soziale Kontakte sind anstrengend.

Die Person mit Asperger-Syndrom fühlt sich wohler, wenn soziale Interaktionen kurz und zweckgerichtet sind. Wenn dieser Zweck erreicht ist, möchte sie die Interaktion oder Teilnahme am liebsten beenden. Es ist wichtig, dass andere durch ein abruptes Ende eines Gesprächs oder einer sozialen Zusammenkunft nicht vor den Kopf gestoßen werden, da eine Beleidigung nicht beabsichtigt ist. Die Person muss gehen, weil sie erschöpft ist, nicht, weil sie keine Rücksicht nehmen möchte.

Ein weiteres Merkmal, dass die Dauer sozialer Kontakte beeinflusst, ist die Schwierigkeit, die Menschen mit Asperger-Syndrom damit haben, jemanden zu finden, mit dem sie sich gerne unterhalten und mit dem sie gerne die Zeit verbringen wollen. Darren sagte zu mir dazu: »Ich bin nicht asozial, ich komme nur selten mit Leuten zusammen, die ich mag.«

3 Soziales Verständnis

Wie gut entwickelt sich das soziale Verständnis?

Hans Asperger schrieb: »Normale Kinder erwerben sich die nötigen sozialen Gewohnheiten, ohne dass ihnen das meiste davon zu Bewusstsein kommt – sie lernen unbewusst, instinktiv. Gerade diese über den Instinkt sich abspielenden Beziehungen sind aber bei den autistischen Kindern gestört ... Über den Intellekt muss denn auch bei ihnen die soziale Anpassung gehen ...«[37]

Gemeinsam die soziale Welt erforschen

Es gibt wohl zwei Wege, um eine Fähigkeit zu erlangen – Intuition oder bewusstes Lernen. Kinder und Erwachsene mit Asperger-Syndrom werden einen Unterricht in bestimmten sozialen Fähigkeiten benötigen. Ich empfehle, dass der Lernprozess eine Erklärung des Hintergrunds bestimmter sozialer Regeln einschließt. Das Kind mit Asperger-Syndrom wird sein Verhalten erst dann ändern, wenn ihm der Grund dafür logisch erscheint. Der Lehrstil basiert dabei darauf, dass man gemeinsam eine Entdeckung in der sozialen Welt macht. Die Person mit Asperger-Syndrom ist beinahe ein Anthropologe, der eine neu entdeckte Kultur erforscht; und der »Lehrer« oder Vertreter dieser Kultur wird die Perspektive, die andere Art zu denken und die Kultur der Person mit Asperger-Syndrom entdecken und wertschätzen müssen.

- Es ist wichtig, dass dabei die eine Kultur nicht als höherwertig gegenüber der anderen gesehen wird.

Die Menschen mit Asperger-Syndrom können in normalen Menschen eine Art soziale Eiferer sehen, die davon ausgehen, dass jeder ohne Anstrengung soziale Kontakte knüpfen kann und sollte und dass jeder, dem soziale Kontakte nicht wichtig sind oder der darin keine guten Leistungen vollbringt, als gestört zu gelten hat und man sich über ihn lustig machen und ihn korrigieren soll. Es muss einen Kompromiss zwischen den beiden Kulturen geben. Es ist so, dass die Menschen in der normalen Kultur im Stil »sozialer Telegramme« kommunizieren und annehmen, das Gegenüber müsse ohne weiteres die Kurzsprache zu sinnvollen Sätzen ergänzen können.

Soziale Regeln werden nicht intuitiv erfasst

Eine solche Annahme kann aber nicht gelten, wenn man es mit einer sozialen Interaktion mit jemandem zu tun hat, der das Asperger-Syndrom hat. Es ist außerdem so, dass sich normale Menschen manchmal beschweren, dass die Person mit Asperger-Syndrom sich schwer damit tut, zu erklären, warum er oder sie etwas getan hat, das sozialen Regeln widerspricht; umgekehrt sind aber auch normale Menschen nicht sehr gut darin, die Ausnahmen dieser Regeln und die Gründe für ihr eigenes soziales Verhalten zu erklären.

Sie müssen wie eine Fremdsprache erlernt werden

Hans Asperger schrieb, als er sich Gedanken über die Prognose für soziale Interaktionsfähigkeiten machte: »Diese Kinder können sachlich gegebene ›Verhaltensmaßregeln‹ zur Kenntnis nehmen und – etwa wie eine Rechenaufgabe – erfüllen. Je ›objektiver‹ ein solches Gesetz ist – etwa in Form eines alle Möglichkeiten des Tageslaufes umfassenden Stundenplanes, der von beiden Seiten mit pedantischer Genauigkeit eingehalten werden muss – umso besser ist es. Auf diese Weise also, nicht über von selbst sich einstellende, unbewusste, instinktive Gewöhnung, sondern über bewusstes, ›intellektuelles‹ Training gelingt es im Laufe der Jahre in mühsamer, konfliktreicher Arbeit, die bestmögliche Anpassung an die Gemeinschaft zu erzielen, die mit wachsender intellektueller Reife immer besser gelingt.«[38]

Nach und nach kann die Person mit Asperger-Syndrom eine innere Bibliothek der sozialen Erfahrungen und Regeln aufbauen. Der Prozess ähnelt dem Erlernen einer Fremdsprache mit all den Problemen, die die Ausnahmen von den Regeln bei der Aussprache und der Grammatik mit sich bringen. Für manche Erwachsene mit Asperger-Syndrom erscheint es so, als ob soziale Gespräche mit einer komplett anderen Sprache arbeiten, für die sie keine Übersetzung haben und die ihnen auch niemand erklärt.

Oft ist das Puzzle der sozialen Regeln erst im reiferen Alter vollständig

Ich benutze da die Metapher eines Puzzles mit 5000 Teilen. Normale Menschen verfügen über das Bild auf der Puzzleverpackung, wie es sich beim vollendeten Puzzle bietet, die angeborene Fähigkeit zu erkennen, wie sie mit Mitmenschen in Beziehung treten und Kontakte knüpfen können. Das soziale Puzzle wird sehr früh in der Kindheit relativ einfach vollendet. Das Kind mit Asperger-Syndrom verfügt jedoch nicht über das ganze Bild und versucht, die Verbindungen und Muster aus seinen Erfahrungen und, so möchte man hoffen, mit

AUS DEM LEBEN

»Ich habe sein Freundschaftsangebot nicht mitbekommen«

Die letzten Worte in diesem Kapitel sollten vielleicht Liane Holliday Willey überlassen bleiben, die in ihrer Autobiografie »Ich bin Autistin – aber ich zeige es nicht« schrieb:

»Wenn ich weit zurückblicke, kann ich mich an Menschen erinnern, die wohl an einer Freundschaft mit mir interessiert waren. Ich kann einen Jungen erkennen, als wäre es gestern. Ich kann mich an sein Gesicht erinnern und an seine Gesichtsausdrücke, während wir miteinander redeten. Wenn er mich heute ansehen würde, wie er es damals getan hat, dann glaube ich, würde er die Freundlichkeit sehen, die die seine war. Ich habe mit diesem Jungen nie groß etwas angefangen, als ich die Gelegenheit dazu hatte. Ich habe sein Angebot einer Freundschaft nicht mitbekommen. Wenn er mir dieses Angebot heute machen würde, würde ich es mitbekommen. Heute würde sein Gesicht für mich einen Sinn ergeben.«[39]

etwas Hilfestellung zu erkennen. Schließlich verbinden sich einige Teile des sozialen Puzzles zu kleinen Gruppen von unzusammenhängenden »Inseln« und nach drei, vier Jahrzehnten wird allmählich ein Muster sichtbar und die Vollendung des Puzzles beschleunigt sich. Einigen Menschen mit Asperger-Syndrom gelingt es am Ende recht gut, soziale Kontakte zu knüpfen, wobei den normalen Menschen kaum auffällt, wie viel geistige Energie, Unterstützung, Verständnis und Ausbildung nötig war, um so weit zu kommen.

ZUSAMMENFASSUNG

Strategien und Anleitungen in Freundschaftsphase 1

- Ein Erwachsener kann als Freund für das Kind agieren.
- Dem Kind beibringen, sich mit anderen abzuwechseln und um Hilfe zu bitten.
- Eine Generalprobe mit einem anderen Kind organisieren.
- Das Kind ermutigen, eine Videoaufnahme mit spielenden Kindern anzuschauen.
- Als-ob-Spiele mit dem Kind spielen.
- Das Kind ermutigen, freundlich zu sein.
- Social Stories schreiben, um dem Kind zu helfen, bestimmte soziale Situationen zu verstehen.
- »Soziale Verkehrsregeln« vermitteln, um soziale Signale beizubringen und »soziale Unfälle« zu verhindern.

Strategien und Anleitungen in Freundschaftsphase 2

- Rollenspiele verwenden, um Übung in Aspekten kooperativen Spiels zu vermitteln.
- Einen Assistenzlehrer für den Klassenraum und den Schulhof zur Verfügung stellen, der Hilfestellung und Feedback für das Kind und dessen Freunde bietet.
- Jungen und Mädchen ermutigen, mit Figuren und Puppen zu spielen und Romane zu lesen.
- Gemeinsame Interessen mit gleichgesinnten Kindern suchen.
- Dem Kind helfen, Sinn für Humor zu entwickeln.
- Grafische Darstellungen verwenden, die dem Kind helfen, soziale Konventionen für Grußformen, Gesprächsthemen, Berührungen und persönliche Distanzen sowie Gesten des Mitgefühls zu lernen.
- Dem Kind beibringen, was es nicht sagen soll.
- Dem Kind als »Anthropologe« im Klassenraum helfen, um ihm soziale Gewohnheiten zu erklären.
- Sicherstellen, dass soziale Erlebnisse nach der Schule kurz, strukturiert, unter Aufsicht, erfolgreich und auf freiwilliger Basis erfolgen.
- Das Kind in Gruppen für soziale Fähigkeiten einschreiben.
- Programme für Klassenkameraden bereitstellen, wie man mit einem Kind mit Asperger-Syndrom spielt und wie man mit ihm Freundschaften schließt.

Strategien und Anleitungen in Freundschaftsphase 3

- Gleichgeschlechtliche und gegengeschlechtliche Freundschaften fördern.
- Einen Klassenkameraden dazu ermutigen, als Mentor oder Kamerad des Kindes zu agieren.
- Dem Kind helfen, eine alternative Gruppe von Freunden zu finden und an ihr teilzunehmen, die ähnliche Interessen und Werte hat.
- Das Kind ermutigen, an Schauspielklassen teilzunehmen.

- Fernsehsendungen verwenden, um Aspekte sozialen Verhaltens zu illustrieren.
- Bücher und andere Quellen verwenden, um Fähigkeiten in Bezug auf Freundschaft beizubringen.

Strategien und Anleitungen in Freundschaftsphase 4

- Die Person ermutigen, Tiere als potenzielle Freunde zu sehen.
- Die Person ermutigen, das Internet als Quelle neuer Freundschaften zu nutzen.
- Den Wert von Selbsthilfegruppen für junge Erwachsene mit Asperger-Syndrom verdeutlichen.
- Informationen über Beziehungen anbieten.
- Verschiedene Strategien erkunden, um die Angst vor Auftritten in sozialen Situationen zu reduzieren.
- Hilfestellung dabei bieten, eine Freundschaft aufrechtzuerhalten.
- Der Person vermitteln, wie man die Merkmale des Asperger-Syndroms einem anderen erklärt.
- Die Vorteile eines Umzugs in eine andere Kultur erkunden.
- Hilfestellung geben bei Freundschaften mit Arbeitskollegen.
- Die Person ermutigen, die Dauer sozialer Kontakte, wenn nötig, zeitlich zu begrenzen.

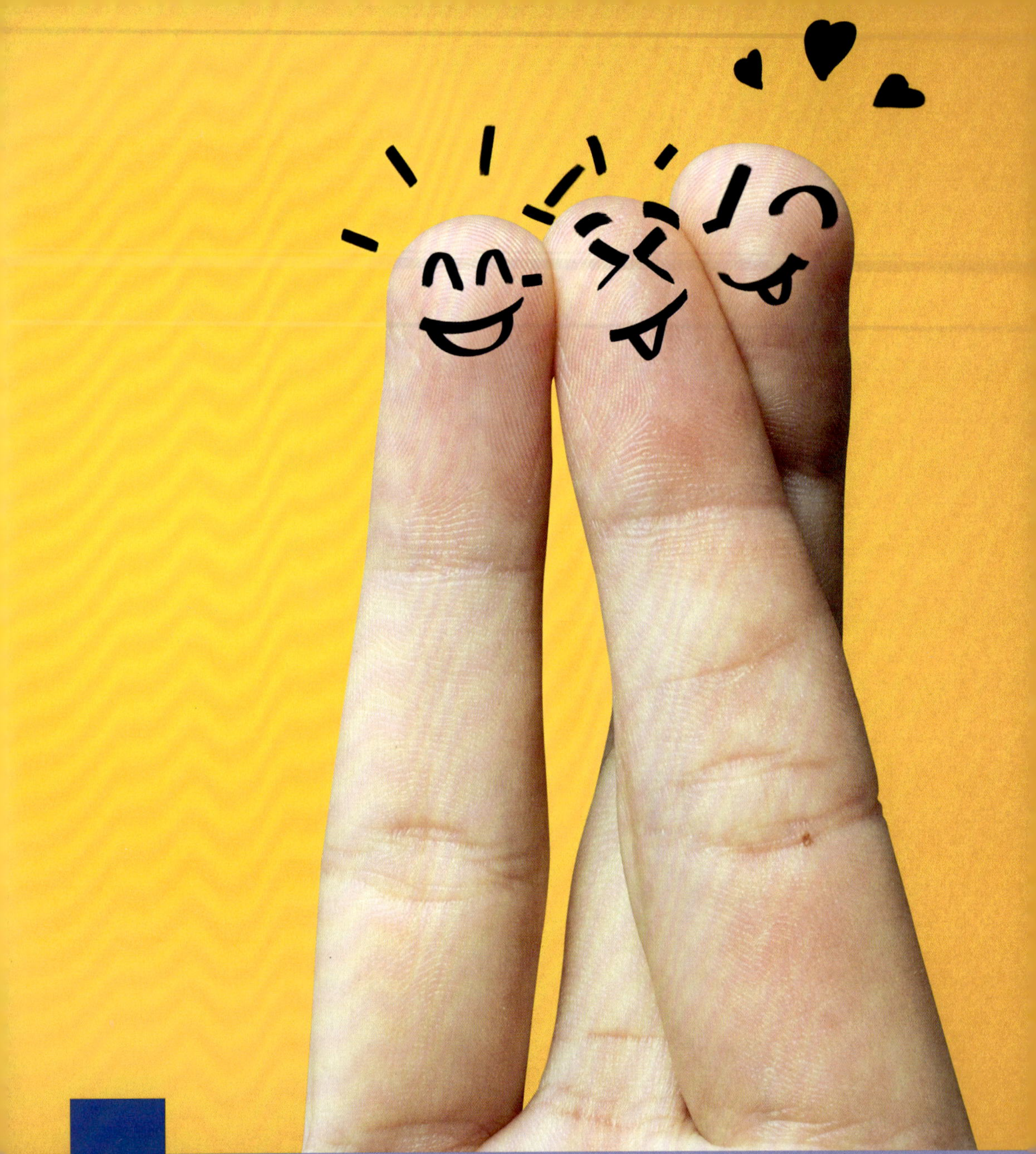

4 Hänseln und Bullying

Jedes Kind, das anders als die anderen ist, läuft Gefahr, geärgert, gehänselt und ausgeschlossen zu werden. Einige Kinder offenbaren dabei eine sehr grausame und bösartige Seite. Das sollte man aber keineswegs hinnehmen, weder das Kind, das geärgert wird, noch die Kinder, die zuschauen, die Eltern und die Lehrer. Wie und warum diese Mechanismen ablaufen und welche Strategien für mehr Verständnis und Toleranz sorgen, lesen Sie auf den folgenden Seiten.

Arten des Hänselns

» Schon einfach die Tatsache, dass diese Kinder anders sind als die anderen, durch ihr ganzes Wesen aus der Herde herausfallen, ist Grund genug, dass sie von anderen Kindern abgelehnt und angegriffen werden ... So kann man immer wieder jene bezeichnende Situation beobachten, dass ein solches Kind in der Pause und besonders auf dem Schulweg den Mittelpunkt einer johlenden Horde von Buben bildet, selber in höchstem Zorn blind losgehend – und dadurch besonders komisch wirkend – oder hilflos heulend, in jedem Fall wehrlos gegenüber seinen gewandten Peinigern. «

Hans Asperger

Die Maßnahmen und Aktivitäten, die in Kapitel 3 beschrieben wurden, können das soziale Wissen und die Integration von Kindern und Jugendlichen mit Asperger-Syndrom verbessern. Eltern und Lehrer hoffen, dass die Integration erfolgreich ist. Doch während einige Kinder sich wohlwollend, »mütterlich« und freundlich gegenüber dem Kind mit Asperger-Syndrom verhalten, sind andere aggressiv und betrachten das Kind als leichte Beute, um es zu hänseln oder zu mobben.

Aus meiner klinischen Erfahrung heraus weiß ich, dass zu den am häufigsten verwendeten Kommentaren, die einem Kind mit Asperger-Syndrom gegenüber verwendet werden, um es zu ärgern, die Schimpfworte »dumm« (oder »zurückgeblieben«), »Spinner« und »schwul« gehören. Diese abwertend gemeinten Kommentare können auch bei Interaktionen zwischen normalen Kindern beobachtet werden, doch haben sie bei Kindern mit Asperger-Syndrom eine besondere Bedeutung.

- Solche Kinder sehen gerade in ihren intellektuellen Fähigkeiten eine ihrer Stärken, mit denen sie ihr geringes soziales Selbstwertgefühl kompensieren können. Wenn sie dann als »dumm« bezeichnet werden, ist das eine schwere persönliche Beleidigung.
- Auch die Beschimpfung als »Spinner« kann als Beleidigung mit einer besonderen persönlichen Bedeutung angesehen werden, zumal, wenn das Kind auch mit Psychologen und Psychiatern in Kontakt kommt und Medikamente nimmt. Das Kind stellt dann vielleicht seine eigene geistige Gesundheit infrage und macht sich Gedanken über eine mögliche künftige Geisteskrankheit.
- Leider gilt in den heutigen Schulen das Wort »schwul« als eine schwere Beleidigung. Kinder mit Asperger-Syndrom könnten dazu neigen, diese Kommentare wörtlich zu nehmen und anzunehmen, sie könnten womöglich tatsächlich homosexuell sein.

- Somit können ein paar Kommentare, mit denen das Kind verwirrt, geärgert oder in Rage versetzt werden soll, lebenslange Auswirkungen haben.

Manchmal kann es zum Spiel von Kindern gehören, dass sie andere ärgern und ihnen auch körperliche Unannehmlichkeiten bereiten, es aber aus einer gutmütigen Absicht heraus tun. Sie üben sich manchmal in harmlosen Balgereien oder ärgern andere, um gemeinsam Spaß zu haben. Normale Kinder erkennen schon im Alter von drei Jahren den Unterschied zwischen ernst gemeinten und harmlosen Kämpfen, die ohne bösen Hintergedanken ausgetragen werden.[1] Wenn beide Seiten lachen und Spaß haben, handelt es sich eigentlich nicht um Hänseln, doch kann es dem Kind mit Asperger-Syndrom schwer fallen, die eigentliche Absicht zu erkennen – ist sie friedlich oder nicht? Andere Kinder möchten dann vielleicht nicht mehr so gern mit einem Kind spielen, das zu schnell böse Absichten unterstellt.

Was ist Bullying?

Wenn man Freunde, Kollegen und Kinder fragt, wie sie Bullying definieren, erhält man ganz unterschiedliche Antworten. Was für den einen Bullying ist, ist für den anderen nur ein unterhaltsamer Spaß. [Eine mögliche Übersetzung von »Bullying« wäre »Schikane«. Eine andere wäre »Mobbing«, wobei dieser Begriff ursprünglich eher für das Arbeitsleben gebräuchlich war, heutzutage aber relativ unspezifisch verwendet wird. Da der Begriff »Bullying« bereits auch in deutschsprachiger Fachliteratur Eingang gefunden hat, lasse ich ihn hier ebenfalls unübersetzt.]

Wie kann man »Bullying« definieren?

Man sollte sich auf eine Definition einigen, damit man in solchen Fällen in sich konsistente Maßnahmen und Strategien entwickeln kann. Zum Bullying gehört sicher

- ein Ungleichgewicht der Macht,
- die Absicht, einem anderen zu schaden (physisch oder emotional) und
- eine leidende Zielperson.

- Gray definiert Bullying als »wiederholte, negative Handlungen mit negativer Absicht, die über längere Zeit gegen eine ausgesuchte Person gerichtet werden, wobei ein Ungleichgewicht der Macht (physisch, verbal, sozial und/oder emotional) innerhalb der Interaktion besteht.«[2]

Meist schauen Gleichaltrige zu

Es gibt einige Orte und Umstände in der Schule, wo Bullying häufiger anzutreffen ist, etwa in Korridoren, im Bus zur Schule, im Sportunterricht und in Situationen, in denen ein solcher Vorfall kaum von einem Erwachsenen entdeckt wird. Bullying kann auch in der Nähe der Wohnung des Kindes durch dessen Nachbarskinder, durch Freunde der Familie oder ältere Geschwister erfolgen. Bullying geschieht meist in Anwesenheit von gleichaltrigen Zuschauern und kann verschiedene Formen annehmen. Am häufigsten sind verbale oder körperliche Konfrontationen und Einschüchterungen, Verletzungen und die Zerstörung von persönlichem Eigentum sowie herabwürdigende Gesten und Kommentare. Würden Erwachsene derartige Handlungen ausführen, würden sie sich strafbar machen bzw. würden von ihrem Arbeitgeber gemaßregelt oder entlassen werden.

Subtilere Formen der Schikane

Es gibt andere Arten von Bullying, die vielleicht etwas subtiler, aber in ihrer Wirkung dennoch verheerend sind.

- So kann einem Kind in aller Öffentlichkeit etwas gestohlen werden, zum Beispiel eine Mütze, und es wird, wenn es versucht, sie zurückzugewinnen, gequält.
- Oder man übt sich in übler Nachrede und verbreitet böswillig Gerüchte.
- Oder man äußert demütigende Kommentare.

- Oder man verwendet obszöne Gesten.
- Eine weitere Form, die gegenüber Kindern mit Asperger-Syndrom häufig auftritt, ist die Ausgrenzung und der soziale Ausschluss aus einer Gruppe, etwa, indem man nicht mehr gemeinsam mit dem Kind essen geht, seine Fragen nicht mehr beantwortet, es bewusst als letzten in eine Mannschaft wählt oder es nicht zu einer Veranstaltung einlädt.

Während Eltern und Lehrer das Kind mit Asperger-Syndrom ermuntern, mit Gleichaltrigen zu interagieren, lehnen einige normale Kinder die Bitte des Kindes, sich an einem Gespräch oder einer Aktivität beteiligen zu dürfen, ab. Verbesserte soziale Fähigkeiten nützen dem Kind dann in der Praxis wenig, wenn andere Kinder es bewusst und in böser Absicht zurückweisen.

Auch einige Lehrer schikanieren das Kind

Es gibt auch Arten des Bullyings gegen Kinder, die von Erwachsenen verübt werden, zum Beispiel von einem Verwandten oder einem Freund der Familie, der sich einen Spaß daraus macht, das Kind zu ärgern. Dazu können aber auch Beispiele von Bullying im Unterricht durch den Lehrer gehören. Der Definition nach liegt Bullying auch dann vor, wenn ein Lehrer seine Autorität ausnutzt, um sich über ein Kind lustig zu machen oder es zu demütigen, mit Sarkasmus zu reagieren, hyperkritisch zu sein, das Kind gerne zu strafen oder mit seinem Gesichtsausdruck seine Missachtung des Kindes zum Ausdruck zu bringen (wenn er etwa den anderen Kindern signalisiert: »Ich glaube, er ist dumm«). Solche Handlungen können ein Verhaltensvorbild für mobbende Kinder schaffen und eine Art Bestätigung für vergleichbare Handlungen.

Zu Verbotenem anstiften

Einige Arten des Bullyings sind bei normalen Kindern relativ selten, doch meiner Erfahrung nach treten sie häufiger auf, wenn ein Kind mit Asperger-Syndrom das Ziel ist. Weil ein solches Kind oft sozial naiv und vertrauensselig ist und den starken Wunsch hat, einer Gruppe anzugehören, werden sie leichter von anderen »reingelegt«. So kann ein anderes Kind den Vorschlag machen, etwas sozial Unangemessenes oder Verrücktes zu tun und das Kind mit Asperger-Syndrom, das nur über ein begrenztes soziales Verständnis verfügt und nicht clever genug ist (und daher die soziale Bedeutung, den Kontext, die Hinweise und Auswirkungen nicht erkennt), wird dann vielleicht überredet, das auch auszuführen. Ein anderes Kind oder ein Erwachsener, der die Vorgeschichte nicht kennt, wird dann annehmen, dass das Kind mit Asperger-Syndrom sich der Bedeutung und Auswirkung seiner Tat vollkommen bewusst war. Die Strafe, die das Kind mit Asperger-Syndrom erleidet, wird dann von denjenigen, die das Kind zu der Tat angestiftet haben, genüsslich ausgekostet.

Provozieren und Aufstacheln

Eine weitere Bullying-Handlung ist das Quälen eines Kindes mit Asperger-Syndrom (wobei man darauf achtet, dass der Lehrer die Provokation nicht bemerkt) und sich dann an der Reaktion des Kindes zu weiden. Kinder mit Asperger-Syndrom

»Die starken Jungen haben meine Angst ausgenutzt«

AUS DEM LEBEN

Will Hadcrofts erklärt in seiner Autobiografie:

»Dass ich schüchtern und ängstlich war, erwies sich oft als traumatisch. Die starken Jungen haben sich dann genau diese Eigenschaften herausgesucht und sie ausgenutzt. Mich konnte man leicht um den Finger wickeln, weil ich alles geglaubt habe, was man mir erzählte. Oft war es so, dass ich, wenn mich Kinder ganz unschuldig etwas fragten, nicht auseinanderhalten konnte, ob die Frage ernst gemeint war oder ob man mich auf den Arm nehmen wollte.«[3]

können in ihren Reaktionen auf solche Anstachelungen sehr impulsiv sein, ohne an die Auswirkungen auf die eigene Person zu denken. Andere Kinder würden ihre Rachegefühle zunächst zurückhalten und auf eine Gelegenheit warten, bei der sie nicht erwischt werden oder sie würden sich eine Reaktion überlegen, die sie nicht in Schwierigkeiten bringt. Wenn das Kind mit Asperger-Syndrom mit wütender Rache auf die Provokation reagiert und dabei womöglich Schäden oder Verletzungen verursacht, erscheint der Angreifer plötzlich als unschuldiges Opfer und wird vom Aufsicht habenden Erwachsenen am Ende noch belohnt.

Zweideutiges Bullying

Die soziale Naivität von Kindern mit Asperger-Syndrom kann zu einer ungewöhnlichen Form des Bullyings führen, die Gray[4] zweideutiges Bullying nennt. Zunächst erscheint das andere Kind freundlich, doch dessen folgende Handlungen sind definitiv nicht mehr freundlich. Ein Beispiel hierfür bietet Luke Jackson, ein Jugendlicher mit Asperger-Syndrom, der den schon erwähnten Selbsthilfe-Ratgeber für Jugendliche mit Asperger-Syndrom geschrieben hat.[5] Er beschreibt, wie ein anderes Kind ihm mit offenbar freundlichen Gesten entgegenkam, um sich mit ihm zu unterhalten, während ein Komplize sich von hinten anschlich und direkt hinter Luke hinkniete. Daraufhin stieß der vermeintliche Freund, der vor Luke stand, diesen zurück, sodass er rückwärts über den Komplizen fiel und mit dem Kopf auf den harten Beton aufschlug und dadurch eine Gehirnerschütterung davontrug.

Wie verbreitet ist Bullying?

Eine kürzlich unternommene Studie über die Häufigkeit von Bullying in einer Stichprobengruppe von über 400 Kindern mit Asperger-Syndrom im Alter zwischen 4 und 17 Jahren ergab, dass sie viermal häufiger Bullying ausgesetzt waren als normale Kinder.[6] Über 90 Prozent der Mütter der Kinder mit Asperger-Syndrom, die an der Studie teilnahmen, berichteten, dass ihre Kinder innerhalb des vergangenen Jahres das Ziel von Bullying gewesen waren. Die Muster des Bullying-Verhaltens waren

AUS DEM LEBEN

Das angebliche Versöhnungsangebot war ein fieser Trick

Die Autobiografie von Nita Jackson bietet ein weiteres Beispiel für ein solches zweideutiges Bullying:

»In der Pause sind sie zu mir – dem kleinen, schüchternen Mädchen – gekommen und erzählten mir, dass sie sich schuldig fühlten, dass sie mich geärgert hatten und erklärten, sie würden mir als Zeichen der Entschuldigung eine Packung Chips oder eine Dose Limonade anbieten. Sie standen um mich herum, als ich nach der Tüte mit den Chips griff (die, wie ich bemerkt hatte, bereits geöffnet war, ohne mir zu dem Zeitpunkt viel dabei zu denken), ich nahm eine große Hand voll aus der Tüte, stopfte sie mir in den Mund und begann zu kauen und ich kaute, bis sich in meinem Mund ein prickelndes Gefühl breitmachte. Das prickelnde Gefühl wurde stärker und ehe ich mich versah, brannte schon mein ganzer Mund – die Kinder hatten höllisch scharfes Currypulver auf die Chips getan.

Noch schlimmer waren dann aber die Dosen mit dem Getränk. Die anderen haben Ameisen, Würmer, Maden und sogar Wespen in das Getränk getan. Zum Glück haben die Wespen mich nicht gestochen, aber ich habe einige von den Ameisen, Maden und Würmern verschluckt.«[7]

andere als bei der Normalbevölkerung, wobei Ausgrenzung ein höheres Maß als erwartet annahm; im Teenageralter war jeder zehnte Jugendliche das Opfer eines Angriffs durch eine Bande. Eine weitere Form des Bullyings, von der in der Studie berichtet wird, und die Kinder mit Asperger-Syndrom im häufigeren Maße trifft als andere Kinder, waren nicht sexuelle genitale Angriffe gegen Jungen. Leider dürfte diese Häufigkeitsstudie von Little eher noch zu niedrig gegriffen sein, da die Opfer derartige Attacken selten ihren Eltern berichten.[8]

Warum sind Asperger-Kinder oft Zielscheibe?

Eine Studie über Bullying unter normalen Kindern kam zu dem Schluss, dass es passive und aktive Opfer von Bullying gibt.[9] Zu den passiven Opfern gehören meist schwächere Kinder, die in einer sozialen Umgebung ängstlich reagieren und die über ein geringes Selbstwertgefühl und Selbstvertrauen verfügen. Sie sind schüchtern, Einzelgänger, im Sportunterricht wenig erfolgreich und haben auch keinen besonders großen Freundeskreis, zugleich sind sie recht intelligent. Sie neigen dazu, auch als Zielscheibe von Angriffen passiv zu bleiben, geben in solchen Situationen eher ihren Besitz her und reagieren seltener mit Wut und sie werden auch seltener von anderen Kindern unterstützt. Das ist zugleich eine gute Beschreibung der »passiven« Persönlichkeit und der Fähigkeiten einiger Kinder mit Asperger-Syndrom.

Ihr Verhalten wird als aufdringlich oder dominant empfunden

Auch aktive Zielscheiben von Bullying haben Schwierigkeiten mit Fähigkeiten in Bezug auf Freundschaften. Klassenkameraden und Erwachsene nehmen diese Kinder als aufdringlich, irritierend und provokativ wahr. Diese Kinder wissen in der Regel nicht, wie sie soziale Situationen interpretieren sollen oder wie sie eine konstruktive Rolle in der Interaktion einnehmen können. So weiß das Kind nicht, wie es sich einer Gruppe von Kindern anschließen und mit ihnen spielen soll und greift dann auf unangemessenes Verhalten wie ringen, »um Aufmerksamkeit betteln« oder andere dominieren zurück und bekommt die Signale, die ihm anzeigen, dass es damit aufhören soll, nicht mit. Die Reaktion der anderen kann dann sein, dass »er es verdient hat« oder »dass sie anders nicht zu bremsen war.« Das Profil eines normalen Kindes, das eine aktive Zielscheibe von Bullying ist, lässt sich auch auf einige Kinder mit Asperger-Syndrom übertragen, die an den Aktivitäten der anderen teilnehmen möchten, aber nicht wissen, wie sie das tun sollen.

Sie ziehen sich zurück – und stehen allein da

Ein weiterer Grund dafür, dass Kinder mit Asperger-Syndrom eher zur Zielscheibe werden, ist der, dass sie oft Ruhe und Zurückgezogenheit auf dem Schulhof brauchen. Im Gegensatz zu anderen, normalen jungen Kindern, die lautes, aktives und gemeinsames Spiel auf dem Schulhof zum Auftanken benötigen, muss sich das Kind mit Asperger-Syndrom zurückziehen, um sich emotional regenerieren zu können. Leider gehört zu den wesentlichen Merkmalen eines Bullying-Opfers, dass es allein ist. Wenn Kinder mit Asperger-Syndrom auftanken, indem sie sich von ihren Klassenkameraden zurückziehen, schaffen sie dadurch ungewollt selbst die Umstände, die sie auch leichter zu potenziellen Zielscheiben von Hänseleien und Bullying machen.

Sie können nicht einschätzen, wer ihnen wohlgesonnen ist

Kinder mit Asperger-Syndrom erkennen oft nicht, wer ihnen wohlgesonnen ist und wer Böses im Schilde führt. Andere Kinder wissen instinktiv, um welche Kinder sie einen Bogen machen müssen und ob sie jemandem vertrauen können. Ohne dieses »Radar« und Identifizierungssystem sind Kinder mit Asperger-Syndrom oft nicht in der Lage, diesen Kindern, die bekannt dafür sind, dass sie andere hänseln und mobben, aus dem Weg zu gehen.

Einer der Gründe, warum einige Jugendliche mit Asperger-Syndrom zur Zielscheibe werden können, ist der, dass sie nach konventionellen Maßstäben nicht eindeutig maskuline oder feminine Merkmale haben, etwa, was die Kleidung, die Frisur, die Angewohnheiten und Interessen angeht. Clare Sainsbury beschreibt dies so: »Wir sind weitgehend immun gegenüber Geschlechtsstereotypen und beschränken uns nicht auf das, was für Jungen bzw. Mädchen als angemessen gilt – doch kann dies auch ein weiterer Grund für Bullying und Isolation sein.«[10]

Erkennen, dass ein Kind gemobbt wird

Kinder mit Asperger-Syndrom berichten weniger häufig als andere Kinder, dass sie Opfer von Bullying oder Hänseleien sind, da sie nur über eingeschränkte Theory-of-Mind-Fähigkeiten verfügen, also im Vergleich zu Klassenkameraden größere Schwierigkeiten damit haben, die Gedanken und Absichten anderer zu erkennen.[11] Sie können oft nicht intuitiv erkennen, dass die Handlungen anderer Beispiele für Bullying sind. Sie betrachten solches Verhalten stattdessen manchmal als normales Spielverhalten und als etwas, das sie als ein weiteres Beispiel für das verwirrende Verhalten ihrer Klassenkameraden hinnehmen.

Oft erfahren die Eltern erst spät oder gar nicht davon

Kinder mit Asperger-Syndrom neigen dazu, ihre Probleme auf eigene Faust zu lösen; sie kommen vielleicht gar nicht auf die Idee, andere Personen um Rat zu fragen, um so eine Lösung dafür zu finden, dass man von anderen gemobbt wird. Erwachsene erfahren dann erst über Dritte, dass das Kind zur Zielscheibe von Bullying geworden ist. Stephen Shore erklärte mir gegenüber: »Ich kam gar nicht auf die Idee, meinen Eltern von meinen Problemen mit Bullying in der Grundschule zu erzählen. Sie haben davon erst über eine Aufsichtsperson erfahren.«

Körperliche Anzeichen

Es kann physische Indizien im Sinne von verlorenem oder beschädigtem Besitz oder zerrissener Kleidung geben oder auch sichtbare Anzeichen von Verletzungen, etwa Abschürfungen, Wunden und blaue Flecken. Es kann psychologische Hinweise geben, zum Beispiel eine zunehmende Angst, die dann wieder das Verdauungssystem beeinträchtigt, sodass das Kind unter Magenschmerzen, Verstopfungen oder Durchfall leidet. Auch weitere, potenziell stressbezogene Störungen, wie zum Beispiel Schlafstörungen oder ein Widerwille, zur Schule zu gehen oder die Vermeidung bestimmter Gegenden, können solche Anzeichen darstellen.

Depressionen

Ich habe bemerkt, dass regelmäßiges Bullying von Kindern mit Asperger-Syndrom, die manchmal gerade erst sechs Jahre alt sind, zu Depressionen führen kann. Wenn die wiederholten Versuche, das Bullying zu beenden, fehlschlagen, etwa, wenn das Ignorieren des Bullyings oder die Meldung dieser Angriffe an einen Erwachsenen, nichts ausrichten, kann die Depression des Kindes ein solches Ausmaß erreichen, dass Selbstmord als einzige Lösung erscheint, um den emotionalen Schmerz zu beenden.

Gewalttätige Reaktionen

Ein anderes extremes Resultat des Bullyings ist es, wenn das Kind mit Gewalt reagiert, um die Attacken abzuwehren. Das kann unerwartet heftige körperliche Reaktionen oder auch den Gebrauch von Waffen beinhalten, im schlimmsten Fall mit tödlichen Folgen. Das Kind mit Asperger-Syndrom kann wegen seiner gewalttätigen Rache von der Schule verwiesen werden oder die Angriffe haben strafrechtliche Folgen; allerdings zeigt sich bei genauer Betrachtung solcher Fälle, dass es die zunehmende Häufigkeit und die Art des Bullyings waren, die am Ende für das Kind unerträglich geworden sind. Er oder sie wurde in diese gewalttätige Reaktion getrieben, weil alle anderen empfohlenen herkömmlichen Strategien fruchtlos geblieben waren und die Attacken nicht beenden konnten.

Ein plötzlicher Interessenwechsel

Ich habe weitere Anzeichen dafür identifizieren können, dass jemand die Zielscheibe von Bullying ist. Es kann etwa eine Änderung der Spezialinteressen geben, wenn das Kind sich beispielsweise statt für Autos und Insekten plötzlich für Waffen, Kampfkunst und Gewaltfilme interessiert, insbesondere solche Filme, in denen es um Vergeltung geht. Auch in den Zeichnungen der Kinder können sich Gewalt und Vergeltungswünsche widerspiegeln.

Nachahmen des Bullyings an Jüngeren

Kinder mit Asperger-Syndrom können auch die Verhaltensweisen derjenigen Kinder kopieren, die sie mobben, wenn sie selbst mit ihren jüngeren Geschwistern zu Hause spielen. Dem Kind ist dann vielleicht nicht bewusst, dass dieses Verhalten nicht akzeptabel ist und ahmt einfach nur nach, was es in der Interaktion mit Gleichaltrigen erlebt hat oder es wiederholt das Bullying, um zu verstehen, wie jemand sich so verhalten kann.

AUS DEM LEBEN

»Ich wollte mich immer rächen, aber habe es nie getan«

In ihrer Autobiografie beschreibt Nita Jackson die Auswirkungen von Bullying auf ihre Fantasie und ihr Selbstwertgefühl:

»Obwohl ich in jeder Hinsicht ein Verlierer war, habe ich doch immer daran geglaubt, dass ich mich einmal rächen könnte. Ich habe mir ausgefeilte Szenarien überlegt, Bilder gezeichnet und Geschichten geschrieben, um mir das im Detail auszumalen. In meinem Fantasieleben war ich siegreich, mutig, stark und beliebt. Ich hatte vor, dorthin spätestens als Teenager zu gelangen.

Doch der Mut hat sich nie gezeigt und meine geplante Rache wurde niemals ausgeführt. Mein dreizehnter Geburtstag kam und ging und ich war immer noch ein Einzelgänger und pathetischer Schwächling, von den starken Jungen mit Leichtigkeit unterdrückt und willig ihre Forderung erfüllend – still und kriecherisch, wie ein wertloser Sklave zu Füßen seines Herren. Ich fühlte mich weniger als Mensch und eher als ein korpulentes Etwas, das es verdient hat, misshandelt zu werden. Ich war wie eine mit Valium vollgepumpte Schnecke und das einzige Wort, das ich anderen Kindern gegenüber sagte, war »Entschuldigung«. Es war wirklich so, dass ich glaubte, ich sei es nicht wert, gemocht zu werden.«[12]

Auswirkungen von Bullying

Die Forschung hat bestätigt, dass normale Kinder, die zur Zielscheibe von Bullying werden, einem größeren Risiko ausgesetzt sind, ein geringes Selbstwertgefühl, ein höheres Maß an Angst und Depressionen, geringere schulische Leistungen und vermehrte soziale Isolation entwickeln.[13]

Untersuchungen an der normalen Bevölkerung

Die psychologischen Auswirkungen von Mobbing in der normalen Bevölkerung können länger als zehn Jahre andauern.[14] Kinder mit Asperger-Syndrom sind anfälliger für diese Auswirkungen, weil sie oft ohnehin schon über ein geringes Selbstwertgefühl verfügen, eine Prädisposition für Angststörungen (siehe Kapitel 6) und Schwierigkeiten damit haben zu verstehen, warum sich jemand so verhält, wobei sie sich fragen, wieso ausgerechnet sie selbst zur Zielscheibe geworden sind und was sie hätten tun können, um das zu verhindern.

- Die klinische Erfahrung zeigt, dass die psychologischen Auswirkungen der Tatsache, dass man zur Zielscheibe von regelmäßigem Mobbing geworden ist, viele Jahre anhalten und ein entscheidender Faktor für die Entstehung von Depressionen, Angststörungen und für Probleme mit der Aggressionssteuerung sein können.

Die Folgen können bis ins Erwachsenenalter reichen

Ich habe Vorfälle von Bullying in der Kindheit mit Erwachsenen mit Asperger-Syndrom besprochen und dabei festgestellt, dass es ihnen schwerfällt zu verstehen, warum sie so oft zur Zielscheibe von Bullying geworden sind oder die Motivation der Kinder zu verstehen, die sie gequält haben. Sie versuchen die Frage, warum man sich ausgerechnet sie herausgepickt hat, dadurch zu klären, dass sie in Gedanken die Ereignisse immer wieder durchspielen. Dadurch durchlebt die Person die vergangenen Ungerechtigkeiten immer wieder aufs Neue, ohne sie lösen zu können. Dieses Durchspielen kann tagtäglich stattfinden, selbst wenn die betreffenden Vorfälle Jahrzehnte zurückliegen. Dabei wiederholen sich nicht nur die Ereignisse im Kopf der Person, sondern auch die damit verbundenen Gefühle.

- Erwachsene mit Asperger-Syndrom benötigen dann oft eine Psychotherapie, um die tief sitzenden Traumata, die sich in ihre Seele eingegraben haben, zu bewältigen. Sie können nicht so einfach vergeben und vergessen oder die Sache für sich abschließen, solange sie die Ursachen nicht verstehen.

Strategien gegen Bullying

Leider kommt Bullying an allen Schulen vor und das Verhalten ist auch nicht auf die Kindheit beschränkt – am Arbeitsplatz gibt es Mobbing. Seit Jahrhunderten gibt es verschiedene Strategien, die als Gemeingut gelten und mit denen man die Häufigkeit und die Auswirkungen von Mobbing zu begrenzen versucht, doch erst seit Kurzem gibt es Forschungsergebnisse, mit denen die Effektivität dieser Strategien näher bestimmt wird.[15] Die folgenden Strategien basieren auf aktuellen Bewertungsstudien, mit denen die Häufigkeit von Bullying deutlich reduziert werden konnte.

Ein Team bilden

Es ist wichtig, dass man ein Team bildet, um die Häufigkeit von Bullying zu verringern. Zu diesem Team gehören das Opfer des Bullyings, die Schulverwaltung, Lehrer, Eltern, ein Kinderpsychologe, andere Kinder sowie das Kind, das das Bullying ausführt.[16] Schulen müssen einen Verhaltenskodex entwickeln und umsetzen, der genau definiert, was Bullying ist und mit welchen Mitteln man es beenden kann. Diese Definition sollte umfassend sein und nicht auf direkte Akte der Einschüchterung oder der Körperverletzung beschränkt sein. Es bedarf entsprechend ausgebildeter Teilnehmer sowie Einigung und Konsistenz in der Frage, was unter Bullying zu verstehen ist und was die angemessenen Konsequenzen sein sollen.

Ausbildung des Schulpersonals

Die erste Stufe in einem Programm zur Reduzierung von Bullying an einer Schule und für das entsprechende Kind ist eine interne Ausbildung des Schulpersonals. Dieses Personal wird darin trainiert, Situationen zu beobachten, in denen Bullying häufig auftritt sowie darin, auf Bullying zu reagieren und angemessene Konsequenzen und Lösungen anzubieten.

Gerechte Lösungen finden

Die Idee der Gerechtigkeit ist sehr wichtig. Bevor man sich Gedanken über das Maß an Verantwortlichkeit machen kann, ist es notwendig, eine ruhige und objektive Bewertung aller Fakten vorzunehmen – um als unparteiischer Ermittler zu agieren. Dabei sollte nicht nur auf das Ausmaß der Verletzung oder des Schadens abgestellt werden. Das Kind mit Asperger-Syndrom war möglicherweise zuvor bereits seit Langem die Zielscheibe von zahlreichen Bullying-Attacken und hat darauf schließlich mit einem aggressiven Akt geantwortet, der vielleicht dramatisch erscheint, aber manchmal der einzige Weg ist, mit dem das Kind solche Angriffe beenden kann.

Wenn in der Schule Akte körperlicher Aggressionen Konsequenzen haben sollen, dann muss auch das Kind mit Asperger-Syndrom solche Konsequenzen in Kauf nehmen. Ich bin aber der Meinung, dass diejenigen, die das Kind gequält und damit den aggressiven Akt verursacht haben, in gleicher Weise bestraft werden sollen, denn das entspräche einer gerechten Lösung, bei der auf die moralische Verantwortung abgestellt würde, wie das auch bei strafbaren Handlungen Erwachsener der Fall wäre.

- Wenn Kinder mit Asperger-Syndrom dagegen den Eindruck haben, dass nicht gerecht geurteilt wird, können sie versucht sein, das Gesetz in die eigene Hand zu nehmen und Vergeltung nach dem Motto »Auge um Auge« zu üben. Kinder mit Asperger-Syndrom neigen eher dazu, sich physisch statt verbal zu rächen.

Gerechtigkeitsskala

Ich habe eine »Gerechtigkeitsskala« entwickelt, die einem Kind helfen kann, das dazu neigt, in sozialen Konflikten, wie zum Beispiel beim Hänseln und Bullying, ein unreifes, egozentrisches und falsches Maß für die Verantwortlichkeit anzuwenden.

Kinder unter 9 Jahren verwenden oft das »Auge-um-Auge-Prinzip«

Normale Kinder mit einem Entwicklungsniveau von unter neun Jahren neigen dazu, das Maß an Verantwortlichkeit für einen Konflikt danach zu bestimmen, wer ihn angefangen hat. Das rechtfertigt in ihren Augen nahezu jede Form der Vergeltung, ohne dass die Schwere der eigenen Reaktion kritisch beurteilt wird und ohne dass auf die Auswirkungen dieser Reaktion auf das Kind selbst oder auf andere geachtet wird. In dieser Phase der kognitiven Entwicklung gilt das Prinzip »Auge um Auge«, sodass mindestens dieselben Unannehmlichkeiten für alle Parteien als Lösung angestrebt werden. Wenn dabei ein Erwachsener eine »gerechte« Lösung anstrebt, kann das Kind selbst diese Lösung als ungerecht ansehen, weil es eine andere Wahrnehmung in Bezug auf Verantwortlichkeit, Konfliktlösung und Vergeltung besitzt.

Die »Gerechtigkeitsskala« ist eine interaktive Erziehungsstrategie, bei der visuelles Verständnis eingesetzt wird, um dem Kind dabei zu helfen, das Maß an Bedeutung – das »Gewicht« –, das bestimmten Handlungen beigemessen wird, ebenso zu verstehen wie die »Balancierung« bei der Bestimmung des Maßes an Verantwortlichkeit und der Konsequenzen.

Die Schwere der Tat wird durch Bauklötzchen symbolisiert

- Der erste Schritt ist, zu bestimmen, wer an einem bestimmten Vorfall beteiligt war. Der Name jedes Beteiligten wird dann jeweils auf ein gesondertes Blatt Papier geschrieben und diese Blätter werden vor dem Kind auf den Tisch gelegt. Wenn es nur zwei Beteiligte gibt, kommt man auch ohne diese Blätter aus und kann die Skalen direkt verwenden.
- Sie holen nun mindestens 20 Bauklötzchen, wobei die Anzahl die Schwere der

Tat symbolisiert. Ein kleineres Vergehen gegen soziale Regeln wird mit nur einem oder zwei Bauklötzchen bewertet, während ein schwereres Vergehen, das zu ernsthaften Schäden und Verletzungen führt, deutlich mehr Bauklötzchen entspricht.

- Bitten Sie das Kind, den Ablauf der Ereignisse aus seiner Perspektive zu beschreiben. Sobald in diesem Ablauf beschrieben wird, wie einer der Beteiligten sich eines Vergehens sozialer Regeln schuldig macht, fragen Sie es, wie viele Bauklötzchen dieses Verhalten »wert« ist. Das Kind kann dabei gegebenenfalls etwas Hilfestellung benötigen, wobei ihm erklärt wird, warum einige Vergehen eine höhere Anzahl an Bauklötzchen entsprechen als andere, etwa, indem man ihm erklärt, dass bestimmte Handlungen Auswirkungen auf die Gefühle anderer, auf deren Gesundheit haben oder dass es Geld kosten kann, um Schäden zu beheben.
- Wenn am Ende die Anzahl der Bauklötzchen für eine Person bestimmt ist, werden diese Bauklötzchen auf das Blatt mit dem Namen der entsprechenden Person gelegt. Das wird für jeden der Beteiligten wiederholt. Und schließlich kann das Kind sehen, wer wie viele Bauklötzchen erhält.

Dieses Verfahren dient dazu, dass das Kind die relative Bedeutung der eigenen Handlungen und der Handlungen anderer erkennen und die angemessenen Konsequenzen abschätzen kann.

Eine »Landkarte« der sicheren Orte erstellen

Carol Gray[17] schlägt vor, eine Karte der Welt des Kindes zu schaffen und darin die Orte zu identifizieren, wo das Kind besonders anfällig für Bullying-Attacken ist, sowie die Orte, wo es besonders sicher davor ist. So sieht man, welche Orte zusätzlicher Beobachtung bedürfen und welche Orte als eine Art Asyl verwendet werden können. Ein Problem bei Präventionsprogrammen gegen Bullying ist, dass sie auf die Beobachtung durch das Schulpersonal angewiesen sind, wobei das Bullying in aller Regel im Verborgenen geschieht; nur rund 15 Prozent dieser Attacken werden vom Lehrer im Klassenraum und nur 5 Prozent werden von ihm auf dem Schulhof beobachtet.[18] Allerdings beobachten oft andere Kinder derartiges Bullying und sind daher besonders wichtige Teilnehmer solcher Programme.

Positiven Gruppendruck nutzen

Der Verhaltenskodex bei Bullying in der Schule sollte auch Reaktionen Gleichaltriger umfassen. Es sollte regelmäßige Klassendiskussionen geben, in denen der Kodex sowie bestimmte Vorfälle und Vorgehensweisen besprochen werden. Auch die Kinder selbst können ein eigenes Trainingsprogramm in Bezug auf Bullying benötigen. Dieses Programm kann Informationen über die langfristigen Auswirkungen sowohl für diejenigen Kinder, die Bullying ausführen, als auch auf deren Opfer beinhalten. Die Kinder, von denen man weiß, dass sie andere mobben, müssen sowohl an die kurzfristigen Konsequenzen im Sinne des vereinbarten Verhaltenskodexes erinnert werden als auch an die langfristigen Auswirkungen, die solches Verhalten auf die Fähigkeit, Freundschaften zu schließen und später im Beruf erfolgreich zu sein, hat. Auch sollten sie auf die Gefahr hingewiesen werden, dass sie dadurch anfälliger für bestimmte seelische Störungen werden und dass sie später auch eher strafbare Handlungen ausüben.

- Die »schweigende Mehrheit« der Kinder, die weder als Täter noch als Opfer beteiligt ist, sollte ermutigt werden, sowohl das Kind, das zur Zielscheibe geworden ist, als auch das mobbende Kind durch ihr Eingreifen vor einer Eskalation und den entsprechenden Konsequenzen zu bewahren.

Einige Zuschauer sind froh, dass sie verschont bleiben

Zuschauer, die durch den Anblick des Bullyings beunruhigt sind, brauchen neue Strategien und Ermunterung, um in solchen Fällen konstruktiv reagieren zu können. Sie sind froh, dass sie selbst bislang verschont geblieben sind und haben nun Angst, wenn sie eingreifen, selbst zur Zielscheibe werden. Als Teil der Mehrheit haben sie vielleicht einen undeutlichen Sinn für ihre eigene Verantwortlichkeit und wissen nicht, wie sie reagieren sollen. Man rät ihnen womöglich, sich besser nicht einzumischen und zu schweigen und der Gruppendruck geht eher dahin, nicht zu erzählen, was vorgefallen ist.

Einige Zuschauer finden es witzig

Leider ist es manchmal so, dass die Zuschauer das Bullying witzig finden und meinen, das Opfer habe es verdient, sodass auf diese Weise das mobbende Kind noch bestätigt wird. Den Kindern sollte daher klar gesagt werden, dass Bullying falsch ist, dass sie aufhören müssen und dass, wenn sie nicht aufhören, sie gemeldet werden müssen. Das heißt, dass man auch zwischen den Täter und sein Opfer treten muss.

Einige Kinder sind in der Lage, couragiert einzuschreiten

In der Gruppe der schweigenden Mehrheit gibt es auch Kinder mit einem hohen sozialen Status, einem Gefühl für soziale Gerechtigkeit und mit natürlichem Selbstbewusstsein. Diese Kinder können persönlich ermuntert werden und sie können, wenn sie eingreifen, sehr erfolgreich dafür sorgen, dass das Bullying aufhört. Ihr sozialer Status kann auch andere Kinder dazu bringen, diese Attacken zu verurteilen. Gruppendruck kann also zu einer Verringerung des Bullyings beitragen.

Auch Nichteingreifen muss Konsequenzen haben

Ich schlage vor, dass es zum Verhaltenskodex von Kindern bei Bullying gehören sollte, Ratschläge für das Verhalten von

Zuschauern zu geben und auch, dass das Nichteingreifen, das indirekt dafür sorgt, dass das Bullying überhaupt stattfinden kann, ebenfalls zu Konsequenzen führt. Es sollte also auch eine Gruppenverantwortung für Unterlassungen und nicht nur für Taten geben, also auch Konsequenzen dafür, dass man etwas nicht getan hat.

Benennen Sie einen Beschützer

Der Lehrer kann ein System von Beschützern initiieren, wobei diese Beschützer aus der Gruppe der Kinder mit hohem sozialen Status und starkem sozialen Gewissen rekrutiert werden. Die Rolle eines solchen Beschützers ist es, das Umfeld des Kindes mit Asperger-Syndrom zu beobachten, Vorfälle weiterzugeben, das Kind zu ermuntern, selbst solche Vorfälle zu berichten sowie öffentlich gegen solche Angriffe Stellung zu beziehen und zu erklären, dass das nicht witzig ist und dass die Angriffe aufhören müssen.

Eine weitere wichtige Eigenschaft des Beschützers ist, dass er dem Betroffenen mit emotionalem Trost und Stärkung beisteht. Ein Erwachsener kann Sympathie entwickeln und unterstützen, doch ist die Wirkung eines aufbauenden Kommentars eines beliebten Gleichaltrigen von unschätzbarem Wert.

Manchmal ist dem Kind mit Asperger-Syndrom nicht bewusst, dass es sich bei bestimmten Handlungen um Hänseleien und Bullying handelt. Der Beschützer sollte ein Kind mit den entsprechenden sozialen Kenntnissen sein, sodass es gutwillige von böswilligen Handlungen unterscheiden und entsprechend reagieren kann. Der Beschützer kann dem Kind mit Asperger-Syndrom auch in solchen Situationen beistehen, die von Erwachsenen weniger leicht beobachtet werden können.

In jeder Schule gibt es einen solchen Craig, eine Rolle, die auf dem Spielplatz manch-

AUS DEM LEBEN

»Craig kam mir immer zu Hilfe«

Liane Holiday Willey beschreibt in ihrer Autobiografie ein Beispiel, das die Vorteile aufzeigt, die sich durch ihren Beschützer Craig boten.

»Ich staune, wie sehr sich meine Klassenkameraden mit mir und meinen Besonderheiten abgefunden haben. Um ehrlich zu sein, sie hätten das kaum getan, hätte es da nicht Craig, einen guten Freund von mir, gegeben. Dieser Freund war sehr klug und witzig und sehr beliebt. Dadurch, dass er an meiner Seite stand, erhöhte sich sofort auch mein eigener sozialer Status in unserer Gruppe und darüber hinaus. Er war die ganze Zeit mein Freund und ist mit den Jahren so etwas wie mein Beschützer geworden. Er zeigte indirekt und direkt seine Unterstützung für mich, etwa, wenn er einen Platz für mich am Essenstisch freihielt, neben mir in das Klassenzimmer ging oder mich zu einer Party brachte. Craig kam mir immer zu Hilfe, oft sogar, bevor ich selbst mitbekam, dass ich Hilfe benötigte.«[19]

mal von dem Bruder oder der Schwester des Kindes mit Asperger-Syndrom übernommen wird. Wenn echte Freunde oder Verwandte eine solche Unterstützung bieten, sollten sie darin bestätigt und bestärkt werden. In einer Rede an einer Oberschule sagte Bill Gates einmal: »Seid nett zu den Sonderlingen. Es kann gut sein, dass ihr später mal für einen arbeitet.«

Strategien für das Opfer

Es gibt Strategien, die von dem Kind genutzt werden können, das zur Zielscheibe von Bullying wird, zum Beispiel die, dass es solchen Situationen möglichst aus dem Weg geht. Ein Kind mit Asperger-Syndrom kann etwa einen Rückzugsraum aufsuchen, allerdings kann es gerade dort auch besonders gefährdet sein.

Die Masse bietet Sicherheit

Der beste Platz, um sich zu »verstecken«, ist innerhalb einer Gruppe anderer Kinder oder zumindest in deren Nähe. Es ist also wichtig, dass Kinder mit Asperger-Syndrom von einer solchen Gruppe akzeptiert werden, wenn sich Angreifer ein potenzielles Opfer suchen. Diese Akzeptanz ist Teil des Verhaltenskodexes der Klasse bei Bullying. Andere Möglichkeiten sind Pausenaktivitäten in einem von Lehrern beobachteten Klassenraum, beispielsweise eine Schachgruppe, oder das Kind trifft sich mit Gleichgesinnten auf dem Schulhof.

Nichtbeachtung funktioniert nicht

Es gibt bewährte Ratschläge, was man tun kann, wenn das Opfer durch seine Reaktionen die Situation noch verschlimmert. Der Rat, einfach nicht auf die Handlungen und Worte der Angreifer zu achten, funktioniert nicht. Es ist ein Mythos, dass man mit dem Ignorieren des Bullyings etwas

> **AUS DEM LEBEN**
>
> ### Sich zu verstecken, ist meist keine gute Idee
>
> Luke Jackson, ein Teenager mit Asperger-Syndrom, bietet folgenden Rat:
>
> »Eines Tages hielt ich es einfach nicht mehr aus. Ich habe mich in den Umkleideräumen vor den Kindern versteckt, die mich quälten. Ich wünschte, ich hätte mein Buch schon damals geschrieben, denn dann wäre mir klar geworden, dass sich zu verstecken das Schlechteste war, was ich tun konnte. Die beiden Typen haben mich schließlich gefunden und sind mit mir ziemlich genau so umgegangen wie eine Katze, die mit einer Maus spielt.«[20]
>
> »Geh also niemals in der Pause in irgendeine einsame Ecke. Suche dir lieber einen sicheren Ort wie die Bücherei. Ich weiß, das klingt vielleicht merkwürdig, aber wenn man denkt, man könne sich gut verstecken, wird man viel eher gefunden und geärgert. Kinder mit Asperger-Syndrom kriegen oft nicht gut mit, wie andere Leute denken. Am besten bleibt man in der Nähe eines Freundes, wenn man einen hat, oder man sucht sich zumindest Orte mit vielen Menschen.«[21]

vermeiden kann. Stattdessen wird der Angreifer sein Bullying immer weiter eskalieren, bis das Kind schließlich doch reagiert. Donna Williams schrieb mir einmal in Bezug auf das Bullying, das sie als Kind durchgemacht hat, dass, wenn sie verzögert oder gar nicht reagiert hat, besonders auf Schmerzen, dass dann die anderen Kinder geglaubt haben: »Dann macht es ja wohl nichts; sie scheint das gar nicht zu spüren.«

Versuchen, ruhig und selbstbewusst zu bleiben

Irgendwie muss das Kind also reagieren, doch was genau soll es tun? Grundsätzlich sollte das Kind ruhig bleiben, sich sein Selbstwertgefühl bewahren und selbstbewusst und konstruktiv reagieren. Ruhig zu bleiben und das Selbstwertgefühl bewahren kann für Kinder mit Asperger-Syndrom besonders schwierig sein, es kann aber helfen, wenn das Kind dabei zu sich selbst spricht, damit es die Kontrolle über sich nicht verliert. Kinder, die zur Zielscheibe anderer werden, müssen sich bewusst machen,

- dass es nicht ihre Schuld ist,
- dass sie solche Handlungen und Bemerkungen nicht verdienen und
- dass es die Angreifer sind, die ihr Verhalten ändern sollten.

»Ich mag das nicht, hört auf«

Gray[22] schlägt vor, dass das Kind einen einfachen, wahren Satz immer wieder vor sich her sagt. Beispiele hierfür sind: »Ich habe das nicht verdient, hört auf;« und »Ich mag das nicht, hört auf.« Das Kind sollte nichts Unwahres sagen, etwa »Es macht mir nichts aus.« Für Kinder mit Asperger-Syndrom, die ohnehin ungern die Unwahrheit sagen, wäre das auch besonders schwierig.

Das Kind mit Asperger-Syndrom könnte auch mit einer humorvollen Bemerkung reagieren, aber natürlich wird es für ein solches Kind in einer solchen Situation besonders schwer sein, seinen Humor zu bewahren.

Seine Gefühle äußern

Wenn das Opfer sich nicht sicher ist, ob eine andere Person freundlich ist oder nicht, könnte es zurückfragen: »Ist das jetzt böse gemeint oder nicht?« Das Kind wird auch seine Gefühle klar zum Ausdruck bringen müssen: »Was du da tust/sagst, macht mich wütend/verwirrt etc.«

Beistand suchen

Es ist wichtig, dass das Kind sagt, dass es das Bullying berichten wird. Das Kind kann dann versuchen, die Situation zu klären, indem es auf einen Erwachsenen oder auf eine Gruppe anderer Kinder zugeht. Wenn das Bullying in der Klasse passiert, kann der Lehrer dem gemobbten Kind erlauben, sich woanders hinzusetzen oder das Kind tut dies von sich aus.

Das Kind mit Asperger-Syndrom braucht vor allem Hilfestellung, wenn es von der Grund- auf die Oberschule wechselt und dort mit besonders aggressiven Angreifern konfrontiert wird.

Die Kinder vorwarnen

AUS DEM LEBEN

Nita Jackson gibt in ihrer Autobiografie dazu folgenden Rat:

»Dass ich das Asperger-Syndrom habe, macht mich nicht weniger zum Menschen oder weniger emotional, es macht mich nur verletzlicher. Ich denke daher, dass andere Teenager mit Asperger-Syndrom immer vorgewarnt werden sollten, welche Probleme sie mit normalen Kindern zu erwarten haben. Eltern – redet mit euren Kindern; und Kinder – hört auf eure Eltern! Ich habe das nicht getan ... und ihr seht, wie es mir ergangen ist.«[23]

Strategien für Fachkräfte

Es gibt Strategien, die von einem Psychologen, einem Schulberater oder einem Beratungslehrer umgesetzt werden können. Der erste Schritt ist, mit dem Kind zu klären, warum jemand es mobben will. Die Gedanken und Motive anderer sind für ein Kind mit Asperger-Syndrom nicht immer offensichtlich, da es Schwierigkeiten mit Theory-of-Mind-Fähigkeiten hat. Das Kind kann sich verwirrt fragen, wieso jemand so unfreundlich sein kann, wieso es selbst zur Zielscheibe geworden ist und was es nun denken oder tun soll. Ich schlage zwei Strategien vor, die von Carol Gray[24] entwickelt worden sind, nämlich Comic-Gespräche, mit denen die Gedanken und Gefühle aller Teilnehmer erkannt und erklärt werden können sowie Social Stories, um zu bestimmen, was man tun kann, wenn vergleichbare Umstände wieder auftauchen.

Comic-Gespräche

Comic-Gespräche umfassen Zeichnungen eines Ereignisses oder einer Abfolge von Ereignissen in der Form einer Bilderreihe, bei der bestimmte Figuren für die entsprechenden beteiligten Personen stehen und bei der Sprech- und Gedankenblasen für das stehen, was diese Personen denken oder aussprechen. Das Kind und der Lehrer benutzen dann Farbstifte, wobei jede Farbe ein bestimmtes Gefühl repräsentiert. Wenn das Kind die Sprechblasen ausfüllt, zeigt die Wahl der von ihm verwendeten Farbe an, welches vermittelte oder intendierte Gefühl er mit den Worten verbindet. Das kann die Interpretation der Ereignisse durch das Kind sowie die Logik, die hinter dessen Reaktionen steht, verdeutlichen. Es kann dem Kind auch helfen, seine Fehlinterpretationen zu erkennen und zu korrigieren und aufzuzeigen, wie alternative Reaktionsmöglichkeiten sich auf die Gedanken und Gefühle der Teilnehmer auswirken. Wenn neue Reaktionen bestimmt worden sind, kann das Kind davon profitieren, diese Reaktionen in Rollenspielen durchzuspielen und es kann ermuntert werden, davon zu berichten, wenn eine solche alternative Reaktion sich in der Praxis als erfolgreich herausstellt. Das Kind mit Asperger-Syndrom kann über seine Fortschritte Buch führen, insbesondere, wenn die erfolgreiche Bewältigung eines Vorfalles zu Lob und Anerkennung geführt hat.

4 Hänseln und Bullying

Bücher und spezielle Programme

Das Kind kann altersgerechte Bücher lesen, in denen die Hauptfigur von Bullying betroffen ist und so darauf reagiert, dass die Reaktionen dem Leser als Vorbild dienen könnten. Ich empfehle allerdings, bei der Auswahl dieser Bücher sorgfältig vorzugehen, da nicht jede dargestellte Reaktionsweise hilfreich bei der Vorbeugung gegen Bullying ist und auch nicht jede dieser Reaktionsweisen für Kinder mit Asperger-Syndrom infrage kommt.

Es gibt viele Programme zur Vorbeugung gegen Bullying in der Schule für normale Kinder und einige dieser Programme können auch für Kinder mit Asperger-Syndrom angewendet werden.[25] Es gibt allerdings auch schulische Programme, die speziell von Experten im Bereich Asperger-Syndrom entworfen worden sind.[26] [Solche speziellen Programme gibt es zurzeit leider noch nicht im deutschsprachigen Raum.] Eltern von Kindern mit Asperger-Syndrom sollten darauf dringen, dass entsprechende Programme auch an ihren Schulen umgesetzt werden.

Was können Eltern tun?

Eltern müssen in das Team gegen Bullying integriert und über den Verhaltenskodex und die entsprechenden Programme der Schule ihres Kindes informiert werden. Sie sollten die angemessenen Reaktionsweisen aktiv fördern. Eltern sollten ihr Kind außerdem ermutigen, sich ihnen anzuvertrauen, sodass es die Erlebnisse, die es als Zielscheibe von Bullying durchmacht, weitergibt und einem Freund, einem Lehrer, den Eltern oder einer Hilfskraft erzählt.

Sie könnten das Kind auch zu einem Selbstverteidigungskurs schicken, damit es sich schützen und Bullying abwehren kann. Ich würde allerdings dazu raten, den Schwerpunkt dabei auf die Frage zu lenken, wie das Kind Ruhe bewahren und sich aus bestimmten Angriffen befreien kann und weniger darauf, wie es ein anderes Kind verletzen kann. Sie sollten auch wissen, dass ein bloßer Schulwechsel oft wenig an der Wahrscheinlichkeit ändert, dass das Kind Opfer von Bullying wird.[27] Sie können aber in solchen Fällen an einen Schulwechsel denken, in denen die neue Schule anerkannte Interventionsprogramme gegen Bullying anwendet.

Ich staune oft über das Maß an stoischer Ruhe und Optimismus bei einigen Kindern mit Asperger-Syndrom, die das Opfer chronischen Bullyings sind. Das letzte Wort zum Thema Bullying sollte ein Kind mit Asperger-Syndrom haben: Kate sagte einmal zu ihrer Mutter: »Mutti, ich bekomme nicht mit, ob die anderen nett zu mir sind oder mich ärgern, aber vielleicht will ja irgendwann wirklich jemand mein Freund sein und dann möchte ich das auch mitbekommen.«

ZUSAMMENFASSUNG

Strategien gegen Hänseln und Bullying

Kinder und Erwachsene mit Asperger-Syndrom sind oft das Ziel von Hänseleien und Bullying. Die Auswirkungen auf das Selbstwertgefühl des Kindes und dessen seelischen Zustand können extrem negativ sein.

Strategien, um die Häufigkeit und die Folgen von Bullying zu reduzieren:

- Ein Team gegen Bullying bilden, wobei das Opfer, die Schulverwaltung, Lehrer, Eltern, ein Kinderpsychologe, andere Kinder und das mobbende Kind mit einbezogen werden.
- Das Schulpersonal trainieren, angemessen auf Hänseln und Bullying zu reagieren, um es zu reduzieren.
- Sicherstellen, dass gerechte Lösungen gefunden werden, die Rücksicht auf die jeweiligen Motivationen und den Wissensstand der Beteiligten sowie die Tatsachen nehmen.
- Die Gerechtigkeitsskala verwenden, um das Maß an Verantwortlichkeit und die Konsequenzen zu bestimmen und zu erklären.
- Eine Landkarte der Welt des Kindes erstellen, um sichere Orte zu identifizieren.
- Den positiven Gruppendruck nutzen, um Bullying und Hänseln zu verhindern.
- Einen Beschützer auswählen, der clever genug ist und über sozialen Status in der Gruppe verfügt, um das Kind zu schützen und um es aufzubauen.
- Dem Opfer vermitteln, dass es sich in einer Gruppe sicherer fühlen und sich dort »verstecken« kann.
- Erkennen, dass das Ignorieren von Bullying selten oder nie dazu führt, dass das Kind verschont bleibt.
- Dem Kind vermitteln, selbstbewusst und ehrlich auf Bullying zu reagieren.
- Hilfe bei Fachkräften suchen, etwa bei Psychologen, die zum Beispiel mit Comic-Gesprächen arbeiten können, um die Gedanken, Gefühle und Interpretationen aller Beteiligten herauszufinden. Es sollte klar werden, warum das Kind mit Asperger-Syndrom zur Zielscheibe gemacht wurde und wie man in der Zukunft mit ähnlichen Situationen umgehen sollte.
- Bücher, andere Quellen oder spezielle Programme nutzen, um Informationen und Strategien zur Reduzierung von Bullying zu bieten.
- Eltern ermutigen, das Kind zu Selbstverteidigungskursen zu schicken.
- Sich bewusst sein, dass ein Schulwechsel nur wenig daran ändern könnte, dass das Kind Zielscheibe von Hänseln und Bullying ist.

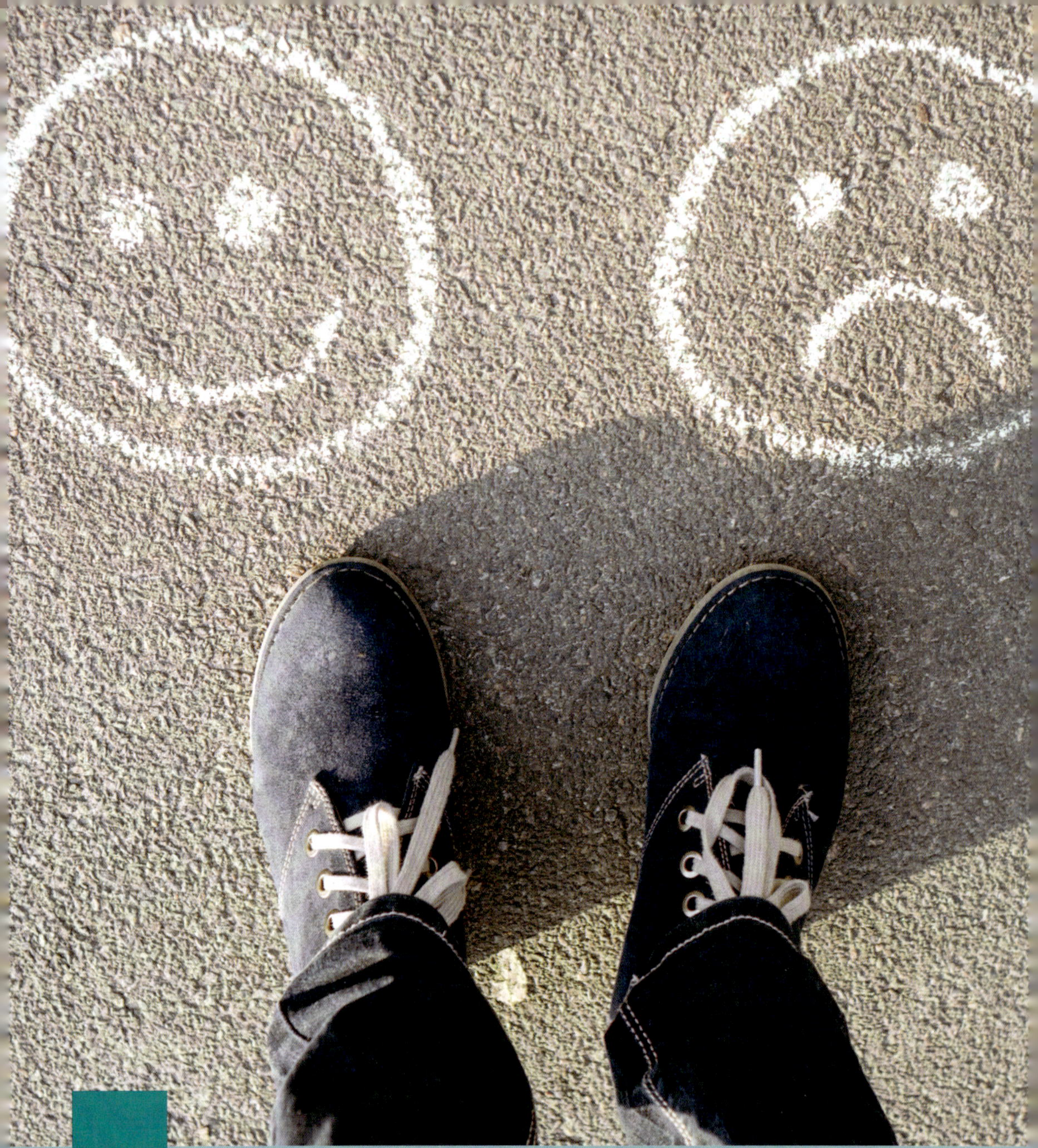

5 Theory of Mind

Wenn man die Worte, Blicke, Mimik und Gesten der anderen nicht versteht, fühlt man sich oft so, als ob man auf einem falschen Planeten lebt. Dieses Kapitel will eine »Übersetzungshilfe« für beide Seiten geben, indem es erklärt, welche Auswirkungen es hat, wenn diese vielfältigen sozialen Hinweise, die normalerweise »automatisch« verarbeitet werden, eben nicht erkannt und entschlüsselt werden. Es ist leider sehr mühselig, all diese Feinheiten zu erlernen.

Was bedeutet Theory of Mind?

» Wir haben schon beschrieben, wie andersartig hier der Blick ist, wie andersartig seine Stimme, seine ganze Art zu reden, wie anders seine ganze Motorik beschaffen ist. Darum kann es auch nicht wundernehmen, wenn bei dem Knaben auch das Verständnis fremder Ausdruckserscheinungen und die richtige Reaktion darauf gestört sind. «

Hans Asperger

Der psychologische Begriff »Theory of Mind«, kurz ToM, beschreibt die Fähigkeit, Gedanken, Überzeugungen, Wünsche und Absichten anderer Menschen zu erkennen und zu verstehen, um deren Verhalten einschätzen und um vorhersagen zu können, was sie als Nächstes tun werden. Fehlt diese ToM-Fähigkeit, kann man sich nur schwer in andere hineinversetzen. Ein synonymer Begriff ist Empathie.[1] Der Mensch mit Asperger-Syndrom kann die Hinweise, mit denen Gedanken oder Gefühle anderer angezeigt werden, nicht in dem Maße erkennen oder verstehen, wie man es von einer Person seines Alters erwartet.

Wie kann man ToM-Fähigkeiten testen?

Bei der Diagnosestellung sollten die ToM-Fähigkeiten des Kindes oder des Erwachsenen untersucht werden. Wir verfügen über eine Reihe von Tests, mit denen Kinder, Jugendliche und Erwachsene untersucht werden können.[2] Es gibt Geschichten mit Verständnisfragen, die dem Altersniveau entsprechend verwendet werden können und mit denen abgefragt werden kann, was eine in der Geschichte dargestellte Person denkt oder fühlt.

- Francesca Happé hat solche Geschichten unter dem Titel »Strange Stories« für Kinder im Alter von 4 bis 12 Jahren entwickelt.[3]
- Von Nils Kaland und seinen Kollegen stammen die »Stories from Everyday Life« für Jugendliche.[4]
- Simon Baron-Cohen und Sally Wheelwright haben ToM-Aufgaben für Erwachsene entwickelt[5], in denen die Fachkraft notiert, ob der Erwachsene eine Antwort gibt, die ToM-Fähigkeiten beweist, zugleich wird aber auch die Zeit gemessen, die für die Antwort benötigt wird und mit der Zeit einer normalen Vergleichsgruppe verglichen; außerdem wird registriert, ob die Antwort durch intellektuelle Analyse, Routinelernen und durch eine Gedächtnisleistung erfolgt ist oder spontan und intuitiv.

- Normale Kinder sind erstaunlich geschickt darin, soziale Hinweise, die auf Gedanken und Gefühle hinweisen, zu erkennen und zu verstehen. Es ist, als ob ihr Verstand soziale Hinweise vorrangig gegenüber jeder anderen Information in ihrer Umgebung verarbeitet, und sie verfügen über eine mentale Theorie, was diese Hinweise bedeuten und wie sie darauf reagieren sollen. Diese Fähigkeit dominiert die Wahrnehmung normaler Menschen in einem so hohen Maße, dass wir uns anthropomorph verhalten und menschliches soziales Verhalten auch Tieren oder sogar Dingen zuschreiben.

Untersuchung anhand der Social Attribution Task (SAT)

Eine verblüffende Untersuchung von Ami Klein[6] verwendete die so genannte Social Attribution Task (Aufgabe der sozialen Zuschreibung), SAT, die ursprünglich von Heider und Simmel[7] entwickelt worden war. Sie schufen einen Animationsfilm mit einer Reihe von »Charakteren« in der Form geometrischer Figuren, die sich jeweils synchron zueinander bewegten oder Bewegungen ausführten, die sich aus den Handlungen anderer Figuren ergaben. Der Film dauerte nur 50 Sekunden, umfasste aber sechs Szenen. Nach jeder Szene fragte der Testleiter: »Was ist hier passiert?«, um eine erzählende Beschreibung zum stummen Film zu erhalten. Der Testleiter stellte auch Fragen wie: »Was für eine Art Person ist das große Dreieck oder der kleine Kreis?« Die Autoren der Aufgabe fanden dabei heraus, dass Hochschulstudenten anthropomorphe Begriffe zur Beschreibung der Handlung der »Charaktere« verwendeten (z.B. »jagen«, »fangen«, »miteinander spielen«).

Als man die SAT mit Erwachsenen mit Asperger-Syndrom testete, fand man heraus, dass sich zwischen ihnen und anderen Gleichaltrigen signifikante Unterschiede in der Beschreibung ergaben. Ihre Beschreibungen waren kürzer und die sozialen Handlungen waren weniger ausgearbeitet. Viele ihrer Kommentare passten nicht zum Video und sie erkannten viermal weniger Hinweise als die Kontrollgruppe. Sie verwendeten weniger ToM-Begriffe und waren sozial weniger gewandt. Außerdem gaben sie weniger und einfachere soziale Persönlichkeitszuschreibungen. Die Beschreibungen der Kontrollgruppe beinhalteten Beschreibungen von Mut oder Begeisterung, komplexen Persönlichkeiten und sozialen Zuschreibungen, aus denen sich eine kohärente Social Story ergab. Die Personen mit Asperger-Syndrom dagegen verwendeten andere Begriffe, um die Bewegungen der Figuren zu beschreiben. Ihre Zuschreibungen konzentrierten sich auf die physikalischen Aspekte und beschrieben solche Bewegungen beispielsweise als ein Abprallen oder als eine Schwingung infolge eines magnetischen Feldes. Die Person mit Asperger-Syndrom nimmt eher die physikalische und weniger die soziale Welt wahr.

Neurologische Untersuchungsergebnisse

Eine anschließende Studie mit animierten geometrischen Figuren kam, wie erwartet, zu dem Ergebnis, dass Erwachsene mit Asperger-Syndrom weniger Beschreibungen der Handlungen im Sinne von mentalen Zuständen gaben; zugleich konnte herausgefunden werden, welche Bereiche des Gehirns dabei beteiligt waren.[8] Bei normalen Erwachsenen erfolgt die Zuschreibung mentaler Zustände im präfrontalen Kortex, im superioren temporalen Sulcus und in den temporalen Lappen, während die Personen mit Asperger-Syndrom weniger Aktivität in diesen Gehirnregionen zeigten. Es gibt also eine neurologische Erklärung für beeinträchtigte oder verzögerte ToM-Fähigkeiten.

Eventuell ist auch die Eigenwahrnehmung beeinflusst

Es wurde angenommen, dass beeinträchtigte ToM-Fähigkeiten auch die Eigenwahrnehmung und Introspektion beeinträchtigen.[9] Ich habe mit Corey, einem Teenager mit Asperger-Syndrom, über die Fähigkeiten, die »Gedanken anderer zu lesen«, gesprochen. Er sagte: »Ich bin nicht sehr gut darin, herauszufinden, was andere denken. Ich bin nicht einmal sicher, was ich selbst gerade denke.« Es kann also sein, dass hier tief greifende Schwierigkeiten bestehen, über Gedanken und Gefühle nachzudenken, egal, ob es sich um die von anderen Menschen oder um die eigenen handelt.

- Es ist wichtig anzuerkennen, dass die Person mit Asperger-Syndrom unreife oder beeinträchtigte ToM-Fähigkeiten bzw. Empathie hat, nicht aber, dass sie über gar keine Empathie verfügt. Denn das wäre eine schwere Beleidigung, da damit gesagt wird, dass ihm die Gefühle anderer egal sind. Die Gefühle anderer sind ihm aber keineswegs egal, im Gegenteil. Er ist aber einfach nur nicht in der Lage, die subtileren Signale emotionaler Zustände zu erkennen oder komplexere mentale Zustände zu entschlüsseln.

Auswirkungen im Alltag

Auch wenn wir anerkennen, dass die Person mit Asperger-Syndrom Schwierigkeiten damit hat zu erkennen, was andere Menschen denken oder fühlen, so ist es doch ungleich schwerer, sich auszumalen, wie sich das für so eine Person im Alltag darstellt, da normale Menschen die Gedanken anderer sehr einfach und intuitiv erkennen können. Wir können in einem Gesicht »lesen« und die Bedeutung von Körpersprache oder von Tonlagen übersetzen. Wir erkennen auch Hinweise aus dem Kontext, die anzeigen, was andere gerade denken oder was sie denken werden. Es folgen einige Bereiche des Alltagslebens von Kindern und Erwachsenen mit Asperger-Syndrom, die durch beeinträchtigte oder verzögerte ToM-Fähigkeiten in Mitleidenschaft gezogen werden.

Der Gesichtsausdruck wird nicht verstanden

Woher wissen wir, was eine andere Person denkt oder fühlt? Eine Möglichkeit ist unsere Fähigkeit, im Gesicht des Gegenübers zu lesen, insbesondere im Bereich rund um die Augen. Wir wissen schon seit Längerem, dass autistische Kinder und Erwachsene weniger Augenkontakt halten, als man erwarten würde und dass sie dem Gegenüber weniger häufig ins Gesicht schauen und daher eine Veränderung des Gesichtsausdrucks verpassen.

Beim Anschauen von Menschen geht es nicht nur darum, festzustellen, wo man ist und ob man sich bewegt hat. Wir schauen jemandem ins Gesicht, um den Gesichtsausdruck des Gegenübers zu erfassen und um zu bestimmen, was jemand denkt oder fühlt. Wenn Menschen mit Asperger-Syndrom jemandem ins Gesicht schauen, wo genau sehen sie hin?

Die Augen als »Fenster zur Seele«

Die meisten normalen Menschen konzentrieren sich auf die Augen, um die Gedanken und Gefühle des Gegenübers zu erkennen. Die Augen werden als »Fenster zur Seele« betrachtet. Mit der »Eye-tracking-Technik« lässt sich die Blickrichtung genau bestimmen. Die jüngste Forschung deutet darauf hin, dass Erwachsene mit Asperger-Syndrom weniger auf die Augen und mehr auf den Mund, den Körper oder auf Gegenstände schauen als Personen aus der Kontrollgruppe.[10] In diesen ausgeklügelten Untersuchungen wurde bestimmt, wohin jemand schaut, wenn er eine Interaktion zwischen Schauspielern in einem Film beobachtet. In einer Szene, in der die Personen der Kontrollgruppe auf die angsterfüllten und überraschten, weit geöffneten Augen des Schauspielers schauten, konzentrierten sich die Personen mit Asperger-Syndrom oder High-Functioning-Autismus auf den Mund des Schauspielers.

Die Untersuchung zeigt, dass die Personen der Kontrollgruppe zweimal so häufig auf die Augenpartie schauten wie die Personen mit Asperger-Syndrom oder High-Functioning-Autismus. Wenn eine Person auf den Mund des Gegenübers achtet, kann das dabei helfen, die sprachliche Kommunikation besser zu erfassen, aber ihr wird die Information entgehen, die über die Augenpartie oder das Gesicht vermittelt wird.

In anderen Untersuchungen wurde gezeigt, dass, wenn die Person mit Asperger-Syndrom einem anderen in die Augen schaut, sie die Bedeutung des Ausdrucks weniger gut erkennt als Personen aus der Kontrollgruppe.[11] Ein Zitat von einer Person mit Asperger-Syndrom bestätigt die Schwierigkeiten beim Erkennen von Botschaften, die über die Augenpartie oder das Gesicht vermittelt werden: »Die Leute geben sich untereinander Botschaften mit ihren Augen, aber ich weiß nicht, was sie sich sagen.«[12]

- Menschen mit Asperger-Syndrom haben zwei Probleme, wenn es darum geht, Informationen der Augen zu benutzen, um zu bestimmen, was jemand denkt und fühlt.
  - Zum einen schauen sie oft nicht auf die Augen als vorrangige Informationsquelle im Hinblick auf soziale und emotionale Kommunikation.
  - Zum anderen sind sie, wenn sie den Blick in die Augen wagen, auch nicht besonders gut darin, den Ausdruck des Gegenübers zu entschlüsseln.

Dinge wörtlich verstehen

Eine der Auswirkungen beeinträchtigter oder verzögerter ToM-Fähigkeiten besteht in der Neigung, Dinge wörtlich zu verstehen. Mir ist aufgefallen, dass Kinder mit Asperger-Syndrom es wörtlich nehmen, wenn gesagt wird: »In der Stadt werden abends die Bürgersteige hochgeklappt«, »aus einer Maus einen Elefanten machen«, »er kann ihm nicht das Wasser reichen.«

Es gibt Hinweise, dass es Menschen mit Asperger-Syndrom schwerfällt, die Bedeutung einer bestimmten Stimmlage, also die Prosodie, zu erfassen[13] – eine Fähigkeit, die es anderen Menschen ermöglicht, über das rein wörtliche Verständnis hinauszugehen. Wir erkennen, wenn der Gesichtsausdruck nicht mit dem Ton und dem Kontext einer Aussage übereinstimmt und begreifen dann, dass jemand etwas zum Beispiel sarkastisch oder ironisch meint. Menschen mit Asperger-Syndrom können dagegen durch eine solche Aussage verwirrt werden. Ihre Leichtgläubigkeit und ihre Überzeugung, dass andere stets das meinen, was sie sagen, machen Menschen mit Asperger-Syndrom auch anfälliger dafür, von anderen geärgert zu werden.

Theory of Mind

Als unhöflich betrachtet werden

Das Kind mit Asperger-Syndrom bekommt es oft auch nicht mit, wenn andere ihm indirekt zu verstehen geben, dass dessen egozentrisches oder dominierendes Verhalten sie ärgert. Das Kind bricht dann offensichtlich die sozialen Regeln und reagiert nicht auf Warnhinweise. Wenn das Gegenüber dann nicht weiß, dass ein solches Verhalten auf beeinträchtigte ToM-Fähigkeiten zurückzuführen ist, gilt das Kind als bewusst unhöflich oder frech. Meist hat das Kind aber gar keine bösartige Absichten, sondern ist sich nicht bewusst, dass es Unwillen provoziert und ist überrascht, wenn das Gegenüber ärgerlich wird.

Andere mit Monologen langweilen

Menschen mit Asperger-Syndrom bringen eine erstaunliche Begeisterung für ihr Spezialinteresse auf. Sie bekommen allerdings oft nicht mit, dass andere Menschen diese Begeisterung nicht im selben Maße teilen. Da sie während des Gesprächs ihr Gegenüber selten anschauen, erkennen sie auch die subtilen Hinweise, dass der Gesprächspartner gelangweilt ist, kaum und sie können auch nicht einschätzen, ob das Thema für den anderen bedeutsam ist oder nicht.

»Was hast du heute in der Schule gemacht?«

Wenn eine Mutter ihr Kind fragt: »Was hast du heute in der Schule gemacht?«, dann wissen normale Kinder, was die Mutter bereits weiß und was für sie neu und daher interessant ist. Kinder mit beeinträchtigten ToM-Fähigkeiten dagegen werden sich mit der Frage schwertun. Was genau will sie wissen? Alles, angefangen von dem Moment, in dem das Kind den Klassenraum betritt bis zu dem Moment, in dem es nach Hause geht? Was ist für sie wichtig? Wie viel weiß sie bereits? Dem Kind mit Asperger-Syndrom wird es schwerfallen, die wichtigsten Ereignisse aus der Perspektive der Mutter zu betrachten. Es wird entweder die Antwort auf die Frage verweigern, weil sie zu kompliziert erscheint, oder es wird versuchen, jedes Detail des Tages zu referieren. Der sich ergebende Monolog wird dann sehr ermüdend sein.

»Was möchtest du trinken?«

Stephen Shore hat mir den folgenden Kommentar zugesandt: »Wenn man mich fragt, was ich gerne essen oder trinken will, wenn ich bei jemandem zu Gast bin, dann kann ich das nicht beantworten. Ich frage dann zurück: »Was habt ihr denn da?« Sobald ich die möglichen Antworten präsentiert bekomme, fällt es mir wesentlich leichter, eine Auswahl zu treffen. Ansonsten wäre die Frage einfach zu riesig.«

Selbst gelangweilt von den Themen anderer sein

Umgekehrt kann die Person mit Asperger-Syndrom auch die Themen langweilig finden, die anderen Menschen spannend erscheinen. Wenn Kinder Dinge mit in die Schule nehmen, um sie den anderen Kindern zu zeigen und darüber zu erzählen, dann sind die anderen Kinder meist an diesen Erzählungen interessiert. Das Kind mit Asperger-Syndrom ist dagegen vielleicht nicht in der Lage, dem Erzählenden das nötige Interesse entgegenzubringen. Wenn ihm langweilig wird, wird man ihm vorwerfen, dass es nicht zuhört.

- Andere zu langweilen oder selbst unaufmerksam zu sein, wenn andere etwas erzählen, ist daher kein Zeichen fehlenden Respekts, sondern ist auf beeinträchtigte ToM-Fähigkeiten zurückzuführen.

Ehrlichkeit und Täuschung

Mir ist aufgefallen, dass Kinder mit Asperger-Syndrom erstaunlich ehrlich sind. Wenn sie von ihren Eltern gefragt werden, ob sie eine verbotene Tat begangen haben, geben sie das meist zu. Andere Kinder dagegen erkennen oft, dass der Erwachsene vielleicht nicht genug Wissen in Bezug auf die Tat hat (also etwa nicht gesehen hat, wer sie tatsächlich begangen hat) und das Kind greift dann zur Täuschung, um die Konsequenzen zu vermeiden.

Verletzende Wahrheiten äußern

Ein weiteres Kennzeichen des Asperger-Syndroms ist es, dass die Person nicht weiß, wann man von ihr eine Notlüge erwartet. Beispielsweise, wenn ein ehrlicher Kommentar einen anderen verletzen könnte. Wenn etwa das Kind mit Asperger-Syndrom im Supermarkt an der Kasse vor sich eine korpulente Frau sieht, kann es sein, dass es laut ausspricht, dass die Frau dick ist und eine Diät machen sollte. Dabei denkt das Kind womöglich, dass die Frau ihm dankbar sein sollte, dass es ihr einen so nützlichen Hinweis gegeben hat. Es wird vielleicht gar nicht in Betracht ziehen, dass die eigene Mutter durch den Kommentar peinlich berührt sein oder dass die Frau den Kommentar als unhöflich und beleidigend wahrnehmen könnte. Andere Kinder würden sich einen solchen Kommentar verkneifen, weil sie wissen, was die Frau dann denken und fühlen würde.

- Menschen mit Asperger-Syndrom fühlen sich dagegen eher der Wahrheit verpflichtet als den Gedanken und Gefühlen anderer.

Andere verpetzen

Ein weiteres solches Beispiel kann in der Schule passieren. Wenn ein Lehrer abgelenkt ist, kann ein Kind etwas Verbotenes tun. Wenn der Lehrer dann sieht, was passiert ist, aber nicht, wer es getan hat, dann kann er den Schuldigen bitten, dass er gesteht. Die anderen Kinder werden wissen, wer es war, es aber nicht sagen, weil sie es nicht »petzen« wollen. Das Kind mit Asperger-Syndrom dagegen sieht sich eher der Wahrheit als der sozialen Gruppe verpflichtet. Es antwortet also auf die Frage des Lehrers mit der korrekten Antwort, ist dann aber darüber irritiert, dass die anderen Kinder ärgerlich reagieren, insbesondere darüber, dass das auch die Kinder tun, die selbst unschuldig sind.

Lügen tauchen erst später auf als bei anderen Kindern

Die Fähigkeit zu verstehen, wann es besser ist, die Unwahrheit zu sagen, taucht beim Kind mit Asperger-Syndrom deutlich später auf; manchmal erst, wenn es zehn Jahre oder älter ist. Die Eltern und Lehrer erleben dann ein Kind, das bis dahin ehrlich war (auch zu seinem eigenen Schaden) und das nun erkennt, dass es negativen Konsequenzen entgehen kann, wenn es andere täuscht. Da es aber keine Erfahrung in Täuschungsmanövern hat, kann es oft leicht von einem Erwachsenen erwischt werden.

Wenn das Kind lügt, suchen Freunde und Familie nach den Gründen dafür. Zunächst wird das Kind aufgrund seiner beeinträchtigten ToM-Fähigkeiten vielleicht gar nicht erkennen, dass ein anderer durch eine Lüge eher verletzt sein könnte als durch ein anderes Fehlverhalten, das mit der Lüge verdeckt werden soll. Stattdessen sieht das Kind, dass die Lüge eine Möglichkeit sein kann, Konsequenzen zu vermeiden oder ein soziales Problem zu lösen. Was dagegen weniger der Fall sein wird, ist, dass das Kind eine Lüge als Mittel ansieht, das eigene Selbstbewusstsein zu stärken, wenn es von Natur aus überheblich ist und eigene Fehler nicht anerkennen will.

Strenge Einhaltung von Regeln und Prinzipien

Erwachsene mit Asperger-Syndrom können für besondere Ehrlichkeit, ein starkes Gefühl für soziale Gerechtigkeit und das Einhalten von Regeln bekannt sein. Sie sind dann stark von ethischen Prinzipien überzeugt. Das ist im Prinzip sehr nobel, kann aber zum Problem werden, wenn der Arbeitgeber diese Ideale nicht teilt. Unter den Personen, die Missstände aufdecken, sind sicherlich auch zahlreiche Menschen mit Asperger-Syndrom. So habe ich auch selbst schon mehrere von ihnen kennengelernt, die Diskrepanzen zwischen gesetzlichen Vorgaben und unternehmensinternen Richtlinien auf der einen und der Arbeitspraxis auf der anderen Seite wahrgenommen haben und dann über Fehlverhalten und Korruption berichtet haben. Sie sind dann überrascht, dass sie kaum Unterstützung durch Vorgesetzte oder Kollegen finden. Das kann zu Desillusionierung und Depressionen führen.

Das Gefühl, dass alle Böses wollen

Eine der Auswirkungen von beeinträchtigten ToM-Fähigkeiten bei einem Menschen mit Asperger-Syndrom ist, dass er Schwierigkeiten hat, zwischen beabsichtigten und unbeabsichtigten Handlungen eines anderen zu unterscheiden. Die scheinbare Paranoia, die man bei einigen Kindern mit Asperger-Syndrom beobachtet kann, vorsorglich jedem eine böse Absicht zu unterstellen, kann auf der realen Erfahrung beruhen, dass sie viel stärker als andere geärgert werden. Wenn sie einmal erlebt haben, dass andere Kinder sich feindselig ihnen gegenüber verhalten haben, dann werden sie durch jede weitere Handlung verwirrt sein, weil sie eher annehmen, dass böse Absicht dahintersteckt, während andere Kinder den Kontext und die sozialen Hinweise im Einzelfall berücksichtigen können.

Dass andere helfen könnten, wird oft nicht erkannt

Normale Kinder erkennen oft recht früh, dass ihnen jemand anderer bei der Lösung eines Problems helfen kann oder dass andere gerne helfen wollen. Diese Einsicht in die Gedanken und Fähigkeiten anderer ist bei Kindern mit Asperger-Syndrom so nicht vorhanden. Wenn sie mit einem Problem konfrontiert sind, denken sie nicht gleich – und vielleicht auch überhaupt nicht – daran, dass ein anderer wissen könnte, was in so einem Fall zu tun ist. Vielleicht steht sogar jemand, der helfen könnte, unmittelbar daneben, doch das Kind ist darauf fixiert, das Problem selbst zu lösen.

Schwierigkeiten, Konflikte zu lösen

Während die Kinder sich entwickeln, werden sie auch zunehmend reifer im Hinblick auf ihre Fähigkeit, andere zu überzeugen, Kompromisse zu schließen und Konflikte zu regeln. Sie können zunehmend die Perspektive anderer nachvollziehen und erkennen, wie sie deren Gedanken und Gefühle durch konstruktive Strategien beeinflussen können. Konflikte erfolgreich zu regeln, erfordert beträchtliche ToM-Fähigkeiten und daher kann man erwarten, dass Menschen mit Asperger-Syndrom hier besondere Schwierigkeiten haben. Wenn man konfliktträchtige Situationen verfolgt, erkennt man, dass Kinder mit Asperger-Syndrom dabei eher unreif agieren, über wenig unterschiedliche Verhandlungsmittel verfügen und eher konfrontativ vorgehen. Sie greifen eher auf »primitivere« Konfliktlösungsstrategien wie emotionale Erpressung oder das unflexible Festhalten am eigenen Standpunkt zurück. Sie erkennen nicht, dass sie ihre Ziele eher mit Freundlichkeit erreichen können. Nach einem Streit zeigt ein solches Kind dann mitunter auch weniger Reue oder es erkennt nicht, dass es mit einer Entschuldigung dazu beitragen kann, dass sich die andere Person besser fühlt.

Typische Verhaltensweisen und Einstellungen

Warum haben Kinder mit Asperger-Syndrom oft Schwierigkeiten, Konflikte zu lösen?

- Sie können sich die Perspektive und die Prioritäten anderer nicht vorzustellen.
- Die Fähigkeit, andere zu überzeugen, ist begrenzt.
- Sie neigen zu konfrontativem und rigidem Verhalten.
- Sie revidieren ungern eine Entscheidung oder geben Fehler zu.
- Sie werden ungern unterbrochen.
- Sie empfinden einen Zwang, Dinge zu vollenden.
- Sie neigen dazu, eher zu bestrafen statt zu loben.
- Sie neigen dazu, Aufgaben aus dem Weg zu gehen.
- Sie kennen keine alternativen Strategien.

Daher scheinen Kinder mit Asperger-Syndrom Entscheidungen anderer Menschen Widerstand entgegenzusetzen und deren Prioritäten und Argumente zurückzuweisen. Sie halten ihre eigene Entscheidung oft so lange aufrecht, bis der andere aufgibt und sie übersehen die Zeichen, die darauf hinweisen, dass es besser wäre, den Streit nicht fortzusetzen. Andere Kinder können die Perspektive ihrer Freunde erkennen und sind in der Lage, der Freundschaft zuliebe auf Wünsche des Freundes einzugehen. Kinder mit Asperger-Syndrom und ihre Freunde benötigen dagegen vielleicht Hilfestellungen bei der Frage, wann und wie sie Bitten äußern, der Meinung und den Prioritäten des anderen zuhören und sie aufnehmen, gemeinsame Kompromisse aushandeln und die Entscheidung eines Schiedsrichters einholen und akzeptieren können. Vor allem müssen sie lernen, die Situation nicht durch Gefühle, insbesondere durch Wut, zu verschärfen. Rollenspiele können verwendet werden, um unangemessene und angemessene Konfliktlösungsstrategien zu illustrieren.

Introspektion und Selbstwahrnehmung

Uta Frith und Francesca Happé[14] sind der Ansicht, dass Kinder mit Asperger-Syndrom wegen der Unterschiede beim Erwerb und in der Art der ToM-Fähigkeiten eine andere Art der Selbstwahrnehmung entwickeln. Das Kind erwirbt diese Fähigkeiten eher durch seine Intelligenz und durch Erfahrung als durch Intuition, sodass das Kind sich schließlich eigene Gedanken über den eigenen mentalen Status und den von anderen Personen macht. Frith und Happé[15] beschreiben diese hoch reflektive und explizite Selbstwahrnehmung als vergleichbar mit der von Philosophen.

Ich habe die Autobiografien von Erwachsenen mit Asperger-Syndrom gelesen und muss ebenfalls sagen, dass diese oft eine fast philosophische Qualität aufweisen. Wenn eine andere Art des Denkens und der Wahrnehmung der Welt mit fortgeschrittenen intellektuellen Fähigkeiten einhergeht, dann erreichen wir auch neue Fortschritte in der Philosophie. Es ist interessant zu sehen, dass der Philosoph Ludwig Wittgenstein viele Merkmale einer intellektuell begabten Person mit Asperger-Syndrom aufwies.[16]

Peinlichkeit verstehen

Eine Studie, in der das Peinlichkeitsgefühl bei Kindern mit High-Functioning-Autismus oder Asperger-Syndrom untersucht wurde, kam, wie zu erwarten war, zu dem Ergebnis, dass es eine Verbindung zwischen ToM-Fähigkeiten und der Fähigkeit, Peinlichkeit zu verstehen, gibt. Eine genauere Untersuchung der Antworten zeigte einige interessante Charakteristika[17]:

- Die Kinder mit Asperger-Syndrom neigten dazu, auch solche Situationen als peinlich einzustufen, die normale Kinder nicht so empfanden.
- Sie hatten Schwierigkeiten damit zu erklären, warum jemandem etwas peinlich war.
- Auf intellektueller Ebene hatten sie keine Probleme, die Idee der Peinlichkeit

zu erfassen, doch konnten sie dieses Konzept schwer auf neue Situationen anwenden.

In der Praxis ist mir aufgefallen, dass es durchaus auch einige Kinder mit Asperger-Syndrom gibt, denen wenig peinlich ist und die kein Lampenfieber bei öffentlichen Auftritten kennen. Bei Beobachtungen sozialer Situationen zeigt sich, dass Menschen mit Asperger-Syndrom weniger Gesten als andere machen, die ein Zeichen dafür sind, dass ihnen etwas peinlich ist (zum Beispiel die Hand vor den Mund nehmen oder erröten[18]).

Fauxpas-Test

Simon Baron-Cohen und seine Kollegen haben einen Test zur Entdeckung von Fauxpas entwickelt, wobei sie eine Folge von Geschichten verwendeten. Sie haben dann untersucht, ob Kinder mit Asperger-Syndrom einen Fauxpas entdecken.[19] Ein Fauxpas wird definiert als »eine taktlose Bemerkung oder Handlung« und die Untersuchung bestätigte die Erfahrung vieler Eltern, dass, im Vergleich mit normalen Gleichaltrigen, Kinder mit Asperger-Syndrom Fauxpas seltener entdeckten und dass ihnen selbst im Alltag häufiger solche Fauxpas unterliefen.

Den Lehrer vor versammelter Klasse korrigieren

Kinder im Alter von etwa acht Jahren können sich Kommentare und Kritik verkneifen, indem sie sich die emotionale Reaktion des Gegenübers vorstellen. Sie behalten also ihre Gedanken für sich, um ihren Freund nicht in Verlegenheit zu bringen. Die Person mit Asperger-Syndrom dagegen kann sehr geschickt darin sein, Fehler bei anderen zu entdecken und mitunter liegt ihr auch viel daran, diese Fehler auszusprechen. Diese Kommentare können dann leicht als kritisch und feindselig aufgefasst werden. Die Motivation war aber meist, dem anderen zu ermöglichen, sich zu verbessern und ihn über einen Fehler aufzuklären. Ich habe Teenager mit Asperger-Syndrom beobachtet, wie sie ihre Lehrer vor der versammelten Klasse kritisiert haben. Der Fehler des Lehrers kann dabei sehr banal sein, etwa ein kleiner Versprecher, doch ist für das Kind mit Asperger-Syndrom sein Wunsch, einen Fehler zu korrigieren, wichtiger, als auf die Gefühle des Lehrers Rücksicht zu nehmen.

Unsicherheit im Umgang mit anderen

Die Unsicherheit darüber, was ein anderer denkt oder fühlt, kann zu einem allgemeinen Gefühl der Angst und Unsicherheit beitragen. Marc Fleisher ist ein talentierter Mathematiker und er ist, wie die meisten Menschen mit Asperger-Syndrom, sehr höflich und möchte nicht, dass andere seinetwegen verwirrt sind oder leiden. In seiner Autobiografie schrieb er: »Durch mein mangelndes Selbstvertrauen habe ich furchtbare Angst, andere, ohne es zu wollen, zu verärgern, indem ich etwas Falsches sage oder tue. Ich wünschte, ich könnte Gedanken lesen und dann das

Richtige tun. Mit anderen auszukommen, ist für mich schwieriger, als eine mathematische Gleichung zu lösen. Was bei einem Menschen funktioniert, funktioniert bei einem anderen wieder nicht. Menschen sagen nicht immer, was sie wirklich meinen und sie halten sich nicht an das, was sie sagen.«[20]

Eine soziale Situation wird nicht so schnell erfasst

Normale Menschen können ihre ToM-Fähigkeiten in sozialen Situationen schnell und effektiv einsetzen. Die Forschung zeigt, dass, obwohl Menschen mit Asperger-Syndrom durchaus über gut entwickelte ToM-Fähigkeiten verfügen können, die kognitive Verarbeitung der entsprechenden Hinweise und die Ausarbeitung einer passenden Reaktion bei ihnen länger dauern kann, als man erwartet und dass dafür manchmal mehr Anregungen und Ermunterungen erforderlich sind als bei anderen Menschen. Ihre Antworten auf Fragen, die ToM-Fähigkeiten erfordern, sind oft weniger spontan und intuitiv und dafür häufiger wörtlich, eigenwillig und irrelevant.[21]

Ein Jugendlicher mit Asperger-Syndrom, dessen Spezialinteresse Computer sind, sagte mir einmal, dass er den Eindruck hat, dass normale Menschen in sozialen Situationen in etwa so funktionieren, als wären sie ein Computer, der im sozialen Bereich auf Windows läuft und so dem Betriebssystem der sozialen Welt draußen perfekt angepasst ist, während jemand mit Asperger-Syndrom lediglich mit DOS arbeiten kann und sein Computer daher schnell mit den Aufgaben, die an ihn herangetragen werden, überfordert ist.

In Gesprächen kann es zu Verzögerungen kommen

Die Tatsache, dass diese Menschen eher eine bewusste mentale Analyse statt Intuition verwenden, verzögert die Antworten. In einem Gespräch kann die Person mit Asperger-Syndrom unter Umständen bestimmte Aspekte, die ToM-Fähigkeiten erfordern, nur langsam verarbeiten. Das führt zu einer verzögerten Reaktion, sodass die Gesprächspartner leicht aus dem Takt geraten können und sich entsprechend anpassen müssen. Das kann dazu führen, dass das Gegenüber die Person mit Asperger-Syndrom als besonders formell und pedantisch wahrnimmt oder sogar den Eindruck gewinnt, dass sie intellektuell zurückgeblieben ist.

Ich habe außerdem bemerkt, dass ToM-Fähigkeiten bei Menschen mit Asperger-Syndrom durch die Komplexität der Situation, die Geschwindigkeit der sozialen Interaktion und das Maß an Stress beeinflusst werden können. In großen Gruppen kann die Menge an sozialer Information für einen Menschen mit Asperger-Syndrom überwältigend sein. Dieser hat dann zwar vielleicht gute ToM-Fähigkeiten, ihm fällt es aber schwer, zu bestimmen, welche Signale relevant und welche unwichtig sind.

Das Interaktionstempo anpassen

Die Zeit, die benötigt wird, um soziale Informationen zu verarbeiten, entspricht etwa der Zeit, die man braucht, um fremdsprachliche Informationen in einem Gespräch mit einem Muttersprachler zu verarbeiten. Wenn dieser Muttersprachler zu schnell spricht, dann versteht der Zuhörer nur noch Bruchstücke des Gesagten. Ich habe mir daher angewöhnt, mein Tempo der Interaktion bei Menschen mit Asperger-Syndrom dessen Verarbeitungskapazität sozialer Hinweise anzupassen.

Wenn er entspannt ist, kann auch ein Mensch mit Asperger-Syndrom Informationen über den sozialen Status anderer Personen leichter verarbeiten. Wenn er aber unter Stress steht, sinkt die Leistung natürlich. Das kann sich auch auf Testergebnisse in Bezug auf ToM-Fähigkeiten auswirken und kann die Diskrepanzen erklären, die manchmal zwischen den formalen Kenntnissen, die in einer künstlichen Testsituation gezeigt werden, und der komplexeren Situation im realen Leben, wo flüchtige soziale Hinweise und größerer Stress vorherrschen, bestehen.

Erschöpfung

Wir wissen, dass sich der Erwerb von ToM-Fähigkeiten bei Menschen mit Asperger-Syndrom verzögern kann und dass sie mit der Zeit auch komplexe ToM-Fähigkeiten entwickeln können. Wir müssen aber auch das Maß an geistiger Anstrengung anerkennen, das von diesen Menschen verlangt wird, um soziale Informationen zu verarbeiten. Die Nutzung kognitiver Mechanismen, um beeinträchtigte ToM-Fähigkeiten zu kompensieren, führen zu geistiger Erschöpfung. Begrenzter sozialer Erfolg, geringes Selbstwertgefühl und Erschöpfung können die Entstehung einer Depression begünstigen. Eine meiner Klientinnen beschrieb ihre Erschöpfung nach anstrengender sozialer Interaktion mit den Worten: »I'm all peopled out.«

ToM-Fähigkeiten fördern

Heute stehen uns mehrere Strategien zur Verbesserung von ToM-Fähigkeiten zur Verfügung, insbesondere die Social Stories (siehe Seite 89). Die perspektivischen Sätze einer Social Story bieten wertvolle Informationen, um ToM-Fähigkeiten zu entwickeln. Sie beschreiben das Wissen, die Gedanken, die Ansichten und die Gefühle einer Person, die in der jeweiligen Situation von Bedeutung sind. Eines der entscheidenden Elemente bei der Vorbereitung und beim Schreiben einer Social Story ist der Erwerb von Informationen über die Perspektive aller Teilnehmer, insbesondere die des Kindes mit Asperger-Syndrom. Ein Wörterbuch für Social Stories kann das Wissen und das Vokabular im Hinblick auf Begriffe, die mentale Zustände beschreiben, verbessern. Außerdem können Begriffe wie »wissen«, »vermuten«, »erwarten« und »Meinung« durch eine entsprechende Bebilderung erklärt werden.

Sie können Social Stories auch in Übungen für bestimmte ToM-Fähigkeiten verwandeln; so kann ein Kind etwa die folgenden Sätze vollenden:

- Ich rede oft über Eisenbahnen.
  Ich denke oft über ___________ nach.
- Ich rede oft über Busfahrpläne.
  Ich denke oft über ___________ nach.
- Matt redet oft über Dinosaurier. Ich schätze, Matt denkt oft über _________ nach.
- Matt mag es vielleicht, wenn ich ihm Fragen über ____________ stelle.

Social Stories sind eine Strategie, die vermutlich zur Verbesserung von ToM-Fähigkeiten beitragen, allerdings gibt es bislang keine veröffentlichten Studien, die untersucht hätten, ob und wie Social Stories tatsächlich diese Fähigkeiten verbessert haben; ein solcher Effekt ließe sich durch die Verwendung von ToM-Standardtests nachweisen. Ich weiß aber, dass Lehrer, Eltern und praktizierende Spezialisten Strategien wie die Social Stories heute benötigen und nicht warten können, bis durch Studien nachgewiesen ist, ob sie zur Verbesserung von ToM-Fähigkeiten beitragen.

Trainingsprogramme zur Theory of Mind

In einigen Studien hat man untersucht, ob man ToM-Fähigkeiten mit Trainingsprogrammen zur Verbesserung der sozialen Kognition fördern könnte. In diesen Programmen wurde das Training sozialer Fähigkeiten geübt, indem ein Gruppenformat[22], einfache Computerprogramme[23] und ein Lehr- bzw. Arbeitsbuch[24] verwendet wurden. Bewertungsverfahren, die mit Standardmessungen die ToM-Fähigkeiten vor und nach der Behandlung gemessen haben, haben bestätigt, dass diese Programme die Fähigkeit, ToM-Aufgaben zu lösen, verbessern. Allerdings konnte in diesen Programm nicht beobachtet werden, ob die getesteten Personen das Gelernte auch generalisieren und auf Situationen anwenden konnten, die über das Trainingsprogramm hinausgingen.

Zwei Studien verwendeten einen interessanten Ansatz, um Kindern mit Asperger-Syndrom im Vorschulalter ToM-Fähigkeiten zu vermitteln, indem eine »Bild-im-Kopf«-Strategie verwendet wird.[25] Zum Trainingsverfahren gehörte, dass ein Foto in den Schlitz im Kopf einer Puppe gesteckt wurde, um so die Idee zu veranschaulichen, dass eine andere Person etwas sehen oder wissen kann, das von dem abweicht, was man selbst sieht oder weiß.

Comic-Gespräche

Comic-Gespräche wurden ursprünglich von Carol Gray entwickelt und arbeiten mit einfachen Zeichnungen wie Strichmännchen, Sprech- und Gedankenblasen und Texten in verschiedenen Farben, um eine Abfolge von Handlungen, Gefühlen und Gedanken in einer bestimmten sozialen Situation zu veranschaulichen.[26] Kinder kennen Sprech- und Gedankenblasen, weil sie selbst oft Comics lesen. Wir wissen, dass Kinder bereits im Alter von drei Jahren verstehen, dass Gedankenblasen für das stehen, was eine Person denkt.[27] In jüngsten Studien wurde untersucht, ob solche Gedankenblasen auch genutzt werden können, um autistischen Kindern ToM-Fähigkeiten beizubringen; tatsächlich wurde gezeigt, dass sich mit dieser Methode ein gewisser Erfolg erzielen lässt.[28]

Die Farben symbolisieren die Gefühle

Bei Comic-Gesprächen stellt ein Comicstrip jeweils ein Gespräch zwischen dem Kind und einem Erwachsenen dar, wobei die Zeichnungen dabei helfen zu bestimmen, was jemand denkt, fühlt, gesagt oder getan hat oder möglicherweise tun wird. Man kann Farben verwenden, um eine bestimmte emotionale »Färbung« oder eine Motivation zu kennzeichnen; eine Farbskala kann dann die jeweilige Farbe einem bestimmten Gefühl zuordnen. Das Kind kann etwa die Farbe Rot wählen, um auszudrücken, dass die entsprechenden Worte als traurig oder als wütend wahrgenommen werden. Sie erfahren, wie das Kind ein bestimmtes Ereignis wahrnimmt und können mögliche Fehlinterpretationen korrigieren. Ein Vorteil dieses Ansatzes liegt darin, dass das Kind und der Erwachsene miteinander reden können, ohne sich dabei ansehen zu müssen; sie konzentrieren sich gemeinsam auf die vor ihnen liegende Zeichnung.

Missverständnisse klären

Der allgemeine Ansatz beruht auf einer gemeinsamen Entdeckung der visuell klar dargestellten Gedanken und Gefühle und nicht darauf herauszufinden, wer Schuld hat. Sie können Comic-Gespräche nutzen, um Missverständnisse (auf beiden Seiten) ebenso zu erklären wie zum Beispiel das Phänomen Sarkasmus und auch, um mögliche alternative Handlungsverläufe und deren Folgen darzustellen, indem Handlungen, Aussagen und Gedanken variiert werden.

Zahlenskala für die Intensität eines Gefühls

Ich verwende Comic-Gespräche regelmäßig, wenn ich Klienten mit einer affektiven Störung behandle (siehe Kapitel 6). Kinder mit Asperger-Syndrom kommunizieren ihre Gedanken und Gefühle oft geschickter in Form von Zeichnungen statt in mündlicher Rede. Obwohl sie oft Schwierigkeiten haben zu erkennen, was jemand anderes gerade denkt oder fühlt, zeigt die klinische Erfahrung, dass sie noch größere Schwierigkeiten haben, wenn sie den Grad eines bestimmten Gefühls bestimmen sollen. Daher füge ich eine Komponente zu den Comic-Gesprächen hinzu: Man kann eine Zahlenskala – etwa von eins bis zehn – verwenden, um den Grad eines Gefühlsausdrucks zu bestimmen (etwa, wie traurig sich jemand fühlt). Diese Strategie ist besonders hilfreich bei Kindern, die nur über ein begrenztes Vokabular zur genauen Beschreibung der Intensität von Gefühlen verfügen.

Handbuch für Lehrer: Teaching Children with Autism to Mind Read

Das Handbuch »Teaching Children with Autism to Mind Read: A Practical Guide« von Howlin und Mitarbeitern[29] bietet Quellenmaterialien, Bewertungen und Lehrverfahren und skizziert die Grundsätze, die der Theorie und der Praxis zugrunde liegen. [Bisher gibt es von diesem Handbuch noch keine deutsche Übersetzung.] Das Verständnis mentaler Zustände wird unterteilt in drei voneinander getrennte Komponenten:

- das Verständnis von Informationszuständen,
- das Verständnis von Gefühlen,
- das Verständnis von Als-ob-Handlungen

Computerprogramm: Mind reading – The Interactive Guide to Emotions

Die elektronische Enzyklopädie der Gefühle liegt auf einer bemerkenswerten DVD mit dem Titel »Mind reading: The Interactive Guide to Emotions« vor. [Es gibt bisher noch keine deutsche Ausgabe dieser DVD.] Simon Baron-Cohen und seine Kollegen haben insgesamt 412 Emotionen des Menschen identifiziert (ohne Synonyme). Sie haben untersucht, ab welchem Alter das Kind das jeweilige Gefühl versteht und sie haben ein Klassifizierungssystem entwickelt, bei dem alle Gefühle in 24 verschiedene Gruppen eingeteilt werden. Ein Multimedia-Unternehmen hat dann eine entsprechende interaktive Software entwickelt, mit der Kinder und Erwachsene lernen können, was andere Menschen denken oder fühlen.

Es mag ironisch erscheinen, dass ein Mensch mit Asperger-Syndrom ausgerechnet über einen Computer lernt, was andere Menschen denken und fühlen, und nicht über reale Situationen. Normale Menschen erkennen diese Dinge intuitiv. Meistens stimmt ihre Einschätzung, sie ist aber auch nicht völlig fehlerfrei. Wir können nicht perfekt Gedanken lesen. Soziale Interaktionen wären wesentlich einfacher, wenn alle Menschen genau sagen würden, was sie meinen, ohne irgendwelche Vermutungen oder Zweideutigkeiten. Liane Holliday Willey schrieb mir dazu in einer E-Mail: »Man bräuchte gar keine Theory of Mind, wenn alle einfach das sagen würden, was sie denken.«

ZUSAMMENFASSUNG

Auswirkungen einer beeinträchtigten Theory of Mind auf den Alltag

- Probleme, Botschaften an den Augen anderer abzulesen.
- Tendenz, Dinge, die jemand sagt, wörtlich zu verstehen.
- Tendenz, als unhöflich betrachtet zu werden.
- Bemerkenswerte Ehrlichkeit.
- Gefühl, das einem alle Böses wollen.
- Unfähigkeit zu erkennen, dass jemand anders über Wissen verfügt und helfen möchte.
- Verzögerung bei der Entwicklung der Kunst, andere zu überzeugen, Kompromisse zu schließen und Konflikte zu lösen.
- Andere Form der Introspektion und der Selbstwahrnehmung.
- Probleme zu erkennen, wann jemandem etwas peinlich ist.
- Unsicherheit und Ängstlichkeit.
- Soziale Informationen zu verarbeiten, dauert länger, da eher die Intelligenz als die Intuition genutzt wird.
- Physische und emotionale Erschöpfung.

Strategien, um Theory-of-Mind-Fähigkeiten zu verbessern

- Social Stories
- Lehrprogramme zur Theory of Mind
- Comic-Gespräche
- Computerprogramme

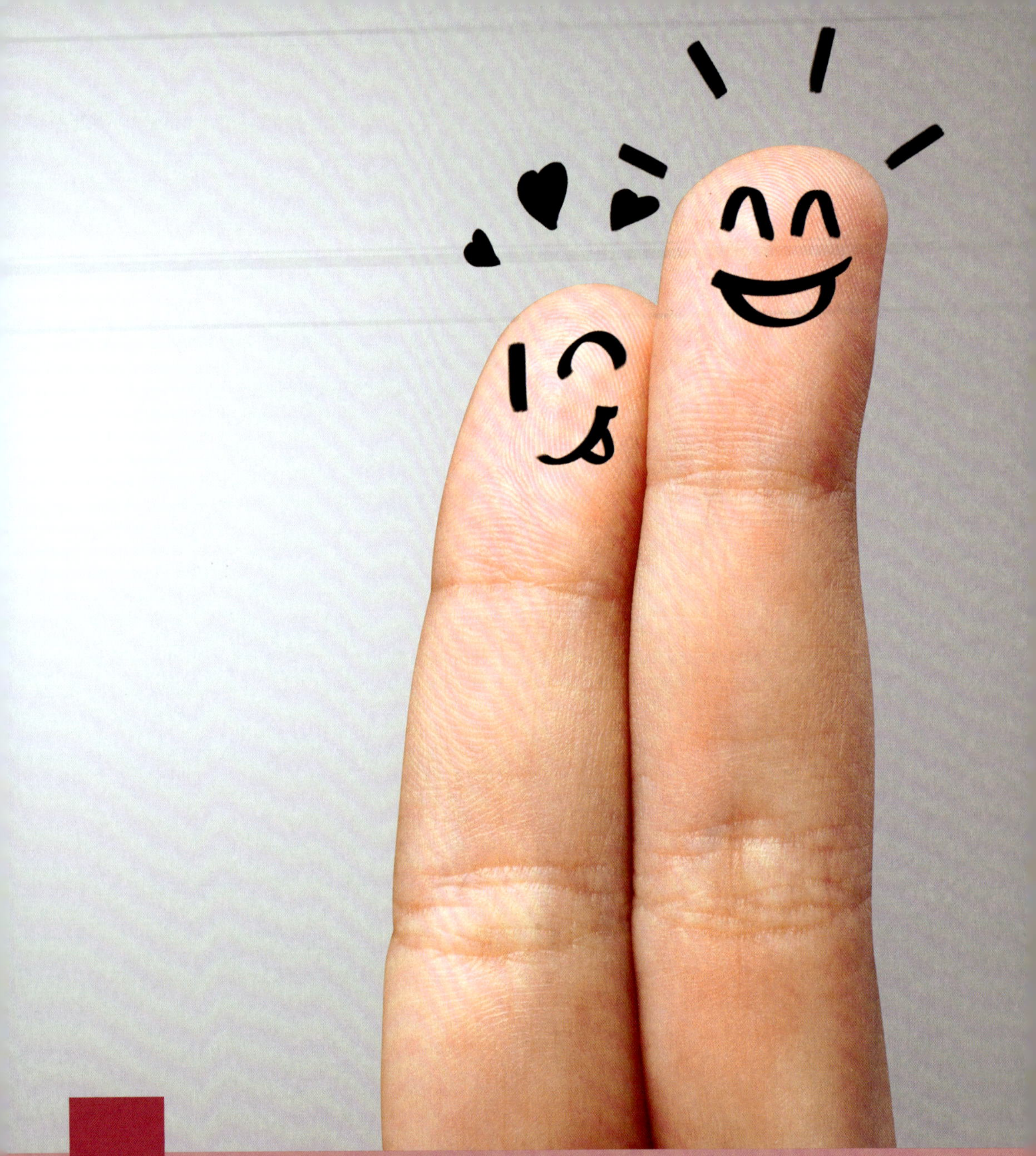

6 Gefühle verstehen und ausdrücken

Auch beim Verständnis und Ausdruck von Gefühlen bestehen Unterschiede. Das Voka bular zur Beschreibung von Gefühlen ist oft begrenzter und der emotionale Ausdruck nicht so differenziert. Es gibt auch einen Zusammenhang zwischen dem Asperger-Syndrom und der Entwicklung zusätzlicher sekundärer affektiver Störungen, darunte Depressionen, Angststörungen sowie Probleme mit der Steuerung von Wut und der Vermittlung von Liebe und Zuneigung. Die wichtigste psychologische Behandlungsmethode bei affektiven Störungen ist die kognitive Verhaltenstherapie (KVT).

Was ist anders?

»Es ist jedenfalls nicht einfach nach dem Begriff der ›Gefühlsarmut‹ zu verstehen, also nach quantitativen Gesichtspunkten, es ist vielmehr ein qualitatives Anderssein, eine Disharmonie an Gefühl, an Gemüt.«

Hans Asperger

Die klinische Erfahrung und Autobiografien bestätigen, dass, obwohl ein Mensch mit Asperger-Syndrom über beträchtliche intellektuelle Fähigkeiten, besonders im Faktenwissen, verfügen kann, im Hinblick auf Gefühle eine fortwährende Verwirrung und Unreife bestehen kann. Bei der Diagnosestellung wird nicht nur die Verdachtsdiagnose zu bestätigen sein; sie wird auch eine Bewertung der Fähigkeit der entsprechenden Person beinhalten müssen, Gefühle zu verstehen und auszudrücken. Außerdem wird man die Person auch daraufhin untersuchen, ob eine mögliche weitere affektive Störung vorliegt, insbesondere eine Angststörung oder eine Depression.

Was steht dazu in den Diagnosekriterien?

Die Diagnosekriterien sehen einen qualitativen Unterschied beim Verstehen und Ausdrücken von Gefühlen vor, wie es auch ursprünglich von Hans Asperger beschrieben wurde.

- In den DSM-IV-Kriterien ist von einem »Mangel an sozialer und emotionaler Gegenseitigkeit« (S. 53) die Rede.
- In der ICD-10 heißt es, es bestehe eine »Unfähigkeit, Beziehungen zu Gleichaltrigen zu entwickeln, die das Teilen gemeinsamer Interessen, Aktivitäten und Emotionen beinhalten.« Der Mangel an sozioemotionaler Gegenseitigkeit wird hier beschrieben als
  - »eine beeinträchtigte oder von der Norm abweichende Reaktion auf die Gefühle anderer und/oder
  - fehlende Anpassung des Verhaltens an den sozialen Kontext und/oder
  - schwache Integration sozialer, emotionaler und kommunikativer Verhaltensweisen.«
- Die Kriterien von Christopher Gillberg nennen »sozial und emotional unangemessenes Verhalten und ein begrenzter oder unangemessener Gesichtsausdruck.«[1]
- Die Diagnosekriterien von Peter Szatmari und seinen Kollegen beinhalten die »Schwierigkeit, Gefühle anderer wahrzunehmen; losgelöst von den Gefühlen anderer; begrenzter Gesichtsausdruck; unfähig, Gefühle am Gesichtsausdruck eines Kindes zu erkennen; unfähig, mit den Augen Botschaften zu übermitteln.«[2]

- Mit anderen Worten, in diesen Kriterien wird gesagt, dass ein Mensch mit Asperger-Syndrom klinisch bedeutsame Schwierigkeiten damit hat, Gefühle zu verstehen, auszudrücken und zu steuern.

Zusätzliche affektive Störung

Der erklärende Text, der in der DSM-IV-Beschreibung des Asperger-Syndroms enthalten ist, weist auf eine Verbindung zwischen dem Asperger-Syndrom und der Entwicklung einer zusätzlichen affektiven Störung, insbesondere einer Angststörung oder einer Depression, hin. Die aktuelle Forschung zeigt, dass rund 65 Prozent aller Jugendlichen mit Asperger-Syndrom unter einer affektiven Störung leiden. Die wohl häufigste dieser Störungen ist die Angststörung.[3] Doch auch die Verbreitung von Depressionen ist hoch.[4] Die Forschung zeigt, dass es ein erhöhtes Risiko gibt, eine bipolare Störung zu entwickeln[5] und es gibt Hinweise darauf, dass es Verbindungen zu wahnhaften Störungen[6], Paranoia[7] und Verhaltensstörungen[8] gibt. Für Jugendliche mit Asperger-Syndrom ist es also eher die Regel als die Ausnahme, dass eine weitere affektive Störung vorliegt.

Affektive Störungen in der Familie

Man hat die Familiengeschichte von Kindern mit Autismus und Asperger-Syndrom untersucht und dabei festgestellt, dass deren Familienangehörige häufiger von affektiven Störungen betroffen sind als in der Durchschnittsbevölkerung.[9] Damit wird die ironische Bemerkung bestätigt: »Wahnsinn ist erblich, man bekommt ihn durch die eigenen Kinder.« In den Studien wurde die psychische Situation der Eltern vor der Geburt des Kindes mit Asperger-Syndrom untersucht. Wir wissen nicht mit Sicherheit, ob es eine Verbindung zwischen der affektiven Störung bei einem Elternteil und dem Asperger-Syndrom beim Kind gibt. Das wird sich erst durch die weitere Forschung klären lassen.

Wenn ein Elternteil eine affektive Störung aufweist, kann beim Kind mit Asperger-Syndrom eine genetische Disposition zu starken Gefühlen bestehen. Das kann einer der Faktoren sein, die die Probleme mit der Intensität und dem Umgang mit Emotionen erklären, die für das Asperger-Syndrom charakteristisch sind. Es gibt jedoch auch noch andere Faktoren. Betrachtet man die unvermeidlichen Schwierigkeiten, die Menschen mit Asperger-Syndrom im Hinblick auf soziales Verstehen, Empathie und Konversationsfähigkeiten, einen anderen Lernstil und erhöhte sensorische Empfindlichkeit haben, so ist klar, dass sie auch anfälliger für Stress, Ängste, Frustrationen und emotionale Erschöpfung sind. Sie sind ebenfalls anfälliger dafür, von Gleichaltrigen zurückgewiesen und regelmäßig gehänselt und gemobbt zu werden, was zu einem geringen Selbstwertgefühl und zu Depressionen führen kann. Während der Jugend wird sich dieser Mensch zunehmend des Mangels an sozialem Erfolg bewusst sein und ihm wird klarer, dass er anders als andere Menschen ist – auch das ist ein Faktor, der zur Entwicklung einer reaktiven Depression beitragen kann.

- Es kann also genetische und Umweltfaktoren geben, die die größere Verbreitung von affektiven Störungen erklären.

Forschungsergebnisse

Die theoretischen Modelle des Autismus, die im Rahmen der kognitiven Psychologie entwickelt wurden, und die neuropsychologische Forschung bieten ebenfalls Erklärungen dafür, warum Menschen mit Asperger-Syndrom anfällig für sekundäre affektive Störungen sind. Die umfassende Forschung über Theory-of-Mind-Fähigkeiten (siehe Kapitel 5) bestätigt, dass Menschen mit Asperger-Syndrom beträchtliche Schwierigkeiten damit haben, sowohl die Gedanken und Gefühle anderer als auch die eigenen zu identifizieren und zu konzeptionalisieren. Für diese Menschen ist die zwischenmenschliche und innere Welt der Gefühle ein weißer Fleck auf der Landkarte. Das hat Auswirkungen auf die Fähigkeit dieser Personen, Gefühle zu erkennen.

Die Forschung im Bereich exekutiver Funktionen und Asperger-Syndrom zeigt, dass es hier Merkmale ungehemmter und impulsiver Reaktionen gibt, bei gleichzeitigem relativen Mangel an Einsicht, was die allgemeine Funktionsfähigkeit dieser Menschen beeinträchtigt.[10] Beeinträchtigte exekutive Funktionen können auch Auswirkungen auf die kognitive Kontrolle von Gefühlen haben. Die klinische Erfahrung zeigt, dass es eine Tendenz gibt, auf emotionale Hinweise zu reagieren, ohne nachzudenken. Eine schnelle und impulsive Vergeltung kann zu der Annahme führen, dass das Kind eine Verhaltensstörung oder ein Problem mit der Steuerung von Wut aufweist.

Neuroanatomische Veränderungen

Mit bildgebenden Verfahren in der Neuropsychologie konnten strukturelle und funktionale Unterschiede in der Amygdala bei autistischen Menschen identifiziert werden; die Amygdala ist ein Teil des Gehirns, der mit der Erkennung und Steuerung von Gefühlen in Verbindung gebracht wird.[11] Die Amygdala steuert eine ganze Reihe von Emotionen, einschließlich Wut, Angst und Traurigkeit. Es gibt also auch neuroanatomische Hinweise dafür, dass es Probleme bei der Wahrnehmung und Steuerung von Gefühlen gibt.

Prosopagnosie – Gesichtsblindheit

Untersuchungen haben außerdem gezeigt, dass Menschen mit Asperger-Syndrom häufig Anzeichen von Prosopagnosie, also von »Gesichtsblindheit«, aufweisen.[12] Die Person mit Asperger-Syndrom hat dann auch Schwierigkeiten, Gesichtsausdrücke zu erkennen. Bei normalen Menschen gibt es bestimmte Bereiche im Gehirn, die die Informationen über Gesichter verarbeiten. Bei Menschen mit Asperger-Syndrom scheint dies nicht der Fall zu sein. Sie verarbeiten die Wahrnehmung von Gesichtern genau so, wie sie die Wahrnehmung von Gegenständen verarbeiten und konzentrieren sich offenbar nur auf einzelne Bestandteile des Gesichtes. Das kann zu Fehlinterpretationen des Gesichtsausdrucks führen. Eine hochgehobene Augenbraue etwa kann ein Zeichen dafür sein, dass jemand wütend ist. Es kann aber ebenfalls ein Zeichen dafür sein, dass dieser Mensch verwirrt ist. Normale Kinder betrachten dagegen alle Hinweise im Gesicht im Gesamtzusammenhang und integrieren sie, um zu bestimmen, welche Emotion dargestellt wird.

Alexithymie

Es gibt inzwischen den Begriff Alexithymie, mit dem ein weiteres mit dem Asperger-Syndrom verbundenes Merkmal beschrieben wird, nämlich die Tatsache, dass jemand eine beeinträchtigte Fähigkeit hat, Gefühle zu identifizieren und zu beschreiben. Die klinische Erfahrung und die Forschung haben bestätigt, dass Alexithymie ein Merkmal von Menschen mit Asperger-Syndrom sein kann.[13] Diese Menschen haben oft ein begrenztes Vokabular, um Gefühle zu beschreiben, insbesondere subtilere und komplexere Gefühle.

Untersuchungsmethoden

Der erste Schritt ist die Reife des emotionalen Ausdrucks des Menschen mit Asperger-Syndrom zu bestimmen sowie den Umfang seines Vokabulars, um Gefühle auszudrücken und zu beschreiben, und seine Fähigkeit, Gefühle und Stress zu steuern.[14]

- Mir ist aufgefallen, dass die emotionale Reife von Kindern mit Asperger-Syndrom normalerweise mindestens drei Jahre hinter denen von Gleichaltrigen zurückbleibt; und mittlerweile gibt es Forschungsergebnisse, die diese Beobachtung bestätigen.[15]

Das Kind zeigt Wut und Zuneigung auf eine Art und Weise, wie es für ein deutlich jüngeres Kind typisch ist. Während ein normales Kind traurig, verwirrt, peinlich berührt, ängstlich oder eifersüchtig ist, zeigt ein Kind mit Asperger-Syndrom oft nur eine einzige Reaktion, nämlich Wut. Negative Gefühle wie Wut, Angst und Traurigkeit werden mitunter extrem ausgedrückt; Eltern beschreiben dies als eine Art An/Aus-Schalter.

In Gesichtern lesen

Die Fähigkeit, Gefühle im Gesichtsausdruck zu identifizieren, kann beurteilt werden, indem dem Menschen mit Asperger-Syndrom Fotos von Gesichtern gezeigt werden und man sie dann fragt, welche Emotion dort dargestellt werden, wobei man die Anzahl der Fehler, die Unsicherheit und die Zeit, die für eine Antwort benötigt wird, registriert. Die Antwort ist vielleicht korrekt, doch wurde sie über eine zeitaufwändige Analyse der Gesichtsformen und durch einen Vergleich mit früheren Erfahrungen mit vergleichbaren Gesichtern gewonnen. Normale Menschen lösen diese Tests sehr einfach und ohne große intellektuelle Anstrengung. Ein Kind mit Asperger-Syndrom dagegen kann zwar normalerweise die Extreme der grundlegenden Emotionen, also Traurigkeit, Wut und Glück, erkennen, doch tut es sich schwer mit dem Verstehen subtilerer Ausdrücke, etwa Verwirrung, Eifersucht oder Zweifel.

Selbst Gefühle mit dem eigenen Gesicht ausdrücken

Während der Diagnose bitte ich die Person normalerweise, eine bestimmte Emotion mit dem Gesicht auszudrücken. Normale Kinder im Vorschulalter haben keine Probleme damit, auf Kommando ein glückliches, trauriges, wütendes oder ängstliches Gesicht zu machen. Dagegen haben Menschen mit Asperger-Syndrom, auch einige Erwachsene, mit dieser Aufgabe beträchtliche Schwierigkeiten. Der Person gelingt es vielleicht, den entsprechenden Gesichtsausdruck zu produzieren, indem sie ihr Gesicht physisch verändert, sie bietet dabei aber teilweise nur ein einzelnes Element dieses Ausdrucks, etwa die Form des Mundes, die bei Traurigkeit gezeigt wird, oder es wird eine Grimasse gemacht, die keiner menschlichen Emotion zuzuordnen ist. Auch erklärt eine solche Person oft, dass es diese Emotion nur schwer darstellen kann, weil es das Gefühl in dem Moment nicht wirklich fühlt.

Fragen an die Eltern

Die Fähigkeit, Emotionen zu verstehen, auszudrücken und zu steuern, kann beurteilt werden, indem den Eltern bestimmte Fragen gestellt werden, zum Beispiel:

- Zeigt das Kind ungewöhnliche emotionale Manierismen, etwa das Flattern mit den Händen, wenn es aufgeregt ist oder Hin- und Herschaukeln, wenn es sich konzentrieren oder entspannen will?
- Versteht das Kind, dass in manchen Situationen ein Ausdruck der Dankbarkeit, eine Entschuldigung oder ein Ausdruck der Reue erfolgen sollte?
- Hat das Kind Schwierigkeiten damit, Anzeichen von Langeweile, Ärger oder peinlichem Berührtsein zu erkennen?
- Fehlt es dem Kind an Differenziertheit oder Reife beim Ausdruck von Wut, Zuneigung, Angst und Traurigkeit?
- Hat das Kind schnelle Stimmungsschwankungen?
- Wie zeigt das Kind Zuneigung bzw. wie reagiert es auf Zuneigung?

In der Schule reißt sich das Kind zusammen, zu Hause lässt es seiner Wut freien Lauf

In Gesprächen mit den Eltern lässt sich herausfinden, ob das Kind in der Schule Gefühle der Verwirrung und Frustration unterdrückt, diese dann aber zu Hause herauslässt. Manche Kinder mit Asperger-Syndrom beschreibe ich als »Jekyll und Hyde« – in der Schule ein Engel, aber ein Teufel zu Hause. In der Fachliteratur wird dies als »Maskierung« beschrieben.[16] Leider wird manchmal auch ein Elternteil persönlich dafür kritisiert, dass er mit dem Kind zu Hause nicht klarkomme. Ein Lehrer hat einmal berichtet, dass das entsprechende Kind sich in der Klasse vorbildlich verhalte, dass also der Fehler bei den Eltern und ihrer Unfähigkeit, mit den Gefühlen des Kindes umzugehen, liegen müsse. Es ist wichtig, dass auch die Schulen erkennen, dass diese Kinder manchmal bewusst ihre Gefühle unterdrücken können und warten, bis sie nach Hause kommen, um ihre Wut an jüngeren Geschwistern und den fürsorglichen Eltern auszulassen. Diese Kinder sind in der Schule verwirrter, frustrierter und gestresster, als es ihre Körpersprache verrät. Der Grund für das Problem liegt darin, dass das Kind in der Schule nicht über seine extreme Belastung berichtet, und nicht in angeblich überforderten Eltern.

Verwirrung und Angst werden aufgestaut

Die Diagnosestellung sollte auch eine Untersuchung von Beispielen für unangemessene oder ungewöhnliche emotionale Reaktionen bei Stress beinhalten, etwa wenn derjenige kichert[17] oder wenn die emotionale Reaktion verzögert erfolgt. Das Kind macht sich vielleicht Sorgen über etwas, kann seine Gefühle aber seinen Eltern gegenüber nicht kommunizieren und Stunden oder Tage später brechen die aufgestauten Gefühle explosionsartig hervor. Solche Kinder behalten ihre Gedanken oft lieber für sich und spielen entsprechende Situationen immer wieder im Kopf durch, um sie zu begreifen. Jeder Gedankengang setzt dabei aber auch die entsprechenden Gefühle frei und irgendwann kann das Kind sie nicht länger kontrollieren. Die Frustration, die Angst oder die Verwirrung haben dann ein solches Maß erreicht, dass sie durch ein besonders aufgeregtes Verhalten ausgedrückt werden. Wenn Eltern dann mitbekommen, dass das Kind diese Sorgen so lange mit sich herumgetragen haben, dann fragen sie das Kind, warum es ihnen nicht schon viel früher davon erzählt habe, damit sie ihm hätten helfen können. Doch sind diese Kinder oft nicht in der Lage, ihre Gefühle effektiv zu artikulieren und sie scheinen auch nicht zu erkennen, dass Eltern ihnen dabei helfen könnten, ihr Problem zu verstehen und zu lösen.

Sich selbst für die Gefühle anderer verantwortlich fühlen

Einige Kinder und Jugendliche mit Asperger-Syndrom können sich selbst für die Aufregung oder die Sorgen anderer verantwortlich machen, auch wenn sie diese Gefühle gar nicht selbst verursacht haben.

AUS DEM LEBEN

»Ich dachte, es ist immer meine Schuld, wenn andere wütend sind«

Wendy Lawson erklärt hierzu:

»Bis vor kurzem habe ich immer geglaubt, dass ich wohl selbst daran schuld sein musste, wenn jemand, den ich kannte, wütend war. Erst jetzt wird mir langsam klar, dass andere Menschen auch aus ganz anderen Gründen unglücklich oder auch wütend sein können. Tatsachlich hat das oft gar nichts mit mir zu tun!«[18]

Die Gefühle können abrupt wechseln

Das Kind kann entweder übermäßig anhänglich in Bezug auf einen Elternteil sein oder aber es fehlt eine solche Bindung völlig; oder es weist extreme Reaktionen auf Veränderungen der täglichen Routine auf oder wenn es mit Frustrationen und Situationen konfrontiert ist, in denen es versagt. Das Kind kann dann sehr schnell von einer Emotion auf eine andere umschalten. Ich frage dann die Eltern, ob sie bei dem Kind einen solchen schnellen Wechsel der Emotionen beobachten, vergleichbar dem unvorhersehbaren Lauf einer Kugel in einem Flipperautomaten. Wendy Lawson schrieb über ihre Gefühle und erklärte: »Das Leben ist entweder glücklich oder unglücklich, wütend oder nicht wütend. Alle Gefühle dazwischen bekomme ich nicht mit. Ich springe von Ruhe zu Panik in einem einzigen großen Schritt.«[19]

Viele Eltern erkennen, dass ihr Kind am glücklichsten ist, wenn es allein ist[20] oder wenn es sich mit seinen Spezialinteressen beschäftigt.[21] Der Mensch mit Asperger-Syndrom verbindet Glücklichsein meist nicht mit anderen Menschen oder er weiß nicht, was man tut, wenn man glücklich ist. Manchmal wird Glück in einer etwas unreifen oder ungewöhnlichen Weise ausgedrückt, etwa, wenn diese Person dann buchstäblich vor Freude in die Luft springt oder wild mit den Händen wedelt.

Subtilere Gefühlsausdrücke fehlen

Die Beobachtung des Kindes durch eine Fachkraft kann Aspekte aufzeigen, die sich von denen normaler Kinder qualitativ unterscheiden. Hans Asperger bemerkte, dass es dem Gesicht des Kindes an subtileren Gefühlsausdrücken fehle und es oft »hölzern« oder wie eine Maske wirke und dann unnatürlich oder ungewöhnlich ernsthaft erscheine.[22] Ein Erwachsener mit Asperger-Syndrom sagte einmal zu mir: »Ich habe nur einen einzigen Gesichtsausdruck« und ein anderer meinte: »Die Leute sagen mir, ich solle nur lächeln, obwohl ich mich innerlich viel großartiger fühle.«

Kann das Kind mit Buch- oder Filmhelden mitfiebern?

Während der Diagnosestellung bei Kindern mit Asperger-Syndrom erzähle ich verschiedene Geschichten und stelle dann dem Kind bestimmte Fragen, um das Maß an Reife bei Theory-of-Mind-Fähigkeiten zu bestimmen (siehe Kapitel 5). Diese Geschichten beinhalten Beschreibungen von Gefühlen bestimmter Personen, wie zum Beispiel Glücksgefühle und Enttäuschung. Ich beobachte dann genau den Gesichtsausdruck und die Körpersprache des Kindes, um zu sehen, ob diese die beschriebenen Gefühle widerspiegeln. Bei normalen Kindern beobachtet man Gesichtsausdrücke, die zeigen, dass sich das Kind mit der Hauptfigur identifiziert. Kinder mit Asperger-Syndrom sind dagegen eher aufmerksam als emotional involviert. Mir ist auch aufgefallen, dass Erwachsene mit Asperger-Syndrom oft nicht mit Charakteren in einem Film mitfühlen und eher ein »Pokerface« haben, während andere Menschen im Kino eindeutig mit den Figuren mitfiebern.

Gefühle werden intellektualisiert

Wenn sie über Gefühle sprechen, intellektualisieren Erwachsene mit Asperger-Syndrom diese oft, reagieren ablehnend auf zu große Emotionalität bei anderen und beschreiben, dass sie Schwierigkeiten haben, bestimmte Gefühle, wie zum Beispiel Liebe, zu verstehen. Es besteht oft eine auffällige emotionale Unreife; ein Mathematikprofessor kann etwa die emotionale Reife eines Jugendlichen haben. Obwohl sich diese Menschen oft über Kleinigkeiten aufregen können, ist mir aufgefallen, dass einige Erwachsene mit Asperger-Syndrom bekannt dafür sind, dass sie in Krisensituationen, in denen andere in Panik geraten würden, völlig ruhig bleiben. Das ist eine sehr nützliche Eigenschaft für Erwachsene mit Asperger-Syndrom, die in der Notfallversorgung in Krankenhäusern oder als Soldaten im Kampfeinsatz tätig sind.

Widersprüchliche Gefühle verstehen

AUS DEM LEBEN

Sean Barron erklärte dazu:

»Ich war schon Anfang zwanzig als ich eine einfache Regel sozialer Interaktionen begriff, die mir dann das Tor zum besseren Verständnis anderer Menschen öffnete: Menschen können mehrere Gefühle zugleich empfinden, und meist tun sie das auch. Für mich war das immer unbegreiflich, dass jemand allgemein glücklich sein, sich aber über einen bestimmten Vorfall maßlos ärgern konnte; dass also in einer Person zwei widersprüchliche Gefühle zugleich wirksam waren.«[23]

Menschen mit Asperger-Syndrom kann es auch schwerfallen zu verstehen, dass jemand zwei scheinbar widersprüchliche Gefühle zur selben Zeit empfinden kann, etwa wenn jemand glücklich über eine Beförderung ist, aber auch Angst vor der neuen Verantwortung hat.

Die Fähigkeit, andere zu trösten

Die diagnostische Beurteilung beinhaltet eine Untersuchung der Fähigkeit, Gefühle zu erkennen und auszudrücken, aber auch die Fähigkeit, zu trösten. Bei Kindern verwende ich eine Geschichte, um die Fähigkeit, jemand anderen zu trösten, zu beurteilen. Ich bitte das Kind, sich vorzustellen, wie es von der Schule nach Hause kommt, in die Küche geht und dort seine Mutter am Spülbecken sieht. Sie wendet dem Kind zunächst den Rücken zu, grüßt es und dreht sich dann zu ihm um. Dabei fällt dem Kind auf, dass sie weint und offenbar sehr traurig ist. Sie sagt dem Kind, dass dies nicht seine Schuld ist. Dann frage ich das Kind: »Wenn sie weint und sehr traurig ist, was würdest du tun?«

Sowohl normale Kinder als auch Kinder mit Asperger-Syndrom antworten meist, dass sie die Mutter zunächst fragen, was sie hat. Ich lobe dann diese Antwort und frage weiter: »Und was würdest du tun, damit sie sich besser fühlt?« Normale Kinder schlagen dann Gesten oder Worte vor, mit denen sie ihre Mutter aufmuntern würden. Kinder mit Asperger-Syndrom dagegen denken eher an praktische Handlungen, die ihr helfen könnten; sie würden etwa Taschentücher holen, mit denen sie ihre Tränen abwischen kann, oder sie würden ihr einen Tee machen, sich um die Hausaufgaben kümmern oder mit ihr über die eigenen Spezialinteressen reden (denn das würde dem Kind selbst helfen, sich besser zu fühlen) oder sie würden sie einfach in Ruhe lassen, in der Annahme, dass Probleme am ehesten verschwinden, wenn man in Ruhe gelassen wird.

Manchmal schlagen auch Kinder mit Asperger-Syndrom eine Umarmung vor, aber wenn ich nachfrage, warum so etwas hilft, antworten sie, dass sie das nicht genau wüssten, aber dass man so eine Reaktion eben in einer solchen Situation von ihnen erwarte. Dem Kind mit Asperger-Syndrom ist also ehrlich daran gelegen, dass es der Mutter besser geht, aber Trost stellt es sich meist in Form von praktischen Handlungen, Rückzug oder Imitieren tröstender Handlungen anderer vor.

- Das auffällige Fehlen oder die besondere Art und Weise der mitfühlenden Worte oder Gesten ist klinisch bedeutsam, nicht nur im Hinblick auf die Diagnose, sondern auch, um Trostmechanismen zu erkennen, die für dieses Kind effektiv sind. Die Fachkraft untersucht also die Qualität und die Quantität der möglichen Trostvorschläge nicht zuletzt, weil diese Antworten wichtige Informationen im Hinblick darauf bieten, welche Art von Trost dem Kind selbst helfen können, wenn es von einer affektiven Störung betroffen ist.

Die Angst, falsch zu reagieren

So, wie es Probleme beim Verstehen, beim Ausdrücken, bei der Steuerung von Gefühlen und beim Trösten geben kann, so kann es auch Probleme in Bezug darauf geben, wie sicher die Person ist, die richtige Reaktion zu finden. Ich hatte einmal gerade einen Jungen im Haus seiner Familie diagnostisch untersucht. Der Sohn ging dann ins Nachbarhaus, sodass ich mit den Eltern die Diagnose, mögliche Therapien und die Aussichten für das Kind besprechen konnte. Als ich der Mutter gegenüber die Diagnose bestätigte, die sie selbst schon seit Jahren vermutet hatte, musste sie hemmungslos weinen, wobei sie aus Erleichterung, nicht aus Trauer weinte. Mir war intuitiv klar, dass sie etwas Trost brauchte. Da sie direkt neben ihrem Mann saß, erwartete ich, dass er sie trösten würde. Er aber ließ sich keine Gefühle anmerken und versuchte auch nicht, sie aufzumuntern. Etwas später, nachdem ich mit ihnen über die Familie und ihre Beziehung gesprochen hatte, ging der Mann aus dem Zimmer und die Frau fragte mich, ob auch ihr Mann Symptome des Asperger-Syndroms zeige. Tatsächlich gab es sowohl in seinen Beschreibungen seiner eigenen Kindheit als auch in seinem aktuellen Fähigkeitsprofil jede Menge Hinweise auf das Asperger-Syndrom. Als er dann wieder in das Zimmer zurückkehrte, fragte ich ihn, was er gedacht hatte, als seine Frau weinte. Er sagte: »Ich weiß, dass sie aufgewühlt war, aber ich wollte nichts Verkehrtes tun.«

»Warum regnet es in deinen Augen?«

Zusammenfassend kann man sagen, dass die Person mit Asperger-Syndrom oft Probleme hat, Hinweise auf Gefühle zu verstehen. Ein Kind sagte einmal zu seiner Mutter: »Warum regnet es in deinen Augen?« Für so eine Person kann es schwierig sein zu erkennen, wie sie auf diese Gefühlsausdrücke reagieren soll. Ein Kind sah einmal seine kleine Schwester von der Schaukel fallen. Das Kind ging auf die Schwester zu und als auch die Mutter, in Tränen aufgelöst, erschien, fragte das Kind die Mutter: »Was für ein Gesicht soll ich jetzt machen?« Diejenigen, die in der Lage sind, die entsprechenden Signale zu verstehen, sind sich vielleicht unsicher, wie sie reagieren sollen, um keinen Fehler zu begehen und sie verfügen nur über ein begrenztes Repertoire an Trostmechanismen.

Bewertungsskalen für Gefühle

Es gibt eine Reihe von Bewertungsskalen der eigenen Gefühle, die von Fachkräften verwendet werden, um das Maß an Depression, Angst oder Wut zu messen. Diese Skalen wurden für normale Kinder entwickelt, können aber auch für Kinder und Erwachsene mit Asperger-Syndrom verwendet werden. Für diese Fälle gibt es jedoch auch bestimmte Modifikationen. So ist derjenige vielleicht eher in der Lage, seine emotionalen Reaktionen zu quantifizieren, indem die Abstufungen im Erleben und im Ausdruck der Gefühle durch eine numerische Darstellung wiedergegeben werden statt durch genaues und subtiles Vokabular. Ich verwende daher eher Gefühls-»Thermometer«, Säulendiagramme oder »Lautstärke«-Skalen. Mit diesen Analogverfahren lassen sich zum einen allgemeine Gefühlsbeurteilungen durchführen, zum anderen kann man sie auch im Rahmen der Behandlung einer affektiven Störung als Mittel verwenden, der Person die eigenen Gefühle vertrauter zu machen.

Verhaltensindikatoren für Stimmungswechsel

Die Beurteilung des Verständnisses und des Ausdrucks von Gefühlen sollte auch eine Liste mit Verhaltensindikatoren für Stimmungswechsel beinhalten. Zu diesen Indikatoren können Veränderungen der für das Asperger-Syndrom typischen Merkmale gehören:

- Zum Beispiel eine Zunahme der Zeit, die derjenige alleine und mit seinen Spezialinteressen verbringt. Starrheit oder Inkohärenz im Denken aufgrund von Angst oder Depression.
- Verhaltensweisen, mit denen derjenige Kontrolle über sein eigenes Alltagsleben und über andere zu erlangen versucht.
- Dazu kommen herkömmliche Indikatoren wie Panikattacken, Bemerkungen, die auf ein geringes Selbstwertgefühl hindeuten und Wutausbrüche.

Stimmungstagebuch

Die Person und ihre Familie können auch ein Stimmungstagebuch führen, um zu klären, ob die Stimmungsschwankungen zyklisch auftreten oder ob es für sie bestimmte Anlässe gibt. Wenn das Kind etwa eine Angststörung hat, können die Eltern das Maß der Angst im Verlauf des Tages auf einer Skala von 0 bis 20 nachvollziehen. Ein Wert nahe bei 0 würde einen sehr entspannten Tag anzeigen, 10 einen normalen Tag, während ein Wert nahe 20 für einen stark durch Ängste dominierten Tag stehen würde. Mit der Zeit kann dabei ein Muster sichtbar werden. Dieses Muster kann mit Menstruationszyklen zusammenhängen oder die Wellen treten zu bestimmten Zeiten im Jahr besonders häufig auf, und man kann bestimmen, inwieweit solche Muster mit bestimmten Umweltfaktoren zusammenhängen. Durch medizinische Untersuchungen lässt sich dann klären, ob bei der Person ein ungewöhnlicher Hormonhaushalt vorliegt oder ein Zyklus von Stimmungsschwankungen, der auf eine bipolare Störung hindeutet.

6 Gefühle verstehen und ausdrücken

Angststörungen

Wir fühlen uns alle manchmal ein wenig ängstlich, doch viele Menschen mit Asperger-Syndrom fühlen diese Angst die meiste Zeit des Tages oder sind bei bestimmten Ereignissen besonders ängstlich. Marc Segar, der leider mittlerweile verstorben ist, schrieb in seinem Essay »The Battle of the Autistic Thinker«, dass es eine Sache gibt, in der autistische Menschen besonders gut sind, nämlich darin, sich Sorgen zu machen. Ich habe mit Erwachsenen mit Asperger-Syndrom gesprochen, die eine Behandlung einer chronischen Angststörung benötigten und viele berichten, dass sie sich nicht daran erinnern können, je längere Zeit in ihrem Leben ohne Angst verbracht zu haben, nicht einmal in ihrer frühen Kindheit. Ich bin mir nicht sicher, ob das ein kennzeichnendes Merkmal für einige Menschen mit Asperger-Syndrom ist oder ob das auf zu großen Stress, bedingt durch die Anstrengung, sich ständig mit anderen Menschen und mit unvorhersehbaren und sensorischen Erlebnissen auseinandersetzen zu müssen, zurückzuführen ist.

Angst vor unangenehmen Erlebnissen

Das spezifische Ereignis, das Angstgefühle auslösen kann, kann die Aussicht auf eine Veränderung sein, etwa wenn in der Schule einmal der Klassenlehrer wechselt, es können unerwartete Veränderungen in der Routine, öffentliches Lob bzw. Kritik oder ein sensorisches Erlebnis sein. Wenn ein Mensch mit Asperger-Syndrom sensorisch überempfindlich ist, insbesondere in Bezug auf Geräusche, kann das dazu führen, dass sich diese Person ständig vor dem nächsten schmerzhaften sensorischen Erlebnis fürchtet. Meine Schwägerin hat Asperger-Syndrom und das Geräusch eines bellenden Hundes ist für sie eine besonders quälende Erfahrung. Die sensorische Überempfindlichkeit schafft ein ständiges Angstgefühl, aber zugleich schärft diese Angst unglücklicherweise auch wieder die Wahrnehmung, sodass die Verbindung aus Überempfindlichkeit und Angst tief greifende Auswirkungen auf die Lebensqualität dieser Menschen hat.

Nicht nur der Körper, sondern auch das Denken erstarrt

Ängstlich zu sein hat Auswirkungen auf das Denken der Person, die Strategien entwickelt, um das Maß der Angst zu reduzieren. Wenn wir entspannt sind, ist unser Körper beweglich; wenn wir ängstlich sind, ist er dagegen starr und die Muskeln werden verkrampft. Ähnliches gilt auch für das Denken und Problemlösen. Wenn ein Mensch mit Asperger-Syndrom ängstlich ist, wird auch dessen Denken starrer. Eines der Merkmale der Angst bei diesen Menschen ist, dass sie eine Art »Tunnelblick« entwickeln und nur noch in eine Richtung denken. Marc Segar sagte dazu: »Das Problem dabei, dass man sich Sorgen macht, ist, dass du dich nicht mehr auf das konzentrieren kannst, was du brauchst, um das Problem zu lösen.«[24]

Alles kontrollieren oder sich zurückziehen

Eine Möglichkeit, Situationen zu vermeiden, die Ängste erzeugen, ist es, eine Art von Persönlichkeit zu entwickeln, die leider häufig als kontrollierend und oppositionell wahrgenommen wird. Das Kind kann Wutausbrüche, emotionale Erpressung, eine starre Verteidigungshaltung und das Nichteinhalten von Regeln benutzen, um sicherzustellen, dass es Umständen aus dem Weg geht, die für eine Steigerung der Angst sorgen würden. Eine andere Möglichkeit, solche Situationen zu vermeiden, ist der Rückzug in die Einsamkeit oder in die Spezialinteressen. Die größten Ängste werden oft mit sozialen Situationen verbunden und das Alleinsein sorgt dafür, dass die Person keine Angst haben muss, soziale Fehler zu begehen oder Demütigungen und Quälereien anderer ausgesetzt zu sein. Das Spezialinteresse kann das Denken derart gefangen nehmen und es kann so befriedigend sein, dass es alle Angstgefühle abblockt. Fachkräfte sollten sich auch bewusst sein, dass solche Menschen auch durch Alkohol oder Haschisch versuchen können, Ängste zu reduzieren.

Wenn die Angst überhand nimmt

Wenn das Maß an Angst extrem und lang andauernd ist, kann es zu einem Zusammenbruch des Realitätssinnes führen, sodass diese Person der Stimmung entsprechende Wahnvorstellungen entwickelt. Obsessionen können vor allem dann zu Wahnvorstellungen werden, wenn der Widerstand gegen obsessive Gedanken geschwächt ist und die Selbsteinsicht verschwindet. Das Denken erscheint dann zunehmend desorganisiert und psychotisch und eine solche Person sollte dann natürlich an einen Psychiater überwiesen werden, der sich auf die Behandlung von affektiven Störungen bei Menschen mit Asperger-Syndrom spezialisiert hat.

AUS DEM LEBEN

Sich viel zu viele Sorgen machen

Marc Fleisher hat ein Buch über Überlebensstrategien für Menschen mit Asperger-Syndrom geschrieben. Darin beschreibt er seine eigene Angst:

»Eine entscheidende Beobachtung ist die Tatsache, dass rund 99 Prozent der Dinge, über die ich mir Sorgen machte, nie eingetreten sind. Autistische Menschen können unglaublich viel Zeit darauf verschwenden, jeden Teil ihres Körpers anzuspannen und sich Gedanken über etwas zu machen, dem sie vielleicht nie ausgesetzt sein werden.«[25]

Wenn eine solche Person längere Zeit unter einer Angststörung leidet, wird sie besonders empfindlich in Bezug auf jede Situation reagieren, die die Angst steigern könnte. Sie kann dann dazu neigen, den »Panikknopf« zu schnell zu drücken. Das wird sich auch auf die Lebensqualität derjenigen Menschen auswirken, die versuchen, sie zu unterstützen. In der Familie wird man ängstlich darauf bedacht sein, Situationen, die solche Angstattacken auslösen könnten, zu vermeiden, sodass die Familienangehörigen das Gefühl haben werden, ständig durch ein Minenfeld der Angst zu gehen.

Gefühle verstehen und ausdrücken

Einige Menschen mit Asperger-Syndrom werden sich Gedanken über bestimmte Ereignisse und Erlebnisse machen, die tatsächlich eher unwahrscheinlich sind.

Die häufigsten Arten der Angststörungen bei Menschen mit Asperger-Syndrom sind

- Zwangsstörungen,
- posttraumatische Belastungsstörungen,
- Schulverweigerungen,
- selektiver Mutismus und
- soziale Angststörungen[26], die im Folgenden genauer beschrieben werden.

Zwangsstörung

Rund 25 Prozent der Erwachsenen mit Asperger-Syndrom haben auch klare Symptome einer Zwangsstörung.[27] Bei einer Zwangsstörung hat die Person ständig wiederkehrende Gedanken über Dinge, über die sie eigentlich gerade nicht nachdenken will. Die Zwangsgedanken sind unangenehm und aufdringlich. Bei Menschen, die nur unter einer Zwangsstörung leiden, betreffen die Zwangsgedanken oft Reinlichkeit, Aggression, Religion und Sexualität.

Zwangsgedanken

Die klinische Erfahrung und Forschungsergebnisse weisen darauf hin, dass die Zwangsgedanken bei Menschen mit Asperger-Syndrom sich eher um Reinlichkeit, Bullying, Hänseleien und die Angst, Fehler zu machen oder kritisiert zu werden, drehen.[28] Besonders empfänglich sind sowohl normale Menschen als auch solche mit Asperger-Syndrom für Zwangsstörungen im Alter von 10 bis 12 Jahren und im frühen Erwachsenenalter.[29]

- Die Behandlung einer Zwangsstörung besteht aus einer Kombination aus Psychotherapien, etwa der kognitiven Verhaltenstherapie, und medikamentöser Behandlung.

Manchmal beschreiben die Eltern das Spezialinteresse ihres Kindes als Obsession, was auf eine Zwangsstörung hindeuten würde, doch gibt es deutliche Unterschiede zwischen einem Interesse und einem Zwang. Die Person mit Asperger-Syndrom genießt ihr Spezialinteresse und leidet nicht unter ihm; daher ist das nicht unbedingt ein Zeichen für eine Zwangsstörung.[30]

Zwangshandlungen

Zwangshandlungen werden wiederholt ausgeführt, um die empfundene Angst zu reduzieren. Dazu können Handlungen gehören wie ständiges Händewaschen, um die Verschmutzung durch Keime zu verhindern oder das ständige Kontrollieren, ob im Haus alle Schalter ausgeschaltet sind. Auch das typische Verhalten von Kindern mit Asperger-Syndrom beinhaltet oft ständig wiederkehrende, zwanghafte Verhaltensweisen. Dazu kann gehören, dass das Kind sich immer wieder versichert, dass Dinge symmetrisch oder in einer Reihe angeordnet sind, dass es Dinge sammelt und zählt oder dass es erst ein bestimmtes Ritual ausführen muss, ehe es einschlafen kann.

Dies sind bekannte Merkmale des Asperger-Syndroms, doch wird eine zusätzliche Zwangsstörung nur in solchen Fällen diagnostiziert werden, in denen das Ausmaß dieser Handlungen über das Maß hinausgeht, wie man es bei einem Menschen mit Asperger-Syndrom erwartet und das deshalb klinisch bedeutsam wird. Was allerdings als klinisch bedeutsam angesehen wird, liegt in der subjektiven Entscheidung des Psychologen oder Psychiaters.

Posttraumatische Belastungsstörung

Eine posttraumatische Belastungsstörung (Post Traumtic Stress Disorder, PTSD) kann die Folge des Durchlebens eines traumatischen Ereignisses oder einer Serie solcher Ereignisse sein. Die klinischen Symptome einer PTSD beinhalten Versuche, diesen Vorfall oder Erinnerungen an diesen Vorfall zu vermeiden sowie Anzeichen von Angst, Depression, Wut und sogar Halluzinationen, die mit dem auslösenden Ereignis (bzw. den Ereignissen) verbunden sind. Oft denkt man bei PTSD an Kriegserlebnisse oder sexuelle, körperliche und emotionale Missbrauchserfahrungen. Ich weiß, dass auch schweres und wiederholtes Bullying bei Kindern mit Asperger-Syndrom Symptome der PTSD auslösen kann (Kapitel 4) und bei ängstlichen Kindern mit Asperger-Syndrom besteht oft eine Angst vor körperlicher Verletzung durch Bullying.[31]

Das Ereignis wird in Gedanken immer wieder erlebt

Die Person kann immer wiederkehrende Erinnerungen des traumatischen Ereignisses haben, die sie nur schwer »wegdrücken« kann. Ein Jugendlicher mit Asperger-Syndrom beschrieb mir, dass er sich innerlich wie in einem Streit mit diesen ständigen Gedanken (das Opfer überaus bösartigen Bullyings zu sein) befinde. Er erklärte, diese innere Stimme lasse ihn »nicht so leicht zur Ruhe kommen. Immer mache ich mir Gedanken, was passiert ist und wie böse sich diese Person mir gegenüber verhalten hat.« Das ursprüngliche Ereignis war offensichtlich traumatisch, doch die ständig wiederkehrenden Gedanken darüber sorgen dafür, dass die Person auch die damit verbundenen Gefühle der Angst und des Leidens immer wieder durchlebt.

Behandlung mit Medikamenten und Psychotherapie

Hier erfolgt die Behandlung durch Medikamente und Psychotherapie. Ich verwende Comic-Gespräche (mit Strichmännchen und Sprech-, Gedanken- und Gefühlsblasen), um der traumatischen Erfahrung des Kindes auf den Grund zu gehen und um Erklärungen dafür anbieten zu können, warum es zu dem Ereignis gekommen ist, wie die Person das Ereignis wahrnimmt und was die Gedanken und Motive aller daran Beteiligten, einschließlich der Person mit Asperger-Syndrom, dabei waren. Das

Element der kognitiven Restrukturierung, das in der KVT verwendet wird, wird dann benutzt, um die Gedanken und Reaktionen zu verändern und um eine Lösung zu erzielen (siehe Seite 202).

Schulverweigerung

Normale Kinder verweigern den Schulbesuch aus ganz verschiedenen Gründen; beispielsweise aus Angst, weil sie bestimmte Fächer vermeiden wollen oder weil sie lieber mit Freunden außerhalb der Schule zusammen sein wollen. Bei Kindern mit Asperger-Syndrom ist Schulverweigerung in der Regel auf Angst zurückzuführen. Bei jüngeren Kindern kann das oft die Angst vor der Trennung von der Mutter sein. Sie brauchen die Anwesenheit der Eltern, die ihnen Sicherheit und Hilfestellung geben. Das Klassenzimmer stellt für sie eine sehr herausfordernde Umgebung dar, die für ein beträchtliches Maß an Angst sorgt. In der Folge sind körperliche Angstsymptome möglich, etwa Schwindelgefühl, Kopfschmerzen und Magen-Darm-Erkrankungen.

Später kann dann der Zwiespalt zwischen dem Leben und den Umständen zu Hause und denen in der Schule zu Schulverweigerung führen. Auslöser können mangelnder schulischer oder sozialer Erfolg, die Angst, geärgert zu werden oder sensorische Überforderung sein.

- Bei Therapien wird man erst bestimmen müssen, welche Aspekte der Schule diese Ängste hervorrufen, sodass man dann daran gehen kann, in der Schule und im Bereich der sozialen Integration für die entsprechenden Veränderungen zu sorgen.

Selektiver Mutismus

Mädchen sind häufiger von selektivem Mutismus betroffen als Jungen. Die Ursache für die Vermeidung von Sprache ist meist Angst. Wenn jemand Angst hat, gibt es für ihn verschiedene Reaktionsmöglichkeiten, die im Englischen griffig als »Fight-Flight-Freeze«, also »Kämpfen – Fliehen – Erstarren« bezeichnet werden. Die Angst kann dazu führen, dass die Person aufgeregt und ruhelos reagiert (Fight/Kämpfen) oder sie versucht, der Situation zu entkommen (Flight/Fliehen) und es erfolgt eine Form des »Erstarrens« in dem Sinne, dass die Person unfähig wird, an einem Geschehen teilzunehmen oder zu reden (Freeze/Einfrieren). Kinder mit Asperger-Syndrom, die in frühen Jahren selektiven Mutismus entwickeln, können manchmal fließend sprechen, wenn sie entspannt sind, beispielsweise zu Hause, doch in der Schule kann das Maß an Angst derart ansteigen, dass sie unfähig (nicht unwillig) sind zu sprechen.

- Die Behandlung sollte sich auf den Kontext konzentrieren, der zu der Angst führt, und es sollten Strategien entwickelt werden, die die Entspannung und das Selbstvertrauen fördern.

Soziale Angststörung

Eine Sozialphobie oder soziale Angststörung ist bei Menschen mit Asperger-Syndrom relativ häufig, insbesondere bei Jugendlichen und Erwachsenen. Denn sie werden sich ihrer Verwirrung in sozialen Situationen und ihrer Angst vor sozialen Fehlern und davor, dass man sich über sie lustig machen könnte, immer deutlicher bewusst. Eine normale Person mit einer Sozialphobie macht sich Sorgen darüber, was andere über sie denken könnten und hat Angst davor, in eine peinliche Situation zu geraten. Mir ist aufgefallen, dass junge Menschen mit Asperger-Syndrom, die Symptome einer Sozialphobie entwickeln, eher versuchen, der Selbstkritik zu entkommen als der Kritik durch andere und dass sie eine pathologische Angst davor haben, einen sozialen Fehler zu begehen.

- Die Behandlung erfolgt durch Medikamente und KVT. Doch wird eine Person mit Asperger-Syndrom, die unter einer Sozialphobie leidet, auch Hilfestellungen bei der Verbesserung sozialer Fähigkeiten benötigen und man wird sie ermutigen müssen, weniger selbstkritisch zu reagieren und soziale Fehler eher zu akzeptieren.

6 Gefühle verstehen und ausdrücken

Depression

Unsere psychologischen und biologischen Modelle der affektiven Störungen gehen von einem Kontinuum zwischen lang andauernder Angst und einer Depression aus. Wenn die Person ängstlich ist, denkt sie: »Was, wenn X passiert?« In einer Depression dagegen wird die Person annehmen, dass das schlimmstmögliche Ergebnis unvermeidlich ist. Es ist interessant, dass sowohl bei einer Angststörung als auch bei einer Depression dieselben Medikamente und kognitiven Verhaltenstherapien positiv anschlagen.

Wie zeigt sich eine Depression?

Es gibt eine Reihe von Merkmalen der Depression: physische und geistige Erschöpfung, ein Gefühl der Traurigkeit oder der Leere; wenig Freude an Erlebnissen, die einem früher Spaß gemacht haben. Es kann zum sozialen Rückzug kommen, zu einer Veränderung im Essverhalten, sodass es entweder zur Abmagerung oder zu Übergewicht kommt, sowie zu einem veränderten Schlafverhalten, das entweder zu Schlafmangel oder zu ständiger Müdigkeit führt. Die Person sagt, dass sie sich wertlos und schuldig fühlt, sie kann sich nicht konzentrieren und denkt möglicherweise auch über den Tod nach.

Warum sind Betroffene häufig auch depressiv?

Menschen mit Asperger-Syndrom scheinen besonders anfällig dafür zu sein, sich depressiv zu fühlen, wobei etwa jeder dritte dieser Menschen eine klinisch bedeutsame Depression aufweist.[32] Die Gründe, warum Menschen mit Asperger-Syndrom depressiv sind, sind vielfältig. Zu ihnen gehören:

- Die langfristigen Auswirkungen eines geringen Selbstwertgefühls oder des Gefühls, nicht akzeptiert oder nicht verstanden zu werden.
- Die geistige Erschöpfung, die aus dem ständigen Versuch erwächst, sozial erfolgreich sein zu wollen.
- Gefühle der Einsamkeit.
- Die Tatsache, dass sie von anderen gequält, geärgert und gemobbt werden und dass diese sich über sie lustig machen.
- Eine Denkweise, die eher pessimistisch ist und sich darauf konzentriert, was alles schiefgehen kann.

- Ich habe Jugendlichen mit Asperger-Syndrom zugehört, die eine klinische Depression hatten, und dabei oft Bemerkungen gehört wie: »Ich fühle mich so, als ob ich nicht dazugehöre.« Die Depression kann zu einem völligen Rückzug von sozialen Kontakten und zu Gedanken führen, dass ohne sozialen Erfolg das Leben keinen Sinn hat.

Ständig mit eigenen Fehlern rechnen

Menschen mit Asperger-Syndrom sind oft Perfektionisten, die dazu neigen, Fehler besonders gut zu bemerken und die eine auffällige Angst vor Fehlern haben. Es mangelt an Optimismus verbunden mit der Neigung, grundsätzlich mit Fehlern und Kontrollverlust zu rechnen.[33] Ein Heranwachsender kann sich daher selbst als unkurierbar krank und sozial dumm wahrnehmen.

Die bedrückenden Gedanken werden anderen nicht offenbart

Einige der Merkmale des Asperger-Syndroms können die Dauer der Depression verlängern und ihren Schweregrad erhöhen. Der Betroffene möchte die eigenen Gefühle niemandem offenbaren und zieht sich lieber in die Einsamkeit zurück. Er vermeidet Gespräche mit anderen (insbesondere über die eigenen Gefühle und Erlebnisse) und versucht, die Depression durch Grübeln zu lösen.

Normalen Menschen fällt es leichter, ihre Gefühle zu offenbaren und sie wissen, dass eine andere Person mit einer etwas objektiveren Meinung helfen und als emotionale Stütze agieren kann. Die Familie und die Freunde von normalen Personen sind oft in der Lage, die Stimmung zeitweise zu stabilisieren oder zu verbessern, indem sie Worte und Gesten des Trostes und der Anteilnahme anbieten. Sie können die depressive Person ablenken, indem sie für positive Erlebnisse sorgen oder indem sie ihren Humor einsetzen. Diese emotionalen Rettungsstrategien erweisen sich allerdings bei Menschen mit Asperger-Syndrom als weniger effektiv, die ihre persönlichen und praktischen Probleme lieber allein lösen.

Auf Veränderungen des Spezialinteresses achten

Die Symptome der Depression können dieselben sein, wie man sie von normalen Kindern und Erwachsenen kennt. Jedoch ist den Asperger-Fachkräften ein weiteres Symptom aufgefallen, das auf eine Depression hinweisen kann. Das Spezialinteresse beschäftigt sich oft mit einem Thema, das diesem Menschen Freude bereitet und das oft mit der Erkenntnis der physischen und weniger der sozialen Welt zusammenhängt (siehe Kapitel 7). Wenn eine solche Person jedoch depressiv wird, kann sich das Interesse einem morbiden Thema zuwenden und sie beschäftigt sich öfter mit Aspekten des Todes.

Manchmal kann dieser Wechsel der Interessen unverständlich erscheinen, doch versucht das Kind damit mitzuteilen, dass es verwirrt, traurig und unsicher darüber ist, was es tun soll. In ihrem Buch über Autismus und Asperger-Syndrom beschreibt Pat Howlin Joshua, dessen Vater Kameramann im Kriegseinsatz war. Ihr Vater war für einige Tage vermisst und die Familie machte sich große Sorgen. Joshua begann daraufhin, seine Mutter über die Waffen auszufragen, die in dem Krieg zum Einsatz kamen, sowie darüber, wie viele Menschen in dem Krieg getötet wurden. In dieser Zeit hat Joshua nicht erkennen lassen, dass er sich Sorgen machte oder dass er Trost bei der übrigen Familie suchte. Als sein Vater zurückkehrte, fragte Joshua ihn, wie viele Leichen er fotografiert habe. Als man ihn wegen seines offenbaren Mangels an Sorge und Mitgefühls fragte, antwortete Joshua, dass er sehr wohl gesehen habe, dass die Mutter und die Schwester aufgeregt waren, aber dass er sie nicht trösten konnte, da er ja nicht genau wusste, was mit seinem Vater passiert war und er in diesem Punkt nicht lügen wollte. Er wusste einfach nicht, was er sagen sollte. Seine morbiden Fragen und Interessen waren eine Art »Hilferuf« und sie waren seine Art und Weise, um seine eigenen Gefühle mitzuteilen und zu verstehen.[34]

- Eltern und Fachkräfte sollten also über das Spezialinteresse an sich hinaussehen und an eine affektive Störung (Angst oder Depression) denken, die nur auf eine besonders unkonventionelle Art und Weise ausgedrückt wird; eine Art und Weise, wie sie bei jemandem zu erwarten ist, der Probleme damit hat, Gefühle zu verstehen und auszudrücken.

Selbstmordgedanken und -versuche

Einige Menschen mit Asperger-Syndrom, die klinisch depressiv sind, ziehen Selbstmord als mögliche Lösung in Betracht, um den Schmerz und die Verzweiflung zu beenden. Die Person überlegt dann oft über Tage oder Wochen sehr genau, wie sie dabei vorgehen soll. Einige Kinder und Jugendliche mit Asperger-Syndrom überkommt dagegen manchmal der Selbstmordwunsch als eine Art plötzliche Attacke, sodass es sich hier eher um eine spontane Entscheidung handelt, seinem Leben ein dramatisches Ende zu setzen. Liliana, eine Erwachsene mit Asperger-Syndrom, nennt die intensive Depression, die sie durchlebt hat, eine »Seelenmigräne«. Wir kennen Panikattacken bei normalen Menschen, wo sie schnell und ohne Vorwarnung auftreten können; die Person erlebt dann ein plötzliches und überwältigendes Gefühl der Angst. Auch beim Menschen mit Asperger-Syndrom kann es zu einer solchen depressiven Attacke kommen, bei der er einen impulsiven, dramatischen Selbstmordversuch unternimmt. Das Kind kann plötzlich vor ein fahrendes Auto rennen oder von einer Brücke springen. Diejenigen, die zuvor das Kind begleitet haben, haben vielleicht nicht einmal gemerkt, dass es depressive Gedanken hatte, doch kann bereits ein kleiner Auslöser, etwa, dass das Kind geärgert wurde oder dass es einen Fehler gemacht hat, eine intensive emotionale Reaktion auslösen. Wenn das Kind den Selbstmordversuch übersteht, kann es erstaunlicherweise bereits kurze Zeit später wieder emotional völlig normal reagieren; ein Hinweis darauf, dass hier keine echte Depression vorlag.

Selbstverletzendes Verhalten

Wenn jemand depressiv ist, besteht die Gefahr, dass er sich selbst verletzt.

Die Behandlung einer herkömmlichen klinischen Depression bei einem Menschen mit Asperger-Syndrom sollte eine Kombination aus einer medikamentösen Therapie, KVT und Methoden zur Förderung von sozialem Erfolg, Selbstbewusstsein und einer optimistischeren Denkweise beinhalten. Dies wird in einem späteren Abschnitt dieses Kapitels genauer besprochen.

AUS DEM LEBEN

»Ich will dem Schmerz in meinem Kopf entkommen«

Nita Jackson erklärte in ihrer Autobiografie:

»Bei einer Depression kann es außerdem sein, dass wirklich alles einen zum Weinen bringen kann: Eine Melodie, eine Abfolge von Akkorden, ein Bild, ein Gegenstand, der sich nicht an seinem Platz befindet, Staub auf dem Bilderrahmen; und dann denke ich nur noch daran, wie ich diesem Schmerz in meinem Kopf entkommen kann und das geht meist nur über den Körper. Selbstverletzendes Verhalten kann dabei die verschiedensten Formen annehmen. Nicht immer geht es dabei um Rasiermesser und Messer.

Es ist nicht immer wahr, dass Menschen mit Asperger-Syndrom nur an sich selbst denken und dass ihnen andere egal sind. Einige meiner Freunde mit Asperger-Syndrom erzählen mir, dass sie ihr selbstverletzendes Verhalten für sich behalten, weil sie nicht wollen, dass ihre Familie sich Sorgen macht.«[35]

6 Gefühle verstehen und ausdrücken

Wut

Wir wissen nicht, wie verbreitet Probleme mit der Wutsteuerung bei Menschen mit Asperger-Syndrom sind. Wir wissen aber, dass, wenn Probleme beim Ausdrücken von Wut aufkommen, sowohl die Person selbst als auch ihre Familie alles daran setzen, die Häufigkeit, die Intensität und die Auswirkungen dieser Wut zu begrenzen. Wut tritt hier oft sehr rasch und in sehr intensiver Form auf, oft als Reaktion auf ein vergleichsweise banales Ereignis. Sieht man Wut als eine Art Lautstärkeregler mit einer Skala von 1 bis 10, so beobachtet man bei einem normalen Kind meist, dass es nach und nach die Intensität der Wut erhöht. Bei einem Menschen mit Asperger-Syndrom dagegen kann es sein, dass der Regler nur zwei Einstellungen kennt: Eine auf einer niedrigen Stufe etwa zwischen eins und zwei und eine auf einer sehr hohen Stufe zwischen neun und zehn. Ereignisse, die bei einem normalen Kind eine Reaktion der Stärke drei bis acht bewirken würden, sorgen beim Asperger-Syndrom daher für eine Reaktion der Stärke neun oder zehn.

- Offenbar ist also bei einigen Menschen mit Asperger-Syndrom der Mechanismus zur Regulierung und Kontrolle von Wut fehlerhaft.

Wann und warum zeigt sich die Wut?

Wenn sie sich wütend fühlt, kann die Person mit Asperger-Syndrom oft nicht innehalten und über alternative Strategien zur Klärung der Situation nachdenken, die eigentlich ihren intellektuellen Fähigkeiten und ihrem Alter entsprechen würden. Stattdessen kommt es zu einer spontanen, unüberlegten, körperlichen Reaktion. Wenn die Wut besonders groß ist, kann diese Person völlig blindwütig reagieren und sie nimmt dann keine Signale mehr wahr, die ihr anzeigen, dass es besser wäre, aufzuhören.

Wut statt Traurigkeit

Gefühle der Wut können auch als Reaktion auf solche Situationen auftreten, bei denen wir eher mit anderen Gefühlen rechnen würden. So habe ich bemerkt, dass Traurigkeit oft als Wut ausgedrückt wird. Als ich einmal eine KVT über die Steuerung von Gefühlen für eine Gruppe Jugendlicher mit Asperger-Syndrom durchführte, habe ich die Gruppenmitglieder gefragt, wie sie jeweils das Gefühl der Traurigkeit ausdrücken. Einige haben Antworten gegeben, wie sie typisch für Gleichaltrige sind, nämlich »allein sein«, »spazieren gehen« und »manchmal weinen«. Einige Mitglieder der Gruppe dagegen antworteten »Glas zerschmettern«, »gewalttätige Computerspiele spielen« und »auf mein Kissen einschlagen«. Beobachtet man diese Verhaltensweisen bei normalen Kindern, würden sie eher auf ein Gefühl der Wut, nicht auf Traurigkeit hindeuten. Diese Verwirrung zwischen Wut und Depression wird auch in einer Bemerkung von Luke deutlich, der sagte: »Wenn ich wütend bin, dann sage ich, dass ich mich umbringen will.«

»Weinen funktioniert bei mir nicht«

Einer der Jugendlichen sagte, dass er, wenn er traurig ist, »wütend auf jeden ist, der mich versucht aufzumuntern.« Für ihn sind Worte und Gesten der Anteilnahme keine emotionale Hilfe und können im Gegenteil zu einer aggressiven Reaktion führen. Ein jugendliches Mädchen aus der Gruppe sagte: »Weinen funktioniert bei mir nicht, also werde ich stattdessen wütend und werfe mit Stöcken um mich.« Auch für sie wirken Tränen nicht befreiend. Stattdessen können physische und destruktive Handlungen dafür sorgen, dass man sich besser fühlt. Leider werden andere ein solches Verhalten in aller Regel als Zeichen für ein Gefühl der Wut und Aggression interpretieren.

- Wenn bei normalen Menschen negative Gefühle oder Gedanken auftreten, etwa wenn sie traurig, ängstlich, verwirrt oder peinlich berührt sind, dann verfügen sie über ein umfassendes Vokabular des emotionalen Ausdrucks, mit dem sie sich sehr genau ausdrücken und von anderen verstanden werden können. Menschen mit Asperger-Syndrom dagegen haben nur ein begrenztes Vokabular in diesem Bereich, dem es an Genauigkeit fehlt und das daher oft zu Missverständnissen bei anderen führt.

Wut als Mittel, andere auf Distanz zu halten

Es gibt noch weitere Gründe, warum die Steuerung von Wut bei jemandem mit Asperger-Syndrom zu einem Problem werden kann. Bei Kindern, aber auch bei einigen Erwachsenen mit Asperger-Syndrom kann Aggression auch das Ziel haben, allein gelassen zu werden. So kann ein Kind im vorschulischen Alter wütend sein, weil es durch andere Kinder unterbrochen wird und weil es mit ihnen spielen muss und es erkennt, dass es mit einer offensiven Sprache und aggressiven Gesten und Handlungen erreichen kann, dass andere Kinder Abstand von ihm halten. Ein solches Verhalten kann dann ein ganzes Leben lang anhalten. Doug, ein Erwachsener mit Asperger-Syndrom, der sich Gedanken über sein Temperament macht, sagte dazu: »Wut ist ein Mittel, mit dem ich andere von mir fernhalten kann« und Grant sagte: »Die Leute lassen mich in Ruhe, wenn sie sehen, dass ich drauf und dran bin zu explodieren.«

Konfrontation und emotionale Erpressung

In einer Konfliktsituation werden normale Kinder wütend und üben aggressive Handlungen aus, um Besitz, Dominanz und Kontrolle zu erreichen. Nach und nach werden dann aggressive Handlungen und Drohungen durch Verhandlungen und Kooperation ersetzt und das Kind erkennt, dass es etwas vor allem dann bekommt, wenn es freundlich ist. Diese Strategien können für ein Kind mit Asperger-Syndrom nicht so offensichtlich sein, das stattdessen lieber auf unreife, dafür aber oft effektive Konfrontationsstrategien und auf emotionale Erpressung setzen. Einige Kinder mit Asperger-Syndrom kontrollieren ihr Umfeld, in dem sie mit Drohungen und gewalttätigen Handlungen arbeiten. So bedrohen sie vielleicht ihre Mutter, wenn diese darauf besteht, dass sie zur Schule gehen sollen; oder sie gebrauchen Gewalt, damit sie ihnen etwas kauft, das mit ihrem Spezialinteresse zu tun hat. Interessanterweise gibt es für derartiges konfrontatives und aggressives Verhalten in der Regel kein Vorbild durch das Verhalten eines anderen Familienmitglieds. Tatsächlich ist es meist eher so, dass die Eltern, die solchen Drohungen und gewalttätigen Handlungen ausgesetzt sind, eher schwach und in Konfliktsituationen nicht sehr durchsetzungsstark sind.

Wutausbruch, um Hänseleien zu beenden

Wenn ein Kind mit Asperger-Syndrom etwa geärgert und gemobbt wird, hat es meist wenige Möglichkeiten, dem ein Ende zu setzen. Die erste Möglichkeit wäre, demjenigen zu sagen, dass er damit aufhören soll. Wenn das aber nicht funktioniert und es auch nichts hilft, denjenigen einfach zu ignorieren, und wenn es weiterhin nichts hilft, einem Erwachsenen zu sagen, was passiert ist, dann kann ein explosiver Wutausbruch für dieses Kind die einzige Möglichkeit sein, die unerträgliche Quälerei zu beenden. Auch wenn dem Kind die Konsequenzen seines unakzeptablen Verhaltens klar sind, kann es vielleicht die Qualen einfach nicht länger ertragen und es weiß nicht, was es sonst tun soll.

Wut und Rachegelüste

In Kapitel 1 habe ich auf die vier psychologischen Reaktionsmöglichkeiten hingewiesen, die ein Kind zeigt, wenn es merkt, dass es anders ist als andere Kinder. Eine dieser Reaktionen ist, dass es arrogant wird und hohe Erwartungen an sich und an andere richtet und dass es mit Wut reagiert, wenn es frustriert oder verwirrt wird. Andere werden als dumm wahrgenommen oder als Menschen, die versuchen, das Kind zu verwirren oder zu ärgern. Die Gefühle der Wut wandeln sich dann schnell in Gedanken an Vergeltung, Zerstörung, Bestrafung und körperliche Rache.

Wut als Anzeichen für eine bestimmte Depressionsform

In einem vorangegangenen Abschnitt dieses Kapitels war von einer häufigen Verbreitung von Depressionen bei Menschen mit Asperger-Syndrom die Rede. Bei einer typischen Depression besteht ein Mangel an Energie sowie ein geringes Selbstwertgefühl und derjenige gibt sich oft selbst die Schuld. Die negativen Gefühle werden also internalisiert. Manchmal wird eine Depression aber auch externalisiert, das heißt, anderen wird die Schuld gegeben; das ist manchmal in Phasen der Fall, in denen sich ein hohes Maß an emotionaler Energie aufgestaut hat. Fachkräfte nennen dies »externalisierte agitierte Depression«. Wenn jemand mit Asperger-Syndrom zu mir kommt, der Probleme mit der Steuerung von Wut hat, untersuche ich daher auch, ob die Symptome der Wut nicht in Wahrheit Symptome einer Depression sind; diese sollten dann auch entsprechend behandelt werden.

Neuroanatomischer Erklärungsversuch

Es kann auch neurologische Gründe dafür geben, dass es ein Problem mit der Steuerung von Gefühlen im Allgemeinen und von Wut im Besonderen gibt. Wir wissen, dass ein Teil des Gehirns, der Amygdala genannt wird, bei Menschen mit Asperger-Syndrom strukturell und funktional abnormal ausgebildet ist. Die Amygdala besitzt viele Funktionen, unter anderem die Wahrnehmung und Steuerung von Gefühlen, insbesondere von Angst und Wut. Man kann die Funktionsweise der Amygdala besser verstehen, wenn man als Metapher an ein Auto denkt, das auf einer Autobahn fährt. Die Frontallappen des Gehirns stellen den Fahrer dar, der darüber entscheidet, was zu tun ist, wohin er fährt etc. Die Amygdala ist dann das Armaturenbrett des Autos, das dem Fahrer Warnhinweise mitteilt in Bezug auf die Motortemperatur, die Menge des verbleibenden Treibstoffs und die Geschwindigkeit des Fahrzeugs. Bei Menschen mit Asperger-Syndrom funktioniert dieses »Armaturenbrett« nicht vollständig. Der Fahrer verfügt dann nicht über die Informationen, die ihn warnen würden, wenn die emotionale Temperatur zu stark ansteigt oder wenn der Motor (das Niveau der Gefühle und der Stressbelastung) nicht ordnungsgemäß arbeitet und wenn deshalb ein Zusammenbruch bevorsteht. Damit lässt sich erklären, warum einem Menschen mit Asperger-Syndrom nicht bewusst ist, wenn die emotionale Belastung ansteigt und warum seine Gedanken und sein Verhalten keine Hinweise auf eine Verschlechterung der Stimmung liefern. Schließlich werden die Gefühle und der Stress überwältigend, aber dann ist es meist zu spät, um die Gefühle durch eine bewusste Gedankenanstrengung zu kontrollieren. Es gab keine Warnzeichen für einen emotionalen Zusammenbruch, den die Person selbst an sich hätte wahrnehmen können oder den eine andere Person am Verhalten hätte ablesen können.

- Während eine Fehlfunktion der Amygdala eine plausible Erklärung für die Schwierigkeiten bei der Kommunikation und Steuerung von Gefühlen ist, so ist diese Erklärung doch noch spekulativ und es ist wichtig festzuhalten, dass eine beeinträchtigte Funktionsweise der Amygdala nicht als Ausrede herhalten kann, um Verantwortung und Konsequenzen zu entgehen. Wenn Kinder wütend sind und etwas kaputtmachen oder anderen wehtun, sollen sie sich nicht damit herausreden können, dass in Wahrheit die Amygdala Schuld hat.

Körperlicher statt verbaler Ausdruck von Gefühlen

Weitere Gründe für Probleme mit der Steuerung der Wut sind Schwierigkeiten, die Gefühle durch Worte auszudrücken (Alexithymie), sodass stattdessen körperliche Handlungen benutzt werden, um die eigene Stimmung auszudrücken und um emotionale Energie freizusetzen. Manchmal wird dann die Wut bewusst gegen eine andere

Person gerichtet, um die eigene Stimmung zu verbessern. Ein Mädchen mit Asperger-Syndrom war an ihrer Schule bekannt für ihre höfliche und zuvorkommende Art, aber auch dafür, dass sich das in das genaue Gegenteil verkehrte, sobald sie nach Hause kam. In der Schule und auf dem Schulhof hat sie ihren Stress unter Kontrolle halten können, sobald sie aber nach Hause kam, griff sie ihre jüngere Schwester verbal und körperlich an. Als ich sie fragte, warum sie zu Hause so gemein zu ihrer Schwester war, sah sie mich an, als sei die Antwort doch völlig klar: »Weil ich mich dadurch besser fühle.« Der psychologische Begriff für ein solches Verhalten ist negative Verstärkung. Ihrer Schwester wehzutun sorgte dafür, dass ihr eigenes Leiden aufhörte und das stellte eine mächtige Verstärkung für das aggressive Verhalten dar.

Vorbeugender Angriff

Manchmal sind aggressive Handlungen auch vorbeugende Angriffe. Das Kind mit Asperger-Syndrom hat dann zuvor Dinge erlebt, die es zu dem Schluss kommen lassen, dass ein bestimmtes Kind gemein zu ihm sein wird. Ohne dass das andere Kind dieses Kind nun provoziert, kann das Kind mit Asperger-Syndrom einem möglichen Konflikt zuvorkommen, indem es zuerst zuschlägt.

Leider ist die Folge dieser Gefühle von Wut und folgender Aggression, dass sich das Kind weiter von einer konstruktiven Interaktion mit Gleichaltrigen entfremdet. Da die anderen Kinder das Kind nicht als ihren Freund betrachten, sehen sie keinen Grund, das Kind zu beruhigen, wenn es wütend ist.

Umgang mit Wut

In einem späteren Abschnitt dieses Kapitels werden KVT-Programme beschrieben, die der Steuerung von Wut dienen, doch soll der Leser bereits an dieser Stelle erfahren, was er tun oder nicht tun soll, wenn die Person mit Asperger-Syndrom extrem wütend und kurz davor ist, die Kontrolle über sich zu verlieren.

Intermittierende explosive Störung

Wir sind alle manchmal wütend und ich kenne Menschen mit Asperger-Syndrom, die sehr selten wütend werden. Wenn aber die Wutgefühle besonders intensiv werden und zu einem explosiven Ausbruch führen, dann gibt es eine diagnostische Bezeichnung, die sich auf einige Menschen mit Asperger-Syndrom anwenden lässt. Die intermittierende explosive Störung (Intermittent Explosive Disorder, IED) ist in der DSM-IV-Klassifikation enthalten und wird wie folgt definiert:

»Die Person weist mehrere, voneinander getrennte Episoden auf, in denen es ihr nicht gelingt, Impulsen zu widerstehen, die zu schweren Angriffen oder zur Zerstörung von Eigentum führen, wobei der Grad der Aggression in keinem Verhältnis zu vorhergehenden psychosozialen Stressoren steht und sich auch nicht durch andere geistige Störungen wie eine Persönlichkeitsstörung, eine psychotische Störung, eine Verhaltensstörung oder ADHS oder durch Alkohol oder Drogen erklären lässt.«[36]

- Wenn also eine Person mit Asperger-Syndrom Probleme mit der Steuerung von Wut hat, die in unregelmäßigen Abständen und in extremer Form auftritt, könnte die IED eine diagnostische Kategorie darstellen, die eine entsprechende Behandlung ermöglicht.

Kontraproduktive Reaktionen, die die Wut nur steigern

Wenn man mit jemandem mit Asperger-Syndrom zu tun hat, der wütend ist, muss man wissen, dass einige Handlungen dazu führen können, dass sich dieses Gefühl noch verstärkt: dazu gehören das Anheben der Stimme, Konfrontation, Sarkasmus, sich emotional verhalten und denjenigen physisch zurückweisen. Das Anheben der Stimme und die Konfrontation (das Betonen von Drohungen) wird die Situation weiter anheizen und dazu führen, dass die Person mit Asperger-Syndrom noch aufgeregter und im Denken unflexibler wird, sodass seine Fähigkeit behindert wird, sich angemessene Alternativen zu überlegen, mit denen sich seine Wut verringern ließe. Sarkasmus wird die Person nur weiter verwirren; und wenn das Gegenüber emotional reagiert und ebenfalls wütend wird, kann das kontraproduktiv wirken und dazu beitragen, Öl ins Feuer zu gießen.

»Eine Umarmung macht mich nur noch wahnsinniger«

Als ich mit einem Kind mit Asperger-Syndrom Strategien besprach, die ihm helfen sollten, nicht in Wut zu geraten, fragte ich es, ob eine Umarmung durch die Mutter ihm helfen könnte, damit es sich besser fühle. Es antwortete mit Nachdruck: »Nein! Das macht mich nur noch wahnsinniger.« Das zu wissen, war sehr hilfreich. Berührungen, insbesondere jeder Versuch, denjenigen physisch zurückzudrängen, kann dessen Wut und Energie eher noch steigern. Auch wenn man fragt: »Was ist denn mit dir los?« kann das die Situation eskalieren, da die Person, wenn sie gerade eine starke emotionale Krise durchmacht, eine verringerte Fähigkeit hat, den Grund für die Wut anzugeben, was zu weiterer Frustration führen kann.

Hilfreiche Reaktionen, um die Wut in den Griff zu bekommen

Ich rate, dass, wenn der Mensch mit Asperger-Syndrom wütend ist, derjenige, der versucht, die Situation wieder unter Kontrolle zu bringen, eine ruhige, feste Stimme benutzt, sich nicht groß mit den Ursachen der Aufregung befasst, sondern sich eher darauf konzentriert, den anderen abzulenken oder sich konstruktivere Möglichkeiten überlegt, um die emotionale Energie herauszulassen. So kann man vorschlagen, dass die wütende Person sich mit seinem Spezialinteresse beschäftigt. Das kann sie so sehr geistig in Anspruch nehmen und ihr so großen Spaß machen, dass für wütende Gefühle kein Raum mehr bleibt; in der Zurückgezogenheit kann sie sich dann langsam wieder beruhigen. Eine andere Möglichkeit ist eine anstrengende körperliche Tätigkeit, etwa ein Dauerlauf, bei dem die überschüssige destruktive Energie abgebaut werden kann.

6 Gefühle verstehen und ausdrücken

Liebe

Wir wissen, dass Menschen mit Asperger-Syndrom beeinträchtigte oder verzögerte Theory-of-Mind-Fähigkeiten haben, was erklärt, warum es ihnen schwerfällt, die Gedanken und Gefühle anderer Personen, aber auch die eigenen Gedanken und Gefühle nachzuvollziehen. Wenn ein solcher Mensch aufgrund einer affektiven Störung eine Behandlung benötigt, geht es meist um Gefühle der Angst, der Traurigkeit und der Wut. Meiner umfassenden klinischen Erfahrung nach gibt es aber noch ein viertes Gefühl, dessen Verständnis und Ausdruck einer solchen Person Probleme bereitet, nämlich Liebe.

Anne schrie beim Anblick einer Puppe

AUS DEM LEBEN

Donna Williams erklärte das sehr anschaulich in ihrer Autobiografie so:

»Anne schrie wie wild, als einer der Ärzte sich neben sie aufs Bett setzte und eine Puppe neben sie legte; das schien sie nur noch mehr zu erschrecken. Oh, Puppen, diese Symbole der Normalität, dachte ich. Oh, diese furchtbare Mahnung, dass man sich von anderen trösten lassen soll und wenn man das nicht kann, dass man sich zumindest von ihren Bildnissen trösten lassen soll.«[37]

Normale Kinder genießen die Anteilnahme durch ihre Eltern und versuchen diese zu gewinnen; sie können die Signale erkennen, mit denen jemand ausdrückt, dass er ihre Zuneigung erwartet und sie wissen, wann sie selbst Zuneigung demonstrieren sollten, um sich gegenseitig die Liebe zu beweisen oder um jemanden zu trösten. Kinder, die jünger als zwei Jahre alt sind, wissen, dass Worte und Gesten der Zuneigung zu den effektivsten Mitteln, Trost zu spenden, gehören, sowohl für sich selbst als auch für jemand anderen, der traurig ist. Eine Person mit Asperger-Syndrom versteht aber oft nicht, warum manche Menschen ständig ihre gegenseitige Liebe und Zuneigung ausdrücken müssen. Für so eine Person kann eine Umarmung eine unangenehme körperliche Annäherung bedeuten und ein Kind wird sich vielleicht das Weinen verkneifen, wenn dies seiner Erfahrung nach dazu führt, dass es von jemandem gedrückt werden wird.

Wenn man an Liebe denkt, so wird die Person mit Asperger-Syndrom eher einen kurzen, weniger intensiven Ausdruck der Zuneigung genießen können und sie wird

»Ich weiß nicht, was sie mit ›Liebe‹ meint«

AUS DEM LEBEN

In seiner Autobiografie erklärt Edgar Schneider seine Verwirrung beim Thema Liebe:

»Einmal hat mir meine Mutter, die mit mir nicht mehr weiter wusste, gesagt: »Weißt du, was das Problem ist? Du weißt nicht, wie man liebt! Du musst lernen, wie man liebt!« Ich war vollkommen bestürzt. Ich hatte nicht die leiseste Ahnung, was sie damit meinte. Ich weiß es bis heute nicht.«[38]

verwirrt und überfordert sein, wenn sie es mit einem intensiveren Maß an Gefühlsausdruck zu tun hat. Allerdings kann bei einigen Menschen mit Asperger-Syndrom auch das Gegenteil der Fall sein, wenn sie (etwa zum Trost) regelmäßige Beweise der Zuneigung benötigen und selbst ihre Gefühle in einem Maß äußern, das andere überfordert. Es fehlt am differenzierten Vokabular, um seine Zuneigung auszudrücken. Manche dieser Menschen drücken ihre Gefühle dann exzessiv aus. Ein Erwachsener mit Asperger-Syndrom sagte einmal zu mir: »Wir fühlen und zeigen Zuneigung, aber nicht oft genug und mit einer unangemessenen Intensität.«

Was ist eigentlich Liebe?

Eine psychoanalytische Untersuchung des Asperger-Syndroms kam zu dem Schluss, dass diese Menschen sich nicht spontan verlieben.[39] Ich habe Partnerschaftsberatungen für Paare durchgeführt, bei denen ein Partner das Asperger-Syndrom hatte. Eine Frage, die ich beiden Partnern stellte, war, wie sie Liebe beschreiben würden. Es folgen die Gedanken von Männern und Frauen, erst von den Menschen ohne, dann von denen mit Asperger-Syndrom.

Menschen ohne Asperger-Syndrom sagen

- Liebe ist: Toleranz, keine Urteile fällend, unterstützend.
- Liebe ist: Ein Komplex von Überzeugen, der in der Sprache und in den Erfahrungen der Kindheit aufgenommen wird. Liebe wird angeregt, wenn man jemanden trifft, den man bewundert oder der Eigenschaften hat, die man selbst nicht besitzt (Bewunderung und Respekt).
- Liebe ist: Leidenschaft, Akzeptanz, Zuneigung, Bestätigung, gegenseitige Freude.
- Liebe ist: Was ich innerlich fühle, wenn ich mit jemandem zusammen bin.

Menschen mit Asperger-Syndrom sagen

- Liebe ist: Seinem Liebsten helfen und Dinge für ihn tun.
- Liebe ist: Ein Versuch, Zugang zu den Gefühlen der anderen Person zu finden.
- Liebe ist: Gemeinsamkeit; jemand, der deine Hilfe braucht, damit du ihm den richtigen Weg weist.
- Liebe ist: Ich weiß wirklich nicht, was die Liebe ausmacht.
- Liebe ist: Toleranz, loyal sein, dem anderen »Raum« geben.
- Liebe ist: Ich weiß die korrekte Antwort nicht.
- Liebe ist: Etwas, das ich erst noch fühlen und erleben muss.

Ausschnitt aus dem Buch »Aspergers in Love«

In ihrem Buch »Aspergers in Love« schrieb Maxine Aston: »In Beziehungen sind Männer mit AS oft sehr ehrlich, loyal und arbeiten hart an dieser Beziehung. Die meisten werden treu sein und ein Leben lang bei dem Partner bleiben, den sie gewählt haben. Sie werden Liebe geben, soweit ihnen das irgend möglich ist. Wenn ihre Partner das Asperger-Syndrom verstehen, werden sie anerkennen, dass dieses Geben von Liebe oft in ganz praktischer Weise geschieht. Ein Mann mit AS wird oft nicht in der Lage sein, emotionale Unterstützung oder Gefühle der Empathie zu zeigen. Einige Frauen werden mit der Leere und Einsamkeit, die das mit sich bringen kann, nicht leben wollen.«[40]

- Die Person mit Asperger-Syndrom kann ein bemerkenswertes Mitgefühl für jemanden aufbringen, der körperlich leidet und Bilder einer Hungersnot oder einer Naturkatastrophe werden sie sehr bewegen. Manchmal muss ich jedoch einer solchen Person erklären, dass genauso wie Blut als Zeichen körperlichen Schmerzes aus einer Wunde rinnt, Tränen ein Zeichen für seelischen Schmerz sein können und dass man praktische Schritte unternehmen kann, um diesen seelischen Schmerz zu lindern.

Verwirrende Zeichen der Zuneigung

Eltern, besonders Mütter, beklagen sich mitunter, dass ihr Kind nur selten Gesten und Worte der Zuneigung zeigt. Wenn eine Mutter dem Kind ihre Liebe zeigt, indem sie es in den Arm nimmt, kann der Körper des Kindes steif werden und es kann sein, dass es durch eine solche demonstrative Zuneigung in einer Notsituation nicht beruhigt werden kann. Die Mutter wird sich dann fragen, was sie tun kann, um ihr Kind zu trösten, wenn der Ausdruck von Liebe und Zuneigung zurückgewiesen wird oder nicht hilft.

»Ich hasse Sentimentalität«

Lehrer bemerken oft schnell, dass das Kind mit Asperger-Syndrom eine besondere Abneigung dagegen entwickelt, öffentlich gelobt zu werden und dabei Gesten und Worte der Zuneigung zu erfahren. Die Person mit Asperger-Syndrom kann von Zuneigung und Gefühlen geprägtes Verhalten anderer nur im begrenzten Umfang ertragen. Chris erklärte: »Ich hasse Sentimentalität, denn in meinen Augen ist das nur die bewusste Darstellung eines leeren Gefühls in Fragen, die nicht von Bedeutung sind und man sollte so etwas wirklich vermeiden, weil es den ehrlichen Ausdruck von Gefühlen entwertet.«[41]

Während die Person mit Asperger-Syndrom den Ausdruck von Liebe auf einem niedrigen Level genießen und selbst ausdrücken kann, kann es zu Problemen kommen, wenn derjenige sich in seiner Jugend oder als junger Erwachsener in jemanden »verguckt«. Dann kann der Ausdruck der Liebe und die Handlungen, mit denen Zuneigung ausgedrückt werden, zu intensiv sein. Die nett gemeinten Handlungen eines anderen können so interpretiert werden, dass mehr in sie hineingelesen wird, als mit ihnen gemeint war. Die beeinträchtigten Theory-of-Mind-Fähigkeiten können dazu führen, dass die Person mit Asperger-Syndrom annimmt, dass die andere Person sich ebenfalls verliebt hat und dass sie ihr dann folgt und weiter mit ihr reden will. Das kann dazu führen, dass man ihr Stalking vorwirft.

Über Beziehungen und Liebe aufklären

Es gibt zwar Behandlungen und Medikamente, mit denen man die Steuerung von Angst, Depressionen und Wut behandeln kann, doch werden Fachkräfte selten gebeten, eine normale Person wegen »Liebeskrankheit« zu behandeln. Fachkräfte im Bereich Asperger-Syndrom wissen dagegen, dass Menschen mit diesem Syndrom oft Erklärungen benötigen, mit deren Hilfe sie Zuneigung und Liebe besser verstehen und ausdrücken können. Das fängt an damit, jemanden gern zu haben und demjenigen Komplimente zu machen, bis hin zum Verliebtsein und der Anerkennung der Wünsche des Partners in Bezug auf Sentimentalität, Romantik und Leidenschaft in der Beziehung.

Ein solches Aufklärungsprogramm in Bezug auf Liebe und Beziehung sollte unter Verwendung von Social Stories oder sozialen Artikeln (siehe Seite 89), eine Erklärung enthalten, warum normale Menschen Zuneigung mögen und wie es ihnen hilft; wie man jemandem zeigt, dass man ihn gern hat und wie man erkennt, dass jemand anderes einen gern hat; und wie man Kompromisse erreichen kann im Hinblick auf das Maß an Zuneigung, das ein Mensch mit Asperger-Syndrom angenehm findet, und das Maß, das von Familienmitgliedern und Freunden erwartet wird.

Wann und wie kann man Zuneigung ausdrücken?

Für Partner und Eltern mit Asperger-Syndrom kann eine Therapie auch eine Aufklärung darüber enthalten, wann und wie man Liebe und Zuneigung ausdrückt und mit welcher Häufigkeit man dies tut. Manchmal verwende ich dabei dieselben Strategien wie in der KVT, etwa affektives Lernen, um der Person zu helfen, die Idee und das Gefühl der Liebe zu verstehen; kognitive Restrukturierung, um das Denken und das Verhalten zu verändern sowie Desensibilisierung, um Angstgefühle, die Verwirrung und die Frustration zu reduzieren, die mit der Liebe verbunden sind. Das kann dabei helfen, schrittweise die Gefühlsbandbreite von Zuneigung bis Liebe zu tolerieren und selbst auszudrücken.

AUS DEM LEBEN

»Ich erlebe das Gefühl der Liebe anders«

Temple Grandin schrieb:

»Eine Gehirnuntersuchung hat gezeigt, dass einige emotionale Schaltkreise zwischen dem frontalen Kortex und der Amygdala bei mir nicht verbunden sind – Nervenverbindungen, die meine Gefühle beeinträchtigen und die mit meiner Fähigkeit zu lieben verbunden sind. Ich erlebe das Gefühl der Liebe, aber nicht auf dieselbe Art und Weise, wie das die meisten neurotypischen Menschen tun. Heißt das, dass meine Liebe weniger wert ist als das, was andere fühlen?«[42]

Kognitive Verhaltenstherapie

Wenn eine affektive Störung bei jemandem mit Asperger-Syndrom diagnostiziert wird, muss der Psychologe oder Psychiater wissen, wie er Behandlungsmaßnahmen für affektive Störungen modifizieren muss, damit sie dem ungewöhnlichen kognitiven Profil gerecht werden. Die wichtigste Behandlungsmethode für affektive Störungen ist die kognitive Verhaltenstherapie (KVT), die über Jahre hinweg entwickelt und verbessert worden ist. Untersuchungen haben ergeben, dass die KVT eine effektive Methode ist, um die Art und Weise zu verändern, wie eine Person über Gefühle wie Angst, Traurigkeit und Wut denkt bzw. wie sie auf diese Gefühle reagiert.[43]

Die KVT konzentriert sich auf die Reife, Komplexität, Differenziertheit und auf das Vokabular von Emotionen, auf fehlerhaftes oder unlogisches Denken und auf falsche Annahmen. Damit lässt sich die KVT direkt auf Menschen mit Asperger-Syndrom anwenden, die über beeinträchtigte oder verzögerte Theory-of-Mind-Fähigkeiten verfügen und denen es schwerfällt, Emotionen zu verstehen, auszudrücken und zu steuern. Das theoretische Modell der Gefühle, wie es bei der KVT verwendet wird, entspricht den von Wissenschaftlern gegenwärtig verwendeten Modellen der Emotionen des Menschen, nämlich sich zunehmend des emotionalen Zustands einer Person bewusst zu werden, zu wissen, wie man auf Gefühle reagiert sowie sensibler im Hinblick auf die Gefühle anderer zu werden.[44]

- Mittlerweile wurden Fallstudien veröffentlicht und es gibt objektive wissenschaftliche Beweise dafür, dass die KVT affektive Störungen bei Menschen mit Asperger-Syndrom verringern kann.[45]

Die Stufen der KVT

- Die KVT besteht aus mehreren Komponenten und Stufen. Die erste Komponente ist eine Beurteilung der Art und der Schwere der affektiven Störung, wobei Eigenbeobachtungsskalen und klinische Interviews verwendet werden.
- Die folgende Komponente ist das affektive Lernen, mit dem das Wissen über Emotionen erweitert wird. Therapeut und Klient erkunden die Verbindung zwischen Gedanken, Gefühlen und Verhaltensweisen. Dies geschieht im Gespräch und durch verschiedene Aktivitäten. Es geht auch darum, wie sich die Person Gedanken über Gefühle macht und wie sie verschiedene Situationen wahrnimmt. Je mehr jemand Gefühle versteht, desto mehr ist er auch in der Lage, sie angemessen auszudrücken und zu steuern.
- Die dritte Stufe der KVT ist die kognitive Restrukturierung, um verzerrte

Vorstellungen und falsche Ansichten zu korrigieren und um Gefühle konstruktiv steuern zu können.

- Die letzte Stufe ist eine Zusammenstellung von Aktivitäten, mit denen neue kognitive Fähigkeiten geübt werden können, um die Steuerung der Gefühle in Alltagssituationen zu üben.

Ich habe für Kinder und Jugendliche mit dem Asperger-Syndrom zwei KVT-Programme entwickelt, die den Namen »Exploring Feelings« (Erkundung der Gefühle) tragen, eines für die Steuerung von Wut und eines für die Steuerung von Angst.[46] Normalerweise setzt ein klinischer Psychologe ein KVT-Programm ein, die Exploring-Feelings-Programme dagegen sind dazu gedacht, von einem (Schul- oder klinischen) Psychologen, Psychiater, Logopäden, Beschäftigungstherapeuten oder von einem Elternteil eingesetzt zu werden.

In einem früheren Abschnitt dieses Kapitels wurden die Beurteilungsstrategien erklärt, die man bei Menschen mit Asperger-Syndrom verwenden kann, um den Schweregrad einer affektiven Störung zu messen und um bestimmte Situationen zu identifizieren, die mit den Schwierigkeiten bei der Steuerung von Gefühlen zusammenhängen. Die eigentliche Therapie beginnt dann mit der Gelegenheit, etwas über Emotionen zu lernen; Psychologen beschreiben dies als affektives Lernen.

Gefühle verstehen und ausdrücken

Affektives Lernen

Bei der KVT-Komponente des affektiven Lernens lernt die Person die Vor- und Nachteile von Emotionen kennen und sie kann die verschiedenen Grade des Ausdrucks dieser Gefühle durch Worte und Handlungen bei sich selbst und bei anderen Personen identifizieren. Bei Kindern kann dies in Form eines wissenschaftlichen Projekts geschehen. Ein wesentliches Prinzip dabei ist es, jeweils ein einzelnes Gefühl zu erkunden, wobei man zunächst mit einem positiven Gefühl beginnt, ehe man zu klinisch bedeutsamen Gefühlen übergeht. Der Psychologe oder Therapeut wählt meist die erste Emotion aus, normalerweise Glück oder Freude. Im Folgenden werden Aktivitäten und Strategien besprochen, die im Rahmen des affektiven Lernens eingesetzt werden können.

Legen Sie ein Gefühlsalbum an

Eine der ersten Aufgaben ist die Erstellung eines Albums, mit dessen Hilfe sich Emotionen verdeutlichen lassen. Dieses Album kann Bilder enthalten, mit denen die Person mit Asperger-Syndrom eine persönliche Assoziation zu dem beschriebenen Gefühl verbindet. Wenn es etwa um das Gefühl Freude geht, kann das Album das Foto einer seltenen Spinnenart enthalten, wenn das Spezialinteresse dieser Person Insekten und Spinnen sind. Seien Sie sich immer bewusst, dass das Album die Freuden im Leben der betreffenden Person illustrieren soll, die sich deutlich von den etwas konventionelleren Freuden normaler Kinder oder Erwachsenen unterscheiden können. Mir ist aufgefallen, dass Erwachsene mit Asperger-Syndrom zwar oft Bilder in ihr Album einfügen, diese Bilder aber meist Situationen oder Tiere darstellen, selten Menschen.

Verwenden Sie auch eigene Fotos

Kinder können auch Bilder von glücklichen Menschen aus einer Zeitschrift ausschneiden und in ihr Album kleben oder Bilder von Handlungen und Ereignissen, die Spaß machen. Es können auch Bilder ausgewählt werden, die scheinbar unüberwindliche Probleme darstellen, die man gemeistert hat; so kann man ein Bild wählen, auf dem das Kind gerade lernt, wie man Fahrrad fährt. Sie können dieses Bild mit einem Kommentar versehen, der auf die noch nicht entwickelte Fähigkeit des Fahrradfahrens und auf die Gefühle der Angst und der Frustration hinweist, die das Kind zu diesem Zeitpunkt durchgemacht hat. Daneben können Sie ein weiteres Foto einkleben, das den Erfolg des Kindes zeigt und wie es sich darüber freut. Das Album kann außerdem Fotos und Beschreibungen des Lieblingsessens, der Spielzeuge und der Menschen enthalten, die das Kind am liebsten mag.

Halten Sie auch andere bedeutende Erinnerungen des Kindes fest

Das Lernprogramm erkundet auch die sensorischen Eindrücke, die mit diesem Gefühl verbunden sind, wie den Duft, den Geschmack oder die Beschaffenheit eines Gegenstandes. Diese sollten in dem Album festgehalten werden. Das Album kann auch als Tagebuch verwendet werden, das die Komplimente enthält, die das Kind erhalten hat, das seine Leistungen festhält, zum Beispiel in Form von Zeugnissen und Erinnerungsstücke an besonders erfreuliche Erlebnisse. Bringen Sie das Album gemeinsam mit dem Kind regelmäßig auf den neuesten Stand. Es kann in einer späteren Phase der KVT benutzt werden, um eine Veränderung bei einem bestimmten Gefühl zu erzielen und um das Vertrauen in sich selbst und das Selbstwertgefühl zu fördern.

Alben in einer Gruppe verwenden

Das Album zum Gefühl Glück oder Freude kann auch benutzt werden, um verschiedene Wahrnehmungen einer Situation zu verdeutlichen. Wenn die Therapie in einer Gruppe durchgeführt wird, kann man die Alben der verschiedenen Teilnehmer miteinander vergleichen und die Unterschiede feststellen. Es wird dann klar, dass das Lieblingsthema der einen Person nicht unbedingt das Lieblingsthema einer anderen Person sein muss. Während der eine Teilnehmer vielleicht gerne über Eisenbahnen redet, kann dies für eine andere Person furchtbar langweilig sein. Es gehört daher zu diesem Lernprogramm zu erklären, dass ein Thema zwar für die Person selbst ein positives Gefühl schafft, es aber sein kann, dass es keine gute Idee ist, dieses Thema zu benutzen, um eine andere Person aufzumuntern.

Emotionale Zustände wahrnehmen

Ein weiterer wichtiger Aspekt des affektiven Lernens ist es, einen Menschen dazu zu befähigen, die auffälligen Hinweise zu entdecken, die einen bestimmten Intensitätsgrad eines Gefühls im Sinne von körperlicher Wahrnehmung, Verhaltensweisen und Gedanken anzeigen. Diese Wahrnehmungen können als Frühwarnhinweise dienen, um vor einer unmittelbar bevorstehenden Eskalation der Gefühle zu warnen. Teilweise dient das affektive Lernen dazu, die Funktion der Amygdala zu verbessern, die Frontallappen des Gehirns über anwachsende Stresslevel und emotionale Erregung zu informieren.

Man kann bestimmte Technologien verwenden, um interne Hinweise mit Biofeedback-Instrumenten zu erkennen, etwa Apparate zur auditiven Elektromyographie (EMG) und zur galvanischen Hautreaktion (GHR). Der Zweck dabei ist es, der Person zu einem deutlicheren Bewusstsein für seine eigenen emotionalen Zustände zu verhelfen, damit sie eine Emotion leichter steuern kann, bevor sie die kognitive Kontrolle darüber verliert.

Das affektive Lernen enthält Informationen darüber, wie man die emotionalen Zustände anderer erkennen kann.

AUS DEM LEBEN

»Ich habe nicht erkannt, ob jemand lacht oder weint«

In ihrer Autobiografie erklärte Nita Jackson:

»Ich habe entdeckt, dass ich über die Gesichtsausdrücke der Menschen nicht erkennen konnte, was sie sagten oder wie sie es sagten. Ich dachte an meine ersten Schuljahre, als ich manchmal lachen musste, wenn jemand weinte, weil ich glaubte, dass der andere lachte. Ich weiß nicht, warum ich diesen Fehler gemacht habe – ich weiß nur, dass mir das ziemlich oft passiert ist.«[47]

Die extremen Gesichtsausdrücke eines lachenden und eines weinenden Menschen können sich sehr ähnlich sehen. Beide Gefühle können zu Tränen führen. Die Verwirrung bei einem Menschen mit Asperger-Syndrom ist also durchaus nachvollziehbar, kann aber von anderen falsch interpretiert werden. Ein Kind mit Asperger-Syndrom kann verzweifelt reagieren, wenn jemand lacht, weil das Kind selbst etwas gesagt oder getan hat. Es versteht dann vielleicht nicht, warum jemand seine Bemerkungen oder Handlungen komisch findet und es kann schwer unterscheiden, ob der andere gemeinsam mit ihm lachen will oder ob er ihn auslacht.

Das affektive Lernen kann Strategien enthalten, mit denen sich Theory-of-Mind-Strategien verbessern lassen, einschließlich der Fähigkeit, Gesichtsausdrücke anderer erkennen und ihre Absichten bestimmen zu können, insbesondere, ob eine Handlung in freundlicher Absicht, zufällig oder in böser Absicht erfolgt ist.

Gesichtsausdrücke erkunden

Affektives Lernen beinhaltet Informationen über den Gesichtsausdruck, die Tonlage und die Körpersprache, die Hinweise auf die Gefühle einer anderen Person geben. Das Gesicht wird als eine Art Informationszentrum für Gefühle beschrieben. Typische Fehler bestehen darin, dass nicht erkannt wird, welche Hinweise relevant oder redundant sind oder dass Hinweise falsch interpretiert werden. Der Therapeut verwendet eine Reihe von Spielen und Materialien, um »die Botschaft zu erkennen« und um mehrfache Bedeutungen zu erklären. Eine hochgezogene Augenbraue kann zum Beispiel sowohl für Wut als auch für Erstaunen stehen oder es kann einfach ein Zeichen für alternde Haut sein; eine laute Stimme muss nicht unbedingt bedeuten, dass derjenige wütend ist. Die Teilnehmer verwenden Bilder, um verschiedene Gesichtsausdrücke und Emotionen miteinander zu vergleichen und um die Kombinationen von Elementen des Gesichts zu erkunden, die bei diesen Gesichtsausdrücken eine Rolle spielen.

Verbale Stimmungshinweise entschlüsseln

Um zu lernen, wie man eine Stimmung aus verbalen Hinweisen herauslesen kann, können die Teilnehmer Tonbänder anhören, auf denen zu hören ist, wie jemand spricht. Regen Sie an, auf Veränderungen in der Prosodie und in der Betonung zu achten. Eine weitere Übung besteht darin, dass derselbe Satz mehrfach mit einer unterschiedlichen Tonlage wiederholt wird, um die unterschiedlichen Stimmungen einer Person zu demonstrieren. So kann ein »Komm her« geflüstert, gerufen, mit einem Seufzer oder schnell gesprochen werden und dadurch unterschiedliche Bedeutungen annehmen.[48]

Nutzen Sie pantomimische Spiele

Die Kommunikation über Gesten können Sie über eine Variante des »Scharade«-Spiels vermitteln, bei dem eine Person gebeten wird, eine bestimmte Handlung und zugleich eine bestimmte Stimmung pantomimisch darzustellen. Die anderen Teilnehmer müssen dann sowohl die Handlung als auch das Gefühl erraten. So könnte die Handlung beispielsweise ein Tennisspiel sein und das Gefühl Verwirrung, oder man kann darstellen, wie jemand Geschirr abspült und dabei entspannt ist.

Subtileren Gefühlsausdruck fördern

Das affektive Lernen dient auch dazu, das Vokabular einer Person im Hinblick auf den emotionalen Ausdruck zu erweitern. Dieser Person können oft subtile Gefühlsausdrücke entgehen, etwa die Gefühlszustände zwischen einer leichten Irritation und einer ausgeprägten Wut oder diejenigen zwischen einer leichten Traurigkeit und dem Wunsch, seinem Leiden durch Selbstmord ein Ende zu setzen. Eltern machen sich vielleicht darüber Gedanken, dass ein Kind bei relativ kleinen Anlässen zu Überreaktionen neigt. Ein Junge sieht beispielsweise, dass das Glas mit seiner Lieblingsmarmelade leer ist und sich im Schrank keine weitere Marmelade mehr befindet. Seine Reaktion hierauf kann übertrieben dramatisch sein und weinend erklärt er, dass das alles die Schuld seiner Mutter sei, die ihn nicht liebe. Der Mutter wird dies als eine lächerliche und übertriebene Reaktion erscheinen, die ihr wehtut, eine solche Reaktion zeigt aber auch exemplarisch

AUS DEM LEBEN

»Manchmal denke ich, dass ich ein bestimmtes Gefühl fühlen sollte«

In seiner Autobiografie erklärte Stephen Shore:

»Es gibt Zeiten, da interessiere ich mich sehr für Gefühle. Das passiert besonders dann, wenn ich erlebe, wie jemand eine besonders intensive Emotion durchlebt oder wenn ich den Eindruck habe, dass ich in einer bestimmten Situation nicht weiß, welches die ›angemessene‹ Reaktion wäre. ... Ich denke, dass Musik als eine Art Verstärker für Gefühle dienen kann. Wenn ich in einer besonderen Stimmung bin, dann höre ich mir Musik an, die diese Stimmung widerspiegelt oder ich lasse mir diese Musik in Gedanken durch meinen Kopf gehen. ... Manchmal denke ich, dass ich ein bestimmtes Gefühl fühlen sollte, aber dieses Gefühl scheint dann einfach nicht in mir ›vorhanden‹ zu sein. ... Nachdem meine erste Freundin weggezogen ist, um ein Jahr lang in Schweden zu studieren, habe ich Gustav Mahlers Neunte Symphonie gehört. Insbesondere der letzte Satz hat mir geholfen, mit der Traurigkeit und dem Verlust, den ich durch ihren Wegzug gespürt habe, umzugehen. Mir wurde dabei außerdem langsam klar, dass unsere Beziehung als Beziehung zwischen einem Jungen und einem Mädchen wahrscheinlich vorüber war.«[49]

das begrenzte Vokabular an emotionalen Reaktionen.

Sie können ein »Gefühlsthermometer« verwenden

Einmal bin ich mit der Mutter eines Jugendlichen zusammengekommen, die besorgt war, weil ihr Kind mehrmals in der Woche erklärte, dass er sich umbringen wollte. Ich habe sofort untersucht, ob er Symptome einer Depression zeigt. Es gab aber keine dieser Symptome. Ich habe ihm dann das Konzept eines Gefühlsthermometers erklärt, mit dem sich die Intensität eines Gefühls auf einer Skala von null bis zehn angeben lässt und ihn gebeten anzugeben, welchen Wert er dabei seiner Aussage: »Ich will mich umbringen« geben würde. Er hat dem Satz zwei von den möglichen zehn Punkten gegeben. Es stellte sich heraus, dass er ein äußerst begrenztes Vokabular hatte, um Enttäuschungen und Traurigkeit auszudrücken. Er hatte diesen Satz in einem Film aufgeschnappt, in dem der Hauptdarsteller so sehr litt, dass er seinem Leben ein Ende setzen wollte und das Kind nahm daraufhin an, dass das eine angemessene Art sei, Traurigkeit auszudrücken.

Die Gefühlsintensität feststellen

Sobald die wesentlichen Elemente erkannt sind, die eine bestimmte Emotion kennzeichnen, ist es wichtig, dass auch die Intensität dieses Gefühls gemessen werden kann. Der Therapeut kann hierfür das Modell eines Thermometers, eines Maßstabs oder eines Lautstärkereglers verwenden und eine Reihe von Aktivitäten bestimmen, mit deren Hilfe sich die jeweiligen Abschnitte dieser Skala kalibrieren lassen. So kann eine Serie von Bildern mit Gesichtsausdrücken, die jeweils einen anderen Grad der Intensität des Gefühls Glück zeigen, verwendet werden und jedes dieser Bilder wird dann an den entsprechenden Punkt der Skala gelegt. Unterschiedliche Grade des Glücks lassen sich auch mit entsprechenden Worten beschreiben, die man dann den jeweiligen Skaleneinheiten zuordnet.

Gefühle mit Fotos illustrieren

Bilder anderer Gefühle, zum Beispiel Traurigkeit, Wut und Zuneigung, sind etwas schwieriger zu bestimmen als diejenigen für das Gefühl Glück. Ich habe dafür Bilder aus verschiedenen Zeitschriften verwendet, um traurige Situationen darzustellen, etwa das menschliche Leiden infolge einer Naturkatastrophe oder Bilder aus Sportzeitschriften, um das Gefühl Wut darzustellen. Bilder zum Gefühl Zuneigung lassen sich aus Zeitschriften gewinnen, in denen beliebte Unterhaltungskünstler dargestellt werden.

Graduellen Ausdruck von Gefühlen fördern

Während einer Therapie zur Steuerung der Emotionen ist es wichtig, sicherzustellen, dass der Mensch mit Asperger-Syndrom für die verwendeten Wörter und Gesten dieselben Definitionen und Interpretationen gebraucht wie der Therapeut, damit semantische Verwirrungen geklärt werden können. Die Erfahrung zeigt, dass diese Menschen oft ein extremes Vokabular benutzen, wenn sie aufgeregt sind. Durch affektives Lernen können sie ihr Vokabular im Hinblick auf den Ausdruck von Emotionen erweitern, damit das Gesagte auch möglichst präzise das tatsächliche Gefühl wiedergibt.

Stephen Shore ist Musiklehrer. Er erklärte mir, dass unter seinen Schülern ein Kind mit Asperger-Syndrom war, das Probleme damit hatte, die Intensität von Gefühlen zu bestimmen. Stephen hat ihm dann beigebracht, wie er diese Intensitätsskala in die reale physische Welt übertragen konnte, indem er als Dirigent agierte. Stephen und sein Schüler wechselten sich dann gegenseitig als Dirigenten ab und probten dabei die gesamte Bandbreite an dynamischer musikalischer Ausdrucksfähigkeit, sodass dem Schüler nunmehr weit mehr Ausdrucksmöglichkeiten zur Verfügung standen als die bloßen Alternativen, mit denen er bis dahin gearbeitet hatte.

»Wie glücklich würdest du dich fühlen, wenn ...?«

Sobald erst einmal diese Vorstellung eines graduellen Messinstruments eingeführt ist, kann es auch dazu genutzt werden, um die Intensität eines emotionalen Erlebnisses in einer bestimmten Situation zu bestimmen. Wenn Sie eine bestimmte Emotion erkunden, können Sie Fragen stellen wie: »Wie glücklich/traurig/wütend würdest du dich fühlen, wenn ... ?«, wobei sowohl eine numerische Antwort entlang einer Skala als auch eine Antwort, die die entsprechenden Worte, Gesichtsausdrücke, Tonlage und Körpersprache des jeweiligen Intensitätsniveaus beschreibt, verwendet werden kann.

»Wie traurig wäre deine Mutter, wenn du ... sagen würdest?«

Diese Methode ist besonders hilfreich, um die emotionale Reaktion einer Person in einer solchen Situation zu bestimmen, die Angst, Traurigkeit oder Wut auslöst, und um zu klären, wie die Worte und Handlungen anderer sich auf das Gefühlsleben des Menschen mit Asperger-Syndrom auswirken. Mir ist aufgefallen, dass sie beträchtliche Schwierigkeiten damit haben, zu erkennen, wie sich die eigenen Worte und Handlungen auf die Gefühle anderer auswirken; eine Folge der beeinträchtigten Theory-of-Mind-Fähigkeiten. Man kann Fragen stellen wie etwa: »Wie glücklich wäre deine Mutter/dein Partner, wenn du ihr bzw. ihm sagen würdest, wie sehr du sie bzw. ihn liebst?« oder: »Wie traurig würde sie sich fühlen, wenn du ... sagen würdest?« Das kann für beide beteiligten Seiten eine sehr wichtige Entdeckung darstellen.

Hilfsmittel

Das affektive Lernprogramm kann auch die Anlage eines Fotoalbums beinhalten mit Bildern, auf denen das Kind und Familienmitglieder zu sehen sind, wie sie bestimmte Gefühle ausdrücken oder Videoaufnahmen, auf denen man sieht, wie das Kind bestimmte Gefühle in realen Alltagssituationen zeigt. Das kann besonders wertvoll sein, wenn es darum geht, das Verhalten des Kindes in den Fällen zu zeigen, in denen es wütend ist. Eine andere Methode mit dem Namen »Errate die Botschaft« kann die Präsentation von bestimmten, weniger offensichtlichen Hinweisen beinhalten, etwa ein Hüsteln als Warnsignal oder eine erhobene Augenbraue als Zeichen dafür, dass jemand Zweifel äußert.

Bücher

Bücher zu bestimmten Emotionen können ein wichtiger Teil des Programms sein. Die Literatur sollte altersgemäß sein. So können junge Kinder Bücher aus der »Mr Men-Reihe« von Roger Hargreaves lesen, zu denen Titel wie »Mr Happy« oder »Mr Grumpy« gehören, die bereits im Titel verdeutlichen, dass dabei ein glücklicher bzw. ein mürrischer Charakter beschrieben werden. [Eine deutsche Ausgabe ist unter dem Titel »Unser Herr Glücklich und seine Freunde« erschienen.] Mittlerweile gibt es altersgemäße Literatur zu bestimmten affektiven Störungen und man kann auch Geschichten lesen, um zu entdecken, wie die Hauptfigur schließlich die eigenen Gefühle versteht und kontrollieren kann.

Computerspiele

Ein besonders wertvolles Hilfsmittel im Rahmen des affektiven Lernens für Menschen mit Asperger-Syndrom sind Computerspiele, die erklären, wie man die Gedanken und Gefühle einer Person erkennen kann.[50] Das wohl am meisten verwendete dieser Spiele ist »Mind Reading: The Interactive Guide to Emotions«, das von Simon Baron-Cohen und seinen Kollegen entwickelt wurde (siehe Kapitel 5). Es gibt nun auch einen Satz an Hilfsmitteln für das affektive Lernen, der von mir und meinen Kollegen in Dänemark für Menschen mit Asperger-Syndrom entwickelt wurde, das sogenannte CAT-Kit. Weitere Informationen dazu finden Sie unter www.cat-kit.com.

Integrieren Sie das jeweilige Spezialinteresse

Es ist wichtig, auch das Spezialinteresse der betreffenden Person in das Programm zu integrieren, um die Motivation, die Aufmerksamkeit und die Konzeptualisierung dieser Person zu erhöhen. So habe ich mit Jugendlichen zusammengearbeitet, deren Spezialinteresse das Wetter war und habe ihnen vorgeschlagen, dass sie ihre Emotionen als Wetterbericht darstellen. Für ein Kind, dessen Spezialinteresse Flugzeuge sind, könnte man einen Besuch auf einem Flughafen vorschlagen, wo man die Gefühle der Leute beobachten könnte, die sich dort voneinander verabschieden, die sich begrüßen oder die sich in eine Reihe anstellen, um durch die Sicherheitskontrollen zu gehen. Ein Interesse an Freizeitparks kann man verwenden, indem man die Gefühle untersucht, die auftreten, wenn jemand mit der Achterbahn oder mit der Geisterbahn fährt.

Schreiben statt reden

Für manche, denen es schwer fällt, über ihre Gefühle zu reden, ist es wesentlich leichter, darüber zu schreiben. Einige können sich dann sehr viel eloquenter ausdrücken und zeigen ein hohes Maß an Einsichtsfähigkeit, wenn sie über ihre Gefühle in E-Mails, in einem Tagebuch oder in Form eines Gedichtes schreiben; oder sie drücken diese Gefühle vielleicht in musikalischer Form aus, zeichnen ein Bild, das diese Gefühle widerspiegelt oder sie erinnern sich an eine bestimmte Filmszene, die sie besonders bewegte.

Negatives Gefühl erkunden

Wenn ein angenehmes und positives Gefühl wie Glück verstanden wurde und auch die verschiedenen Intensitätsgrade dieses Gefühls nachvollzogen worden sind, ist der nächste Schritt, dass Sie dieselben Methoden auch für ein negatives Gefühl wie Angst, Traurigkeit und Wut anwenden.

Bei den negativen Gefühlen Angst und Wut können Sie das bereits angesprochene Konzept Kämpfen – Flucht – Erstarren verwenden, um die Reaktionen auf eine wahrgenommene Gefahr oder Bedrohung zu erklären. Das Kind erkundet dabei, wie die negativen Gefühle der Angst und der Wut sich auf den Körper und das Denken auswirken. Das Adrenalin sorgt für einen schnelleren Herzschlag, vermehrtes Schwitzen und eine erhöhte Muskelanspannung und es hat Auswirkungen auf die Wahrnehmung, die Problemlösungsfähigkeiten und die körperliche Stärke.

- Sie sollten auch erklären, dass wir, wenn wir emotional reagieren, oft weniger logisch und rational sind und dass dies auch Auswirkungen auf unsere Problemlösungsfähigkeiten und auf unsere Entscheidungsfindung hat. Ruhig und »cool« zu bleiben, kann dem Kind sowohl in zwischenmenschlichen Situationen als auch bei praktischen Problemen helfen.

Nicht gleich das »Problemgefühl« bearbeiten

Einige Menschen mit Asperger-Syndrom reagieren sehr sensibel, wenn es um die Erkundung und den Ausdruck von Gefühlen geht, die sie nur sehr schwer kontrollieren können oder die für eine starke Verwirrung oder für negative Konsequenzen gesorgt haben. Wenn ein Kind zunächst nicht bereit ist, auch nur über niedrige Intensitätsgrade des Problemgefühls – z. B. Wut – zu sprechen, beginne ich mit einem anderen negativen Gefühl. Das Kind sollte erkennen, welche Fortschritte sich mit diesem Verfahren erzielen lassen und erfahren, dass es andere Gefühle kontrollieren kann, ehe man mit dem klinisch bedeutsamen Gefühl beginnt.

Kognitive Restrukturierung

Eine der KVT-Komponenten ist die kognitive Restrukturierung. Diese ermöglicht es, Gedanken, die für Gefühle wie Angst, Wut oder ein niedriges Selbstwertgefühl verantwortlich sind, zu korrigieren. Dabei benutzt man den Verstand und die Logik. Also Eigenschaften, über die viele Menschen mit Asperger-Syndrom in besonderem Ausmaß verfügen, was das Selbstvertrauen und den Optimismus fördert.

Annahmen überprüfen

Der erste Schritt besteht darin, alle Indizien, die für einen bestimmten Gedanken oder für eine bestimmte Ansicht sprechen, zu sammeln. Menschen mit Asperger-Syndrom können aufgrund ihrer beeinträchtigten Theory-of-Mind-Fähigkeiten falsche Annahmen über die Lebensumstände oder Absichten anderer haben.

Sie neigen auch dazu, Aussagen wörtlich zu interpretieren und eine beiläufige Bemerkung kann von ihnen aus dem Kontext gerissen oder auf extreme Art und Weise verstanden werden.

- Eine wichtige und effektive Komponente der kognitiven Restrukturierung ist es, bestimmte Ansichten mit Fakten und Logik zu konfrontieren.

Bieten Sie Informationen, die die wahren Absichten anderer klarmachen oder die zeigen, wie gering die statistische Wahrscheinlichkeit ist, dass ein bestimmtes Ereignis eintritt. Wir alle sind anfällig dafür, dass wir manchmal verzerrte Vorstellungen haben, aber Menschen mit Asperger-Syndrom fällt es besonders schwer, ihre Ansicht zu relativieren, etwas abzuklären oder nach alternativen Erklärungen zu suchen.

Zum Nachfragen ermutigen

In der KVT wird die Person dazu ermuntert, flexibler in ihrem Denken zu werden und eine Klärung anzustreben, indem sie Fragen und Bemerkungen verwendet wie: »Meinst du das ernst?« oder: »Hast du das mit Absicht getan?« oder: »Ich bin verwirrt durch das, was du gerade gesagt hast.« Eine Situation lässt sich beispielsweise auch retten, indem derjenige mit einer Bemerkung reagiert wie: »Es tut mir leid, wenn ich dich beleidigt habe« oder: »Ach, was hätte ich denn anders machen können?« Stephen Shore verwendet Fragen wie: »Ich sehe, dass du einen bestimmten Gesichtsausdruck hast, aber ich kann ihn nicht verstehen. Ist da etwas, worüber du dir Sorgen machst?«

Angemessenere Antworten finden

Ein weiterer Aspekt der kognitiven Restrukturierung ist, die Reaktionsmöglichkeiten in einer bestimmten Situation zu erweitern. Leider verfügen Menschen mit Asperger-Syndrom in Situationen, die Angst oder Wut erzeugen, oft nur über wenige Reaktionsmöglichkeiten. Der Therapeut und das Kind können gemeinsam eine Liste angemessener und unangemessener Reaktionen aufstellen und die jeweiligen Konsequenzen besprechen. Stellen Sie die verschiedenen Möglichkeiten in einer Art Flussdiagramm dar, damit das Kind die Reaktion finden kann, die langfristig für alle Beteiligten am angemessensten ist.

Comic-Gespräche

Um alternative Perspektiven zu erklären oder um Fehler über Annahmen zu korrigieren, hat Carol Gray Comic-Gespräche entwickelt (siehe Kapitel 5), mit denen dem Menschen mit Asperger-Syndrom geholfen werden kann, die Gedanken, die Ansichten und den Kenntnisstand von anderen Personen in einer bestimmten Situation zu erkennen. Diese Technik kann dabei helfen, Fehlwahrnehmungen aufzudecken und zu korrigieren sowie zu klären, wie sich alternative Reaktionen auf die Gedanken und Gefühle der Teilnehmer auswirken. Comic-Gespräche erlauben es dem Kind außerdem, die Bandbreite an Botschaften und Bedeutungen zu analysieren und zu verstehen, die zum natürlichen Verlauf einer Konversation und Interaktion gehören.

- Kinder mit Asperger-Syndrom nehmen oft an, dass andere Menschen genau dasselbe denken wie sie selbst; oder sie nehmen an, dass andere genau das denken, was sie sagen, und nichts anderes.

Nutzen Sie dann die Comic-Gespräche, um zu zeigen, dass jede Person andere Gedanken, Gefühle und Ansichten haben kann. Sie können diese Technik auch verwenden, um gemeinsam zu bestimmen, welche Folgereaktion eine bestimmte Handlung oder Aussage wahrscheinlich nach sich ziehen wird. Der Klient kann dann aus der Bandbreite an Möglichkeiten, was er tun oder sagen könnte, diejenige auswählen, die die positivsten Reaktionen verspricht.

6 Gefühle verstehen und ausdrücken

Emotionaler Werkzeugkasten

Bereits sehr früh lernen Kinder Werkzeugkästen kennen und wissen, dass sie verschiedene Dinge enthalten, mit denen man eine Maschine reparieren oder Probleme im Haushalt lösen kann. Ich habe vor kurzem einen emotionalen Werkzeugkasten entwickelt, der sich als sehr erfolgreiche Strategie bei der kognitiven Restrukturierung und bei der Behandlung von Angst und Wut beim Asperger-Syndrom erwiesen hat.[51]

- Die Idee dahinter ist die, dass verschiedene »Werkzeuge« bestimmt werden, mit denen man Probleme in Bezug auf negative Gefühle, insbesondere Angst, Wut und Traurigkeit, lösen kann. Die Bandbreite an Werkzeugen lässt sich einteilen in solche, mit denen sich emotionale Energie schnell und konstruktiv oder aber langsam freisetzen lässt und solche, die das Denken verbessern.

Der Therapeut arbeitet mit dem Menschen mit Asperger-Syndrom und mit dessen Familie zusammen, um diese Werkzeuge, mit denen sich ein Gefühl »reparieren« lässt oder mit denen sich Gefühle und Konsequenzen verschlimmern, zu bestimmen. Gemeinsam verwenden sie Papier und Stifte in einer »Brainstorm«-Sitzung, in der sie einen Werkzeugkasten zeichnen und darin die verschiedenen Werkzeuge und Aktivitäten einzeichnen, die die konstruktive Behandlung von Emotionen ermöglichen.

Körperliche Werkzeuge, um Dampf abzulassen

Die Steuerung von Emotionen bei Menschen mit Asperger-Syndrom kann man sich als Problem der Energiesteuerung vorstellen. Es bestehen ein Überschuss an emotionaler Energie sowie das Problem, diese Energie zu kontrollieren und auf konstruktive Art und Weise freizusetzen. Menschen mit Asperger-Syndrom tun sich schwerer damit, emotionale Energie langsam durch Entspannung und Nachdenken freizusetzen und tendieren eher dazu, das Gefühl durch eine energiegeladene Handlung zu klären oder herauszulassen.

Ein Hammer könnte das Symbol sein

Ich bitte die Person, die Arten von Werkzeugen im Werkzeugkasten aufzulisten, wobei verschiedene Kategorien von Werkzeugen gebildet werden, die verschiedenen Energiesteuerungsstrategien entsprechen. Ein Hammer kann für solche Strategien stehen, die die Freisetzung emotionaler Energie durch eine konstruktive Tätigkeit erreichen. Beide, der Klient und der Therapeut, zeichnen dann einen Hammer auf ein Blatt Papier und listen unter diesem Bild all diejenigen Aktivitäten auf, mit denen man auf eine sichere und angemessene Art und Weise Energien freisetzen kann. Bei

Kindern kann dazu beispielsweise auch das Springen auf dem Trampolin oder das Schaukeln auf einer Schaukel gehören. Bei Jugendlichen kommen dann noch ein Dauerlauf, Sportübungen oder Tanzen dazu, um einmal »Dampf abzulassen«. Ein Kind mit Asperger-Syndrom schlug Tennisspielen vor, weil »ich so den Kampf in mir rauslassen kann.« Andere Aktivitäten können Fahrradfahren, Schwimmen oder Trommeln sein. Auch einige Haushaltsaktivitäten können dabei helfen, überschüssige Energie loszuwerden, zum Beispiel das Auspressen von Orangen oder das Hämmern von Fleisch in der Küche oder aber Garten- und Renovierungsarbeiten.

»Kreative Zerstörung«

Für manche Menschen mit Asperger-Syndrom kann die Zerstörung von Dingen als schnelle Lösung von Problemen oder als Mittel, um unangenehme Gefühle der Frustration abzubauen, dienen. Es gibt einige Haushaltsaktivitäten, mit denen man auf konstruktive Art und Weise potenziell destruktive Energien herauslassen kann, ohne damit Schäden zu riskieren, die unter Umständen aufwändig repariert werden müssen. So kann man Behälter und Verpackungen zusammendrücken, um sie besser in den Müll zu bekommen oder man zerreißt alte Kleidung, um Stoffteile zu gewinnen. Diese kreative Zerstörung kann ein vorrangiges Werkzeug gerade für Jugendliche mit Asperger-Syndrom sein.

Entspannungswerkzeuge

Entspannungswerkzeuge helfen dabei, sich zu beruhigen, den Herzschlag zu normalisieren und emotionale Energie nach und nach freizusetzen. Man kann das Bild eines Pinsels wählen, um diese Kategorie von Werkzeugen zu kennzeichnen. Zu den Entspannungswerkzeugen oder -aktivitäten können Zeichnen, Lesen und vor allem das Hören entspannender Musik gehören, mit denen sich langsam Gedanken und Ängste lösen lassen. Für Menschen mit Asperger-Syndrom ist Zurückgezogenheit ein sehr effektives Mittel der Entspannung. Der Rückzug in einen ruhigen, abgeschlossenen Zufluchtsort kann für sie ein wirksamer Mechanismus zur emotionalen Stärkung sein. Einen solchen Zufluchtsraum wird man auch zu Hause benötigen, vielleicht das eigene Zimmer des Kindes, aber auch in der Schule, beispielsweise einen abgetrennten Bereich in der Klasse oder auf dem Schulhof, wo das Kind vor Angreifern sicher ist (siehe Kapitel 4).

Kleine Kinder entspannen sich oft am besten, indem sie hin- und herschaukeln oder sich mit repetitiven Aktivitäten beschäftigen; dazu kann das ständige Bearbeiten von Gegenständen gehören. Sie können einen Zauberwürfel einsetzen oder eine beruhigende Variante eines Rosenkranzes. Wiederholung und Vorhersagbarkeit kann für Entspannung sorgen. So kann etwa ein Mensch mit Asperger-Syndrom oft stundenlang dasselbe Lied immer wieder anhören. Das ist aber für andere Personen oft nicht gleichermaßen entspannend.

AUS DEM LEBEN

Wiederholung zur Beruhigung

Sean Barron schrieb dazu:

»Ich weiß nicht, wie viele Möglichkeiten es gibt, mit einem Maß an Angst umzugehen, das so groß ist, dass sie wie eine Sturmwolke über einem zu hängen scheint. Die drei Mittel, die ich gewählt habe und die mir in den meisten Bereichen meines Lebens am sinnvollsten erscheinen, sind Wiederholung, Wiederholung und noch mal Wiederholung.«[52]

Saubermachen und Aufräumen

Für Erwachsene kann eine Routinearbeit im Haushalt, etwa das Saubermachen oder das Aufräumen, eine solche repetitive Handlung sein, die dazu führt, dass man sich danach zufrieden und entspannt fühlt. Solche Routinearbeiten können auch vom Lehrer in der Klasse verwendet werden. Wenn ein Lehrer beispielsweise bemerkt, dass ein Kind in eine Stresssituation gerät, kann er ihm eine Aufgabe geben, die mit einem hohen sozialen Status verbunden ist, etwa ein bestimmtes Unterrichtsmaterial aus einem anderen Raum zu holen; oder der Lehrer kann dafür sorgen, dass das Kind durch andere Aktivitäten abgelenkt wird, mit denen man Ordnung und Beständigkeit wiederherstellt. Ein Erwachsener mit Asperger-Syndrom kann auch selbst bestimmen, welche Entspannungswerkzeuge er auf der Arbeit oder zu Hause verwenden will.

Entspannungstechniken

Das KVT-Programm enthält auch Übungen mit Entspannungstechniken, die das Atmen, die Muskelentspannung oder bestimmte Bilder betonen, um ein Gefühl der Ruhe und der Kontrolle über die eigenen Gefühle zu erreichen. Das ist vor allem dann sehr hilfreich, wenn der Mensch mit Asperger-Syndrom sich schnell aufregt, wenn etwas nicht funktioniert oder er ein bestimmtes Problem nicht lösen kann. Den Kindern erkläre ich: »Wenn du ruhig bleibst, bleibst du klug. Wenn du aufgeregt wirst, wirst du dumm.« Erwachsenen mache ich klar, dass, wenn sie beim Lösen eines Problems ängstlich werden, ihr IQ dabei um 30 Punkte sinkt und wenn sie wütend werden, der Wert sogar um 60 Punkte sinkt. Wenn man dagegen ruhig bleibt und seine Gefühle kontrolliert, wird man die Lösung wesentlich leichter finden.

Wenn ein Kind mit Asperger-Syndrom aufgeregt ist, weil es keine Lösung sieht, bitte ich die Eltern oder den Lehrer, sich zunächst darauf zu konzentrieren, das Kind zu beruhigen. Nur, wenn das Kind ruhig ist, kann es auch die Ratschläge annehmen, die man ihm gibt, oder selbst eine andere Lösung finden.

Soziale Werkzeuge, die einen aufbauen

In dieser Kategorie der Werkzeuge dient der Kontakt mit anderen Menschen oder Tieren dazu, die eigenen Gefühle in den Griff zu bekommen und die Stimmung zu verbessern. Der soziale Kontakt sollte Spaß machen und stressfrei sein.

Anteilnahme eines verständnisvollen Menschen

Dieser soziale Kontakt sollte mit einer Person bestehen, die das Kind von Herzen bewundert und liebt, die ihm Komplimente macht (und nicht kritisiert) und die zur rechten Zeit die richtigen Worte findet, um das Kind aufzubauen. Es kann sich um ein Familienmitglied, einen Freund oder einen Mitarbeiter der Schule handeln. Er sollte sich die Zeit nehmen, geduldig mit dem Kind zu arbeiten, ihm zuhören, ohne dabei Urteile zu fällen, seine Gefühle anerkennen und verständnisvoll sein. Für Kinder können auch die Großeltern diese Rolle übernehmen. Diese können auch beruhigende Worte für das Kind aufnehmen, die sich das Kind immer anhören kann, wenn es sich entspannen möchte, zum Beispiel vor dem Einschlafen.

Ein Haustier als bester Freund

Manchmal kann der beste Freund auch ein Haustier sein. Auch wenn man gerade schlechter Laune oder vom Tag gestresst ist, wird sich ein Hund immer freuen und einen aufmuntern. Die Zeit, die man mit seinem Haustier verbringt, kann also sowohl für Kinder als auch für Erwachsene mit Asperger-Syndrom ein sehr effektives Mittel sein, um sich wieder aufzubauen. Haustiere sind die besten Zuhörer und sie vergeben viel eher, als Menschen das tun.

Im Internet chatten

Jugendliche können auch im Internetchat Trost finden. Menschen mit Asperger-Syndrom fällt es oft viel leichter, ihre Gedanken und Gefühle zu äußern, wenn sie diese in einen Computer eintippen können. Hier kommt es nicht auf Augenkontakt an, man muss nicht die Gesichter anderer Leute interpretieren oder auf deren Tonlage oder Körpersprache achten. Ein solcher Chat kann beispielsweise auch mit anderen Menschen mit Asperger-Syndrom erfolgen, die sich in der »Asperger-Community« im Internet gegenseitig unterstützen (siehe Internet-Adressen im Serviceteil).

Anderen Menschen helfen

Ein weiteres soziales Werkzeug, das einen emotional aufbauen kann, ist die Möglichkeit, anderen zu helfen und das Gefühl zu haben, gebraucht zu werden, also altruistisch zu handeln. Einige Kinder, vor allem aber Erwachsene mit Asperger-Syndrom ändern ihre selbstkritische und pessimistische Einstellung und fühlen sich wertvoll und positiv, sobald sie anderen helfen können. Dazu kann gehören, dass das Kind jemandem hilft, der in dem Bereich Schwierigkeiten hat, in dem sich das Kind durch sein Spezialinteresse besonders gut auskennt. Es kann zum Beispiel einem Erwachsenen bei Computerproblemen helfen oder einen Klassenkameraden bei den Mathematik-Hausaufgaben unterstützen. Erwachsene mit Asperger-Syndrom können Spaß daran haben, ehrenamtlich tätig zu sein und ältere Menschen, Kinder oder Tiere zu unterstützen. Das Gefühl, gebraucht zu werden, ist für uns alle ein wichtiges Hilfsmittel, um uns aufzubauen, das gilt auch für Menschen mit Asperger-Syndrom.

Gedankenwerkzeuge

Der Mensch mit Asperger-Syndrom kann ein weiteres Werkzeug wählen, etwa einen Schraubenzieher, um eine Kategorie von Werkzeugen zu kennzeichnen, mit denen er das Denken und Wissen verändern kann. Die Person wird ermutigt, ihre intellektuellen Fähigkeiten zu nutzen, um ihre Gefühle zu kontrollieren, wobei eine Reihe von Techniken verwendet werden können.

Selbstgespräche führen

Wir kontrollieren unsere Gefühle und unser Verhalten, indem wir mit uns selbst reden, also einen internen Dialog zu führen; Selbstgespräche sind eine wichtige Strategie, um uns selbst aufzubauen. Ermuntern Sie die Person, Gedanken zu verwenden wie »Ich kann meine Gefühle kontrollieren« oder »Ich kann ruhig bleiben«, wenn sie unter Stress steht. Diese Worte wirken beruhigend und fördern das Selbstwertgefühl.

»Gegenmittel gegen giftige Gedanken«

Evan, ein junger Mann mit Asperger-Syndrom, schuf sich »ein Gegenmittel gegen giftige Gedanken«. Bei diesem Verfahren denkt man an eine Bemerkung, mit der man negative (giftige) Gedanken neutralisieren kann. Wenn der negative Gedanke etwa lautet: »Ich schaffe das nicht«, dann kann das Gegenmittel darin liegen, dass man denkt: »Um Hilfe zu bitten ist eine kluge Möglichkeit, Probleme zu lösen.« Der Gedanke: »Ich bin ein Versager« kann neutralisiert werden durch den Gedanken: »Aber ich bin sehr gut im Schach.« Man kann eine Liste mit den negativen oder giftigen Gedanken erstellen und der Klient kann gemeinsam mit seinem Therapeuten eine Gegenliste von Gedanken erstellen, mit denen sich die negativen Gedanken jeweils neutralisieren lassen. Evan hat eine solche Liste von Gegengedanken immer mit sich herumgetragen, die er sich immer dann vor Augen führen konnte, wenn er sie brauchte. Die Gegenmittel basieren dabei auf den logischen und vernünftigen Fähigkeiten und Gedanken der Person.

Logik und Fakten verwenden

Ein weiteres Gedankenwerkzeug besteht darin, Dinge zu relativieren und mit der Realität abzugleichen. Der Ansatz dabei ist, Logik und Fakten zu verwenden und mit einer Reihe von Fragen zu arbeiten, etwa: »Gibt es vielleicht noch einen anderen Laden, in dem ich das Computerspiel kaufen kann?« oder: »Können mich die Hänseleien der anderen Kinder in Bezug auf mein Spezialinteresse Astronomie davon abbringen, später ein guter Astronom zu werden?«

AUS DEM LEBEN

Objektivieren oder Ablenken

Tempel Grandin schrieb hierzu:

»Als ich in meinen zwanziger Jahren war, hat meine Tante Anne mit mir erfolgreich eine kognitive Therapie durchgeführt. Wenn ich depressiv war und mich oft beklagt habe, hat sie mir objektive Gründe genannt, weswegen ich glücklich sein konnte. Sie sagte zu mir: »Du hast einen wunderbaren, neuen Lastwagen; ich habe nur einen alten, schäbigen.« Sie hat mir auch noch weitere Beispiele gegeben, die positiv waren und die in meinem Leben gut liefen. Es hat mich jedes Mal aufgemuntert, wenn ich mir in meinem Kopf die beiden Lastwagen vorgestellt habe. Das hat mir konkret geholfen zu verstehen, dass einige meiner Gedanken unlogisch waren und nicht auf Fakten basierten. Gefühle können so etwas verursachen; sie verwirren das Denken.«[53]

Nita Jackson erklärte mir, wie sie ein Problem, das ihr zuvor Gefühle großer Wut bereitet hatte, zurechtgerückt hat:

»Wenn mich heute Dinge ärgern, dann renne ich nicht mehr rastlos durch das Zimmer mit hochrotem Gesicht und Rauch, der mir aus den Ohren und der Nase strömt. Stattdessen wende ich die Taktik an, die mir meine beste Freundin Jodie beigebracht hat – ich lenke mich von meiner Wut ab, indem ich für eine Minute an etwas völlig anderes denke, zum Beispiel an mein Studium, meine Musik oder meine Romane, und dann kehre ich zu dem Problem zurück und versuche es zu lösen. Es ist tatsächlich so, dass dann das Problem nur noch halb so schlimm erscheint und ich es relativieren kann.«[54]

Besondere intellektuelle Fähigkeiten nutzen

Ein Gedankenwerkzeug, das man bei Kindern mit Asperger-Syndrom anwenden kann, um dessen Stimmung und Selbstwertgefühl zu verbessern, ist schulischer Erfolg, was bei normalen Kindern eher kaum als Mittel zur Stärkung der Emotionen dient. Wenn ein Kind mit Asperger-Syndrom aufgeregt ist, kann der Lehrer es bitten, etwas zu unternehmen, woran es Spaß hat und wofür es ein natürliches Talent besitzt, zum Beispiel das Lösen einer mathematischen Aufgabe oder das Buchstabieren. Das steht im Gegensatz zum Verhalten normaler Kinder, die, wenn sie gestresst sind, intellektuelle Tätigkeiten eher vermeiden.

Einen Gegenstand bei sich tragen, der an einen sicheren Ort erinnert

Ein weiteres nützliches Gedankenwerkzeug ist die durch Hilfsmittel kontrollierte Entspannung. Diese Strategie kann für Kinder verwendet werden, die einen Gegenstand in ihrer Tasche tragen, der für sie eine Entspannung bedeutet. Caroline, eine Jugendliche mit Asperger-Syndrom, hat zum Beispiel immer gerne gelesen und ihr Lieblingsbuch war »The Secret Garden«. Sie hat dann immer einen Schlüssel in ihrer Tasche gehabt, mit dem sie im übertragenen Sinn die Tür zu diesem geheimen Garten öffnen konnte, einem Ort, den sie sich vorstellte und wo sie entspannt und glücklich sein konnte. Es reichte ihr, für ein paar Augenblicke den Schlüssel zu berühren und anzuschauen, damit sie sich in eine der in dem Buch beschriebenen Szenen versetzen konnte und schon konnte sie sich entspannen und eine positivere Haltung einnehmen. Erwachsene können ein bestimmtes Bild in ihrer Brieftasche mitnehmen, zum Beispiel ein Foto einer Waldlandschaft, das sie an einen ruhigen und zurückgezogenen Ort erinnert.

Das Spezialinteresse als aufbauendes Werkzeug nutzen

Menschen mit Asperger-Syndrom können ein intensives Glücksgefühl erleben, wenn sie sich mit einem Spezialinteresse beschäftigen (siehe Kapitel 7). Dieses Glücksgefühl kann andere angenehme Erlebnisse eines solchen Menschen weit in den Schatten stellen und sich ausgezeichnet als Mittel eignen, denjenigen wieder aufzubauen. Das Spezialinteresse kann die Gedanken desjenigen ganz gefangen nehmen und das Denken völlig dominieren, dadurch können aber auch effektiv alle negativen Gedanken wie Angst und Wut, ausgeklammert werden. Das Interesse kann eine Quelle für Spaß und Entspannung darstellen und als eine Art Ausschalter dienen, wenn man aufgeregt ist.

Wir wissen, dass auch bei normalen Menschen Routinen, Rituale und Wiederholungen entspannend wirken und dass die Spezialinteressen von Menschen mit Asperger-Syndrom gerade durch solche Routinen, Rituale und Wiederholungen gekennzeichnet sind. Eine Jugendliche mit Asperger-Syndrom hatte sich intensiv mit der japanischen Kultur beschäftigt und als Folge davon eine ausgefeilte und ritualisierte Teezeremonie entwickelt, die sie jedes Mal durchführte, wenn sie ängstlich war. Diese Handlung hat sie eindeutig beruhigt. Luke Jackson[55], ein Jugendlicher mit Asperger-Syndrom und erstaunlichen Computerkenntnissen, beschreibt die Katalogisierung seiner Interessen als ein Mittel, die »Festplatte in seinem Kopf zu defragmentieren«. Dadurch konnte er für sich ein Gefühl der Sicherheit und des Wohlbefindens schaffen.

Wenn das Spezialinteresse die einzige Entspannungsmöglichkeit darstellt

Ich habe beobachtet, dass das Maß an Motivation und Zeit, das man für ein Spezialinteresse aufbringt, sich proportional zum Maß an Stress, Angst und Aufregung verhält. Je mehr eine solche Person sich Sorgen macht oder verwirrt und aufgeregt ist, desto mehr Raum wird auch ihr Spezialinteresse in ihrem Denken einnehmen. Wenn das Spezialinteresse die einzige Entspannungsquelle ist und der Stress anhält, kann die Beschäftigung damit zwanghafte Züge annehmen. Der Zugang zum Spezialinteresse sollte dann zeitlich geregelt, jedoch auf keinen Fall gänzlich untersagt werden. Bedenken Sie, dass aus der Perspektive des Kindes die Zeit immer dann besonders schnell vergeht, wenn es sich mit seinem Interesse beschäftigt. Man wird also nicht ohne Verhandlungen und Kompromisse im Hinblick auf die Dauer des Zugangs auskommen.

Spezialinteresse zur Deeskalation verwenden

Wenn ein Kind mit Asperger-Syndrom besonders aufgeregt ist, verringert sich die Bandbreite an möglichen Werkzeugen und es verbleiben nur noch drei davon:

- das physische Freisetzen der überschüssigen Energie,
- der Rückzug oder
- die Beschäftigung mit dem Spezialinteresse.

Der Zugang zum Spezialinteresse kann dabei die Funktion eines Ausschalters übernehmen, mit dem man negative Gedanken ausblenden kann. Wenn ein Jugendlicher sich zum Beispiel gerne mit Fußball beschäftigt, dann kann es einen erstaunlich beruhigenden Effekt haben, wenn man ihn die Fußballergebnisse des letzten Wochenendes aufschreiben lässt. Damit belohnt man nicht unangemessenes Verhalten. In einer emotionalen Notsituation kann man so schnell eine weitere Steigerung der Aufregung unterbinden, wenn im Werkzeugkasten keine anderen Werkzeuge zur Verfügung stehen.

Medikamente gegen Angst und Depression

Menschen mit Asperger-Syndrom werden oft Medikamente verschrieben, um ihre Gefühle zu steuern. Wenn derjenige klare Symptome einer affektiven Störung zeigt, dann kann man auch Medikamente als eines der Werkzeuge empfehlen, mit denen er aufgebaut werden kann. Die klinische Erfahrung hat die Bedeutung von Medikamenten bei der Behandlung von Ängsten, Depression und Wut bei Menschen mit Asperger-Syndrom bestätigt, doch äußern diese Menschen und deren Eltern manchmal Bedenken. Eine der Sorgen, die von Eltern und von Ärzten geteilt wird, ist die, dass wir bislang noch nicht über Langzeitstudien verfügen, mit denen die langfristigen Wirkungen von psychotropischen Medikamenten bei Kindern mit Asperger-Syndrom untersucht werden können. Es gibt aber Hinweise darauf, dass geringe Dosen solcher Medikamente einigen Erwachsenen mit Asperger-Syndrom helfen können.[56]

Wie wird die Medikamentenwirkung empfunden?

Eine weitere Sorge der Eltern, Lehrer und besonders des Menschen mit Asperger-Syndrom selbst ist die Wirkung der Medikamente auf das klare Denken. Sie berichten, dass die Medikamente ihr Denken verlangsamen und ihre kognitiven Fähigkeiten behindern. Für sie ist gerade die Klarheit ihres Denkens besonders wichtig: So beschrieb ein Erwachsener mit Asperger-Syndrom seine Reaktion auf die medikamentöse Behandlung: »Es war, als wäre ich aus meiner Wohnung ausgesperrt.« Mehrere Erwachsene, die antipsychotische Medikamente zur Steuerung ihrer Wut genommen haben, haben mir gegenüber erklärt, dass die Medikamente nicht ihr inneres Erleben verändern, sondern lediglich das Maß an Energie, um das Gefühl auszudrücken.

Gefühle verstehen und ausdrücken

Einige affektive Störungen sind so gravierend, dass eine Psychotherapie wie die KVT nicht genügend »Energie« liefert, um der Person zu helfen, mit ihren intensiven Gefühlen fertig zu werden. Wenn die Medikamente dann die Stimmung etwas aufgebessert und die Intensität der negativen Gefühle reduziert haben, können andere Strategien einsetzen, die effektiver sind und schließlich die Notwendigkeit einer Medikation ersetzen. Es gibt aber auch Menschen mit Asperger-Syndrom, deren Fähigkeit, mit ihren Emotionen umzugehen, und deren Lebensqualität sich durch die langjährige Einnahme von Medikamenten in niedriger Dosierung deutlich verbessert haben.

- Medikamente können zwar ein wertvolles Hilfsmittel sein. Allerdings sollten sie nicht als einziges – weil einfaches und billiges – Werkzeug eingesetzt werden. Es ist wichtig festzustellen, warum bestimmte Gefühle auftreten und deren Ursachen anzugehen.

Weitere mögliche Werkzeuge

Andere mögliche Werkzeuge im emotionalen Werkzeugkasten sind Aktivitäten, die Spaß machen, etwa, sich die Lieblings-Comedysendung anzuschauen. Herzhaftes Lachen kann sehr aufbauend sein. Ein weiteres Mittel ist das Lesen von Autobiografien von Jugendlichen und Erwachsenen mit Asperger-Syndrom, von denen es mittlerweile eine ganze Reihe gibt und die als Inspiration, Ermutigung und Ratgeber dienen können.

Lehrer oder andere Betreuungspersonen schulen

Es gibt eine wichtige Kategorie von Werkzeugen, die vom KVT-Therapeuten benutzt wird, nämlich die Unterrichtung derjenigen Menschen, die mit der Person mit Asperger-Syndrom interagieren oder die sie beaufsichtigen. Diese Informationen sollen dazu dienen, das Wissen und die Einstellung dieser Menschen zu verändern. Damit kann Situationen vorgebeugt werden, die ansonsten für erhebliches emotionales Leiden sorgen würden. Auf einer Konferenz in den Vereinigten Staaten habe ich einmal einen Jugendlichen mit Asperger-Syndrom gesehen, der ein T-Shirt trug, auf dem der Satz stand: »Menschen wie du sind der Grund, warum Menschen wie ich Medikamente nehmen müssen.«

Selbstkontrolle belohnen

Ein Werkzeug, das die Selbstkontrolle fördern kann, ist das Angebot einer Belohnung. Diese Belohnung kann darin bestehen, dass man demjenigen Zugang zu seinen bevorzugten Aktivitäten, seinen Spezialinteressen oder zu Geld gewährt. Ich kenne einige Kinder mit Asperger-Syndrom, die geborene Kapitalisten sind. Allerdings kann eine Folge dieser Methode Inflation und eine Manipulation der Wirtschaft sein.

Sensorische Werkzeuge

Eine weitere Kategorie von Werkzeugen, die man sensorische Werkzeuge nennen könnte, beinhaltet die Beurteilung, inwieweit die Person in der Lage ist, mit ihrer sensorischen Umwelt klarzukommen sowie die Vermeidung unangenehmer sensorischer Erfahrungen (siehe Kapitel 11). So kann man die Position des Schreibtisches in der Schule oder am Arbeitsplatz verändern, um dadurch den Geräuschpegel oder die Intensität des Lichts zu reduzieren oder die Nähe zu unangenehmen Gerüchen wie den von Reinigungsmitteln zu vermeiden.

In Kapitel 9 über die kognitiven Fähigkeiten werden weitere Strategien besprochen, mit denen sich Verwirrungen und Frustrationen verringern lassen.

Beunruhigende Situationen vermeiden

Vermeiden Sie Situationen, von denen Sie wissen, dass sie das Kind verwirren und stark beunruhigen. Wenn ein Kind sehr wahrscheinlich besonders ängstlich reagiert, wenn sein Lehrer einen Tag nicht zur Schule kommt und von einem anderen Lehrer vertreten werden muss, dann kann das Kind mit einer Social Story auf diese Veränderung seiner Routine, der Klassenatmosphäre und des Verhaltens der anderen Kinder hingewiesen werden. Wenn das nicht hilft, können Sie vorschlagen, dass das Kind seinen schulischen Pflichten an diesem einen Tag zu Hause nachkommt.

Braucht das Kind eine »Auszeit« von der Schule?

Manchmal kann das Ausmaß an Stress und die emotionale Erschöpfung, die damit verbunden sind, dass das Kind in der Schule zurechtkommen muss, eine negative Wirkung auf seine geistige Gesundheit haben. Eine ansteigende Temperatur auf dem Gefühlsthermometer oder entsprechende Hinweise im Stimmungstagebuch können auf einen unmittelbar bevorstehenden Zusammenbruch hindeuten. Die Eltern, der Therapeut und der Lehrer sollten dann entscheiden, ob es sinnvoller wäre, das Kind für eine gewisse Zeit vom Schulunterricht freizustellen. Auch wenn das Kind körperlich krank ist, lässt man ihm ja die Gelegenheit, sich zu Hause zu erholen. Allerdings sollten Sie natürlich darauf achten, ob die Erschöpfung echt ist und eine Pause tatsächlich erforderlich ist.

Welche Werkzeuge sind ungeeignet?

Wenn sie das Konzept der emotionalen Werkzeuge besprechen, werden der Therapeut und sein Klient auch auf ungeeignete Werkzeuge zu sprechen kommen. So würde man auch kaum einen Hammer benutzen, um seinen Computer zu reparieren.

- Erklären Sie, warum manche Handlungen wie Gewalt, Selbstmordgedanken oder Rache kaum geeignete Werkzeuge darstellen.
- Auch die Flucht in eine Fantasiewelt kann ein solches ungeeignetes Werkzeug sein. Normale Jugendliche flüch-

ten sich zwar auch manchmal mithilfe von Fantasybüchern und Spielen in eine andere Welt, doch wird dies dann ein Grund zur Sorge, wenn es zur dominierenden Bewältigungsstrategie wird. Wenn die Grenze zwischen Fantasie und Wirklichkeit verschwimmt, kann das schlimmstenfalls zur Entwicklung einer Schizophrenie führen.

- Der Therapeut wird auch darauf achten müssen, ob der Mensch mit Asperger-Syndrom illegale Drogen oder Alkohol zu Hilfe nimmt, um mit Stress und negativen Stimmungen fertig zu werden und ob in solchen Fällen die Verschreibung von Medikamenten effektiver und sicherer sein kann.
- Es ist ebenfalls zu den ungeeigneten Werkzeugen zu rechnen, wenn der Stress dadurch abreagiert wird, dass man Gewalt gegen andere ausübt oder sich selbst verletzt oder wertvolle Gegenstände zerstört.

Verwenden die Bezugspersonen ungeeignetes Werkzeug?

Der Therapeut wird auch die Werkzeuge unter die Lupe nehmen müssen, die von Eltern, Familienmitgliedern und Lehrern verwendet werden. Es muss dafür sorgen, dass sie aus dem Werkzeugkasten entfernt werden, wenn sie ungeeignet oder kontraproduktiv sind. Wie schon beschrieben, kann eine Umarmung zur Beruhigung bei einigen Betroffenen das genaue Gegenteil bewirken. Ein Jugendlicher mit Asperger-Syndrom meinte: »Ich werde wütend, wenn jemand versucht, mich aufzumuntern, wenn ich traurig bin.« Mit Sarkasmus zu antworten, kann ebenfalls zu einer Verschlimmerung bei einem solchen Menschen führen, ebenso, wie Drohungen eine Situation eher verschärfen.

- Einer der Gründe, warum KVT bei Menschen mit Asperger-Syndrom so effektiv funktioniert, ist der, dass ihre Strategien auf Logik beruhen, nicht auf Bestrafung. Aus meiner klinischen Erfahrung weiß ich, dass Bestrafungen selten die Gefühle und das Verhalten eines Menschen mit Asperger-Syndrom verändern. Es gibt Eltern und Lehrer, die mit Bestrafungen arbeiten, doch wenn klar ist, dass diese Methode nicht funktioniert, sollte sie aus dem Werkzeugkasten entfernt werden.

Die Vorstellung eines Werkzeugkastens kann schließlich auch für die Menschen mit Asperger-Syndrom selbst eine große Hilfe sein, wenn es darum geht, sich selbst, aber auch andere aufzubauen. Sie profitieren häufig von den Erfahrungen, die sie mit dieser Methode machen, und können die entsprechenden Werkzeuge auch verwenden, wenn es darum geht, Freunde oder Familienmitglieder zu unterstützen.

Die Werkzeuge im Alltag anwenden

Wenn das Kind eine Liste von Werkzeugen hat, kann der Therapeut einen entsprechenden Werkzeugkasten etwa in Form einer Quartett-Hülle bereitstellen, wobei jede Karte des Quartetts eine Kategorie von Werkzeugen repräsentiert. Auf jeder Karte ist dann das Symbol der Kategorie zu sehen, also zum Beispiel ein Hammer oder ein Schraubenzieher sowie die Liste der Werkzeuge, die in diese Kategorie gehören. Je weiter die Therapie voranschreitet, desto mehr Werkzeuge können entdeckt und in die entsprechende Liste hinzugefügt werden.

Die Eltern können das Gefühlsthermometer an einem leicht zugänglichen Ort anbringen, etwa an die Tür des Kühlschranks. So kann das Kind beispielsweise jedes Mal, wenn es von der Schule nach Hause kommt, seine Stimmung in das Thermometer eintragen und dann entscheiden, welches Werkzeug es verwenden will, um die emotionale Temperatur zu senken. Erwachsene können auch Alternativen zur Quartett-Hülle einführen, etwa eine Hülle für Kreditkarten, und die Karten mit den Kategorien in dieser Hülle mit sich führen.

Verwenden Sie eine Social Story zur Beschreibung

Die praktische Anwendung des emotionalen Werkzeugkastens kann man in Form einer Social Story beschreiben. Die folgende unveröffentlichte Social Story stammt von Carol Gray und mir; wir haben sie für einen Jugendlichen mit Asperger-Syndrom geschrieben:

- Verwendung eines Werkzeugkastens, um ruhig zu bleiben und sich unter Kontrolle zu haben.
- Wenn Jugendliche ihren Tag verbringen, kann es Zeiten geben, in denen sie sich traurig, ängstlich, verwirrt oder frustriert fühlen. Es gibt auch Zeiten, wo sie sich selbstsicher und ruhig fühlen und sie sich unter Kontrolle haben. Die Kunst der Steuerung der Gefühle liegt darin, dass man lernt, positive Gefühle zu nutzen und Strategien zu entwickeln, mit denen man durch die schlechten Zeiten kommt.
- Ruhig bleiben und sich unter Kontrolle zu haben, ist eine kluge Handlungsweise.
- Wenn die Menschen älter werden, lernen sie, ihre Intelligenz zu benutzen, um ihre Gefühle zu kontrollieren. Auf diese Art und Weise fühlen sich alle um sie herum wohl. Negative Gefühle kontrollieren zu können, ist wichtig in Freundschaften und wenn man mit anderen zusammenarbeitet. Jeder ist dafür verantwortlich, was seine Gefühle bei anderen bewirken. Der erste Schritt dabei, seine Gefühle zu kontrollieren, ist der, dass man darauf achtet, wann Gefühle intensiver werden. Jeder Mensch zeigt auf seine Weise, wann seine Gefühle stärker werden. Bei mir zeigt sich das auf die folgende Weise: (Liste).
- Wenn die Gefühle stärker werden, lernt jeder Mensch, ruhig zu bleiben, indem er seinen persönlichen emotionalen Werkzeugkasten benutzt. Meine Werkzeuge sind: (Liste).
- Wenn andere Menschen meinen Werkzeugkasten kennen und wissen, wie ich mich fühle, können sie mir helfen, dass ich mich unter Kontrolle habe.

KVT-Strategien einüben

Sobald der Mensch mit Asperger-Syndrom sein intellektuelles Verständnis von Gefühlen verbessert hat und die Strategien (und Werkzeuge) kennt, mit denen er seine Gefühle steuern kann, besteht die nächste Stufe der KVT darin, diese Strategien nach und nach einzuüben. In der ersten Stufe spielt der Therapeut mit dem Klienten die angemessenen Gedanken und Verhaltensweisen in einem Rollenspiel durch, wobei die Gedanken ausgesprochen werden, um den kognitiven Prozess beobachten zu können. Sie beginnen mit der untersten Stufe, also den Situationen, die mit einem relativ geringen Maß an Aufregung und Stress verbunden sind.

Auslösende Situationen auflisten

Stellen Sie eine Liste von Situationen oder Auslösern auf, die bestimmte Gefühle auslösen, gemäß der zu Beginn der Therapie erfolgten Analyse, und notieren jede Situation auf einer kleinen Karte. Der Klient kann das Gefühlsthermometer verwenden, um zu bestimmen, welche Situation vorrangig behandelt wird und in welcher Reihenfolge die anderen Situationen behandelt werden. Dabei kann man die negativsten Situationen an die Spitze des Thermometers schreiben, sodass man sich mit fortschreitender Therapie von unten nach oben hocharbeitet.

Die neuen Fähigkeiten im Alltag ausprobieren

Nachdem man die entsprechenden Situationen in der Therapiesitzung durchgespielt hat, erhält der Klient die Aufgabe, sein neues Wissen und seine neuen Fähigkeiten auch in realen Situationen im Alltag anzuwenden. Sich den entsprechenden Situationen im Alltag auszusetzen, ist ein wesentlicher Bestandteil der KVT. Dabei wird der Therapeut die Maßnahmen natürlich möglichst auch mit denjenigen absprechen und koordinieren, die mit dem Klienten täglich zu tun haben. Nachdem die Person entsprechende Situationen im realen Alltag durchlebt hat, können diese zum Beispiel mithilfe von Comic-Gesprächen rekapituliert werden; man kann Verstärker als Belohnung einsetzen, wenn derjenige eine entsprechend gute Leistung gezeigt hat; oder derjenige hält seine Erfolge in einem Buch fest oder schreibt eine Social Story, um Erfolge bei der Steuerung seiner Gefühle zu dokumentieren.

Neue Strategien generalisieren

Eines der Themen in der Praxisphase der KVT ist die Generalisierung. Menschen mit Asperger-Syndrom können Schwierigkeiten damit haben zu erkennen, ob neue Strategien in Situationen anwendbar sind, die nicht genau identisch mit den Situationen sind, die man geübt hat. Sie sollten daher möglichst viele Beispiele verwenden, um möglichst viele potenzielle Situationen abzudecken.

Wie lange dauert die Übungsphase?

Die Dauer der Übungsphase hängt zum einen davon ab, welche Fortschritte erzielt werden, zum anderen von der verwendeten Liste der Situationen. Nach und nach kann der Therapeut weniger direkte Hilfestellungen und Unterstützungen bieten, um so der Person zu ermöglichen, Selbstvertrauen in die eigenständige Anwendung neuer Strategien zu entwickeln. Das Ziel ist es, eine Art Vorlage für aktuelle und künftige Probleme zu geben; es kann aber notwendig sein, noch eine Weile den Kontakt aufrechtzuerhalten, um Rückfälle zu verhindern.

Fazit und abschließende Bemerkungen

Menschen mit Asperger-Syndrom haben offensichtlich Probleme, Gefühle bei sich selbst und bei anderen zu verstehen sowie damit, Gefühle in einer für die entsprechende Situation angemessenen Intensität auszudrücken. Mittlerweile verfügen wir über Strategien, mit denen man Personen mit Asperger-Syndrom helfen kann, Emotionen kennenzulernen, und es gibt effektive Behandlungsmöglichkeiten für sekundäre affektive Störungen. Leider fällt es normalen Menschen oft schwer, diesen Erfahrungen die nötige Toleranz entgegenzubringen, sodass man einiges an Fantasie braucht, um sich vorzustellen, wie es sein muss, in einer Welt zu leben, in der man von mächtigen Gefühlen immer wieder überwältigt und verwirrt wird. Liliana, eine Erwachsene mit Asperger-Syndrom, erklärte mir einmal, warum Menschen wie sie ein emotional zurückgezogenes Leben führen: »Wir haben keine emotionale Haut, die uns beschützt. Wir sind allem direkt ausgesetzt; deshalb verstecken wir uns.«

ZUSAMMENFASSUNG

Andersartigkeit der Emotionen

- Ein qualitativer Unterschied beim Verständnis und Ausdruck von Gefühlen, wie er ursprünglich von Hans Asperger beschrieben wurde, ist Teil der Diagnosekriterien für das Asperger-Syndrom.
- Die emotionale Reife von Kindern mit Asperger-Syndrom liegt meist mindestens drei Jahre hinter der von Gleichaltrigen zurück.
- Es kann ein begrenztes Vokabular zur Beschreibung von Gefühlen sowie wenig Differenziertheit und Variation beim emotionalen Ausdruck vorhanden sein.

Zusätzliche affektive Störungen/Beeinträchtigungen

- Es gibt einen Zusammenhang zwischen dem Asperger-Syndrom und der Entwicklung zusätzlicher sekundärer affektiver Störungen, darunter Depressionen, Angststörungen sowie Probleme mit der Steuerung von Wut und der Vermittlung von Liebe und Zuneigung.
- Rund 25 Prozent der Erwachsenen mit Asperger-Syndrom haben auch Symptome einer Zwangsstörung.
- Menschen mit Asperger-Syndrom sind anfällig dafür, sich depressiv zu fühlen, wobei jeder dritte Mensch mit Asperger-

Syndrom unter einer klinisch bedeutsamen Depression leidet.

- Wir wissen nicht, wie verbreitet Probleme mit der Steuerung von Wut bei Menschen mit Asperger-Syndrom sind, aber wir wissen, dass in den Fällen, in denen diese Probleme auftauchen, die Person mit Asperger-Syndrom und deren Familienangehörige alles daran setzen, die Häufigkeit, Intensität und Auswirkungen dieser Wut zu begrenzen.
- Eine Person mit Asperger-Syndrom kann den kurzen Ausdruck von Zuneigung geringer Intensität genießen, aber verwirrt und überfordert reagieren, wenn er mit einem intensiveren Maß an Gefühlsausdruck konfrontiert wird, als er es gewohnt ist.

Kognitive Verhaltenstherapie

- Die wichtigste psychologische Behandlungsmethode bei affektiven Störungen ist die kognitive Verhaltenstherapie (KVT). Mittlerweile wurden Fallstudien veröffentlicht und es gibt auch wissenschaftliche Beweise dafür, dass die KVT affektive Störungen bei Menschen mit Asperger-Syndrom signifikant reduzieren kann.
- Beim affektiven Lernen im Rahmen der KVT lernt die Person die Vor- und Nachteile von Emotionen kennen und sie kann die unterschiedliche Intensität beim Ausdruck dieser Gefühle durch Worte und Handlungen sowohl bei sich selbst als auch bei anderen identifizieren.
- Die kognitive Restrukturierung im Rahmen der KVT ermöglicht es der Person, ihr Denken zu verändern, das bis dahin für Gefühle wie Angst und Wut und für ein geringes Selbstwertgefühl gesorgt hat.
- Die Probleme mit der Gefühlskontrolle kann man sich als »Energieproblem« vorstellen, wobei ein Überschuss an Energie vorhanden ist und Schwierigkeiten bestehen, diese Energie zu kontrollieren und konstruktiv freizusetzen.
- Die Strategie beim emotionalen Werkzeugkasten ist die, verschiedene Arten von Werkzeugen zu erkennen, mit denen sich Probleme lösen lassen, die im Zusammenhang mit negativen Gefühlen, besonders mit Angst, Wut und Traurigkeit stehen.

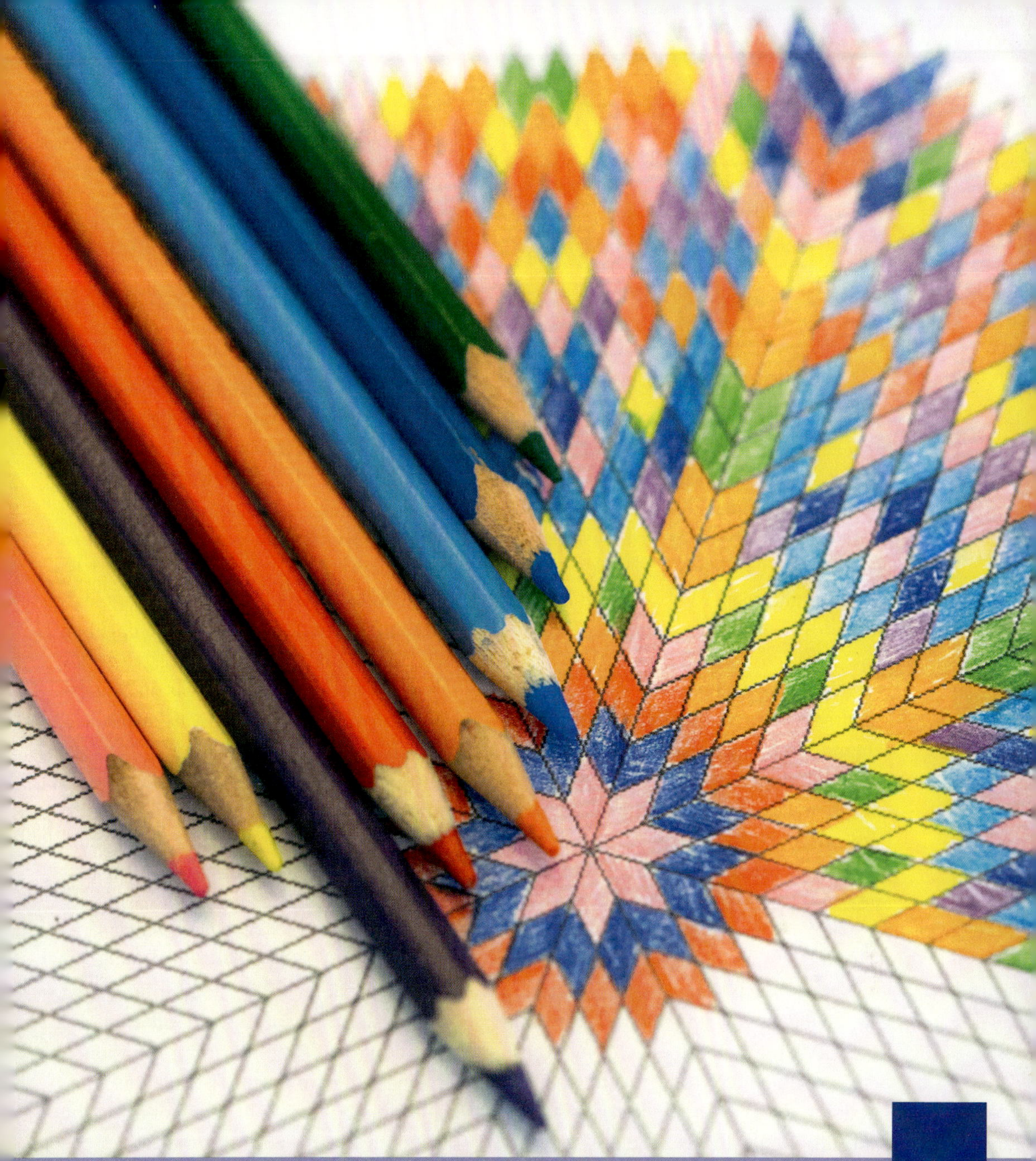

Spezialinteresse

7

Viele Menschen mit Asperger-Syndrom haben ein oder mehrere Themengebiete, die sie ganz besonders interessieren und faszinieren. Die Versenkung in das Spezialgebiet entspannt, macht Spaß und man könnte sich eigentlich den ganzen Tag damit beschäftigen. Problematisch wird es eigentlich erst, wenn die anderen ins Spiel kommen, die wollen, dass das Kind in die Schule geht, seine Hausaufgaben macht oder keine Lust haben, sich Monologe über ein Thema anzuhören, das sie gar nicht interessiert.

7 Spezialinteresse

Ein bestimmtes Thema fasziniert besonders

» Ein anderes Kind wieder hat vor allem technische Interessen, weiß unglaublich viel vom Aufbau komplizierter Maschinen – durch eingehende Fragen, denen man nicht ausweichen konnte, und vor allem durch eigene Beobachtungen hat es sich dieses Wissen verschafft –, beschäftigt sich mit fantastischen Erfindungen ... « Hans Asperger

Obwohl Menschen mit Asperger-Syndrom Schwierigkeiten mit den zwischenmenschlichen Aspekten des Lebens haben, verfügen die meisten von ihnen über bemerkenswerte Fähigkeiten in einem ausgewählten Fachgebiet. Hans Asperger beschrieb einige Kennzeichen der Spezialinteressen:

»Da ist der eine ein ›Naturforscher‹ von geradezu wissenschaftlichen Fragestellungen; er macht mit ungewöhnlichem Blick für das Wesentliche Beobachtungen, ordnet sie zu einem Weltbild, macht sich seine Theorien, die ja manchmal etwas abstrus sind; das wenigste hat er gehört oder gelesen, immer bezieht er sich auf seine eigenen Erlebnisse. Ein anderer ist ein Chemiker, der sein ganzes Geld – und wenn er es sich stehlen muss – für Experimente aufwendet, die oft den Schrecken der Umgebung bilden; manche »spezialisieren« sich noch weiter, auf Experimente, wo es kracht und – stinkt; ein anderer autistischer Knabe hatte sich auf Gifte festgelegt, hatte ein ungewöhnliches Wissen darüber, eine Sammlung von zum Teil ganz naiv selbstbereiteten Giften; er war zu uns gekommen, weil er aus dem Giftkasten seiner Schule eine größere Menge Zyankali gestohlen hatte! Wieder einem anderen steht das Reich der Zahlen im Mittelpunkt; ohne Anleitung, ohne Schulunterricht sind ihm schwierige Rechenoperationen selbstverständlich geläufig.«[1]

Eine wesentliche Komponente dieses Interesses besteht in der Sammlung und Katalogisierung von Dingen oder in der Sammlung von Fakten und Informationen zu einem bestimmten Thema. Das Spezialinteresse ist mehr als ein bloßes Hobby und kann die Freizeit und die Gespräche der Person dominieren.

Diagnosekriterien

Zu den Kriterien von Gillberg[2] gehören eng begrenzte Interessen, auf die mindestens eine der folgenden Eigenschaften zutrifft:

- Ausschluss anderer Aktivitäten,
- repetitives Befolgen der Aktivität,
- mehr Routine als Bedeutung.

DSM-IV-Kriterien

Das Kriterium B der Diagnosekriterien gemäß DSM-IV beschreibt die Merkmale der Spezialinteressen:

Begrenzte repetitive und stereotype Verhaltensmuster, Interessen und Aktivitäten, die sich in mindestens einem der folgenden Merkmale zeigen:

- Konzentrierte Beschäftigung mit einem oder mehreren stereotypen und begrenzten Interessensmustern, die entweder in ihrer Intensität oder durch ihr Gebiet abnorm sind.
- Offenbar sture Befolgung spezifischer, nicht funktionaler Routinen und Rituale.
- Stereotype und repetitive motorische Manierismen (z.B. das Schnippen oder Drehen der Finger oder komplexe Bewegungen mit dem ganzen Körper).
- Anhaltende Beschäftigung mit einzelnen Teilen von Gegenständen.

Ein Hobby unterscheidet sich von einem klinisch bedeutsamen Spezialinteresse durch die ungewöhnliche Intensität oder das ungewöhnliche Interessensgebiet. Ob die Beschäftigung mit einem Thema – etwa Eisenbahnen oder Pferde – ungewöhnlich lange und intensiv erfolgt, kann der Spezialist nur subjektiv beurteilen. Die ungewöhnliche Themenwahl ist häufig offensichtlicher, wenn beispielsweise ein achtjähriges Mädchen begeistert Kataloge für Rasenmäher studiert, lange Monologe darüber hält und alte Rasenmäher in der Garage sammelt.

- Die DSM-Kriterien beziehen sich auf die Entwicklung nicht funktionaler Routinen und Rituale. Die Kriterien Gillbergs[3] weisen als eigenes Kriterium repetitive Routinen auf, wobei diese Routinen nahezu alle Aspekte des normalen Lebens dominieren.

Repetitive Routinen

Es ist nicht sicher, ob diese Dominanz von Routinen oder Ritualen als ein Kernmerkmal des Asperger-Syndroms anzusehen sind oder ob es sich um die Merkmale einer ängstlichen Person handelt. Eine solche Dominanz kann charakteristisch für Angststörungen sein, für die Menschen mit Asperger-Syndrom besonders anfällig sind. Die Routinen können als Bewältigungsmechanismus für die ungewöhnlichen kognitiven Merkmale beim Asperger-Syndrom entstehen. Sie dominieren, weil mit ihnen das Leben vorhersagbarer gestaltet werden kann. Es wird eine Ordnung geschaffen, da Überraschungen, Chaos und Unsicherheit von Menschen mit Asperger-Syndrom nur schwer ertragen werden können (siehe Kapitel 9).

Die stereotypen und repetitiven motorischen Manierismen wie das Flattern mit den Händen und Fingern können ein unreifer Ausdruck für die Begeisterung desjenigen sein (etwa so wie das vor Freude in die Luft springen bei normalen Kindern). Ein motorischer Tick kann auch darauf hindeuten, dass außerdem das Tourette-Syndrom vorliegt (Kapitel 10). Komplexe

Bewegungen des ganzen Körpers können ebenfalls mit einer bestimmten Emotion verbunden werden, etwa das sanfte Hin- und Herschaukeln, das dazu dient, die Person zu beruhigen; auch das kann ein Symptom des Tourette-Syndroms sein. Motorische Manierismen wie das Flattern mit den Händen und die ausdauernde Beschäftigung mit Teilen von Gegenständen sind typisch für jüngere Kinder mit Asperger-Syndrom. In der späteren Kindheit verschwinden sie oft, auch wenn sie mitunter noch bei Erwachsenen beobachtet werden können.[4]

AUS DEM LEBEN

»Ordnung in ein unerträglich chaotisches Leben bringen«

Theresa Jolliffe beschrieb dies so:

»Die Realität ist für einen autistischen Menschen eine verwirrende, wechselwirkende Ansammlung von Ereignissen, Menschen, Orten, Geräuschen und Anblicken. Es scheint keine klaren Grenzen zu geben, keine Ordnung und nichts scheint eine Bedeutung zu besitzen. Ich habe die meiste Zeit meines Lebens damit verbracht, die Muster hinter den Dingen zu erkennen. Feste Routinen, Zeiten, bestimmte Routen und Rituale helfen einem, Ordnung in ein unerträglich chaotisches Leben zu bringen. Der Versuch, die Dinge möglichst so zu lassen, wie sie sind, verringert die schreckliche Angst ein wenig.«[5]

Einige Betroffene haben kein Spezialinteresse

Die Diagnosekriterien von Peter Szatmari und seinen Kollegen enthalten keinen Hinweis auf das Vorhandensein von Spezialinteressen. Tatsächlich gibt es einen kleinen Prozentsatz von Kindern und Erwachsenen, die zwar alle anderen Diagnosekriterien erfüllen, aber aktuell kein Spezialinteresse haben.[6] In der Forschung rechnet man mit rund 5 bis 15 Prozent der Menschen mit Asperger-Syndrom, die zu dieser Gruppe gehören.[7] Daher würde ich eine Diagnose Asperger-Syndrom nicht von vornherein ausschließen, wenn aktuell kein Spezialinteresse vorliegt.

Untersuchungsmethoden

Wenn eine Fachkraft repetitives Verhalten oder ein Spezialinteresse genauer untersuchen will, gibt es dazu zwei Verfahren:

- das Repetitive Behaviour Interview (Interview zu repetitivem Verhalten)[8] und
- das Yale Special Interest Interview (Yale-Interview zu Spezialinteressen).[9]

Die Zeit und Mittel, die für ein Spezialinteresse verwendet werden, bedeuten eine beträchtliche Störung des Alltagslebens der Person und seiner Familie. Dieses Merkmal ist auch über längere Zeit bemerkenswert stabil.[10] Das Spezialinteresse kann aber auch eine Quelle des Vergnügens sein. Es kann Freundschaften oder eine berufliche Beschäftigung ermöglichen.

Wie entwickelt sich das Spezialinteresse?

Ungewöhnliche Interessen können sich bereits im Alter von zwei oder drei Jahren entwickeln.[11] Sie können mit Beschäftigungen mit Teilen von Gegenständen beginnen, etwa dem Drehen der Räder von Spielzeugautos oder der Beschäftigung mit elektrischen Schaltern. Die nächste Stufe ist dann oft die Fixierung auf etwas, das weder ein Mensch noch ein Spielzeug ist[12] oder die Faszination für eine bestimmte Kategorie von Gegenständen und der Erwerb von möglichst vielen Exemplaren dieser Gegenstände. Manchmal enthält diese Sammlung Dinge, die auch andere Kinder interessant finden, zum Beispiel Steine oder Flaschenverschlüsse, doch können manche auch sehr exzentrisch sein, beispielsweise Zündkerzen und gelbe Bleistifte. Das Kind sucht dann eifrig jede Gelegenheit, um seine Sammlung zu erweitern und es verbringt einen großen Teil seiner freien Zeit, um solche »Trophäen« zu sammeln. Das Kind leidet sehr, wenn ein Exemplar fehlt und ist sichtlich begeistert, wenn es dieses Exemplar wiederfindet. Manchmal hängt das Kind mehr an diesen Objekten als an anderen Familienmitgliedern. Die Welt des Sozialen und Zwischenmenschlichen ist verwirrend, sodass das Kind Objekte und Maschinen einfacher versteht. Sie sind auch verlässlicher als Menschen, ändern ihre Meinung nicht und sie werden auch nicht abgelenkt oder reagieren emotional.

Meine Schwägerin schrieb dazu: »Es ist einfach, seine Liebe Gegenständen zu schenken statt Menschen, denn Gegenstände können einem zwar keine Liebe zurückgeben, sie weisen einen aber auch nicht zurück. Man kann also auf eine sehr sichere Art und Weise etwas anhimmeln, ohne Gefahr zu laufen, verletzt zu werden.«

Sie ahmen keine Personen, sondern Gegenstände nach

Das Spiel des Kindes kann auch insofern etwas exzentrisch sein, als es sich um den Lieblingsgegenstand des Kindes dreht und nicht wie bei anderen Kindern um eine Person, einen Superhelden oder ein Tier. Als einmal in der Schule Karneval gefeiert wurde, sollten die Kinder in einem Kostüm ihrer Wahl erscheinen. Es gab dann eine Menge Kostüme, die auf Figuren aus der Kinderliteratur, aus beliebten Filmen oder aus dem Fernsehen zurückgingen. Joshua jedoch entschied sich, als sein Spezialinteresse zu erscheinen – als Waschmaschine. Ein anderes Kind mit Asperger-Syndrom hat sich auf dem Schulhof eine abgelegene Ecke gesucht, hat dort eine ungewöhnliche Körperhaltung eingenommen und erklärt, er sei eine besetzte Toilette. Sein Spezialinteresse waren Toiletten.

AUS DEM LEBEN

»Ich bin ein Ball«

In einem Brief an mich beschrieb eine Großmutter das ungewöhnliche Verhalten ihres Enkels:

»Jacob verbringt immer wieder gerne Zeit alleine in seinem Zimmer, insbesondere, nachdem er von der Schule nach Hause kommt. Er schließt dann die Tür und spielt dann sehr wilde und körperbetonte Spiele, rennt zum Beispiel durch das Zimmer, wirft sich auf sein Bett oder gegen die Schranktür etc. Einmal durfte ich ihm zuschauen und er beichtete mir, dass er Fußball, Schach, Hockey, Baseball etc. spielte, immer in einer bestimmten Reihenfolge. Er demonstrierte mir das dann und ich hatte keine Ahnung, was da passierte, bis er mir erklärte, dass er der Ball oder eine Schachfigur war.«

In ihrer Biografie über ihren Sohn Ben beschrieb Barbara LaSalle einen ungewöhnlichen Aspekt seines fantasievollen Spiels mit anderen Kindern:

»Ich erinnere mich an den Kindergarten und an die Umkleidekabine und wie ein Mädchen ihn fragte: ›Ben, willst du den Papa spielen?‹ Nein, Ben würde ganz sicher nicht den Papa spielen, er wollte lieber das Radio sein. Um Papa zu sein, musste man improvisieren wie ein Schauspieler ohne Drehbuch. Als Radio hat man dagegen sein Drehbuch, nämlich den Text des Mannes von der Wettervorhersage, den Text des Sportmoderators und den Text des Verkehrsreporters.«[13]

Alles zum Thema sammeln und ordnen

Während das erste Interesse ungewöhnlichen Gegenständen gelten kann, kann es sich in einer späteren Phase auf die Sammlung von Fakten und Zahlen zu einem bestimmten Thema richten. Das können altersgerechte Interessen sein, doch ist die Intensität und Dauer ungewöhnlich. Viele Kinder im Vorschulalter interessieren sich für Fernsehsendungen wie zum Beispiel die Teletubbies. Wenn sie dann aber älter werden, werden diese Sendungen durch andere Sendungen ersetzt. Ein Kind mit Asperger-Syndrom kann sich dagegen bis in das Teenageralter weiterhin für die Teletubbies interessieren.

Das Thema ist oft auch nicht altersgemäß und für ein Kind eher ungewöhnlich.

AUS DEM LEBEN

»Kataloge fand ich interessant und beruhigend«

Stephen Shore beschreibt seine Kindheit so:

»Kataloge und Handbücher fand ich immer besonders interessant und beruhigend, weil sie immer sehr vorhersagbar waren. Ich habe dann oft die Größen und Versionen von Produkten verglichen, die in den Katalogen angeboten wurden. Einmal faszinierten mich die Leistungsangaben zu Klimaanlagen; danach bin ich alle Angaben durchgegangen, um herauszufinden, welche Klimaanlage bei 115 Volt Wechselstrom über die höchste Leistung verfügte.«[14]

Stephen schrieb mir, er habe sein beträchtliches Wissen über Klimaanlagen bereits als Kind gewonnen und es habe sich als sehr nützlich erwiesen, wenn er seine Familie, Freunde und Kollegen hierzu beraten konnte. Dieses Spezialinteresse habe sich vermutlich entwickelt, weil er wie viele andere autistische Menschen eine hohe Temperatur und Luftfeuchtigkeit nur schwer ertrage (Kapitel 11).

Wie wird das Thema ausgewählt?

Es gibt einige Themen, die man bei Kindern mit Asperger-Syndrom eigentlich weniger erwarten würde. So interessieren sich manche von ihnen für Sport, was ungewöhnlich erscheint, wenn man die motorische Ungeschicklichkeit bedenkt. Das Interesse wird sich dann aber oft darum drehen, die Statistiken von Sportereignissen auswendig zu lernen und weniger darum, eine Sportart selbst auszuüben. Davon gibt es allerdings auch Ausnahmen. In Einzelsportarten, weniger in Mannschaftssportarten, können einige dieser Kinder durchaus Interessen und Fähigkeiten entwickeln. Um eine solche Leistung zu erreichen, ist Übung, Genauigkeit, ein gutes Timing und stoische Ruhe erforderlich, beispielsweise beim Golfen, Schwimmen, Snooker, Klettern und Marathonlaufen. Die Fähigkeit, sich voll und ganz einer Sache zu widmen und sehr viel Zeit in die Übung solcher Tätigkeiten zu stecken, kann dazu führen, dass sie herausragende sportliche Leistungen erzielen können.

Autodidaktische Fähigkeiten

Ein Großteil des entsprechenden Wissens bringen sie sich selbst bei. Das Interesse wird eher ausgewählt, weil bestimmte Aspekte interessant erscheinen und weniger, weil es sich um die neueste Modewelle handelt. Bei dem Interesse handelt es sich oft um eine einzelgängerische Tätigkeit, die mit großer Leidenschaft verfolgt wird, an der aber andere Familienmitglieder oder Klassenkameraden keinen Anteil haben. Das Ausmaß an Fachwissen und Talent kann dabei erstaunlich sein und dazu führen, dass das Kind in der Schule erfolgreich wird oder gar an nationalen Wettbewerben für Sprachfertigkeiten oder für Mathematik teilnimmt und dafür von anderen bewundert wird.

Zeichnerisches und musikalisches Talent

Das Interesse kann sich auch in der Kunst zeigen, etwa, wenn das Kind perfekt zeichnen oder Skulpturen schaffen kann oder musikalisches Talent besitzt. Die Aufmerksamkeit für das Detail, ein fotografischer Realismus und die Verwendung von Farben können herausragend sein. Manchmal verbindet sich dabei das künstlerische Talent mit anderen Interessen, zum Beispiel, wenn das Kind Ölgemälde von Dampflokomotiven malt. Oder die Fähigkeit besteht darin, beim Singen immer exakt den Ton zu treffen oder Gefühle durch Musik auszudrücken.

Technik

Wie bei anderen Gleichaltrigen kann sich im Jugendalter ein Interesse für Elektrotechnik und Computer, aber auch für Fantasyliteratur, Science-Fiction und manchmal auch an einer bestimmten Persönlichkeit entwickeln. Doch die Intensität und der Fokus sind wiederum ungewöhnlich.

Verwandlung in eine bestimmte Figur

Die Person kann von einer bestimmten, mythologischen, historischen oder realen Figur fasziniert sein. Das Interesse an einer realen Person kann dabei wie eine übliche Teenager-Verliebtheit aussehen. Die Intensität kann aber dazu führen, dass demjenigen Stalking und Belästigung vorgeworfen oder dass Absichten falsch interpretiert werden. Das Interesse an Fantasybüchern und an entsprechenden Figuren kann so intensiv sein, dass derjenige eigene Rollenspiele und detaillierte Zeichnungen dazu entwickelt.

Computerkenntnisse

Einigen Menschen mit Asperger-Syndrom fällt es leicht, Computersprachen und -grafiken zu verstehen und sie verfügen oft auch über fortgeschrittene Kenntnisse im Programmieren. Erst werden sie vielleicht als computerfixierte Außenseiter betrachtet und abgelehnt, später aber von Gleichaltrigen geschätzt, weil sie Codes knacken und Computerprobleme lösen können.

AUS DEM LEBEN

»Ich war das ›Tank Girl‹«

Nita Jackson beschreibt, wie sie von einem Interesse an Gegenständen zu einem Interesse an bestimmten Personen gekommen ist:

»Zunächst hatte ich besondere Vorlieben für Kunststoffgegenstände wie Flaschen, Pony-Figuren (von denen hatte ich insgesamt 44 Stück, die ich in einer bestimmten Reihenfolge auf meinem Fensterbrett anordnete) und Barbie-Puppen. Im Alter zwischen 8 und 12 war ich von einigen Frauen besessen, die ich unbedingt nachahmen wollte, das konnten echte oder fiktive Personen sein. Eine besondere Figur war dabei das Tank Girl von Hewlett und Martin – eine freche australische Comic-Heldin, die jeden fertigmachen konnte, der ihr über den Weg lief. Als Freund hatte sie eine Mischung aus einem Punker und einem Känguru mit Namen Booga sowie eine Bande von Freunden aus Männern, Frauen und Mischwesen, ähnlich wie Booga, einen wunderbar schrägen, sprechenden und sehr modebewussten Koalabären, Camp Koala, und, neben vielen anderen, ein Erdferkel namens Mr. Precocious. Ich war vom Tank Girl völlig fasziniert, weil es all das war, was ich nicht war – groß, attraktiv, frech, hart zuschlagend, tough, beliebt, unabhängig und begehrt. Ich habe die Comics von Hewlett und Martin geradezu religiös verehrt, bis ich sie Wort für Wort auswendig kannte. Wahrscheinlich wirkte es vollkommen lächerlich, wenn ich mitten in einem Gespräch anfing, wie das Tank Girl zu reden, ohne Zusammenhang mit dem Thema, um das es gerade ging. Ein Beispiel dafür wäre etwa:

Mutter: Was hast du heute in der Schule gemacht?

Ich: Booga, wer ist schon David Essex? Und übrigens sagt Camp Koala, du schlägst zuerst zu.«[15]

Erwachsene mit Asperger-Syndrom lesen lieber über ihr Interesse, als dass sie darüber reden würden. Dieses Interesse kann sich zu einem Hobby oder sogar zu einem Beruf entwickeln. Menschen mit Asperger-Syndrom sind die geborenen Experten.

Es gibt offenbar zwei Kategorien von Interessen: Sammlungen und der Erwerb von Wissen zu einem bestimmten Thema oder zu einer Idee.

Sammlungen

Hans Asperger war der Erste, der die Sammelleidenschaft von Kindern mit einer autistischen Persönlichkeit beschrieb: »Häufig ist die Beziehung dieser Kinder zu den Dingen auf das Sammeln eingeengt. Wir finden da das gleiche Verhalten wie schon in verschiedenen anderen Belangen: statt einer harmonisch geordneten Fülle, in der nichts besonders hervortritt, finden wir hier Defekte und leere Räume, in denen Einzelnes hypertrophiert. Das Sammeln, besonders in der Art, wie die autistischen Kinder es treiben, bedeutet eine Entseelung des Besitzes. Sie häufen bestimmte Dinge an, aber nicht um mit ihnen etwas Richtiges anzufangen, mit ihnen zu spielen, sie zu verändern und zu gestalten, sondern nur um sich in ihrem Besitz zu wissen. So hat ein 6-jähriger Knabe den Ehrgeiz, es auf 1000 Zündholzschachteln zu bringen, ein Ziel, dem er mit fanatischer Energie nachstrebt.«[16]

Das Sammeln ungewöhnlicher Objekte kann auch bei Erwachsenen auftreten. Robert Sanders beschrieb in seiner Autobiografie, wie er sich mit alten Telefonen beschäftigte und alte Kurbeltelefone in der neuseeländischen Kleinstadt Kaikoura erwarb. Als er erfuhr, dass er der Einzige war, der sich für die Geräte interessiert, wurde ihm klar, »dass ich wohl doch ziemlich einzigartig war.«[17]

Wenn die Zahl der gesammelten Objekte ansteigt, entsteht das Bedürfnis, dafür ein System der Bestandsaufnahme zu schaffen. Das System muss logisch aufgebaut sein und ist zugleich charakteristisch für die jeweilige Person. Als Gisela und Chris geheiratet haben, hatten sie ein gemeinsames Interesse an klassischer Musik und sie führten ihre Plattensammlung zusammen. Chris hat die Sammlung nach dem Geburtsjahr des Komponisten und nicht alphabetisch sortiert.[18] Sein System ist vielleicht vom logischen Standpunkt dem alphabetischen System überlegen, in dem Bach direkt neben Bartok steht. Bei der Verwendung des Geburtsjahres lässt sich auch viel besser die Entwicklung der Musikstile nachvollziehen. Allerdings kennen normale Menschen meist das Geburtsjahr eines Komponisten nicht, sodass es ihnen schwerfällt, in einem solchen System die richtige Platte zu finden.

- Wenn sein eigenes Ordnungssystem oder eine bestimmte symmetrische Anordnung von anderen zerstört wirt, kann dies den Betroffenen sehr aufregen und er muss sein Ordnungssystem unverzüglich wiederherstellen.

7 Spezialinteresse

Wie das Fachwissen erworben wird

Die Sammlung von Gegenständen kann sich zu einer Sammlung von Fakten über ein bestimmtes Thema entwickeln, sodass derjenige zu einem Experten auf diesem Gebiet wird. Manche Kinder bombardieren Erwachsene regelrecht mit entsprechenden Fragen, ohne darauf zu achten, dass diese durch die unablässigen Fragen gelangweilt oder irritiert sind. Die nonverbalen Signale entgehen der Person, die sich offenbar in einer Art Trance befindet.

Diese Person kann ein geradezu enzyklopädisches Wissen in einem Fachgebiet entwickeln. Carolyn schrieb mir in einer E-Mail, dass »Tatsachen für uns wichtig (sind), weil wir sie sicher in uns bewahren können, während wir es sonst mit flüchtigen Wörtern zu tun haben. Uns geben diese kalten, nüchternen Tatsachen Sicherheit und Zufriedenheit.« Derjenige fasst dann die entsprechenden Tatsachen in Listen zusammen und lernt schließlich Fakten und Zahlen auswendig. Damit ähnelt er einem Wissenschaftler, der Daten sammelt, doch können die Fakten exzentrisch sein, etwa die Registriernummern oder der Standort von Radiosendern in einer bestimmten Gegend.

Welche Themengebiete sind häufig?

Die Beurteilung von Kindern, die Hans Asperger in seiner österreichischen Klinik von 1950 bis 1980 untersucht hat, zeigt, dass für Kinder mit diesem Syndrom bestimmte Themen besonders faszinierend sind[19]:

- Am häufigsten ist ein Interesse für die Tierwelt und die Natur; das kann bei Dinosauriern anfangen, für die sich viele Kinder interessieren, allerdings meist nicht so intensiv, dass alle Gespräche und die Freizeit davon dominiert werden. Das zunächst allgemeine Interesse an Tieren kann zu besonderen Spezialthemen wie Spinnen oder Wüstenreptilien führen.
- Beim zweithäufigsten Interesse geht es um Technik und Wissenschaft – beispielsweise die technischen Daten von BMWs oder Deltic-Lokomotiven – oder wissenschaftliche Fächer wie Geografie und Vulkanologie, Astronomie und die Planeten, Mathematik und Primzahlen, Chemie und das Periodensystem der Elemente.
- Das dritthäufigste Interesse sind öffentliche Verkehrsmittel. Dazu kann zählen, dass sich das Kind alle Stationen eines U-Bahnnetzes einprägt, dass es an der Restaurierung von Oldtimern interessiert ist oder dass es gerne auf besonderen Eisenbahnstrecken fährt.
- Weitere Interessen können das Zeichnen sein, oft in Bezug auf ein bestimmtes Thema oder ein bestimmtes Comicbuch oder es werden Tiere mit fotografischem Realismus gezeichnet; oder die Musik, entweder als Zuhörer, als Musiker oder als Sammler von Musikaufnahmen.[20]

Eine Erhebung, bei der Eltern von Kindern mit Asperger-Syndrom befragt wurden, bestätigt, dass die bereits von Asperger beobachteten Spezialinteressen immer wiederkehren.[21] Diese Erhebung von Bashe und Kirby spiegelt allerdings auch Interessen wider, die es zu der Zeit Hans Aspergers so noch nicht gab, zum Beispiel das Interesse an Computerspielen und an Science-Fiction-Filmen.

Vertiefung in ein Spezialgebiet

Das »enzyklopädische« Wissen des Kindes kann recht erstaunlich werden, sodass es wie ein »kleiner Professor« hauptsächlich damit beschäftigt ist, Bücher zu seinem Thema zu lesen, Erwachsenen Fragen dazu zu stellen und Klassenkameraden über sein Thema aufzuklären (in einer Art und Weise, die eher der eines Lehrers als der eines Kindes ähnelt). Das Kind erscheint dann zwar vielleicht als ein potenzielles Genie und interessiert sich für jedes Detail in seinem Spezialgebiet. Doch fehlt es eindeutig an entsprechender Aufmerksamkeit, wenn es um andere Themen geht, insbesondere um solche, die für seine Klassenkameraden von Interesse sind.

Veränderung der Interessen

Der Fokus des Interesses verändert sich zwangsläufig mit der Zeit, doch bestimmt das Kind selbst und nicht dessen Eltern, wann hier ein Interesse durch ein anderes abgelöst wird. Die Komplexität und Zahl der Interessen ändert sich je nach Entwicklungsstand und Intelligenz des Kindes. Mit der Zeit kommen dann multiple und abstraktere oder komplexere Interessen hinzu, etwa ein Interesse für eine bestimmte historische Epoche, für bestimmte Länder oder Kulturen. Einige Kinder entwickeln zwei oder mehr Interessen gleichzeitig und die Zahl solcher gleichzeitiger Interessen steigt mit der Reife des Kindes an.[22]

Wofür sich Mädchen und Frauen interessieren

Jungen und Mädchen mit Asperger-Syndrom können gleiche Spezialinteressen haben. Ich habe aber auch einige Unterschiede festgestellt.

Puppen

So kann ein Mädchen, wie normale Mädchen auch, ein Interesse an Barbie-Puppen haben. Allerdings sammelt es deutlich mehr solcher Puppen, sortiert sie auf eine bestimmte Art und Weise und spielt nicht mit anderen zusammen mit den Puppen. Das Mädchen kann die Puppen auch verwenden, um mit ihnen reale Personen in ihrem Leben darzustellen oder um damit Situationen nachzuspielen, sodass es sein soziales Verständnis verbessern und üben kann, was es in einer bestimmten Situation sagen soll. Außerdem können die Puppen dem Mädchen als Freundinnen dienen, die, anders als reale Freundinnen, das Mädchen unterstützen, in ihre Gruppe integrieren und nett zu ihm sind. Das Interesse kann also als ein funktionales Spiel mit sich selbst dienen.

Lesen und Schreiben von Romanen

Sowohl Jungen als auch Mädchen können Fakten über ein Spezialthema, oft wissenschaftlicher Art, sammeln und zu den

Lieblingsbüchern können Enzyklopädien oder Bücher mit Rekorden gehören. Einige Mädchen entwickeln aber auch ein Spezialinteresse für Dichtung statt für Fakten. Dieses Interesse kann das Sammeln und wiederholte Lesen von Romanen solcher Schriftsteller wie J.K. Rowling beinhalten oder es besteht eine Faszination für Dramen oder Geschichten. Das Mädchen kann in eine andere Welt flüchten und wird vielleicht auch selbst solche Werke als Schriftstellerin verfassen. Das Lesen oder Schreiben von Romanen kann auch helfen, mehr über die inneren Gedanken anderer Menschen zu erfahren und so die Theory-of-Mind-Fähigkeiten zu verbessern.

Interesse an Tieren

Manchmal besteht ein Interesse an Tieren, wobei dieses so intensiv werden kann, dass das Mädchen sich selbst wie ein Tier verhält. Wenn beispielsweise ein Interesse an Pferden besteht, will es vielleicht in einem Stall schlafen. Tiere erkennen intuitiv, ob ihnen jemand wohlgesonnen ist. Zwischen Mensch und Tier kann sich eine Beziehung entwickeln, die als Ersatz für Freundschaften zu anderen Menschen dienen kann. Tiere betrügen einen nicht, sie ärgern einen nicht und sie sind auch nicht so unbeständig wie viele Menschen; außerdem fällen sie keine Urteile über einen.

Fantasiewelten

Als Jugendliche können manche Mädchen (und zum Teil auch Jungen) ein Spezialinteresse für Fantasiewelten entwickeln. Das kann Science-Fiction ebenso betreffen wie Fantasy oder Märchen, Hexen oder Monster. Ein solches besonderes Interesse am Übernatürlichen kann leicht mit bestimmten Merkmalen der Schizophrenie verwechselt werden und der Fachpsychologe wird sich der qualitativen und funktionalen Unterschiede zwischen einem solchen Spezialinteresse und den frühen Anzeichen einer Schizophrenie bewusst sein müssen.

Soaps im Fernsehen anschauen

Eine konstruktive Methode, mit der Mädchen und Frauen mit Asperger-Syndrom etwas über Beziehungen lernen können, ist es, regelmäßig Soaps im Fernsehen anzuschauen. Das Drama, das dort dargestellt wird, bietet einen voyeuristischen Einblick in zwischenmenschliche Beziehungen und kann als mögliches »Drehbuch« für Begegnungen im realen Leben dienen. Das Mädchen hat dabei einen sicheren Beobachtungspunkt, von dem aus es die Beziehungen zwischen anderen Menschen beobachten und daraus lernen kann. Allerdings sind derartige Vorbilder und Drehbücher oft wesentlich dramatischer als das reale Leben und sie können sich als ungeeignet erweisen, um von Personen mit Asperger-Syndrom in ihrem Alltag angewendet zu werden.

Bei einem Erwachsenen kann dessen Interesse an Literatur dazu führen, dass er populärpsychologische Bücher liest, die praktische Tipps zu Beziehungen geben, wie sie Menschen mit Asperger-Syndrom dringend benötigen. Liane Holliday Willey erkannte, dass sie durch die Lektüre von Büchern über die normale Entwicklung von Kindern ihre eigenen Kinder besser verstand.[23]

Wozu dient es?

Es wurde nur sehr wenig zur Entstehung und Funktion der Spezialinteressen geforscht, doch ergeben sich verschiedene Funktionen aus der klinischen Erfahrung und aus der Lektüre von Autobiografien von Erwachsenen mit Asperger-Syndrom.

Angst überwinden

Eine intelligente und praktische Möglichkeit, Angst zu verringern, ist es, die Ursache der Angst zu ergründen: Für alle Menschen ist Wissen ein Gegenmittel gegen Angst. Lisa Pyles schrieb in der Biografie ihres autistischen Sohnes, dass das Interesse dem Kind helfen kann, seine Ängste zu kontrollieren. Ihr Sohn interessierte sich für Hexen und so konnte er mit seiner Angst vor Hexen fertig werden.[24] Einige Eltern beschrieben mir, wie etwas Angstauslösendes sich zum Spezialinteresse entwickeln kann. Die Angst vor dem Geräusch einer Toilettenspülung führte zum Interesse an Rohrleitungen; eine besondere Überempfindlichkeit gegen das Geräusch von Staubsaugern wurde zur Faszination für die verschiedenen Sorten von Staubsaugern.

Ich kenne mehrere Mädchen mit Asperger-Syndrom, die große Angst vor Donner hatten; sie entwickeln ein Interesse für Meteorologie und konnten so schließlich vorhersagen, wann ein Wirbelsturm drohte. Liliane beschrieb, wie sie als Kind Angst vor Spinnen hatte, sich dann aber dazu entschloss, alle Bücher über Spinnen zu lesen, derer sie habhaft werden konnte. Sie sammelte sogar Spinnen, um sie zu untersuchen. Matthias erklärte mir in einer E-Mail: »Wenn ich voller Angst bin oder in meinem Kopf Chaos herrscht, dann rede ich gerne über Sicherheitssysteme, eines meiner Spezialinteressen.«

- Normale Kinder überwinden ihre Ängste oft durch Trost und Mitgefühl vonseiten der Eltern und Freunde, doch bei Kindern mit Asperger-Syndrom ist diese Methode oft nicht sehr effektiv. Deren Stärke liegt eher darin, dass sie sich Wissen aneignen können, mit deren Hilfe sich ihre Ängste verringern lassen.

Es macht Spaß

Einige Interessen beginnen als Assoziation mit einem angenehmen Erlebnis. Das Interesse wird dann gemeinsam mit einer Erinnerung an glücklichere und bessere Zeiten gespeichert.[25] Eines der frühesten Interessen meiner Schwägerin (das dann mehrere Jahrzehnte anhielt) waren Diesellokomotiven mit der Bezeichnung

Spezialinteresse

AUS DEM LEBEN

»Überwältigende Erregung«

In seinem Ratgeber für Jugendliche mit Asperger-Syndrom erklärte Luke Jackson:

»Wenn ich mich auf mein faszinierendes Spezialgebiet konzentriere, egal, ob es Dinosaurier (jedenfalls als ich jung war), Pokemon, ein bestimmtes PlayStation-Spiel oder Computer – bis heute eine Obsession für mich – oder sonst etwas sind, dann fühle ich eine überwältigende Erregung, die sich nicht beschreiben lässt.«[26]

»Deltic«. Mein Buch »Asperger-Syndrom: Wie Sie und Ihr Kind alle Chancen nutzen« habe ich mit einer fiktiven, aber typischen Szene beginnen lassen, in der sie einem Fremden gegenüber mit Leidenschaft über Deltic-Züge spricht. In ihrer Autobiografie schrieb meine Schwägerin: »In den Ferien verlebte ich glückliche Zeiten und deshalb liebe ich Schiffe und Züge (denen wir nur in den Ferien begegneten). Die Reise mit einem Zug oder Schiff empfand ich als besonders sicher und beständig.«

Euphorie beim Achterbahnfahren

Eine Assoziation mit einem freudigen Erlebnis zeigte sich auch bei einem Kind, das einmal einen Freizeitpark besucht hatte und das erste Mal mit der Achterbahn fuhr. Für dieses Kind war das Erlebnis der Beschleunigung und des Fallens besonders berauschend und es bestand drauf, stundenlang in der Achterbahn ganz vorne zu sitzen, wobei es vor Freude schrie. Immer, wenn das Kind später über Achterbahnen las oder darüber redete, erlebte es erneut eine leichte Euphorie. Als ich dieses Kind kennenlernte, hielt es mir einen faszinierenden und detaillierten Vortrag über die Geschichte der Achterbahn und über die verschiedenen Typen von Achterbahnen. Es war gerade acht Jahre alt.

Neologismen und Witze

Das Interesse kann auch eine Quelle des Humors sein. Grace, eine junge Frau, erdachte sich eine Fantasiewelt und zeichnete imaginäre Maschinen mit eigenwilligen Namen, etwa »Turbopropellerknuddelwürfel« und »Glinkerflinkermatchomaschine«. Neologismen, also selbst erfundene Wörter, und imaginäre Welten sind ein Merkmal des Asperger-Syndroms und Grace bezieht ihr Interesse in ihre Ängste und Freuden mit ein. Sie hasst Cordhosen und hat einen »Cordhosengreifer« erfunden. Ihre Sprachspiele und Witze basieren auf ihrem Interesse und dienen nicht dazu, andere zu erheitern oder den Spaß mit anderen zu teilen.[27]

Große Befriedigung

Es zeigt sich, dass diejenigen Freuden, die mit dem Spezialinteresse zu tun haben, eine weit größere Befriedigung verschaffen als jede andere Form der Freude. Die Entdeckung eines besonders seltenen Exemplars, das man der persönlichen Sammlung hinzufügen kann, wird wie ein intellektueller oder ästhetischer »Orgasmus« empfunden, der jede zwischenmenschliche Erfahrung in den Schatten stellt.

Die Freude kann sich auch aus dem Erwerb einer besonderen Fähigkeit ergeben und sie kann für ein gesteigertes Selbstwertgefühl und persönliche Reife sorgen.[28] Die besondere Fähigkeit kann das Lob der Familienmitglieder hervorlocken oder zu echten Freundschaften führen. Sie kann eine Art Kompensation darstellen und das Selbstbewusstsein fördern, insbesondere wenn es im zwischenmenschlichen und sozialen Bereich wenige Erfolge gibt.

Es wirkt entspannend

Wiederholte Aktivitäten können auch helfen, Stressgefühle zu verringern und sich in der Vorhersagbarkeit einer Routine zu entspannen. Das Ausmaß, in dem die Interessen den Alltag bestimmen, verhält sich proportional zum Stresslevel: Je größer der Stress, desto intensiver wird auch das Spezialinteresse verfolgt. Im psychologischen Sinne dienen die Interessen als negativer Verstärker, d.h. sie beenden ein unangenehmes Gefühl. Das Interesse kann auch bestimmte Gedanken blockieren: Gedanken der Angst, der Selbstkritik oder der Depression können nicht ins Bewusstsein gelangen, solange die Person ganz von einem Spezialinteresse gefangen ist. Auch die Wahrnehmung der Zeit ändert sich. Wenn man einem Jugendlichen sagt, dass er sich schon fünf Stunden nur mit dem Computer beschäftigt habe, wird er antworten, das könne nicht sein, ihm sei das nur wie fünf Minuten vorgekommen. Die Zeit verfliegt, wenn man Spaß hat.

Erfolgreicher Rockmusiker

Einer meiner Klienten ist ein sehr erfolgreicher Rockmusiker. Er ist sehr nervös und schüchtern. Als er zur Oberschule ging, kam er immer geistig erschöpft nach Hause, zog sich in sein Zimmer zurück und hörte Rockmusik. Ganz besonders interessierte er sich für die Musik eines bestimmten Jahres, das einige Zeit vor seiner Geburt lag. Für ihn wirkte das Musikhören entspannend, doch er begann auch selbst

AUS DEM LEBEN

Das Betrachten klarer Linien entspannt

In ihrer Autobiografie erklärt Liane Holliday Willey, wie eines ihrer Interessen ihr als Quelle der Entspannung dient:

»Bis heute ist Architektur eines meiner Lieblingsthemen und heute, wo ich älter bin, kann ich mein Interesse genießen und mich ganz dieser Freude, die es mir gibt, hingeben. Es ist in vielerlei Hinsicht das perfekte Elixier für mich gegen alle Schwierigkeiten, die mir begegnen. Wenn ich mich verwirrt oder angespannt fühle, dann hole ich meine Bücher zur Geschichte der Architektur und zum Design hervor und schaue auf Räume und Schauplätze, die für mich Sinn ergeben; die geraden, langen Linien und die flachen Gebäude malen Bilder eines starken Gleichgewichts. Wenn mir zu viele praktische Fehler und misslungene Gespräche das Leben schwer machen, dann entwerfe ich ein Haus, dass ich voll und ganz verstehe.«[29]

zu komponieren, um seine Gedanken und Gefühle auszudrücken. Er gründete eine Rockband, seine Songs wurden sehr beliebt und die Band tourte durch die ganze Welt. Ich fragte ihn, wie er es bei seiner Schüchternheit schaffe, vor Zehntausenden von Leuten aufzutreten. Er antwortete: »Meine Musik beschützt mich.« Aber wenn sie vorbei ist, muss er so schnell wie möglich die Bühne verlassen.

Nach Zusammenhängen suchen

Die Routinen, die das Alltagsleben bestimmen und Teil des Spezialinteresses sein können, garantieren eine höhere Vorhersagbarkeit und Sicherheit im Leben. Die Person entwickelt ein Katalogisierungs- oder Ordnungssystem, das auf Logik und Symmetrie beruht und so tröstend und beruhigend wirkt.

Theorie der »schwachen zentralen Kohärenz«

Eine von Uta Frith und Francesca Happé[30] entwickelte psychologische Theorie kann dabei helfen, einige Aspekte der Spezialinteressen und der Dominanz von Ritualen und Routinen zu erklären. Dieser Theorie zufolge haben Menschen mit Asperger-Syndrom ein anderes System der Informationsverarbeitung.

- Sie konzentrieren sich eher auf die Details in ihrer Umgebung und weniger auf das Gesamtbild und sie verlieren sich auch schnell in diesen Details.

Die Person erkennt dann den Kontext oft nicht und hat eine schwache zentrale Kohärenz, ein Begriff, der von Frith und Happé geprägt wurde (in Kapitel 9 wird das Konzept der schwachen zentralen Kohärenz ausführlicher erläutert). Die Spezialinteressen können als Versuch verstanden werden, einen Zusammenhang – ein Gesamtbild – herzustellen.

Ordnung in das Chaos bringen

Wenn man eine Taxonomie für sein Interesse entdeckt, zum Beispiel die verschiedenen Klassifikationen für Insekten oder das Periodensystem für die chemischen Elemente, oder wenn man ein Katalogisierungssystem selbst entwickelt, kann man damit eine sehr befriedigende Nachvollziehbarkeit und Vorhersagbarkeit erreichen. Die Interessen können also dazu dienen, Ordnung in das scheinbare Chaos zu bringen. Auch ein Interesse an Zügen kann als eine solche Faszination für Ordnung angesehen werden: Die Wagen sind in einer bestimmten Reihenfolge aneinandergereiht. Außerdem stehen die Züge auch für Vorhersagbarkeit: Der Zug folgt stets den Schienen. Ein Interesse an Symmetrie und Mustern kann eine Rolle spielen, wenn die parallelen Schienen, die Schwellen oder die Kupplungen betrachtet werden.

Gesetze oder religiöse Regeln

Für Jugendliche und Erwachsene kann die Suche nach den Mustern und Regeln im Leben neben der Begeisterung für die Wis-

Etwas sammeln gibt Sicherheit

AUS DEM LEBEN

Luke Jackson schrieb:

»Ich würde sagen, dass das Sammeln von Dingen ein ziemlich harmloses Verfahren ist, um sich sicher fühlen zu können, und dass man niemanden davon abhalten sollte. Etwas zu ordnen ist eine wunderbare Methode, um das Gefühl des Chaos loszuwerden, das sich aus dem Leben in einer derart unorganisierten Welt ergibt.«[31]

senschaft, auch zur intensiven Beschäftigung mit juristischen oder religiösen Regeln führen. Das ermöglicht eine juristische Karriere oder führt zu religiösem Interesse, wobei die Bibel oder die Weltreligionen studiert werden. Dadurch kann derjenige Zugang zu einer Gruppe von Gleichgesinnten bekommen, mit denen er dieselben Überzeugungen und Werte teilt. Allerdings sollte man darauf achten, dass die soziale Verletzlichkeit eines solchen Menschen dazu führen kann, dass er von extremen Organisationen rekrutiert wird. Das kann etwa der Fall sein, wenn das Spezialinteresse Politik ist, mit einem Hang zum Schwarz-Weiß-Denken.

Die physische Welt verstehen

Die Person mit Asperger-Syndrom hat von Natur aus eher Zugang zur physischen als zur zwischenmenschlichen Welt und das spiegelt sich auch in der Wahl der Interessen wider.[32] Während andere Kinder die soziale Welt erkunden, entdecken Kinder mit Asperger-Syndrom Gegenstände, Maschinen, Tiere und wissenschaftliche Konzepte. Wir verwenden hierfür den Ausdruck »lebenslange Suche nach den Mustern oder der Bedeutung des Lebens«: Menschen mit Asperger-Syndrom scheinen die natürliche Fähigkeit zu besitzen, die Funktionsweise von Gegenständen bestimmen zu können. Sie haben außerdem ein angeborenes Interesse dafür, was das Leben im physischen Sinne beeinflusst, etwa für die Wissenschaft (besonders Wetter und Geografie) und für die Muster und Formeln des Lebens, die durch die Geschichte, die Biologie und die Mathematik bestimmt werden. Die Autobiografien von Erwachsenen beschreiben oft, wie chaotisch und unvorhersagbar sie ihren Alltag wahrnehmen. Ein Spezialinteresse für Aspekte der physischen Welt kann daher für solche Menschen von großem Vorteil sein, weil sie dadurch die Muster und die Vorhersagbarkeit erkennen können, nach denen sie sich sehnen.

7 Spezialinteresse

In eine Fantasiewelt fliehen

Das Spezialinteresse kann dazu dienen, eine alternative Fantasiewelt zu schaffen, in der man glücklich, erfolgreich und beliebt sein kann.

Sie entwickelte ein Spezialinteresse für Skandinavien, besonders für die Wikinger. Sie bestand drauf, dass ihre Mutter sie als Wikingerin ausstaffierte, inklusive einer umgedrehten Puddingschale mit aufgeklebten Hörnern, die als Helm diente. Als Achtjährige lief sie in ihrem Dorf in England umher und tat, als sei sie eine Wikingerin. Glücklicherweise nahm dieses Rollenspiel nicht derartige Dimensionen an, dass sie, wie einst die Wikinger, Vieh stahl und Geld erpresste.

Das Interesse kann sich auf historische Epochen beziehen, etwa auf das alte Ägypten, auf andere Länder, besonders Japan (ein Land, das für seine Faszination für Technik und für seine Comics bekannt ist) und auf Science-Fiction.

Die Welt der Zahlen

Daniel Tammet hat bemerkenswerte Fähigkeiten auf dem Gebiet der Mathematik entwickelt, die er bereits im Kindesalter zu seinem Spezialinteresse gemacht hat. In einem Interview erklärte er, dass er in der Grundschule auf dem Schulhof umhergelaufen ist und lieber die Zahl der Blätter an den Bäumen gezählt hat, als mit seinen Klassenkameraden zu spielen.[33] Wenn er Angst hatte, zählte er für sich die Vielfachen der Zahl zwei. Für ihn sind Zahlen Freunde und er beschreibt, dass sein Verhältnis zu ihnen eher emotionaler und nicht rein intellektueller Natur ist. Zahlen liegen ihm in derselben Weise am Herzen, »wie ein Poet einen Fluss oder einen Baum durch eine Metapher vermenschlicht«.[34]

Eine Flucht in eine imaginäre Welt kann für die Person mit Asperger-Syndrom bestimmte Vorteile haben. Sie wirft aber auch Probleme auf, wenn der Kontrast zwischen der realen und der Fantasiewelt zu groß wird und derjenige einen unverhältnismä-

AUS DEM LEBEN

»Skandinavien wurde zu meiner Traumwelt«

Meine Schwägerin schrieb in ihrer Autobiografie:

»Als ich etwa sieben Jahre alt war, habe ich wohl etwas in einem Buch entdeckt, das mich damals fasziniert hatte und das mich auch heute noch fasziniert. Weil es nichts ähnelte, was ich zuvor gesehen hatte und auch nichts mit unserer Welt und Kultur zu tun hatte. Es ging um Skandinavien und dessen Menschen. Weil es so fremd war, erschien es mir als völlig anders und gegensätzlich zu allem und jedem, was ich bis dahin kannte. Das war meine Flucht, eine Traumwelt, in der mich nichts an meinen Alltag und an alles, was mir darin das Leben schwer machte, erinnerte. Die Menschen an diesem wunderbaren Ort sahen völlig anders aus als alle Menschen in der »realen Welt«. Wenn ich diese Gesichter ansah, musste ich an niemanden denken, der mich vielleicht beleidigt, verängstigt oder zurückgewiesen hatte. Es lief darauf hinaus, dass ich dem realen Leben den Rücken zukehrte und flüchtete.«

ßig großen Teil seiner Zeit damit verbringt, sich in diese andere Welt zurückzuziehen. Manchmal verschwimmt auch die Grenze zwischen Fantasie und Realität und diese Person vernachlässigt andere wichtige Aktivitäten in ihrem Leben.

Eine eigene Identität geben

Kindern mit Asperger-Syndrom kann es mit der Zeit immer bewusster werden, dass sie nicht beliebt und in sozialen Situationen nicht erfolgreich sind. Das Kind entwickelt ein geringes Selbstwertgefühl, weil es merkt, dass es anders ist. Ein Interesse an Superhelden kann eine Möglichkeit sein, sozialen Erfolg und Bewunderung zu erreichen. Oft hat ein solcher Superheld zwei Identitäten und ist schüchtern, schwach und erfolglos, verwandelt sich dann aber in jemanden mit besonderen Fähigkeiten, der in der Lage ist, allen Widrigkeiten zu trotzen. Auf diese Weise kann ein solcher Superheld dem Kind einen fehlenden Aspekt in dessen Leben bieten. Er dient als eine Art Alter Ego.

Einer der Auslöser für ein Spezialinteresse kann sein, dass man über einen Außenseiter liest, wie Harry Potter in J.K. Rowlings Büchern. Das Kind identifiziert sich mit diesem Buchhelden und erlebt mit, wie er die Herausforderungen besteht, die ihm begegnen. Es wird sich wünschen, selbst über solche besonderen Fähigkeiten zu verfügen.

Das Spezialinteresse ist wichtig, um eine eigene Identität zu finden. In Gesprächen beschreiben Erwachsene mit Asperger-Syndrom sich oft, indem sie eher ihre Interessen und weniger ihre Persönlichkeit erwähnen. Die Sammlung von Gegenständen bietet nicht nur ein Gefühl der Sicherheit, sondern auch der Identität. Auch wenn neue Interessen hinzukommen, wird sich ein Mensch mit Asperger-Syndrom sehr dagegen wehren, dass seine gesammelten Schätze als Staubfänger angesehen werden

AUS DEM LEBEN

Mit dem Anderssein auseinandersetzen

Jennifer McIlwee Myers, eine Frau mit Asperger-Syndrom, schrieb mir:

»Morbide und grausame Themen sind für mich zu einer Möglichkeit geworden, sowohl mit meinem Anderssein umzugehen als auch mit der ständigen und wohlbegründeten Angst vor Schmerz und Zurückweisung. Beispiele: Ein Interesse an ›Freaks‹ bietet ein Forum, um mich geistig mit dem eigenen Anderssein auseinanderzusetzen; die Werke von Edgar Allan Poe und H. P. Lovecraft bieten ein Ventil sowohl für Gefühle der Paranoia als auch für das Anderssein; die Identifikation mit der Unvermeidlichkeit und mit gefährlich missverstandenen Monstern (wie Frankenstein, dem Werwolf und dem Phantom der Oper) erlaubt es mir, mit dem sehr schwierigen und schmerzhaften Gefühl, ein Außenseiter zu sein, besser umzugehen. Wenn ein solches Interesse einem legitimen Zweck dient, sollte man es tolerieren, auch dann, wenn es fremdartig oder geschmacklos erscheint.«

und auf den Müll wandern sollen. Diese Sammlungen tragen zu der persönlichen Identität einer Person bei und sind Teil von dessen Lebensgeschichte. Sich von ihnen zu trennen, ist für sie gleichbedeutend mit der Amputation eines Fingers.

Zeitvertreib und Gesprächsstoff

Wie verbringt man seine Zeit, wenn man sie nicht mit sozialen Aktivitäten verbringt? Das Spezialinteresse ist eine angenehme Freizeitaktivität für einen Menschen mit Asperger-Syndrom. Es steigert sein Wissen und kann von praktischem Wert sein, beispielsweise, wenn es um Computerprogramme oder die Reparatur alter Autos geht.

In sozialen Situationen, in denen Smalltalk gefragt ist, können Gespräche (oder Monologe) über sein Spezialinteresse, die einzige Möglichkeit für einen Menschen mit Asperger-Syndrom sein, sich mühelos zu äußern. Die Worte fließen leicht und eloquent aus seinem Mund und er geht möglicherweise davon aus, dass sein Zuhörer von dem Thema ähnlich fasziniert ist oder sich von seiner Begeisterung anstecken lässt.

Zeichen für Intelligenz

Kein Mensch will für dumm gehalten werden. Wenn ein Mensch mit Asperger-Syndrom feststellt, dass ihm das soziale Miteinander nicht so gut gelingt wie Gleichaltrigen, versucht er dies manchmal mit einer Art intellektueller Arroganz und Eitelkeit zu kompensieren. Mit einem Monolog voller Fachbegriffe, die der Zuhörer nicht kennt, kann er andere beeindrucken.

Übt er einen Beruf aus, der für sein spezielles Fachvokabular bekannt ist, sieht sein Gegenüber in ihm einfach einen weiteren, etwas exzentrischen Vertreter dieser Berufssparte und nimmt das undurchsichtige Wissen hin oder bewundert es sogar, besonders dann, wenn der Zuhörer von diesem Wissen einen Vorteil hat.

Wie sehen andere das Spezialinteresse?

Aus der Perspektive der Eltern bringen die Spezialinteressen ihres Kindes eine Reihe von Problemen mit sich. Sie müssen das nahezu unstillbare Verlangen des Kindes nach Zugang zu seinem Interesse stillen. Eine Umfrage zeigte:

- sie müssen regelmäßig Fahrten unternehmen, um begehrte Gegenstände zu ersetzen oder zu kaufen,
- aufgrund des Spezialinteresses kommen sie oft zu spät zu einem Termin oder
- sie müssen außerplanmäßig Urlaub nehmen, um den Zugang zu dem Interesse zu ermöglichen.[35]

Die Dauer und Dominanz des Interesses kann noch weitere Auswirkungen haben. Ein geplanter Spielenachmittag scheitert, wenn das Kind das Spiel dominiert und es an Gegenseitigkeit fehlt. Ein bestimmtes Interesse kann es den Eltern aber auch leichter machen, ein Geschenk oder ein Vorlesebuch für das Kind zu finden.

Die Geduld der Eltern wird strapaziert

Der Hang, endlos über ein bestimmtes Thema zu reden, kann die Geduld von Eltern und Familienmitgliedern auf die Probe stellen. Vor allem dann, wenn derjenige einen Monolog hält und offenbar kein Interesse an den Gedanken, Ansichten und Erfahrungen des Zuhörers hat.

Auswirkungen im Alltag

Das Spezialinteresse kann noch zu weiteren Problemen führen. Ich kenne Jugendliche, die sich für Züge interessieren und lange Reisen unternommen haben, ohne daran zu denken, wie sie wieder nach Hause kamen und ohne die Eltern über ihre Reise und über ihr Ziel zu informieren. Sie

AUS DEM LEBEN

»Antworten ignorierte ich einfach«

In ihrer Autobiografie beschreibt Donna Williams, dass ihre Monologe weniger Versuche darstellten, ein Gespräch herzustellen, sondern eher dem Aussprechen von Gedanken und dem Lösen von Problemen dienten.

»Wenn ich in Gesprächslaune war, habe ich oft dauernd über etwas geredet, was mich interessierte. Je älter ich wurde, desto mehr interessierten mich Dinge und desto länger wollte ich über sie reden. Ich wollte wirklich nichts mit anderen Leuten diskutieren; ich erwartete auch keine Antworten oder Meinungen von meinem Gegenüber und ich ignorierte sie einfach oder redete weiter, wenn sie versuchten, mich zu unterbrechen. Das Einzige, was für mich wichtig war, war das Reden, mit dem ich versuchte, mir meine eigenen Fragen zu beantworten.«[36]

haben keine Vorstellung davon, wie unglücklich Eltern werden können, die nicht wissen, wo sich ihr Kind befindet und wie es ihm geht.

Finanzielle Schwierigkeiten entstehen, wenn ein unverhältnismäßig hoher Teil der Einkünfte für das Spezialinteresse ausgegeben wird. Das wiederum kann sich auf die Familie auswirken, die mit den finanziellen Konsequenzen leben oder zusätzliche Mittel beschaffen muss.

Wenn der Zugang zum Spezialinteresse verhindert wird, kann dies zu Wutausbrüchen führen. In seiner Autobiografie beschreibt Luke Jackson dies so: »Ich fühle in mir eine überwältigende Begeisterung, die ich nicht beschreiben kann. Ich muss einfach darüber reden und wenn ich dabei unterbrochen werde, irritiert mich das so sehr, dass ich dadurch schnell extrem wütend werde.«[37] Eltern sind dann besorgt, wenn die Unterbrechung zu so starker Aufgeregtheit führt.

Wird der Zugang zu den gewünschten Gegenständen verweigert, können daraus auch Konflikt mit dem Gesetz entstehen.[38] Erwachsene mit Asperger-Syndrom achten zwar oft darauf, dass sich andere gesetzeskonform verhalten. Sie selbst können aber in Versuchung geraten, Gesetzesverstöße zu begehen, wenn Sie Geld für ihr Spezialinteresse benötigen.

Sichtweise der Lehrer

Lehrer sorgen sich, dass die exzentrischen Monologe des Kindes es anfälliger für Hänseleien durch Mitschüler machen, die es für langweilig, pedantisch, egoistisch und grob halten. Das Interesse behindert dann die soziale Integration. Die Bestimmtheit, mit der das Kind über sein Interesse redet oder liest, kann mit seiner Fähigkeit, andere Aktivitäten auszuüben, in Konflikt geraten. Die Zeitdauer, die es dem Spezialinteresse widmet, kann das Erlernen neuer Fähigkeiten beeinträchtigen.[39]

Ein Interesse an Waffen führt manchmal dazu, dass »im Eifer des Gefechts« Dinge gesagt oder Drohungen ausgesprochen werden, die zum Ausschluss aus der Schule führen oder dazu, dass sich Gesetzeshüter mit der Angelegenheit beschäftigen.

Worauf sollten Spezialisten achten?

Das Spezialinteresse kann der Fachkraft einiges an Informationen über die Person vermitteln. Während einer Diagnosestellung werden Menschen mit Asperger-Syndrom mit dem Psychologen eher vorsichtig interagieren. Sie werden sich ihre Antworten genau überlegen, eher zögerlich auftreten und nur widerwillig reden. Sie sind unsicher, da sie es mit jemandem zu tun haben, den sie nicht kennen und der ihr Verhalten und ihre Fähigkeiten beobachtet. Ihr Verhalten kann sich aber dramatisch ändern, wenn man ihr Spezialinteresse anschneidet. Sie entspannen sich sichtlich, sind begeistert und voller Energie und wollen den Psychologen mit ihrem Wissen beeindrucken. Dieser Kontrast zwischen den zwei »Identitäten« kann eines der Symptome des Asperger-Syndroms darstellen.

Anzeichen für Depression oder Bullying

Das gewählte Thema kann ebenfalls klinisch bedeutsam sein. Wenn sich derjenige plötzlich mit einem morbiden oder makabren Thema wie dem Tod beschäftigt, weist dies eventuell auf eine Depression hin; ein Interesse für Waffen, Kampfsport und Rache kann dagegen ein Zeichen dafür sein, dass das Kind in der Schule gemobbt wird (siehe Kapitel 4).

Manchmal sammelt die Person Informationen zu einem Thema, das für Leiden oder Verwirrung gesorgt hat, um eine bestimmte Situation oder ein Gefühl zu verstehen. Dazu kann auch der Tod zählen. Ein Beispiel hierfür liefert ein Kind mit Asperger-Syndrom, das ein enges Verhältnis zu seinem Großvater hatte. Die beiden sind oft gemeinsam in der Umgebung der Familienfarm spazieren gegangen und haben sich intensiv über Tiere und über die Maschinen auf der Farm unterhalten. Auf einem dieser Spaziergänge erlitt der Großvater einen Herzstillstand und starb. Das Kind schien den Tod seines Großvaters nicht auf die übliche Art und Weise zu betrauern, sondern begann sich für Herzkrankheiten zu interessieren. Es las so viele Bücher zu diesem Thema, wie es finden konnte. Es wollte ganz genau wissen, warum und wie sein bewunderter Großvater gestorben ist.

Wenn das Spezialinteresse zum Zwang wird

Das Interesse kann so intensiv werden und das Leben der Person so sehr dominieren, dass es für denjenigen kein Vergnügen mehr darstellt, sondern unwiderstehlich und unerwünscht geworden ist. Die Unfähigkeit, die Zeitdauer zu begrenzen, die man für sein Spezialinteresse aufwendet, kann ein Zeichen für die Entwicklung einer Zwangsstörung sein.[40] Luke Jackson erklärte in seiner Autobiografie: »Ich konnte nicht damit anfangen, das Gefühl zu erklären, wenn dem nicht ein bestimmter Ablauf vorherging. Ich fühlte mich sonst, als würde mein ganzer Körper explodieren.«[41]

- Wenn das Spezialinteresse die psychologische »Grenze« überschreitet und sich ungewollt aufdrängt oder sich negativ auf die Lebensqualität auswirkt, könnte der Betroffene professionelle Hilfe gegen eine Zwangsstörung benötigen (siehe Kapitel 6).

Übergang zur Wahnstörung

Das Spezialinteresse kann auch mit einer Wahnstörung verbunden sein.[42] Besteht das Interesse aus der Beschäftigung mit Fantasyliteratur und Superhelden, versucht die Person häufig wie der Held zu handeln, um in sozialen Situationen mit Gleichaltrigen erfolgreich zu sein. Klinisch bedeutsam wird dieses Geschehen, wenn sie sich nicht mehr von ihrer zweiten Identität lösen kann und der Überzeugung ist, über besondere oder magische Kräfte zu verfügen und allmächtig zu sein.

Gibt es biologische Modelle?

Einige Aspekte des Spezialinteresses können auf beeinträchtigte exekutive Funktionen hinweisen (siehe Kapitel 9). Eine der Aufgaben der »exekutiven« Funktionen des Gehirns (die im Frontallappen angesiedelt sind) ist die kognitive Kontrolle dessen, was man sagt oder tut. Das gilt vor allem für die Fähigkeit, Gedanken und Handlungen zu verändern und sie zu unterdrücken. Wenn eine Person mit Asperger-Syndrom sich mit seinem Spezialinteresse beschäftigt oder darüber spricht, zeigt sich oft, dass sie beharrlich daran festhält und darin »gefangen« ist. Sie hat beträchtliche Schwierigkeiten, die Gedanken oder das Gesprächsthema auf etwas anderes zu lenken.[43] Die Person scheint wie verbohrt zu sein und das unwiderstehliche Bedürfnis zu haben, die Aktivität oder den Monolog zu vollenden. Personen mit Asperger-Syndrom berichten oft, wie sehr das Spezialinteresse ihr Denken bestimmt und wie schwierig es für sie ist, auf halbem Wege anzuhalten und etwas anderes zu tun.

Wir besitzen kein biologisches Modell für die Entwicklung von Spezialinteressen. Eine neuere Untersuchung vierjähriger, sich normal entwickelnder Kinder hat gezeigt, dass begrenzte Interessen bei Jungen und Mädchen eine positive Korrelation zu fetalem Testosteron aufweisen.[44] Möglicherweise ist dies einer der Faktoren, der die Entwicklung von Spezialinteressen beeinflusst.

Medikamente könnte die Freude am Spezialinteresse schmälern

Die Beschäftigung mit dem Spezialinteresse ist oft die größte Freude im Leben eines Menschen mit Asperger-Syndrom. Falls der Betroffene Medikamente gegen Angststörungen, Depressionen oder unkontrollierbare Wutausbrüche benötigt, sollten Sie bedenken, dass einige Medikamente zwar die Stimmung heben, aber dafür die Begeisterung für das Spezialinteresse dämpfen. Der Facharzt muss also gemeinsam mit dem Betroffenen die Vor- und Nachteile eines Medikaments gegeneinander abwägen, einschließlich der Auswirkungen auf den Spaß, der sich aus der Beschäftigung mit dem Spezialinteresse ergibt.

Wie kann man es beeinflussen?

Während die Motivation des Kindes mit Asperger-Syndrom darin besteht, mehr Zeit mit seinem Interesse zu verbringen, ist die Motivation der Eltern und Lehrer, diese Dauer und die Häufigkeit des Zugangs zu dem Interesse zu verringern. Damit soll es dem Kind ermöglicht werden, eine größere Bandbreite an Aktivitäten zu nutzen. Das ist vor allem dann wichtig, wenn die Zeit, die dem Spezialinteresse gewidmet wird, buchstäblich jede soziale Interaktion mit Familienmitgliedern oder Klassenkameraden verhindert und beispielsweise dazu führt, dass keine Hausaufgaben mehr gemacht werden. Welche Strategien dienen dazu, diese Zeit zu verringern? Sollten einige Interessen ganz unterbunden werden oder dienen sie einem konstruktiven Zweck?

Zeitdauer und Zugang begrenzen

Das Problem ist manchmal vielleicht nicht die Aktivität selbst, sondern dessen Dauer und Dominanz über andere Aktivitäten. Einigen Erfolg können Eltern erzielen, wenn sie die Zeit, die sich das Kind mit seinem Spezialgebiet beschäftigen darf, von vornherein begrenzen. Wenn die Zeit abgelaufen ist (zum Beispiel an einer Eieruhr oder Stoppuhr auch für das Kind deutlich erkennbar), muss es die Aktivität beenden. Ermuntern Sie es, sich dann mit anderen Dingen zu beschäftigen. Sagen Sie ihm, wann und wie lange es sich das nächste Mal mit seinem Spezialthema beschäftigen darf. Es ist wichtig, dass die andere Aktivität sich außer Sichtweise der Dinge befindet, mit denen sich das Kind bei seinem Spezialinteresse beschäftigt. Die Versuchung, die von ihnen ausgeht, wäre ansonsten möglicherweise zu groß. Das Kind sollte also am besten in ein anderes Zimmer oder nach draußen gehen. Es kann sich bei der Ersatztätigkeit auch um etwas handeln, das dem Kind Spaß macht, wenn auch vielleicht nicht im gleichen Maße wie das Spezialinteresse.

Dieser Ansatz beruht darauf, den Zugang zum Spezialinteresse zu rationieren und dem Kind damit zu ermöglichen, eine größere Bandbreite an Interessen zu entwickeln. Das in Kapitel 6 beschriebene Gefühlsalbum kann dabei einige Anregungen für alternative Aktivitäten enthalten.

Quality Time: Austausch über das Spezialinteresse

Eltern oder Lehrer können regelmäßig »Quality Time« mit dem Kind verbringen, indem sie sich über sein Spezialinteresse unterhalten oder es gemeinsam erkunden. Reservieren Sie sich diese Zeit in Ihrem Terminplan und achten darauf, dabei nicht gestört zu werden. Diese gemeinsame Zeit sollte für beide angenehm sein.

Ich selbst habe in solchen Gesprächen, die ich gern am Ende einer Sitzung einfüge, schon sehr viel über das Guinness-Buch, Schmetterlinge, die Titanic und Meteorologie gelernt, was mir Respekt bei anderen Kindern mit Asperger-Syndrom verschafft, die ebenfalls dieses Interesse teilen. Wenn der Erwachsene dem Kind erklärt, wo sein »spezielles Interesse« liegt, ist auch eine wechselseitige Erkundung der jeweiligen Interessen möglich.

Gefährliche Interessen beenden

Wenn das Interesse potenziell gefährlich oder illegal ist oder leicht missverstanden werden kann, etwa ein Interesse an Feuer, Waffen oder Pornografie, sollten Sie Schritte unternehmen, um es zu beenden oder zumindest zu verändern, auch wenn das keine leichte Aufgabe ist. Erklären Sie, warum das Interesse für andere nicht akzeptabel ist, zum Beispiel mithilfe einer Social Story. Es kann erforderlich sein, entsprechende Gesetze zu erklären und sich Veränderungen des aktuellen Interesses zu überlegen.[45] Interessiert sich der Betroffene für Pornografie, will er möglicherweise Beziehungen und Sexualität verstehen. Dabei besteht die Gefahr, dass er die pornografischen Bilder für realistische Darstellungen normaler Beziehungen hält und sie als Vorbild für seine erste Verabredung verwenden will. Glücklicherweise gibt es mittlerweile Programme, mit denen Menschen mit Asperger-Syndrom über angemessenes Verhalten in den Bereichen Intimität und Sexualität informiert werden können.[46]

Die bereits erwähnten, von Gray entwickelten Comic-Gespräche, können dem Kind dabei helfen, die Perspektiven anderer Menschen zu verstehen. Diese Zeichnungen beinhalten die Gedanken des Kindes, aber auch die Gedanken, Gefühle und Perspektiven anderer sowie mögliche Konsequenzen. Appellieren Sie an die Vernunft und Logik des Kindes, um das Interesse so zu modifizieren, dass es keine Gefahr mehr darstellt. Ein Interesse an Giften kann beispielsweise in ein Interesse am Verdauungssystem oder an Fleisch fressende Pflanzen umgewandelt werden.

Die andere Möglichkeit besteht darin, das Interesse ganz zu beenden. Dabei sollten Sie gemeinsam mit dem Kind nach einem anderen Interesse Ausschau halten, das das bisherige ersetzen kann und für beide Seiten akzeptabel ist. Es sollte sich um ein vergleichbares Interesse handeln, das die Funktion des vorherigen ersetzen kann. Wenn ein Interesse an Waffen besteht und daran, sich für erlittenes Bullying in der Schule zu rächen, dann muss zunächst natürlich das Bullying beendet werden.

Das Interesse konstruktiv nutzen

Wie Eltern, Lehrer und Therapeuten das Spezialinteresse konstruktiv nutzen können, wird im Folgenden beschrieben.

Zu den Hausaufgaben motivieren

Normale Kinder werden gewöhnlich dadurch motiviert, dass sie ihren Eltern und Lehrern gefallen, andere Kinder beeindrucken, sie nachahmen oder in ihre Aktivitäten einbezogen werden wollen. Diese üblichen Wünsche wirken nicht so stark bei Kindern mit Asperger-Syndrom. Sie ziehen eine stärkere Motivation daraus, sich mit ihrem Spezialinteresse zu beschäftigen als daraus, anderen zu gefallen. Sie können das Interesse konstruktiv anwenden, indem Sie unbeliebte Aktivitäten durch den Einbezug des Spezialinteresses attraktiver gestalten.

Wenn sich das Interesse auf Geografie bezieht, besonders auf Flaggen, kann das Kind Flaggen zählen statt anderer Dinge, die im Mathematikunterricht oder bei den Hausaufgaben sonst gebräuchlich sind. Gerade die Motivation, die Hausaufgaben zu erledigen, ist ein Problem für die Eltern. Wenn diese auch Aspekte des Spezialinteresses beinhalten, wird es weniger Probleme damit geben.[47]

In der Schule als Belohnung einsetzen

Der Zugang zu den Interessen ist ein überaus mächtiger Anreiz.[48] Der Lehrer kann die Erlaubnis, sich dem Spezialinteresse zu widmen, als Belohnung einsetzen. Wenn das Kind zum Beispiel eine mathematische Aufgabe innerhalb von zehn Minuten löst, darf es zehn Minuten am Computer verbringen. Bei älteren Kindern führt ihr Spezialinteresse manchmal zu Erfolgen bei Wissenschaftswettbewerben. Das ist für das Kind sehr motivierend und steigert sein Selbstwertgefühl. Die Strategie, das Interesse in den Lehrplan einzubauen, erfordert vom Lehrer mehr Flexibilität in der Handhabung der Klassenaktivitäten und der Belohnungssysteme. Als Vorteile ergeben sich jedoch verbesserte Fähigkeiten und eine bessere Konzentration.

Einige Eltern haben die Verhinderung des Spezialinteresses als Strafe bei Fehlverhalten oder unvollständigen Hausaufgaben eingesetzt. Diese Strategie kann zwar effektiv sein, aber auch der Kind zu sehr aufregen, wenn es das Verbot nicht erträgt. Ich rate dazu, mit solcher Bestrafung sehr vorsichtig umzugehen – möglicherweise sind andere Strategien erfolgreicher. Das Interesse sollte lieber als positives Element im Alltag erhalten bleiben. Wenn Sie einige der wenigen Freuden, die das Kind hat, verbieten wollen, werden Sie immer auf massiven Widerstand stoßen.

Power Cards

Elisa Gagnon hat das Konzept der sogenannten Power Cards entwickelt.[49] Dabei wird das Interesse dazu verwendet, die Motivation zu steigern und das Lernen zu unterstützen. Diese Strategie kann man sowohl in der Schule als auch zu Hause verwenden. Fertigen Sie Karten (in der

Größe einer Kreditkarte) an, die mithilfe des Spezialinteresses Ratschläge geben. Schreiben Sie in einem ähnlichen Stil wie in einer Social Story (siehe S. 89). Verwenden Sie Bilder und Charaktere, die mit dem Spezialinteresse zusammenhängen. Beispielsweise könnte bei einem entsprechenden Spezialinteresse die Sängerin Britney Spears die Ratschläge erteilen. Der Einbau des Spezialinteresses erhöht die Konzentration des Kindes und die Ratschläge werden besser behalten und befolgt.

Wenn das Spezialinteresse zum späteren Beruf führt

Einige Spezialinteressen können schließlich zu einem Beruf werden. Ein Jugendlicher mit Asperger-Syndrom hatte ein erstaunliches Wissen über das Fischen und kannte sich hervorragend mit Fischarten und Angelausrüstungen aus. Als er am Ende des Schuljahres ein eintägiges Praktikum in einem Geschäft für Anglerbedarf machte, stellte der Ladenbesitzer ihn sofort ein, weil er erkannt hatte, dass der Junge mit seinem Wissen und seiner Begeisterung ein sehr guter Verkäufer sein würde.

- Das Spezialinteresse »Wetter« könnte zu einer Beschäftigung als Meteorologe führen.
- Ein Interesse an Stadtplänen und Landkarten ist möglicherweise eine gute Voraussetzung zu einer Beschäftigung als Taxifahrer oder LKW-Fahrer,
- Interesse an verschiedenen Kulturen und Sprachen führt vielleicht zum Beruf des Reiseleiters oder Übersetzer.

Stephen Shore reparierte und baute gerne Fahrräder. Er bekam eine Arbeitsstelle als Mechaniker in einem Fahrradladen, nachdem er sein selbst gebautes Fahrrad als eine Art Bewerbung präsentiert hatte und nicht unerwähnt ließ, dass er auch die Räder selbst herstellen konnte. Das war eine seltene und gefragte Fähigkeit. Der Geschäftsinhaber beauftragte ihn zunächst mit dem Bau von zehn Rädern. In der Folge erhielt er weitere Aufträge und wurde schließlich selbst Besitzer des Ladens.

Eltern werden sich überlegen, wie sie die Interessen des Kindes fördern können, um damit eine Grundlage für einen Beruf zu schaffen. Ich glaube, dass beispielsweise Computer von und für Menschen mit Asperger-Syndrom entwickelt wurden und dass im 21. Jahrhundert Computerfähigkeiten in vielen Berufen gefragt sein werden. Ein Interesse an Büchern und Katalogisierungssystemen könnte zum Beruf des Bibliothekars befähigen. Besonderes Interesse an Tieren verhilft vielleicht zu einer Karriere in der Tiermedizin.

Über gefragtes Fachwissen verfügen

Temple Grandin empfiehlt Menschen mit Autismus oder Asperger-Syndrom, ihr Fachwissen zu benutzen und zu vertiefen, um eine Beschäftigung zu finden, statt sich nur um den Erwerb sozialer Fähigkeiten zu bemühen. Eine Bewerbung kann dann Beispiele seiner Fähigkeiten und seines Wissens beinhalten, mit denen er seine sozialen Schwierigkeiten kompensieren kann.

Eine wissenschaftliche Karriere ergibt sich manchmal durch die Anhäufung von Fachwissen zum Spezialgebiet fast von selbst. Ein Professor mit Asperger-Syndrom, der an einer Universität in Kalifornien tätig ist, schrieb mir: »Das Beste bei einer Hochschule ist, dass wir dafür bezahlt werden, über unser Lieblingsthema zu reden, wobei die Studenten mitschreiben und unsere klugen Worte in den Klausuren wiedergeben.«

Möglicherweise kommen Erwachsene mit Asperger-Syndrom auch in einem speziellen Arbeitsumfeld zusammen, in dem ihr Fachwissen besonders gefragt ist. Unternehmen, die Ingenieure oder Computerexperten beschäftigen, haben vermutlich mehr Angestellte mit Asperger-Syndrom, als es der üblichen Verteilung in der Gesellschaft entspricht. Hier könnte eine »Asperger-freundliche« Gemeinschaft entstehen. Dies kann auch in Künstlergemeinschaften geschehen, in denen ungewöhnliche oder exzentrische Charaktere akzeptiert werden, weil sie über besondere Fähigkeiten als Schriftsteller oder Künstler verfügen.[50]

Das Interesse in die Verhaltenstherapie einbeziehen

Die wichtigste psychologische Behandlungsmethode für affektive Störungen ist die kognitive Verhaltenstherapie (KVT). Ich habe verschiedene Modifikationen der KVT entwickelt, um sie an die kognitiven und sozialen Fähigkeiten beim Asperger-Syndrom anzupassen.[51] Eine Besonderheit ist ein »Werkzeugkasten«, mit dem sich Gefühle »reparieren« lassen (siehe Kapitel 6). Da das Spezialinteresse als Quelle der Freude und der Entspannung dient, kann man es auch als Werkzeug zur Verbesserung des Gefühlslebens verwenden. Ablenkung, Trost und Gespräch erweisen sich dagegen oft als untaugliche Mittel bei der Steuerung der Gefühle.

Man kann das Spezialinteresse auch im Rahmen der kognitiven Restrukturierung verwenden. So hatte ein Jugendlicher mit einem Asperger-Syndrom und einer Zwangsstörung Angst davor, durch Bakterien infiziert zu werden. Sein Spezialinteresse war die Fernsehserie Doctor Who, in der es um Reisen durch Raum und Zeit geht. Im Therapieprogramm übernahm nun der Klient die Rolle des Doctor Who, der auf einem Planeten gestrandet ist. Auf diesem Planeten lebt ein unsichtbares Monster, das Angst produziert und davon lebt. Ich, der klinische Psychologe, stellte einen Wissenschaftler dar, der das Verhalten des Monsters studiert. Gemeinsam entwickelten wir nun Strategien, mit deren Hilfe das Monster besiegt und eine Flucht von dem Planeten bewerkstelligt werden konnte. Dieser Ablauf ähnelte den Fernsehepisoden und bot eine Rolle sowie eine Vorstellung und Struktur, die für den Jugendlichen interessant erschienen und die schließlich zum Erfolg der Therapie beitrugen.

Auch bei der KVT-Komponente des affektiven Lernens kann das Spezialinteresse als Metapher verwendet werden. Ein Mädchen, das sich für das Wetter interessierte, konnte so eine Art Barometer entwickeln, mit dessen Hilfe Änderungen der Stimmungen vorhergesagt werden konnten. Dabei nahmen Gedanken die Form von Wettermerkmalen an (Verwirrung wurde etwa als Nebel beschrieben) und sie konnte ihre Gefühle und Gedanken in Form eines Wetterberichts erklären.

Ein Mittel, um Freundschaften zu knüpfen

Gemeinsame Interessen können eine Grundlage für eine Freundschaft sein. Eltern und Lehrer können das Spezialinteresse des Kindes nutzen, um mögliche Freundschaften zu fördern (siehe Kapitel 3). Erwachsene mit Asperger-Syndrom können Gleichgesinnte in besonderen Vereinen oder bei entsprechenden Veranstaltungen treffen, beispielsweise bei Star-Trek-Kongressen.

Manchmal entwickelt sich eine solche, auf gemeinsamen Interessen beruhende Freundschaft über die platonische Phase hinaus. In Gesprächen mit Partnern von Menschen mit Asperger-Syndrom höre ich oft, dass die Spezialinteressen des Partners ursprünglich als eine liebenswerte und attraktive Eigenschaft angesehen wurden. Das kann sich ändern, wenn derjenige als Partner oder Elternteil seine Prioritäten ändert. Der Partner ohne Asperger-Syndrom kann sich dann später darüber beschweren, dass der andere zu viel Zeit und Energie für sein Interesse verwendet.

In einigen Fällen führt das Spezialinteresse selbst zwei Menschen zusammen. Auf einem Kongress erzählte mir eine Frau, dass sie und ihr Ehemann beide Entomologen seien und sich über das gemeinsame Interesse gefunden hätten. Es seien nicht zuletzt die entomologischen Fähigkeiten ihres Mannes gewesen, die ihre Bewunderung zu Liebe werden ließen. Erst kürzlich sei das Asperger-Syndrom bei ihrem gemeinsamen Sohn festgestellt worden und sie vermutete, dass diese Diagnose auch auf ihren Ehemann zutrifft.

Lernen, wann und wie lange man über das Interesse reden kann

Menschen mit Asperger-Syndrom sprechen meist sehr gern über ihr Spezialinteressen und müssen oft erst lernen, Botschaften ihres Gesprächspartners, die zeigen, dass er gelangweilt, peinlich berührt oder genervt ist, zu erkennen und zu beachten. Erinnern Sie denjenigen daran, immer wieder darauf zu achten, was der Gesprächspartner macht: Trägt er zum Gespräch bei? Nickt er zustimmend oder gibt auf sonstige Weise zu verstehen, dass es am Thema wirklich interessiert ist? Wenn die Person unsicher ist, kann Sie gezielt nachfragen: »Ich hoffe, ich langweile Sie nicht?« oder »Was denken

Sie darüber?« Erinnern Sie ihn auch daran, keine langen Monologe zu führen.

Wie Eltern und Lehrer Hilfestellungen geben können

Eltern oder Lehrer können mit dem Kind ein »besonderes Zeichen« vereinbaren, mit dem sie ihm anzeigen, dass es auf bestimmte Signale eines anderen Kindes achten und darauf reagieren, die Vorschläge des Freundes berücksichtigen oder das Thema wechseln sollte. Sie können das Kind auch darauf hinweisen, mit wem es über sein Spezialinteresse reden kann und mit wem eher nicht. Die grafische Darstellung mit konzentrischen Kreisen (siehe S. 97) eignet sich gut zur Veranschaulichung.

Sehen Sie das Spezialinteresse als Problem oder als Talent?

Hans Asperger hatte eine sehr positive Einstellung zu Spezialinteressen und betrachtete die Fähigkeiten, die in den Interessen zum Ausdruck kamen, als besondere Gabe. In seiner ersten veröffentlichten Arbeit beschrieb er die »autistische Persönlichkeit« und erklärte:

»Wir behaupten – nicht auf Grund einer Theorie, sondern aus der Erfahrung an vielen Kindern –, die positiven und die negativen Wesenszüge dieses Knaben sind zwei naturnotwendig in Verbindung stehende Seiten einer durchaus einheitlich angelegten Persönlichkeit. Man kann es auch so ausdrücken: Die Schwierigkeiten, die dieser Bub mit sich und in seinen Beziehungen mit der Welt hat, sind der Preis, den er für seine besondere Begabung zahlen muss.«[52]

Hindernis oder Brücke zu anderen Menschen?

Die Interessen können entweder ein Hindernis oder eine Brücke zu sozialen Kontakten sein. Sie können konstruktiv in der Schule und in psychologischen Therapien genutzt werden oder zur Grundlage einer Karriere werden. Wenn man an die Merkmale denkt, die mit den Spezialinteressen verbunden sind, sollte man sich nicht nur der Vorteile für den Menschen mit Asperger-Syndrom bewusst sein, sondern auch der Vorteile für die Gesellschaft.

- Einige Veröffentlichungen gehen davon aus, dass erfolgreiche Menschen in der Wissenschaft und in der Kunst Persönlichkeiten aufweisen, die dem Fähigkeitsprofil von Menschen mit Asperger-Syndrom ähneln.[53]

Hans Asperger hatte dazu folgende Überlegungen: »Es scheint, dass für Erfolg in der Wissenschaft oder in der Kunst ein Schuss Autismus erforderlich ist. Ein notwendiger Bestandteil des Erfolges kann die Fähigkeit sein, sich von der Alltagswelt und dem rein Praktischen abzuwenden, eine Fähigkeit, ein bestimmtes Thema neu zu denken und mit Originalität zu behandeln und so neue, unbegangene Wege zu schaffen, wobei alle Fähigkeiten in ein Spezialthema gebündelt werden.«[54]

7 Spezialinteresse

Die Briten bewundern Exzentriker

Verschiedene Gesellschaften und Kulturen nehmen die Spezialinteressen unterschiedlich wahr. In einigen Gesellschaften erscheinen sie als pathologisch und als ein Zeichen für eine nötige psychiatrische Behandlung. In anderen Kulturen dagegen, insbesondere der britischen, wird eine solche Person einfach als Exzentriker angesehen und das Spezialinteresse ist Thema in beliebten Fernsehsendungen. Ich habe die britische Fernsehsendung Antiques Roadshow gesehen und dabei die Begeisterung von Sammlern beobachtet, die Merkmale des Asperger-Syndroms aufwiesen. In der britischen Kultur wurden exzentrische Menschen immer akzeptiert und bewundert.

Zum Abschluss möchte ich mich der Bemerkung von Jeniffer McIlwee Myers anschließen, die selbst das Asperger-Syndrom hat und mir in einer E-Mail schrieb: »Behandelt das Spezialinteresse nicht wie ein Gift, das man jemandem austreiben muss, sondern als eine Eigenschaft, mit der man umgehen kann.« In meinen Augen kann diese Eigenschaft für die Gesellschaft von großem Nutzen sein.

ZUSAMMENFASSUNG

Was macht ein Spezialinteresse aus? Wie entwickelt es sich?

- Eines der Merkmale, die ein Hobby von einem klinisch bedeutsamen Spezialinteresse unterscheiden, ist die ungewöhnliche Intensität oder Fokussierung des Interesses.
- Ungewöhnliche Interessen können sich bereits im Alter von zwei oder drei Jahren entwickeln. Sie beginnen etwa mit dem Drehen der Räder von Spielzeugautos oder dem wiederholtem Betätigen elektrischer Schalter.
- Die nächste Stufe kann eine Fixierung auf etwas sein, das weder ein Mensch noch ein Spielzeug ist, oder es besteht eine Faszination für eine bestimmte Kategorie von Objekten, von denen so viele Exemplare wie möglich gesammelt werden.
- Eine weitere Stufe ist meist die Sammlung von Fakten und Zahlen zu einem bestimmten Thema.
- Ein Großteil des Fachwissens bringt sich das Kind selbst bei.
- Kinder und Jugendliche begeistern sich oft für Elektrotechnik, Computer, Fantasyliteratur, Science-Fiction oder eine bestimmte Person.
- Es gibt zwei wesentliche Kategorien der Interessen: Sammlungen und den Erwerb von Wissen.
- Einige Mädchen interessieren sich eher für Dichtung als für Fakten.
- Manchmal besteht ein intensives Interesse an Tieren, bei dem sich das Kind selbst wie ein Tier verhält.

Die Spezialinteressen können verschiedene Funktionen haben

- Ängste überwinden.
- Freude bereiten.
- Entspannung bieten.
- Größere Vorhersagbarkeit und Sicherheit im Leben garantieren.
- Dabei helfen, die physische Welt besser zu verstehen.
- Eine Fantasiewelt schaffen, in die man fliehen kann.
- Eine eigene Identität verschaffen.
- Zeitvertreib und Gesprächsstoff.
- Zeichen für intellektuelle Fähigkeiten.

Wie sehen andere das Spezialinteresse?

- Eltern müssen das unstillbare Verlangen an dem Spezialinteresse befriedigen.
- Für die Fachkraft kann das Spezialinteresse beträchtliche Informationen liefern.
- Der Wechsel beim Spezialinteresse hin zu einem morbiden oder makaberen Thema wie dem Tod kann ein Zeichen für eine Depression sein; ein Interesse an Waffen, Kampfkunst und Rache kann ein Zeichen für Bullying in der Schule sein.
- Die Person kann Informationen zu einem Thema sammeln, das Leiden oder Verwirrung verursacht, um ein bestimmtes Gefühl oder eine Situation besser zu verstehen.
- Ist der Betroffene unfähig, die Zeit, die er dem Spezialinteresse widmet, auch nur geringfügig einzuschränken, könnte dies ein Zeichen für eine Zwangsstörung sein.

Wie kann man es beeinflussen?

- Wenn die Dauer und Dominanz andere Aktivitäten verhindert, können Sie den Zugang des Kindes zum Spezialinteresse zeitlich befristen.
- Führen Sie eine »Quality Time« ein, um sich über das Spezialgebiet zu unterhalten und auszutauschen.
- Wenn das Interesse potenziell gefährlich oder illegal ist oder leicht missverstanden werden kann, sollten Sie Schritte unternehmen, mit denen das Interesse beendet oder zumindest verändert werden kann, auch wenn dies keine leichte Aufgabe ist.
- Meist ist es besser, mit dem als gegen das Spezialinteresse zu arbeiten.
- Das Interesse kann eine Quelle der Freude, des Wissens, der eigenen Identität und des Selbstbewusstseins sein, die konstruktiv von Eltern, Lehrern und Therapeuten genutzt werden kann.
- Fördern Sie Fähigkeiten, die beruflich genutzt werden können, z. B. das Talent im Umgang mit Computern.
- Integrieren Sie das Spezialinteresse in die kognitive Verhaltenstherapie, mit deren Hilfe die Person ihre Gefühle verstehen und steuern kann.
- Das Interesse kann genutzt werden, um Freundschaften mit normalen Gleichaltrigen oder mit Menschen mit Asperger-Syndrom zu fördern, die dieselben Interessen teilen.
- Wenn es in einem Gespräch um das Spezialinteresse geht, muss die Person mit Asperger-Syndrom meist lernen, die entsprechenden Hinweise und Reaktionen des Gegenübers zu erkennen, um sicherzustellen, dass das Gespräch wechselseitig ist und der Integration dient.
- Das Spezialinteresse bietet nicht nur dem Menschen mit Asperger-Syndrom Vorteile, sondern auch der Gesellschaft.

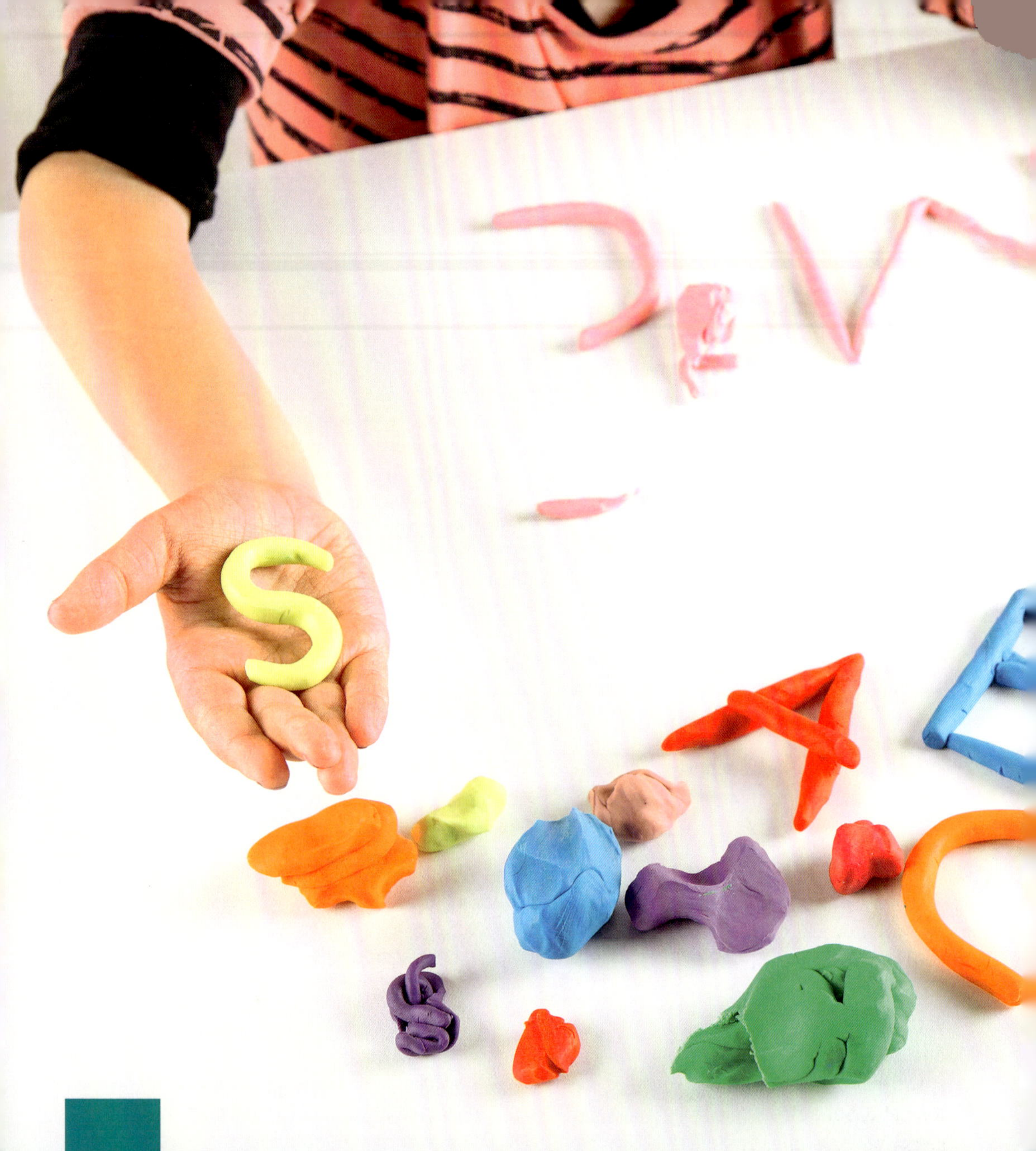

8 Sprache

Welche sprachlichen Besonderheiten sind typisch? Wo lauern Fallen für sprachliche Missverständnisse, Fehlinterpretationen und Kränkungen? Wie können Kinder mit Asperger-Syndrom die Kunst der Konversation erlernen? Was sollte man beachten, um denjenigen nicht unnötig zu verwirren? Wie spricht man »Aspergisch«?

Welche Auffälligkeiten gibt es?

» Gemeinsam ist in allen Fällen: die Sprache wirkt auf den naiven Zuhörer unnatürlich. «
Hans Asperger

Hans Asperger beschrieb sehr eindrucksvoll ein ungewöhnliches Profil der Sprachfähigkeiten. Dazu gehören:

- Probleme, eine Konversation zu führen,
- ungewöhnliche Sprachmelodie oder Redefluss sowie
- eine ungewöhnliche Sprachentwicklung, etwa eine besonders frühe oder späte Entwicklung der Sprache.

Er beschrieb auch eine Tendenz bei Kindern, die wie Erwachsene sprechen. Sie besitzen einen fortgeschrittenen Wortschatz und verwenden recht komplexe Sätze. Asperger schrieb: »Immer kommt uns bei den autistischen Psychopathen, wenn wir genau darauf achten, die Sprache abartig vor – ihre Erkenntnis ist uns daher diagnostisch besonders wichtig.«[1]

Diagnosekriterien

Die Diagnosekriterien von Christopher Gillberg beinhalten ein ungewöhnliches Profil der Sprachfähigkeiten, bei denen mindestens drei der folgenden Besonderheiten des Sprachgebrauchs für eine Asperger-Diagnose zutreffen müssen[2]:

- verzögerte Sprachentwicklung,
- oberflächlich betrachtet perfekter sprachlicher Ausdruck,
- formelle, pedantische Sprache,
- seltsame Prosodie, eigenartige Stimmmerkmale,
- beeinträchtigtes Verständnis einschließlich Fehlinterpretationen von wörtlichen/implizierten Bedeutungen.

Die Diagnosekriterien von Peter Szatmari und seinen Kollegen beinhalten außerdem eigenartige Merkmale der mündlichen Sprache und es werden mindestens zwei der folgenden Merkmale verlangt[3]:

- abnormale Modulation,
- spricht zu viel,
- spricht zu wenig,
- mangelnde Kohäsion im Gespräch,
- idiosynkratischer (eigenwilliger) Wortgebrauch,
- repetitive Sprachmuster.

Diese Diagnosekriterien umfassen sowohl die ursprünglichen Beschreibungen von Hans Asperger als auch diejenigen Merkmale der Sprachfähigkeiten, die von Spezialisten bei der Durchführung von Diagnosen erkannt wurden. Die Kriterien für das Asperger-Syndrom des DSM-IV und der ICD-10 weisen knapp auf Sprachfähigkeiten hin, stellen aber ansonsten fest: »Es besteht keine allgemeine, klinisch signifikante Verzögerung in der Sprachentwicklung.«[4] Leider kann dies so interpretiert werden, dass keine ungewöhnlichen

Eigenschaften bei den Sprachfähigkeiten existieren. Im Alter von fünf Jahren hat das Kind mit Asperger-Syndrom keine allgemeine Sprachverzögerung, doch zeigt sich, dass die Person mit Asperger-Syndrom sich ungewöhnlich im Hinblick auf bestimmte und subtilere Aspekte der Sprache verhält.

Der begleitende Text zu den Diagnosekriterien des DSM-IV weist auf die Art und Weise hin, in der die Sprache abnormal ist: Die Person beschäftigt sich mit bestimmten Themen, sie redet sehr wortreich und es fehlt die Fähigkeit, übliche Regeln der Konversation einzuhalten. Außerdem verfügt das Kind oft über ein Vokabular, wie es typisch für einen Erwachsenen ist. Leider sind diese Merkmale nicht Teil der DSM-IV-Kriterien.

- Meiner Meinung nach sind ungewöhnliche Sprachfähigkeiten jedoch ein wesentliches Merkmal des Asperger-Syndroms und sollten in zukünftigen Versionen der DSM-IV-Kriterien enthalten sein.

Wie kann man die Sprachfähigkeiten untersuchen?

Die standardisierten Tests zur Messung der wahrgenommenen und ausgedrückten Sprache sind möglicherweise nicht geeignet, die besonderen sprachlichen Merkmale bei Menschen mit Asperger-Syndrom zu erkennen. Allgemein ist die Oberflächenstruktur meist altersgemäß im Sinne der Entwicklung des Vokabulars und der Fähigkeit, recht komplexe Sätze zu sprechen.

CELF-IV-Test

Mit einem Test wie der »Clinical Evaluation of Language Fundamentals IV« (klinische Evaluation von wesentlichen Sprachmerkmalen IV), kurz CELF-IV, kann man jedoch Probleme bei der Fähigkeit der Sprachwahrnehmung aufzeigen. Das gilt insbesondere für bestimmte Aspekte des Sprachverständnisses, etwa

- Redewendungen verstehen und interpretieren und
- komplexe mündliche Anweisungen erinnern und ausführen.[5]

Das kann ein Problem erklären, das oft von Eltern und Lehrern berichtet wird: Das Kind selbst drückt sich in komplexen Sätzen aus, die eher kennzeichnend für Erwachsene sind, versteht aber trotzdem keine komplexen Anweisungen. Häufig sind Syntax, Grammatik und Vokabular hoch entwickelt, sodass eine Sprachtherapie kaum infrage kommt.[6] Eltern und Lehrer benötigen jedoch oft Hilfestellungen, um das Kind zu wechselseitigen Gesprächen zu ermuntern.[7] Denn die problematischen Konversationsfähigkeiten behindern die Integration in die Klassengemeinschaft.

Was der Spezialist testen sollte

- Die Beurteilung von Sprachfähigkeiten sollte auch Tests zur Untersuchung der pragmatischen Aspekte der Sprache und der »Kunst der Konversation« enthalten.[8]
- Untersuchen Sie außerdem Aspekte der Prosodie, wie die Betonung von Schlüs-

selwörtern oder Silben und die Flüssigkeit und die Tonlage der Rede. Dabei sollten Sie Sprache besonders weit gefasst betrachten.

- Bewerten Sie auch das Verständnis
  - bestimmter Redewendungen und
  - geschriebener Sprache sowie
  - narrative Fähigkeiten (also die Fähigkeit, eine Geschichte zu erzählen).
- Achten Sie dabei ebenfalls auf die nonverbale Kommunikation wie die Körpersprache und die Vermittlung von Gefühlen.
- Fällt Ihnen beim Sprachgebrauch Pedanterie oder Kreativität auf?

Es gibt oft einen signifikanten Unterschied zwischen dem Sprachwissen und der Sprachpraxis. Das Kind kann in einer formalen Testsituation gegenüber dem Logopäden einige sprachliche Fähigkeiten beweisen. Im realen Leben kann es aber beträchtliche Schwierigkeiten damit haben, die Sprache in ausreichendem Tempo zu verarbeiten, etwa wenn es mit anderen Kindern spielt oder jemand anderem zuhört, wenn es zugleich von Hintergrundgeräuschen oder anderen Reizen abgelenkt ist.

Untersuchen Sie ebenfalls, ob die Person in der Lage ist, Gedanken und Gefühle auf nicht mündlichem Wege zu kommunizieren. Interessanterweise habe ich beobachtet, dass diese Menschen zwar Schwierigkeiten haben, ein bedeutsames emotionales Ereignis im direkten Gespräch zu beschreiben. Sie zeigen aber sehr viel Eloquenz und Einsicht, wenn sie ihre Gedanken und Gefühle in ein Tagebuch auf dem Computer tippen oder eine E-Mail senden. Ihre geschriebene bzw. getippte Sprache ist ihrer gesprochenen Kommunikation oft deutlich überlegen.[9]

Sprachliche Stärken

Die Sprache eines Kindes mit Asperger-Syndrom kann offenkundige Stärken aufweisen. Es entwickelt oft ein beeindruckendes Vokabular, das technische Begriffe (häufig in Verbindung mit einem Spezialinteresse) und Ausdrücke enthält. Das Kind spricht mitunter wie ein »kleiner Professor« und beeindruckt andere mit einem gut einstudierten Monolog über sein Lieblingsthema. Bei einem Jugendlichen können diese Merkmale jedoch dazu beitragen, dass er ausgeschlossen wird. Das Kind ist meist neugierig auf die physische Welt. Außerdem stellt es häufig Fragen und präsentiert faszinierende Fakten. Mir macht der intellektuelle Austausch Spaß, wenn ich mich mit einem Menschen mit Asperger-Syndrom unterhalte. Ich habe auch die Erfahrung gemacht, dass diese Menschen (vor allem die Erwachsenen), deren Wissen das meine übersteigt, eine beeindruckende Geduld aufbringen, um bestimmte Gedanken zu vermitteln. Das ist vor allem dann von Bedeutung, wenn man mir bei einem Computerproblem hilft und mich damit davor bewahrt, einen Nervenzusammenbruch zu bekommen.

8 Sprache

Kreativer Sprachgebrauch

Bei einigen Kindern ist die Sprachentwicklung verzögert, doch bereits die ersten gesprochenen Äußerungen umfassen dann meist mehrere Wörter oder ganze Sätze. Die ersten Worte meiner Schwägerin, die erst im Alter von drei Jahren anfing zu sprechen, waren ganz beachtlich. Sie wollte ihren Vater auf die Wange küssen, zog sich dann aber plötzlich zurück und sagte: »Will Papa nicht küssen, bis Papa den Hoover benutzt.« Ein Hoover ist eine Staubsaugermarke und sie hatte sich deswegen zurückgezogen, weil sie wollte, dass der Vater sich zunächst rasiert. Dieser Vorfall zeigt also auch den kreativen Umgang mit Sprache: Sie hat in dem Rasierer einen Staubsauger gesehen, der für die Gesichtsbehaarung zuständig ist.

Wenn die Sprache aus Büchern oder dem Fernsehen stammt

Die Ausdrucksfähigkeit des Kindes ist meist altersgerecht, ist aber manchmal durch ihre Übergenauigkeit ungewöhnlich. Ein Wort wird manchmal so ausgesprochen, wie es geschrieben wird: Das Kind erlernt die Sprache eher über das Lesen als über das Zuhören. Die Betonung bestimmter Silben weicht manchmal von der üblichen Aussprache ab. Ich habe beobachtet, dass die Entwicklung der Sprache bei einigen Kindern mit Asperger-Syndrom offenbar eher davon abhängt, was sie in Fernsehsendungen aufnehmen als von Gesprächen mit der Familie und mit Gleichaltrigen. Daher neigen auch viele Kinder mit Asperger-Syndrom aus Großbritannien oder Australien dazu, Englisch mit amerikanischem Akzent zu sprechen, wie sie es aus US-amerikanischen Filmen kennen. Das ist dann besonders auffällig, wenn die Eltern des Kindes den regionalen Akzent sprechen und das Kind durch seine Aussprache wie ein Fremder wirkt.

Selbst kreierte Worte

Manchmal kreiert das Kind eigene Worte, also Neologismen.[10] Ein Kind sprach einmal von »Snook« und meinte damit ein Stückchen Schokolade in einem Eiswürfel. Es sagte »clink«, wenn es einen Magneten meinte. Ein anderes Kind wurde gefragt, warum es sich nicht für seinen kleinen Bruder, einen Säugling, interessiere und antwortete: »Er kann nicht gehen, er kann nicht reden – er ist kaputt.« Als ein anderes Kind für Unordnung in seinem Zimmer sorgte, erklärte es, es »räume ab« – als Gegensatz zum »aufräumen«. Meine Schwägerin nannte ihr Fußgelenk das »Handgelenk für die Füße« und Eiswürfel hießen bei ihr »Wasserknochen«.

Humor und Sprachwitz

Manchmal hört sich ein Wort für ein Kind komisch an oder es findet eine bestimmte Bedeutung seltsam, sodass es anfängt zu lachen oder zu kichern. Dann wiederholt es das Wort immer wieder, ohne dabei die Absicht zu haben, diesen Spaß mit anderen zu teilen oder anderen zu erklären, was an dem Wort so faszinierend oder witzig ist. Der Humor ist idiosynkratisch, also eigenwillig und typisch für dieses Kind. Das kann dem Lehrer oder den Eltern einige Rätsel aufgeben.

- Diese Fähigkeit, aus einer neuen Perspektive auf die Sprache zu schauen, ist faszinierend, und sie gehört zu den liebenswertesten und wahrhaft kreativen Aspekten des Asperger-Syndroms.

Die Kinder sollten mit Kreativitätspreisen für ihr unkonventionelles Denken belohnt werden, mit dem sie immer wieder neue Wörter, Sätze oder Beschreibungen hervorbringen. Ermutigen Sie die Kinder, diese auch in ihren eigenen Texten zu verwenden.

Mögliche Schwächen

Obwohl es oft Stärken im Profil der Sprachfähigkeiten gibt, bestehen auf der anderen Seite auch bestimmte Schwächen. Die offenkundigste Schwäche besteht darin, dass die Sprache nicht entsprechend dem sozialen Kontext verändert wird. Normale Kinder im Schulalter führen wechselseitige, »ausbalancierte« Gespräche. Dabei sind sie sich immer des Wissensstandes, der Interessen und der Absichten des Gegenübers sowie der sozialen Konventionen bewusst, die bestimmen, was man sagen darf, wie man es sagt und wie man aufmerksam zuhört. Logopäden nennen die Modifikationen und den Gebrauch der Sprache im sozialen Kontext den pragmatischen Aspekt der Sprache. In einem späteren Abschnitt dieses Kapitels beschreibe ich die Schwierigkeiten in diesem Bereich genauer und schlage Strategien für Eltern und Lehrer vor, die hier Abhilfe schaffen können.

Prosodie, Klang und Lautstärke

Die Prosodie und besonders der Klang der Stimme sind oft ungewöhnlich. Einige Menschen mit Asperger-Syndrom haben eine »flache« Stimme, die monoton klingt. Es können Probleme mit der Lautstärke bestehen, sodass jemand in einer bestimmten Situation zu laut oder zu leise spricht. Zu lautes Sprechen kann besonders irritierend für Familienmitglieder und auch für Lehrer sein, die versuchen, den Geräuschpegel im Klassenraum gering zu halten. Derjenige kann auch mit einer besonders hohen oder näselnden Stimme sprechen. Das fällt einem Zuhörer schnell auf und lenkt ihn leicht ab. Manchmal spricht die Person auch besonders schnell, besonders dann, wenn sie begeistert ist oder über ihr Spezialinteresse spricht. Dagegen wirkt die Sprache eher schwerfällig, wenn derjenige über das, was er sagen soll, nachdenken muss.

Irritierende Gesprächspausen

Ein Gespräch mit einer Person mit Asperger-Syndrom kann auch Momente enthalten, in denen der Kontakt scheinbar völlig zusammenbricht. Diese Person ist dann vielleicht tief in ihre Gedanken versunken, um zu entscheiden, was sie sagen soll. Dabei vermeidet sie, dem anderen in die Augen zu schauen, um sich besser konzentrieren zu können. Leider kann diese kurzzeitige Unterbrechung des Gesprächsflusses und des Augenkontakts für den Zuhörer irritierend wirken. Denn dieser erwartet eine sofortige Antwort und ist unsicher, ob er die Person mit Asperger-Syndrom unterbrechen kann, um selbst das Gespräch wieder aufzunehmen.

- Ich warte in solchen Augenblicken meist geduldig, weil ich weiß, dass einige Personen mit Asperger-Syndrom ungern unterbrochen werden. Sie müssen dann nämlich mit ihrem Gedankengang wieder von vorn ansetzen.

Dieselbe Person kann allerdings auch bekannt dafür sein, andere zu unterbrechen oder nicht zu Wort kommen zu lassen.

Gedanken laut aussprechen

Menschen mit Asperger-Syndrom sprechen ihre Gedanken auch manchmal laut aus und kommentieren ihre eigenen Handlungen, ohne dass dabei ein Zuhörer vorausgesetzt wird.[11] Dies kommt bei allen Kindern vor, doch im Schulalter haben sie meist gelernt, ihre Gedanken für sich zu behalten. Selbstgespräche zu führen, gilt schließlich häufig als ein Zeichen für eine geistige Störung. Kinder mit Asperger-Syndrom hingegen sprechen ihre Gedanken oft noch in einem Alter aus, in dem man erwartet, dass sie sie internalisieren. Das stört oft die Aufmerksamkeit der Mitschüler und kann dazu führen, dass sie von anderen Kindern gehänselt werden. Das Kind überhört auch die Anweisungen des Lehrers, wenn es zu sehr mit seinem persönlichen »Gespräch« beschäftigt ist.

Mögliche Gründe für dieses Verhalten sind, dass es seltener von anderen gebeten wird, ruhig zu sein, dass die seltsame Wirkung seiner Selbstgespräche es nicht stört oder es sich dadurch besser konzentrieren oder selbst beruhigen will.

Manchmal übt derjenige auch ein mögliches Gespräch für den nächsten Tag ein oder wiederholt ein geführtes Gespräch, um es besser zu verstehen. Wenn die Selbstgespräche andere stören, bitten Sie die Person, eher zu flüstern als zu sprechen. Einige Menschen mit Asperger-Syndrom bewegen beim intensiven Nachdenken auch die Lippen, was die enge Verknüpfung von Gedanken und ausgesprochenen Worten zeigt.

Hans Asperger schrieb: »Die Sprache wirkt auf den naiven Zuhörer unnatürlich, wie eine Karikatur, zu Spott herausfordernd.«[12] Therapieprogramme zur Förderung der Sprachfähigkeiten sind daher ein wesentlicher Bestandteil von Hilfsangeboten für diese Kinder.

AUS DEM LEBEN

Selbstgespräche

So beschreibt ein Jugendlicher dies folgendermaßen: »Selbstgespräche zu führen, hilft mir dabei, herauszufinden und zu üben, wie ich meine Ideen möglichst gut ausdrücken kann.«

Und ein anderer erklärte: »Wissen Sie, ich mag es, meine eigene Stimme zu hören, weil ich mich dann nicht einsam fühle. Ich glaube, ich habe auch ein bisschen die Angst, dass ich meine Stimme verliere, wenn ich zu wenig rede. Ich habe erst mit dem Sprechen angefangen, als ich fast fünf Jahre alt war.«[13]

Die Kunst der Konversation

Wenn man einem Kind mit Asperger-Syndrom zuhört, ist man manchmal beeindruckt davon, welch komplexe Sätze es benutzt und über welch ausgeprägtes Vokabular an Fachbegriffen es verfügt. Doch trotz der sprachlichen Fähigkeiten tauchen bestimmte Fehler bei der Gesprächsführung auf.

Monolog statt Dialog

Die Person hält oft nicht die konventionellen Regeln im Hinblick auf den Beginn, die Aufrechterhaltung und die Beendigung eines Gesprächs ein. Ein solches Gespräch kann etwa durch eine Bemerkung eingeleitet werden, die überhaupt nicht zu der jeweiligen Situation passt oder mit der soziale oder kulturelle Regeln gebrochen werden. So kann ein Kind im Supermarkt auf einen Fremden zugehen und ihn fragen: »Haben Sie einen elektrischen Rasenmäher?«, gefolgt von einem langen Monolog voll enzyklopädischem Wissen über Gartengeräte aller Art. Sobald ein Gespräch angefangen hat, scheint es keinen »Aus-Knopf« zu geben. Das Gespräch endet erst, wenn das Kind seinen Text bis zu Ende aufgesagt hat. Manchmal wissen die Eltern auch schon vorher genau, was das Kind als Nächstes sagen wird.

Dem Kind dagegen wird oft nicht bewusst sein, welche Wirkung sein Monolog auf den Zuhörer hat. Es erkennt die Hinweise nicht, mit denen er signalisiert, dass er das Gespräch beenden will. Man gewinnt den Eindruck, dass das Kind nur redet und nicht zuhört. Es fehlt das Bewusstsein für den Kontext, für soziale Hierarchien und Konventionen und es werden kaum Versuche unternommen, die Kommentare, die Gefühle und das Wissen des Gegenübers zu berücksichtigen.

Während die Person oft gerne lange Monologe hält, kann sie andererseits einen großen Widerwillen zeigen, an Gesprächen überhaupt teilzunehmen. Sie ist sehr wortreich, wenn es um das eigene Spezialinteresse geht, aber hält ein Gespräch ungern aufrecht, wenn es um ein Thema geht, das sie nicht interessiert.[14]

- Menschen mit Asperger-Syndrom sehen den Sinn eines Gesprächs offenbar hauptsächlich darin, Informationen auszutauschen, etwas zu lernen oder jemanden zu informieren. Wenn aber keine nützliche Information ausgetauscht wird, warum soll man sich dann unterhalten?

Statt nachzufragen, wird einfach das Thema gewechselt

Beeinträchtigte Konversationsfähigkeiten kann man auch dann erkennen, wenn ein Gespräch »gerettet« werden soll. Ist man verwirrt ist, weil sich der Gesprächspartner unklar ausdrückt oder man seine Antwort nicht versteht, fragt man normalerweise nach, aber wechselt deshalb nicht das Thema. Jemandem mit Asperger-Syndrom kann es aber an Selbstvertrauen fehlen, seine Unsicherheit zu artikulieren oder nachzufragen, statt dessen entsteht eine lange Pause oder er wechselt abrupt zu einem Thema, mit dem er vertraut ist, z. B. sein Spezialinteresse. Dem Gespräch fehlt es also oft an Flexibilität in Bezug auf die Themen und Gedanken, möglicherweise kommen wichtige Ideen nicht zur Sprache.[15] Und es kann abrupte Themenwechsel enthalten oder Antworten, die nur am Rande mit dem ursprünglichen Thema zu tun haben.[16]

Wenn der Gesprächspartner verwirrt ist, ist die Person mit Asperger-Syndrom oft nicht so flexibel, die Dinge mit anderen Worten zu umschreiben oder sie mit Gesten oder Metaphern zu erklären. Wird ein Kind mit Asperger-Syndrom etwas gefragt, so kann es sein, dass es die Antwort verweigert oder keine neuen Informationen bietet.[17] Dahinter muss kein fehlendes Interesse stecken, sondern es ist einfach ein weiteres Beispiel für die Schwierigkeit, ein Gespräch zu führen und in Gang zu halten.

Aussprechen, was einem gerade in den Sinn kommt

Ein ungewöhnliches Merkmal solcher Gespräche sind auch Bemerkungen, die offenbar überhaupt nichts mit dem Thema zu tun haben. Es kann sich um Wortassoziationen, Dialogfragmente aus früheren Gesprächen oder scheinbar völlig bizarren Äußerungen handeln. Es wird ausgesprochen, was einem als Erstes in den Sinn kommt, ohne darauf zu achten, wie das auf andere wirkt. In solchen Fällen wird der Gesprächspartner unsicher sein, ob er darauf reagieren oder zum eigentlichen Gespräch zurückkehren soll. Ich selbst ignoriere solche Bemerkungen meist. Oft besteht auch die Neigung, andere zu unterbrechen oder nicht zu Wort kommen zu lassen.

Solche Unterbrechungen können die anderen Gesprächsteilnehmer ärgern und als unhöflich empfunden werden. Tatsächlich handelt es sich aber nicht um bewusste Respektlosigkeit, sondern um ein Merkmal des Asperger-Syndroms.

Warum Betroffene oft als »schlechte Zuhörer« gelten

Bei einem normalen Gespräch erwartet man Zeichen des Zuhörens, zum Beispiel Nicken, ein interessierter Gesichtsausdruck oder ein kurzes »Ja« oder »genau«, womit man zeigt, dass man zuhört und mitgeht. Das lässt sich auch an synchronen Gesten und Bewegungen erkennen, besonders bei miteinander vertrauten Gesprächspartnern. Bei einem Menschen mit Asperger-Syndrom werden diese Zeichen weniger ausgeprägt sein. Während bei Gesten, die Widerspruch signalisieren, meist weniger Probleme bestehen, fehlt es oft an Zeichen der Zustimmung, des aufmerksamen Zuhörens und der Sympathie. Die Person gilt dann als schlechter Zuhörer. Bei einer flüchtigen Bekanntschaft ist das nicht so dramatisch. Bei einem Partner, einem engen Verwandten, einem Freund oder Arbeitskollegen kann das aber zum Problem werden.

Die Wahrheit ist wichtiger als mögliche Kränkungen

Manchmal wird derjenige als taktlos kritisiert, weil er eine Wahrheit ausgesprochen

AUS DEM LEBEN

Ich finde nicht in den Gesprächsrhythmus

Temple Grandin beschreibt dies so:

»In den vergangenen Jahren ist mir immer deutlicher aufgefallen, dass es zwischen den Menschen eine Art von Elektrizität gibt. Ich habe beobachtet, dass, wenn mehrere Menschen zusammen sind und sich amüsieren, ihre Unterhaltungen und ihr Lachen einem bestimmten Rhythmus folgen. Sie lachen gemeinsam, dann folgt ein Abschnitt, in dem ruhig geredet wird, und dann wird wieder gemeinsam gelacht. Mir ist es immer schwergefallen, in diesen Rhythmus hineinzufinden und ich unterbreche oft Gespräche, ohne meinen Fehler zu bemerken. Mein Problem besteht darin, dass ich einfach nicht diesem Rhythmus folgen kann.«[18]

hat, die jemanden kränkt. Normale Kinder passen ihr Gesprächsverhalten dem jeweiligen Gegenüber an. Dabei nehmen sie auf die soziale Hierarchie, die Gedanken und Gefühle des Gesprächspartners Rücksicht. Wegen der mangelnden Theory-of-Mind-Fähigkeiten (siehe Kapitel 5) kann ein Gespräch für Menschen mit Asperger-Syndrom zu einem sozialen »Minenfeld« werden: Das Gegenüber kann sich dabei leicht durch bestimmte Bemerkungen beleidigt fühlen. Dahinter steckt aber meist keine böse Absicht, sondern die Tatsache, dass sie sich der Wahrheit stärker verpflichtet fühlen als den Gefühlen anderer Menschen.

Manchmal ist das Problem nicht, was jemand sagt, sondern wie er es sagt. Es kann der Eindruck entstehen, dass derjenige überkritisch, kurz angebunden oder streitsüchtig ist oder er scheint mit Komplimenten zu sparen und wirkt unhöflich. Auch hier sollte man sich klarmachen, dass meist keine böse Absicht dahintersteckt.

Unverständliche Erlebnisberichte

Wenn ein Kind mit Asperger-Syndrom gebeten wird, ein Ereignis zu beschreiben, fehlt dem Bericht oft ein klarer Rahmen.[19] Mit etwa sechs Jahren gelingt es einem normalen Kind, Beschreibungen zu geben, die klar strukturiert sind und in denen die wichtigsten Ereignisse und Gedanken logisch aufeinander folgen.[20] Eine Person mit Asperger-Syndrom wird dagegen eine beträchtliche Entwicklungsverzögerung bei solchen Beschreibungen aufweisen. Seinem Bericht fehlt oft ein klarer Anfang und ein klares Ende und dem Zuhörer werden entweder zu viele oder zu wenige Informationen zum Verständnis des Zusammenhangs geboten. Der Person fällt es schwer, auf den Punkt zu kommen oder die Geschehnisse zusammenzufassen. Wenn alle Tatsachen präsentiert werden, fehlt es an der logischen Struktur oder an der Beschreibung der Gedankengänge und Gefühle der Beteiligten.

Die Konversationsfähigkeiten fördern

Ein Mensch mit Asperger-Syndrom wird Hilfestellungen für die Kunst der Konversation benötigen.

- Der soziale Kontext und die Konventionen lassen sich mit Social Storys vermitteln.
- Er braucht Gelegenheiten, um Konversationsfähigkeiten zu erlernen und praktisch anzuwenden.
- Und es ist wichtig, die Theory-of-Mind-Fähigkeiten durch gezielte Maßnahmen zu fördern.

Gesprächsbezogene Konventionen vermitteln

Die gleichen Strategien, die schon in Kapitel 3 zur Verbesserung des sozialen Verständnisses beschrieben wurden, können Sie auch zur Förderung der Konversationsfähigkeiten anwenden: Mit Social Storys können der soziale Kontext, Konventionen, Erwartungen, Gedanken und Gefühle aller Gesprächsteilnehmer nachvollzogen werden. Mit den ersten Social Storys sollten Sie feststellen, über welche Fähigkeiten das Kind bereits verfügt. Weitere Storys sollten dann in einem ausgewogenen Verhältnis mal neue Informationen vermitteln und mal bereits vorhandene Fähigkeiten dokumentieren. Ähnliche Social Storys lassen sich auch für Jugendliche und Erwachsene entwerfen. So hat Carol Gray ein Arbeitsbuch entwickelt, mit dem man lernt, Komplimente zu geben und anzunehmen.[21]

Das Einüben der Konversationsfähigkeiten sollte zunächst in einer kontrollierten und unterstützenden Umgebung erfolgen. Logopäden, Lehrer und Psychologen können dazu in das Trainingsprogramm zur Verbesserung der sozialen Fähigkeiten entsprechende Maßnahmen zur Verbesserung der Konversationsfähigkeiten aufnehmen.[22]

Stellen Sie die Defizite fest

Die erste Stufe besteht darin, die Fähigkeiten und Fehler der Person festzustellen. Je nach Kontext kann es zu unterschiedlichen Fehlern kommen. So kann ein Kind eine vernünftige Unterhaltung mit einem Erwachsenen führen, aber auffällige Fehler machen, wenn es sich mit Gleichaltrigen unterhält, weil es nicht weiß, wann es eine formelle und wann eine saloppere Sprache verwenden soll. Ein Jugendlicher kennt möglicherweise das umgangssprachliche Vokabular seiner Klassenkameraden nicht. Ein Erwachsener kann sich vielleicht gut über praktische Themen unterhalten, hat aber beträchtliche Schwierigkeiten mit Smalltalk.

Üben Sie Gesprächssituationen ein

Die nächste Stufe besteht darin, das Wissen mithilfe von Social Storys zu verbessern. Dem kann ein Einzelunterricht oder ein Unterricht in der Gruppe folgen. Dabei können in Gesprächen jene Signale identifiziert werden, die anzeigen, welche Anpassungen nötig sind. Die Teilnehmer üben die neuen Gesprächsfähigkeiten zunächst unter Anleitung ein und probieren sie dann in realen Situationen aus. Kinder lernen und üben die neuen Fähigkeiten mithilfe von Spielen und Rollenspielen.[23] Vermitteln Sie den Kindern zum Beispiel, dass es ein Zeichen von Freundlichkeit ist, wenn man auch über Themen spricht, die den anderen interessieren. Üben Sie auch Strategien, mit denen sich Gespräche beenden lassen.

- Um zu verhindern, dass es immer das Kind ist, das als unfähig dasteht, können Sie auch die Rolle übernehmen, Fehler in der Unterhaltung zu machen. Bitten Sie das Kind, die entsprechenden Fehler zu identifizieren und zu formulieren, was Sie stattdessen hätten sagen sollen. Wenn das Kind unsicher ist, was die richtige Antwort ist, können Sie helfen, indem Sie ihm die Antwort ins Ohr flüstern.

Änderungen im Gesprächsverlauf

Das Kind wird die Zeichen erlernen müssen, an denen es eine Änderung des Gesprächsablaufs erkennt. Wenn etwa gerade über den letzten Einkauf gesprochen wird und dann jemand erzählt, dass er sein Geld verloren hat, wird man das ursprüngliche Thema wechseln und versuchen, denjenigen zu trösten. Menschen mit Asperger-Syndrom fällt es meist schwer, spontan mitfühlende Bemerkungen zu machen. Wenn Sie aber eine entsprechende Bemerkung vormachen, wird es dem Kind leichter fallen, dies zu übernehmen.[24]

Die Person wird auch lernen müssen, welche Fragen und Kommentare sie nutzen kann, um ein Gespräch zu »retten« oder nachzufragen. Beispiele hierfür können sein:

- »Ich bin etwas verwirrt; könnten Sie mir erklären, was Sie damit meinen?«,
- »Meinen wir dasselbe?« oder
- »Mich würde interessieren, was Sie darüber denken.«

Gespräch mit Souffleur

Man kann auch nach den Ansichten, Fähigkeiten und Erfahrungen des Gegenübers fragen oder diese kommentieren. Man kann seine Sympathie zeigen, Zustimmung signalisieren, Komplimente machen, das Interesse des anderen wecken oder zuhören und ihn ansehen. All das sind sehr komplexe Fähigkeiten, über die ein Kind mit Asperger-Syndrom selten verfügt. Um sie zu erlernen, kann ein Lehrer, Therapeut oder Elternteil sich neben das Kind setzen und ihm zuflüstern, was es in einem Gespräch mit einem anderen Kind oder Erwachsenen sagen kann. Machen Sie es auf die Zeichen des Gesprächspartners aufmerksam und schlagen vor, wie es reagieren könnte. Beispielsweise können Sie flüstern: »Frag doch Jessica mal, was sie am liebsten im Fernsehen sieht« oder: »Sag: Das Programm mag ich auch.« Ziel ist, dass das Kind das Gespräch zunehmend eigenständiger führt.

Die Teilnehmer unterhalten sich untereinander

Bitten Sie die Teilnehmer, sich paarweise zusammensetzen und eine Unterhaltung zu üben. Jeder Teilnehmer probiert aus, wie man ein Gespräch beginnt und in Gang hält. Erarbeiten Sie mit den Teilnehmern zunächst Eröffnungsfragen wie: »Wie geht es dir?« oder »Hast du gestern auch die Sendung xy gesehen?« Ermuntern Sie die Kinder, Informationen von ihrem

Gegenüber zu erfahren und auch zu behalten, damit es passende Fragen stellen kann. Zum Beispiel: »Geht es deiner Oma inzwischen besser?«, »Deine neue Brille gefällt mir wirklich gut« oder »Die Simpsons gestern im Fernsehen waren wirklich witzig.« Oder Sie bitten die Kinder, herauszufinden, welche gemeinsamen Interessen und Ansichten sie haben, auf denen sich eine Freundschaft aufbauen lässt.

Welche Fähigkeiten sollten geübt werden?

Das Programm sollte Anleitungen und Maßnahmen zu folgenden Fertigkeiten enthalten:

- Die Fähigkeit zuzuhören.
- Komplimente geben und annehmen.
- Andere kritisieren und selbst kritisiert werden.
- Wann und wie darf man andere unterbrechen?
- Wie leitet man auf ein anderes Thema über?
- Wie »rettet« man ein Gespräch?
- Was kann man sagen oder fragen, wenn man nicht weiß, wie man reagieren soll.

Die Wahl des Themas, wann man die Kontrolle im Gespräch abgeben kann und wie man es beendet, könnten weitere nötige Übungspunkte sein.

Für das Programm können Sie Videoaufnahmen verwenden, mit denen Sie den Teilnehmern die Fehler und Erfolge aufzeigen. Sie können auch Ausschnitte aus Fernsehsendungen benutzen, um bestimmte Gesprächsituationen zu illustrieren.

Üben Sie außerdem die Fähigkeit, eine Geschichte zu erzählen, bestimmte Informationen besonders hervorzuheben und eine klare, zusammenhängende Struktur in einen Bericht zu bringen. Bei jüngeren Kindern verwenden Sie dazu am besten Bilderbücher ohne Worte. Ältere Kinder können sich mit einer solchen Geschichte auf ein Gespräch vorbereiten. Ein Elternteil sagt dem Kind z. B.: »Oma wird dich wahrscheinlich fragen, wie deine Geburtstagsfeier war. Üben wir doch mal, was du ihr sagen kannst.«

- Achten Sie darauf, dass das Kind mithilfe des Programms neue Fähigkeiten entdecken und entwickeln kann, statt sich inkompetent zu fühlen. Anerkennen und loben Sie jede Verbesserung.

Theatergruppe

Jugendliche nehmen möglicherweise nicht gern an einer Gesprächsgruppe teil. Sie werden aber Hilfe bei der Verbesserung der Konversationsfähigkeiten eher annehmen, wenn das in Form einer Theatergruppe geschieht. Eine solche Gruppe wird eher von Gleichaltrigen akzeptiert werden und dem Selbstbild des Jugendlichen besser entsprechen. Dabei kann ein Regisseur (statt eines Therapeuten) ein mögliches Drehbuch vorlegen. Er kann die Körpersprache, die Stimmlage und die dargestellten Gefühle des Jugendlichen trainieren. Schließlich können das Drehbuch und die neu erlernten Fähigkeiten auch im realen Leben angewendet werden. Ermuntern Sie den Jugendlichen, andere Schüler genau zu beobachten, um deren Gesprächsverhalten nachzuahmen.

Comic-Gespräche

Greifen Sie auf die schon häufig erwähnten Comic-Gespräche zurück, um zu erklären, was jemand während eines Gesprächs denkt und fühlt. Die Sprechblasen können unterschiedlich gestaltet werden, um die Gefühle zu verdeutlichen – scharfe Kanten können für Wut, ein wellenförmiger Rand kann für Angst stehen. Die gewählten Farben symbolisieren die Gefühle: Eine peinliche Bemerkung kann in Rosa gemalt werden, traurige Gefühle können blau dargestellt werden. Sprechen Sie auch die dazugehörige Körpersprache und den Tonfall an. Die folgende Zeichnung veranschaulicht, wie ein Bild zum unerwünschten Unterbrechen von Gesprächen aussehen könnte.

Verwenden Sie Rollenspiele oder andere Hilfsmittel, um die sprachlichen Signale und Gesten zu vermitteln, die anzeigen, dass der Betroffene an der Reihe ist, etwas zu sagen.

Comic-Gespräche sind ein gutes Hilfsmittel, um die Bandbreite an Botschaften und Bedeutungen, die im Gespräch oder Spiel auftreten können, zu vermitteln. Viele Kinder mit Asperger-Syndrom sind verwirrt oder wütend, wenn sie mit Sticheleien oder Sarkasmus konfrontiert werden. Mit Sprech- und Gedankenblasen und der Wahl der Farben können Sie hier helfen, versteckte Botschaften zu erkennen. Das

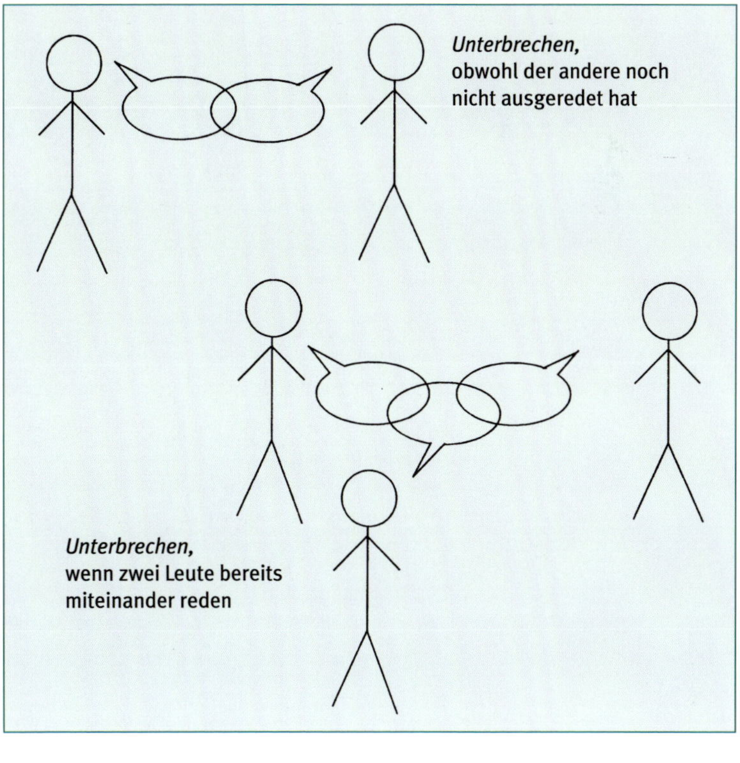

Unterbrechen: Wenn meine Worte mit den Worten anderer Leute »zusammenstoßen«.

Kind versteht dann besser, wie andere Kinder wahrnehmen, was es selbst sagt.

Ein Kind mit Asperger-Syndrom nimmt oft an, dass andere Menschen genau dasselbe denken wie es selbst. Oder es nimmt an, dass die Worte der anderen dem entsprechen, was sie denken. Verdeutlichen Sie anhand eines Comic-Gesprächs, dass in derselben Situation jeder Teilnehmer etwas anderes denkt und fühlt. Spielen Sie auch die Abfolge von Ereignissen in einem Gespräch mit alternativen Bemerkungen durch, um die verschiedenen Konsequenzen zu verdeutlichen.

Die letzte Stufe des Programms besteht darin, die neuen Fähigkeiten in realen Situationen anzuwenden. Informieren Sie Mitschüler und Familienangehörige über die neuen Konversationsfähigkeiten, damit das Kind sie erfolgreich einsetzen kann. Das motiviert das Kind und fördert sein Selbstvertrauen. Loben Sie es für jeden erzielten Fortschritt.

- Entsprechend der Entwicklung und Reife werden auch immer neue Konversationsfähigkeiten erwartet, die möglicherweise vermittelt und eingeübt werden müssen. In der Kunst der Konversation geschult zu werden, kann also eine lebenslange Aufgabe sein.

Umgang mit den sprachlichen Besonderheiten

Betroffene neigen dazu, Aussagen nur wörtlich zu verstehen. Redewendungen, Ironie, Anspielungen und Sarkasmus verwirren sie. Ein einfaches Beispiel für das wörtliche Verständnis ist etwa das folgende: Ein junger Mann wurde von seinem Vater gebeten, eine Kanne Tee zu kochen. Etwas später fragte der Vater nach: »Wo bleibt der Tee?« Sein Sohn antwortete: »Der ist natürlich in der Kanne.« Dem Sohn war nicht klar, dass die Bitte, Tee zu kochen, nicht nur den eigentlichen Kochvorgang meinte, sondern auch, dass der Tee in Tassen gegossen und serviert werden sollte. Der Sohn war nicht bewusst faul, begriffsstutzig oder trotzig, sondern hat einfach nur auf die wörtliche Bedeutung reagiert.

Alles wird wörtlich verstanden

Während einer Diagnoseuntersuchung habe ich ein kleines Mädchen gefragt: »Kannst du bis zehn zählen?« Sie antwortete nur: »Ja« und fuhr mit ihrem Spiel fort. Manchmal werden auch Bilder wörtlich interpretiert. Ein Kind schaute einmal die Zeichentricksendung Road Runner, in der ein Kojote von einer Klippe fiel und einen Regenschirm als Fallschirm benutzte. Das verwirrte Kind fragte: »Warum tut er das? Es regnet doch gar nicht.«

Redewendungen sorgen für Verwirrung

Dem Kind ist die versteckte, implizierte oder doppelte Bedeutung einer Aussage nicht bewusst. Daher sorgen Redewendungen wie die folgenden für Verwirrung:

- Du nimmst mich auf den Arm.
- Er wirft ein Auge auf sie.
- Blicke, die töten.
- Sie zeigt ihm die kalte Schulter.
- Das ist an den Haaren herbeigezogen.
- Er hat ihm einen Floh ins Ohr gesetzt.

Sie müssen also jede Redewendung genau erklären. Auch dazu können Sie wieder eine Social Story entwickeln, die die übertragene Bedeutung vermittelt und wie man auf die Redewendung reagieren sollte. Die Forschung bestätigt, dass das Verständnis von Redewendungen oft deutlich hinter dem Verständnis Gleichaltriger zurückbleibt.[25] Anderen Kindern und manchmal auch Lehrern bereitet es großen Spaß, die Unwissenheit des Kindes in diesem Bereich auszunutzen. Umgekehrt wird eine Person mit Asperger-Syndrom oft vermuten, dass jemand, der eine ironische Bemerkung macht, lügt.[26] Eine alternative Bedeutung entgeht ihr, weil sie eher einen logischen als einen symbolischen Zugang zur Sprache hat. Redewendungen empfindet sie als unlogisch und als typisches Beispiel dafür, dass normale Menschen nicht in der Lage sind, sich klar auszudrücken.

Wörtliche Interpretationen können auch zu der Annahme führen, dass Verhaltensprobleme vorliegen.

Eltern, Lehrer und Familienmitglieder sollten sich der Neigung des Kindes, Dinge wörtlich zu verstehen, stets bewusst sein. Haben Sie sich klar ausgedrückt und genau das gesagt, was Sie meinen? Oder könnte man Ihre Anweisung auch falsch verstehen? Mir ist das einmal mit meiner Schwägerin passiert. Ich hatte sie angerufen und gefragt: »Ist Sarah da?« Das ist ihre Schwester. Sarah war nicht im selben Zimmer, also antwortete sie: »Nein« und legte auf. Mir wurde klar, dass meine Frage missverständlich war und rief noch einmal an. Ich erklärte ihr, wenn Sarah nicht im selben Zimmer sei, solle sie sie suchen und an das Telefon holen, damit ich mit ihr reden kann.

AUS DEM LEBEN

Wörtliche Interpretation eines Verbots

So schreibt Donna Williams in ihrer Autobiografie:

»Die Bedeutung dessen, was die Leute mir sagten, wenn ich darin einmal mehr als bloße Worte erkannte, konnte ich jeweils nur auf einen bestimmten Moment oder eine bestimmte Situation anwenden. Ich hatte einmal auf einem Ausflug das Parlamentsgebäude mit Graffiti beschmiert und man ermahnte mich ernsthaft, das nie wieder zu tun. Ich versprach das. Zehn Minuten später erwischte man mich, wie ich ein anderes Graffiti auf eine Schulmauer sprühte. Ich wollte damit weder das ignorieren, was man mir gesagt hat, noch war das witzig gemeint. Ich habe doch tatsächlich nicht genau dasselbe noch mal gemacht.«[27]

Prosodie – ungewöhnliche Sprachmelodie

Wenn man einem Menschen mit Asperger-Syndrom zuhört, bemerkt man oft eine ungewöhnliche Betonung bzw. einen ungewöhnlichen Sprechrhythmus. Das heißt, die Prosodie oder Melodie ist bei ihnen anders.[28] Manchmal wird die Stimme nur wenig moduliert, sodass es sich monoton und ausdruckslos anhört. Oder es liegt eine ungewöhnliche Betonung vor oder eine übergenaue Sprechweise, bei der jede Silbe betont wird.

Es gibt drei Ebenen der prosodischen Funktion:

- die grammatische,
- die pragmatische und
- die affektive.

Grammatische Funktion

Die grammatische Funktion besteht darin, dass kommuniziert wird, ob es sich bei einer Äußerung um eine Frage (ansteigende Tonhöhe) oder um eine Aussage (fallende Tonhöhe) handelt. Oder ob ein verwendetes Word als Substantiv oder als Verb gemeint ist. Dieser Aspekt der Prosodie scheint beim Asperger-Syndrom am wenigsten beeinträchtigt zu sein.

Pragmatische Funktion

Die pragmatische Funktion besteht darin, dass dem Zuhörer soziale Informationen vermittelt werden. Man betont etwas besonders oder verwendet unterschiedliche Betonungen, um Gedanken, Meinungen und Absichten zu kommunizieren oder um eine bestimmte Information hervorzuheben. Das ist das sprachliche Gegenstück eines Textmarkers in geschriebenen Texten.

Affektive Funktion

Mit der affektiven Prosodie werden Gefühle und Haltungen kommuniziert. So kann die einfache Bitte: »Komm her« in einer Tonlage gesprochen werden, mit der die Person ausdrückt, dass sie etwas Interessantes gefunden hat und glücklich ist; oder sie ist ängstlich und braucht Unterstützung; oder sie ist wütend und kurz davor, jemanden zu bestrafen.[29] Die Forschung hat bestätigt, dass die Prosodie von Menschen mit Asperger-Syndrom ungewöhnlich ist, insbesondere im Hinblick auf die pragmatische und affektive Prosodie.[30] Die Sprache vermittelt weniger soziale und emotionale Informationen als bei anderen Menschen.

Die Prosodie ist manchmal auch nicht so flüssig: Worte werden wiederholt, Pausen fehlen, einzelne Worte werden verzerrt oder ungewöhnlich ausgesprochen. Außerdem wird oft zu laut, näselnd oder besonders hoch gesprochen, was bereits von Hans Asperger beschrieben und von späteren Untersuchungen der Prosodie bestätigt wurde.[31]

Wie die Betonung den Sinn verändert

Die Person kann auch Schwierigkeiten damit haben, die Bedeutung einer Veränderung des Tonfalls oder der Betonung bestimmter Wörter zu erfassen.[32] Diese subtilen Hinweise sind besonders wichtig, um die unterschiedlichen Absichten, Gedanken und Gefühle zu erkennen. Das folgende Beispiel stammt aus »Making Friends«, einem Buch von Andrew Matthews, und es zeigt, wie sich die Bedeutung eines Satzes verändert, wenn jeweils ein anderes Wort betont wird.[33]

- **Ich** habe nicht gesagt, dass sie mein Geld gestohlen hat (aber jemand anders hat es gesagt).
- Ich habe **nicht** gesagt, dass sie mein Geld gestohlen hat (ich habe es ganz bestimmt nicht gesagt).
- Ich habe nicht **gesagt**, dass sie mein Geld gestohlen hat (aber ich habe es so gemeint).
- Ich habe nicht gesagt, dass **sie** mein Geld gestohlen hat (aber irgendwer hat es gestohlen).
- Ich habe nicht gesagt, dass sie **mein** Geld gestohlen hat (sie hat das Geld von jemand anderem gestohlen).
- Ich habe nicht gesagt, dass sie mein **Geld** gestohlen hat (sie hat etwas anderes gestohlen).
- Ich habe nicht gesagt, dass sie mein Geld **gestohlen** hat (aber irgendetwas hat sie damit gemacht).

Es ergeben sich also sieben verschiedene Bedeutungen alleine dadurch, dass jeweils ein anderes Wort betont wird.

8 Sprache

Jemand mit Asperger-Syndrom, der Probleme mit der Prosodie sowohl beim Hören als auch beim Sprechen hat, wird Hilfe benötigen, um diese Botschaften verstehen zu können. Verwenden Sie Rollenspiele, Tonaufnahmen und Theaterspiele, um zu erklären, wie und warum Betonungen geändert werden. Spielen Sie »Erkenne die versteckte Botschaft«, um bei einer Tonaufnahme herauszufinden, was der Sprecher denkt und fühlt. Einige der in Kapitel 6 beschriebenen Maßnahmen zur Kommunikation von Gefühlen können auch genutzt werden, um das Verständnis von prosodischen Aspekten der Sprache zu verbessern und um sie zu trainieren.

Es ist außerdem wichtig, dass die Kinder begreifen, wie ihre Lautstärke, ihr Tempo und ihre Betonung sich auf die Fähigkeit ihres Gegenübers auswirken, ihre Aussage zu verstehen. Eine Tonaufnahme kann hier wertvolle Einsichten vermitteln.

Pedantische Redeweise

Die Sprache von Menschen mit Asperger-Syndrom kann als pedantisch wahrgenommen werden.[34] Charakteristisch sind folgenden Aspekte:

- Zu viele Informationen werden gegeben.
- Regeln und kleinere Details werden betont.
- Häufig werden Äußerungen des Gegenübers korrigiert.
- Verwendung besonders formeller Satzkonstruktionen.
- Was der andere sagt, wird besonders eng interpretiert, was rechthaberisch wirken kann.

Ein Beispiel hierfür ist ein Jugendlicher, der seinem Vater bei dessen Arbeit als Reinigungskraft in einem Büro half. Der Vater bat ihn, alle Mülleimer zu leeren. Etwas später erkannte der Vater verärgert, dass noch nicht alle Mülleimer geleert waren. Der Sohn aber antwortete: »Die anderen sind keine Mülleimer, das sind Papierkörbe.«

Die Wortwahl von Kindern mit Asperger-Syndrom kann besonders formell sein. So sprach etwa ein fünfjähriges Mädchen immer von seiner »Mutter«, statt »Mami« oder »Mutti« zu sagen. Oder das Kind spricht eine Bekannte als »Hallo, Frau Maria Schmidt an, statt »Hallo, Maria« zu sagen.

Die Sprache des Kindes ähnelt eher der Erwachsener, da sie meist durch das Nachahmen von Erwachsenen geprägt wird, nicht durch den Kontakt mit Gleichaltrigen. Zum Beispiel kann es auch den Akzent der Mutter beibehalten, statt den der gleichaltrigen Kinder der Umgebung anzunehmen.[35] Es behält oft die Aussprache eines Wortes in der Form bei, wie es das das erste Mal von einer bestimmten Person gehört hat. Ein erfahrener Zuhörer kann dabei heraushören, wessen Akzent das Kind dabei nachahmt.

AUS DEM LEBEN

Ungenaue Aussagen sind quälend

Therese Jolliffe schrieb dazu:

»Das Leben ist so ein harter Kampf. Unentschiedenheit bei Dingen, die anderen Menschen banal erscheinen, führt zu starkem inneren Leiden. Wenn zu Hause etwa jemand sagt: »Vielleicht gehen wir morgen einkaufen« oder »Wir werden sehen, was passiert«, dann ist ihm offenbar nicht bewusst, wie sehr ich darunter leide und dass ich mir dann ständig das Hirn zermartere, was wohl passieren und was nicht passieren wird. Diese Unsicherheit in Bezug auf Ereignisse wird dann auch zu einer Unsicherheit in Bezug auf Dinge, die für mich an einen bestimmten Ort gehören sowie zu einer Unsicherheit darüber, was die anderen von mir erwarten.«[36]

Vermeiden Sie eine vage Ausdrucksweise

Ein weiteres Merkmal der pedantischen Sprache ist es, dass Verallgemeinerungen und ein Mangel an Präzision selten toleriert werden. Familienmitglieder wissen das und vermeiden Begriffe wie »vielleicht«, »manchmal« oder »später«.

Wenn das Kind ängstlich ist, kann es ganz besonders pedantisch werden und bombardiert Sie geradezu mit Fragen, weil es ganz genau wissen will, wann was passiert. Es kommt vor, dass die Eltern – um Doppeldeutigkeiten zu vermeiden und die Angstgefühle des Kindes zu verringern – dann genauso pedantisch werden wie das Kind.

Auditive Beeinträchtigungen

In ihren Autobiografien schildern Menschen mit Asperger-Syndrom, wie schwierig es für sie ist, sich auf die Stimme einer einzelnen Person zu konzentrieren, wenn mehrere Menschen gleichzeitig sprechen, oder dass sie die Stimme anderer verzerrt wahrnehmen. Dazu das Beispiel eines Jungen, der in einem Klassenzimmer mit zwei Klassen unterrichtet wurde. Die Lehrerin seiner Klasse hatte den Kindern einen Mathematiktest aufgegeben, während der Lehrer der anderen Klasse seinen Kindern einen Rechtschreibtest diktierte. Als die Lehrerin seine Aufgaben korrigierte, stellte sie fest, dass er die Antworten zu beiden Aufgaben geschrieben hatte.

Candy beschreibt, dass »viele Stimmen dafür sorgen, dass man das Gesagte nur schwer versteht.« Forschungsergebnisse bestätigen, dass Menschen mit Asperger-Syndrom erhebliche Probleme damit haben, das Gesagte bei gleichzeitigen Hintergrundgeräuschen zu verstehen[37] und es ihnen schwerfällt, akustische Informationen wahrzunehmen, zu unterscheiden und zu verarbeiten.[38]

Die meisten Menschen nutzen Augenblicke mit niedrigem Geräuschpegel, um den Kern einer Unterhaltung zu erfassen und füllen dabei die Lücken aus, um zu verstehen, was jemand sagt. Menschen mit Asperger-Syndrom können das nicht so gut.

Das sollten Eltern und vor allem Lehrer wissen. Um die akustische Wahrnehmung zu verbessern, sollten Sie die Hintergrundgeräusche möglichst auf ein Minimum reduzieren. Das Kind sollte möglichst nah beim Lehrer sitzen, damit es ihn gut versteht.

Wenn solche Probleme auftauchen, die als eine Art selektive Taubheit erscheinen, sollte ein Logopäde oder Audiologe die Fähigkeiten des Kindes zur Verarbeitung akustischer Informationen prüfen. Nicht die Ohren oder das Gehör sind beeinträchtigt, sondern die Art, wie das Gehirn das Gehörte verarbeitet.

Ermutigen Sie das Kind nachzufragen, wenn es etwas nicht vollständig verstanden hat, obwohl es das nur ungern tun wird, um nicht für dumm oder nervend gehalten zu werden. Wenn Sie sichergehen wollen, dass es Ihre Anweisung verstanden hat, bitten Sie es, diese zu wiederholen. Wenn Sie Pausen zwischen Ihren Sätzen machen, hat das Kind Zeit, das Gesagte besser zu verarbeiten; oder geben Sie schriftliche Anweisungen.

Was Sie beachten sollten

Ein Mensch mit Asperger-Syndrom wird Ihre Anweisungen leichter verstehen,

- wenn er sich nur auf eine Stimme konzentrieren muss,
- wenn Sie Pausen machen und
- ihm die Anweisungen zusätzlich schriftlich geben.

Einige Kinder mit Asperger-Syndrom lernen frühzeitig lesen (siehe Kapitel 9), doch ist ihr Verständnisniveau durch ihr Niveau

AUS DEM LEBEN

Wenn Sätze nur bruchstückhaft oder verzerrt ankommen

Die Verzerrung der akustischen Wahrnehmung wird von Darren White erklärt:

»Manchmal konnte ich ein oder zwei Wörter am Anfang verstehen, aber dann schienen alle folgenden Wörter ineinander zu verschwimmen und ich konnte daraus nicht mehr schlau werden.«[39]

»In der Schule war ich oft faul, weil in meinen Ohren die Anweisungen des Lehrers nur noch verzerrt ankamen oder vor meinen Augen alles verschwamm, sodass ich die Tafel nicht mehr richtig erkennen konnte und der Lehrer dann sagte: »Darren, mach mit deiner Arbeit weiter.«[40]

Donna Williams beschreibt es so:

»Alles, was ich aufnahm, musste ich erst entziffern, so, als müsste es ein kompliziertes Prüfverfahren durchlaufen. Manchmal mussten Leute denselben Satz mehrere Male für mich wiederholen, weil ich nur Bruchstücke davon hörte und wenn ich versuchte, diese Bruchstücke zusammenzusetzen, ergab das nur eine seltsame und unverständliche Botschaft. Es war ein bisschen so, als würde ständig jemand am Lautstärkeregler des Fernsehers herumspielen.«[41]

Auch Temple Grandin schildert solche Erfahrungen:

»Bis heute habe ich Probleme damit, dass ich einfach abschalte. Ich höre zum Beispiel mein Lieblingslied im Radio und stelle dann fest, dass ich die Hälfte davon verpasst habe. Mein Hörvermögen schaltet sich plötzlich aus. An der Universität musste ich mir ständig Notizen machen, damit ich nicht zwischendurch abschaltete.«[42]

Schriftliches ist leichter zu verstehen

AUS DEM LEBEN

Die Vorteile solcher Techniken werden von Therese Jolliffe erklärt:

»Wenn aber jemand mit mir spricht, muss ich mich wirklich anstrengen und genau zuhören, wenn ich überhaupt eine Chance haben will, die Worte zu verstehen. In der Schule und beim Studium hat es mir geholfen, dass ich die Themen mit Büchern vorbereiten konnte; außerdem standen die Dinge an der Tafel und alles baute logisch aufeinander auf. Wenn es um neuen Stoff ging, haben die Lehrer auch nicht so schnell gesprochen, sondern zwischen den Sätzen immer eine Pause von ein oder zwei Sekunden gemacht, sodass ich präziser erraten konnte, was ich gehört hatte. Wenn ich ein Buch lese, habe ich keine Problem, weil ich die Bedeutung der Wörter sofort vor mir sehe.«[43]

der Sprachentwicklung begrenzt. Das Kind kann dann komplizierte Wörter lesen, die für andere gleichaltrige Kinder schwer auszusprechen sind. Doch zeigt eine genauere Untersuchung, dass das allgemeine Leseverständnis noch nicht so ausgeprägt ist. Geschriebene Anweisungen müssen daher stets dem Verständnisniveau des Kindes angepasst sein.

Ausdrucksvermögen

Viele Kinder mit Asperger-Syndrom sprechen entweder zu viel oder zu wenig. Manchmal führt die Begeisterung des Kindes für sein Spezialinteresse dazu, dass es wie ein Wasserfall spricht (ein weiteres Beispiel für eine Metapher, die für Verwirrung sorgen kann). Das kann andere faszinieren – aber auch langweilen. Eini-

»Wenn ich Angst habe, fehlen mir die Worte«

AUS DEM LEBEN

Das Ausdrucksvermögen wird durch Angst gehemmt, wie Therese Jolliffe erklärt:

»Eines der frustrierendsten Dinge beim Autismus ist, dass man anderen nur schwer erklären kann, wie man sich dabei fühlt; ob etwas einem wehtut oder Angst macht oder ob man sich unwohl fühlt oder ob man sich nicht behaupten kann. Ich nehme manchmal Betablocker, um die körperlichen Symptome der Angst zu verringern und auch wenn ich jetzt den Leuten sagen kann, was mir Angst macht, kann ich das doch nie, wenn ein solches Ereignis tatsächlich eintritt. Ähnliches passiert mir, wenn ich von einem Fremden nach meinem Namen gefragt werde. Der fällt mir nicht immer ein, obwohl ich mir, wenn ich entspannt bin, sogar Telefonnummern und Formeln merken kann, nachdem ich sie nur ein einziges Mal gehört habe. Wenn mir etwas oder jemand große Angst einflößt oder mir etwas wehtut, kann ich zwar die Lippen bewegen und ein Geräusch produzieren, aber die richtigen Worte wollen mir nicht gelingen.«[45]

gen Kindern gehen dagegen zeitweilig »die Wörter aus« oder sie verstummen sogar gänzlich. Es gibt Kinder, die nur mit ihren Eltern sprechen, aber gegenüber anderen Erwachsenen oder in der Schule schweigen.[44]

»Aspergisch« sprechen

Ich habe nun schon zahllose Gespräche mit Menschen mit Asperger-Syndrom geführt und konnte über die vielen Jahre mein Verständnis für Ihre kognitiven, sozialen und sprachlichen Fähigkeiten verbessern. Dabei habe ich einen Gesprächsstil entwickelt, den ich »Aspergisch« nenne. Dazu gehört, dass ich sehr genau überlege, was ich sage und wie ich es sage. Ein Gespräch fällt deutlich leichter, wenn Sie auf Redewendungen verzichten. Wenn sich das Gesprächsthema um soziale Konventionen, um Gedanken oder Gefühle dreht, mache ich zwischen jedem Satz eine kleine Pause, damit mein Gegenüber die Informationen verarbeiten kann. Das geschieht bei ihm eher intellektuell als intuitiv. Temple Grandin erklärte mir einmal, dass die anderen meist zu schnell sprechen und sie nicht alle Kommunikationskanäle zugleich verarbeiten kann. Sie kann also nicht gleichzeitig auf die gesprochenen Wörter, die Prosodie, die Körpersprache und den Gesichtsausdruck achten.

Wenn Sie »Aspergisch« sprechen, müssen Sie Ihre Absichten klar zum Ausdruck bringen. Vermeiden Sie Doppeldeutigkeiten und unnötige Feinheiten. Fehlenden Augenkontakt und unerwartete Gesprächspausen, in denen das Gegenüber die Informationen verarbeitet, müssen Sie dabei in Kauf nehmen. Insbesondere körperliche Gesten der Zuneigung, wie eine Berührung am Arm oder ein Küsschen als Dank für ein Geschenk, sollten Sie in jedem Fall vorher ankündigen und erklären, damit derjenige davon nicht überrascht wird.

Gesichtsausdrücke müssen eindeutig und auf das Thema bezogen sein. Sticheleien und Sarkasmus sollten Sie vermeiden. Die Person mit Asperger-Syndrom kann auch Probleme damit haben, Lob und Komplimente anzunehmen. Hintergrundgeräusche sollten Sie ebenfalls vermeiden, zum Beispiel, indem Sie sich einen ruhigeren Ort suchen. Menschenmengen erhöhen dagegen den Stresslevel und beeinträchtigen Sprachverständnis und Ausdrucksfähigkeit. Lassen Sie sich durch die direkte und ehrliche Art eines solchen Menschen nicht schockieren und behalten Sie immer im Hinterkopf, dass Ihr Gesprächspartner keine natürliche Begabung in der Kunst der Konversation besitzt.

Zu den im vorherigen Kapitel beschriebenen Spezialinteressen können auch Fremdsprachen gehören. Einige Menschen mit Asperger-Syndrom sind in der Lage, viele verschiedene Fremdsprachen zu erlernen und akzentfrei zu sprechen, was zur erfolgreichen Arbeit als Übersetzer oder Dolmetscher führt. Die »soziale Sprache« ist dagegen für sie viel schwieriger zu erlernen. Geoff formulierte das mir gegenüber so: »Wenn ich an einem sozialen Gespräch beteiligt bin, ist das wie eine andere Sprache für mich.« Wenn wir Kindern mit Asperger-Syndrom diese »soziale Fremdsprache« möglichst früh beibringen, können sie sie möglicherweise später »wie eine Muttersprache« beherrschen.

ZUSAMMENFASSUNG

Sprachliche Besonderheiten

- Ungewöhnliche Sprachfähigkeiten sind ein wesentliches Merkmal des Asperger-Syndroms.
- Standardisierte Sprachtests sind oft nicht in der Lage, die Sprachmerkmale von Menschen mit Asperger-Syndrom zu erfassen.
- Die Neigung des Kindes, komplexe Sätze zu verwenden, bedeutet nicht, dass es auch komplexe Anweisungen vollständig versteht.
- Das Kind kann in einer Testsituation bei einem Logopäden sprachliche Fähigkeiten beweisen, aber dennoch beträchtliche Schwierigkeiten damit haben, im realen Leben das Gesagte schnell genug zu verarbeiten.
- Einige Kinder weisen eine verzögerte Sprachentwicklung auf, doch bestehen die ersten Äußerungen manchmal aus mehreren Wörtern oder Sätzen.
- Die Person folgt in einem Gespräch oft nicht den üblichen Regeln im Hinblick auf die Einleitung, die Aufrechterhaltung und die Beendigung eines Gesprächs.

Wie Sie die Konversationsfähigkeiten fördern können

- Erläutern Sie den sozialen Kontext und Konventionen sowie die Erwartungen, Gedanken und Gefühle von allen Gesprächsteilnehmern mit Social Stories.
- Vermitteln und üben Sie neue Konversationsfähigkeiten mithilfe interaktiver Spiele und Rollenspielen.
- Machen Sie im Übungsgespräch absichtlich Fehler und bitten das Kind, diese zu erkennen und zu korrigieren.
- Zeigen Sie, mit welchen Fragen und Bemerkungen man ein Gespräch »retten« bzw. bei Unklarheit nachfragen kann.
- Spielen Sie in einem Übungsgespräch Souffleur und flüstern dem Kind ins Ohr, was es seinem Gegenüber sagen könnte.
- Das Konversationsprogramm sollte Anleitungen und Maßnahmen zu folgenden Fertigkeiten enthalten:
  - Die Fähigkeit zuzuhören.
  - Komplimente geben und annehmen.
  - Andere kritisieren und selbst kritisiert werden.
  - Wann und wie darf man andere unterbrechen?
  - Wie leitet man auf ein anderes Thema über?
  - Wie »rettet« man ein Gespräch?
  - Was kann man sagen oder fragen, wenn man nicht weiß, wie man reagieren soll.
- Verwenden Sie Videoaufnahmen, um Fehler und Erfolge zu demonstrieren.
- Jugendliche nehmen oft nur ungern an einer Gesprächsgruppe teil. Hilfe in Form einer Theatergruppe wird eher angenommen.
- Benutzen Sie Comic-Gespräche, um zu erklären, was jemand während eines Gesprächs denkt und fühlt.
- Denken Sie immer daran, mit positiver Verstärkung zu arbeiten und jeden Erfolg zu belohnen.

Umgang mit sprachlichen Besonderheiten

- Redewendungen, Ironie, Anspielungen und vor allem Sarkasmus wirken verwirrend und werden als unlogisch sowie als weiteres Beispiel dafür wahrgenommen, dass sich normale Menschen nicht klar ausdrücken können.

- Es treten oft Schwierigkeiten damit auf, die Bedeutung einer veränderten Stimmlage oder Betonung zu verstehen.
- Erklären Sie mithilfe von Rollenspielen, Tonaufnahmen und Theaterspielen, wie und warum sich die Tonlage und die Betonung ändern, um unterschiedliche Bedeutungen zu transportieren.
- Verallgemeinerungen und ein Mangel an Präzision werden von einem Menschen mit Asperger-Syndrom oft nicht toleriert. Familienmitglieder vermeiden daher Bemerkungen wie »vielleicht«, »manchmal« oder »später«.
- In vielen Autobiografien wird das Problem beschrieben, sich auf die Stimme des Gegenübers zu konzentrieren, wenn mehrere Leute gleichzeitig reden. Auch wird das Gesagte manchmal verzerrt wahrgenommen.
- Um das auditive Verständnis zu erleichtern, sollten Hintergrundgeräusche möglichst vermieden werden.
- Achten Sie darauf, dass sich geschriebene Anweisungen für ein Kind an dessen Sprachverständnis orientieren, auch wenn es bereits in der Lage ist, komplexe Wörter zu sprechen oder zu lesen.

»Aspergisch«

- Ich habe einen Gesprächsstil entwickelt, den ich »Aspergisch« nenne. Dabei wird sorgfältig überlegt, was man sagt und wie man es sagt.
- Wenn Sie »Aspergisch« sprechen, sollten Sie Ihre Absichten klar formulieren. Sie sollten Doppeldeutigkeiten und unnötige Feinheiten vermeiden. Der Person mit Asperger-Syndrom sollte dabei auch Zeit gegeben werden, sich Antworten zu überlegen und Sie sollten Pausen und fehlenden Augenkontakt in Kauf nehmen.
- Lassen Sie sich nicht von der Direktheit einer solchen Person schockieren und beachten Sie, dass derjenige keine natürliche Begabung in der Kunst der Konversation besitzt.
- Wenn wir die »soziale Sprache« als eine Fremdsprache für Menschen mit Asperger-Syndrom betrachten und wir ihnen diese Fremdsprache frühzeitig beibringen, können sie diese später möglicherweise einmal wie eine Muttersprache sprechen.

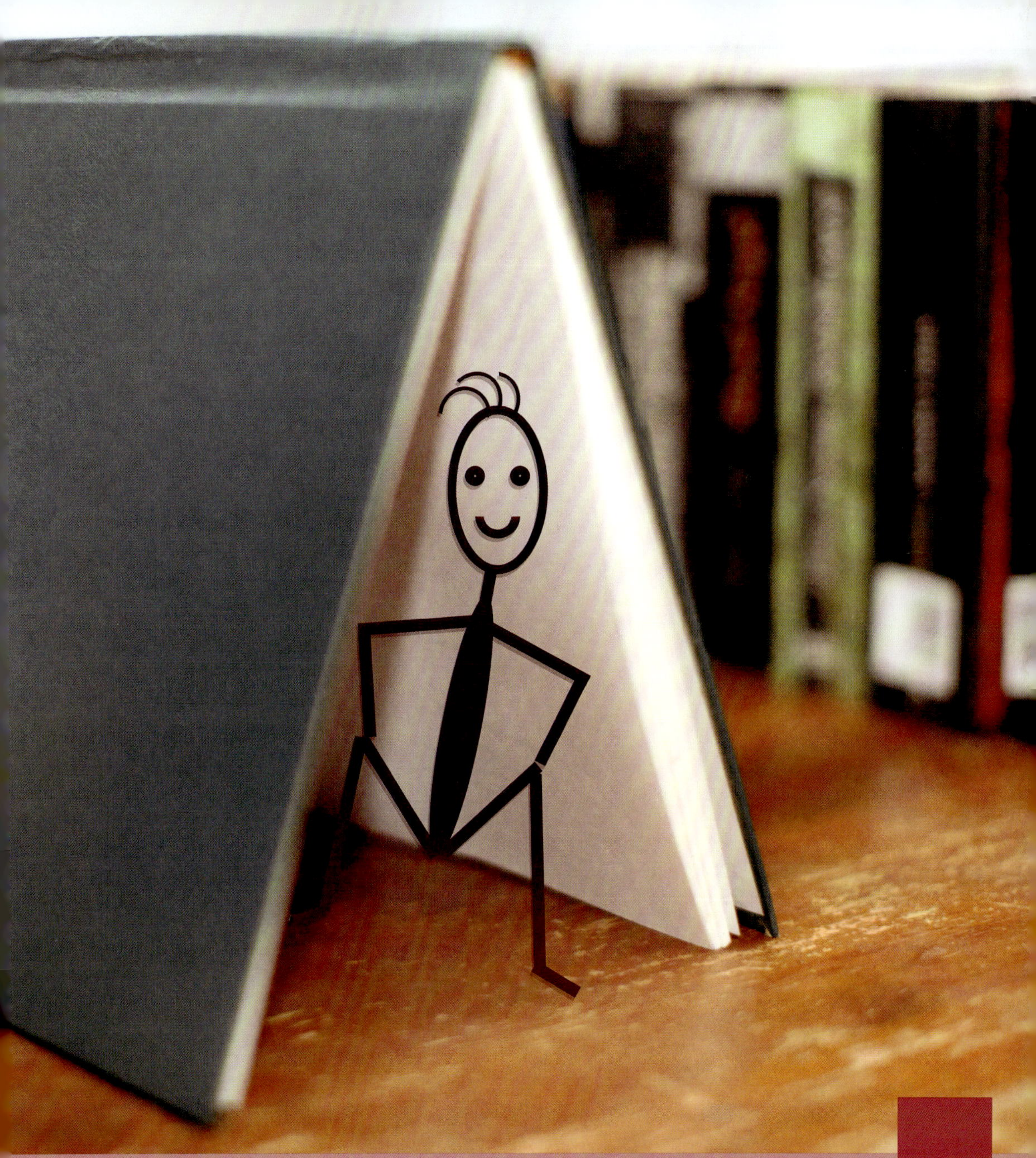

Kognitive Fähigkeiten

9

Die Art zu denken ist anders. Das ermöglicht einerseits unkonventionelle Ideen und Entdeckungen, führt andererseits aber auch zu Schwierigkeiten beim Schulunterricht, wenn die Konzentration, Aufmerksamkeit und Arbeitsweise nicht den Erwartungen entsprechen. Hier soll es vor allem darum gehen, wie der Lehrer, aber natürlich auch die Eltern, die Lernumgebung und -bedingungen optimieren können. Wenn man die kognitiven Besonderheiten besser versteht, lassen sich viele Schulprobleme relativ einfach lösen.

9 Kognitive Fähigkeiten

Welche Besonderheiten gibt es?

» Auch das Schulwissen ist bei solchen Kindern meist sehr typisch: Wo es auf logisches Denken ankommt, wo der Gegenstand ihren besonderen Interessen entgegenkommt, da sind sie voran, verblüffen den Lehrer durch ihre gescheiten Antworten; wo es sich aber um mehr oder weniger mechanisches Auswendiglernen dreht, wo konzentriertes Arbeiten gefordert wird (Abschreiben, Rechtschreiben, Rechenmethoden), da versagen diese ›gescheiten‹ Kinder in krasser Weise, sodass sie öfters vor dem Durchfallen stehen. «

Hans Asperger

Die kognitiven Fähigkeiten, also das Denken und Lernen, von Menschen mit Asperger-Syndrom unterscheiden sich von denen anderer Menschen. Einige Schulanfänger zeigen intellektuelle Fähigkeiten, die deutlich über dem Altersdurchschnitt liegen. Lesen oder Zählen hat sich das Kind oft frühzeitig selbst beigebracht, indem es Fernsehsendungen wie die Sesamstraße geschaut oder Lernprogramme am Computer benutzt hat. Oder es liest bereits Bücher, um darin etwas über sein Spezialinteresse zu erfahren.

Allerdings gibt es auch einige Kinder, die eine beträchtliche Entwicklungsverzögerung aufweisen; bei ihnen zeigen sich oft besondere Lernprobleme. Das Denken und Lernen von Kindern mit Asperger-Syndrom befindet sich also selten im Durchschnittsbereich, sondern taucht häufiger an dem einen oder dem anderen Ende des Spektrums kognitiver Fähigkeiten auf.

Besonderer Lernstil

In der Schule erkennen Lehrer schnell, dass das Kind einen besonderen Lernstil hat.

- Die Welt der Physik und der Logik begreift es schnell,
- es achtet auf Details und
- kann sich Fakten gut einprägen und sie systematisch einordnen.[1]
- Das Kind kann aber auch leicht abgelenkt werden.
- Seine Problemlösungsstrategien sind eher einseitig.
- Und es hat besondere Angst, Fehler zu machen.
- In höheren Klassen fallen dem Lehrer zusätzlich fehlende Organisationsfähigkeiten auf. Das gilt vor allem für Hausaufgaben und Aufsätze.
- Sie bemerken außerdem, dass es Anweisungen häufig nicht folgt und aus Fehlern nicht lernt.

Die Zeugnisse dokumentieren dementsprechend eine sehr ungleichmäßige Verteilung der Leistung – in einigen Fächern ist das Kind exzellent, während es in anderen Unterstützung benötigt.

- Lehrer und Eltern sollten vor allem wissen, wie ein solches Kind denkt und lernt, damit sie dessen schulische Leistungen – und damit sein Selbstwertgefühl – fördern können. Denn diese sind oft die einzige Motivation, zur Schule zu gehen, da das soziale Miteinander meist eher als belastend und anstrengend empfunden wird.

Da die Diagnose selbst nur wenig über das spezielle Profil eines Kindes aussagt, sollten die Intelligenz und die schulischen Leistungen in standardisierten Verfahren gemessen werden.

Was fällt beim Intelligenztest auf?

Standardisierte Intelligenztests bestehen aus mindestens zehn Untertests, mit denen eine Vielzahl von intellektuellen Fähigkeiten gemessen wird. Einige dieser Untertests messen bestimmte Aspekte des Sprachverständnisses, während es in andere um das räumliche Vorstellungsvermögen geht. Psychologen unterscheiden daher zwischen einer verbalen Intelligenz und einer Handlungsintelligenz (auch: praktische Intelligenz). Der Gesamt-IQ setzt sich aus vier verschiedenen Faktoren zusammen:

- dem Sprachverständnis,
- der Wahrnehmungsverarbeitung,
- dem Arbeitsgedächtnis und
- der Verarbeitungsgeschwindigkeit.

Während der verbale IQ, der Handlungs-IQ und der Gesamt-IQ bei Kindern mit Asperger-Syndrom meist im Normalbereich, d. h. bei über 70 liegt, interessiert Fachkräfte vor allem, ob es eine Diskrepanz zwischen verbalem und Handlungs-IQ gibt und welches Profil sich bei den Untertests ergibt. Mit diesem Profil lässt sich herausfinden, wie das Kind geistige Konzepte erfasst und in welchen Bereichen kognitive Schwierigkeiten bestehen. Das ist vor allem für die Lehrer von Interesse.

Diskrepanz zwischen verbalem und Handlungs-IQ

Elizabeth Wurst, eine Mitarbeiterin von Hans Asperger, war die erste, die Abweichungen beim kognitiven Profil entdeckt hat. Ihr ist, gemeinsam mit Hans Asperger, aufgefallen, dass bei vielen der Kinder in ihrer Klinik in Wien der verbale IQ deutlich höher war als der Handlungs-IQ. Die von Asperger und seinen Mitarbeitern über drei Jahrzehnte betreuten Fälle wurden später genauer untersucht. Dabei wurde bestätigt, dass bei 48 Prozent der Kinder der verbale IQ deutlich höher lag als der Handlungs-IQ[2]. Bei 38 Prozent zeigten sich keine deutlichen Unterschiede zwischen den beiden Intelligenzarten, während bei 18 Prozent der Handlungs-IQ deutlich über dem verbalen IQ lag.

Eine ähnliche Diskrepanz wurde mittlerweile durch mehrere Untersuchungen bestätigt.[3] Kinder, die einen viel höheren verbalen IQ als einen Handlungs-IQ und ein bestimmtes Profil der kognitiven Fähigkeiten aufzeigen, haben eine nonverbale Lernstörung (NLS).[4] Lernstrategien, die für Kinder mit einer NLS entwickelt wurden, können auch auf Kinder mit Asperger-Syndrom angewendet werden, die dieselben kognitiven Fähigkeiten haben.[5]

Andere Studien zeigen keinen Unterschied

Es gibt Untersuchungen, die bei der Mehrzahl der Kinder mit Asperger-Syndrom keinen eindeutig höheren verbalen IQ als einen Handlungs-IQ feststellen konnten, besonders dann, wenn die Kinder hochbegabt waren.[6] Eine aktuelle Untersuchung kam zu dem Ergebnis, dass der Abstand zwischen verbalem und Handlungs-IQ sich mit dem Alter verringert.[7]

- Es gibt also kein bestimmtes kognitives Profil in einem Intelligenztest, mit dem man das Asperger-Syndrom eindeutig identifizieren könnte. Wir können lediglich feststellen, dass es meist ausgesprochen ungleichmäßig verteilt ist, sodass der Gesamt-IQ nur wenig aussagt.

Verbalisierer und Visualisierer

Rund 50 Prozent der Kinder mit Asperger-Syndrom haben ein relativ fortgeschrittenes verbales Verständnis; man nennt sie »Verbalisierer«. Sie haben häufig Schwierigkeiten, in der Klassengemeinschaft zu lernen. Der Lehrer kann das Wissen dieser Kinder fördern, indem er sie etwas über das Thema lesen lässt oder Zweiergespräche führt. Hat das Kind dagegen ein besseres visuelles Verständnis (jedes fünfte Kind mit Asperger-Syndrom ist so ein »Visualisierer«), dann können Sie das Lernen durch Beobachtung und Bilder fördern. Hier gilt: Ein Bild sagt mehr als tausend Worte. Verbalisierer sind vor allem in Berufen erfolgreich, wo verbale Fähigkeiten benötigt werden: etwa als Journalist oder Anwalt, während Visualisierer als Ingenieure oder Künstler tätig sein können.

Analyse der IQ-Untertests

Der Spezialist wird beim IQ-Test vor allem die kognitiven Fähigkeiten in den Untertests analysieren. Kinder mit Asperger-Syndrom haben ein gutes Fakten- und lexikalisches Wissen. Die höchsten Werte werden vor allem in denjenigen Untertests erzielt, die das Vokabular, das Allgemeinwissen und die verbale Problemlösung messen. Das eindrucksvolle Vokabular und Faktengedächtnis kann für gute Leistungen bei einem Quiz wie Trivial Pursuit sorgen. Bei den Untertests zur Handlungs-Intelligenz und zum visuellen Verständnis erreichen Kinder mit Asperger-Syndrom manchmal hohe Ergebnisse beim so genannten Blockdesign-Test. Dabei muss das Kind innerhalb einer bestimmten Zeit mithilfe farbiger Würfel ein abstraktes Muster kopieren. Diese Kinder sind auch gut darin, größere geometrische Muster in kleinere Bestandteile zu zerlegen. So kann es beispielsweise sehr schnell anhand einer entsprechenden gezeichneten Vorlage Legomodelle zusammenbasteln. Sie finden auch sehr schnell ein verborgenes Element, das in ein größeres komplexes Muster eingebettet ist.[8] Sie finden also schnell die »Nadel im Heuhaufen«.

Die niedrigsten Ergebnisse werden in den Tests erzielt, in denen es um die geistige Verarbeitung von Informationen geht oder bei denen das Kind leicht abgelenkt wird. Gleiches gilt, wenn dem Kind sein

Perfektionismus im Weg steht, nämlich die Tests zum Merken von Zahlenfolgen, zur Arithmetik und zu Zahlensymbolen. Dabei müssen die Kinder innerhalb einer vorgegebenen Zeit eine Zahlenfolge wiederholen, arithmetische Aufgaben lösen, sowie eine Reihe von Formen mit einem Stift nachzeichnen. Schwierigkeiten können Ihnen auch Aufgaben bereiten, die ein sequenzielles Verständnis erfordern wie beim Test zur Bilderreihenfolge. Dabei wird dem Kind eine Bildergeschichte vorgelegt, bei der die Reihenfolge der Bilder vertauscht ist. Das Kind muss dann die Geschichte verstehen und die Bilder in der entsprechenden Reihenfolge anordnen.

- Der Psychologe, der diese Tests durchführt, sollte den Eltern und Lehrern die kognitiven Stärken und Schwächen des Kindes erklären und ihnen daran angepasste Förderstrategien an die Hand geben.

Ein Intelligenztest kann wertvolle Informationen zu kognitiven Fähigkeiten liefern. Doch stellte schon Hans Asperger fest, dass die meisten dieser Tests das Schulwissen ebenso ausklammern wie solche Aufgaben, bei denen das Lernen und die Umwelt eine Rolle spielen. Er schrieb: »Das Versagen dieser Kinder aber kommt erst dann zum Vorschein und wird erst dann klar, wenn man an sie Lernanforderungen stellt. Daher haben wir in unsere Prüfungsmethode auch Lerntests eingebaut, welche nicht nur das Schulwissen der Kinder erkennen lassen, sondern auch über ihre Arbeitsweise, etwa die Aufmerksamkeit, die Konzentration, die Ablenkbarkeit, die Ausdauer Auskunft geben.«[9]

Eine umfassende Bewertung der kognitiven Fähigkeiten sollte also auch das Schulwissen berücksichtigen sowie das Maß, in dem das Kind den Schulstoff beherrscht.

Lernschwierigkeiten in der Schule

Auch bei einem hohen IQ, der eigentlich auf gute Schulnoten schließen lassen würde, kann also das ungewöhnliche Profil der Lernfähigkeiten zu spezifischen Lernproblemen führen.[10] Lehrer und Eltern stimmen darin überein, dass das Kind klug ist, aber in der Schule nicht so gut, wie erwartet, was sich sehr nachteilig auf das Selbstwertgefühl des Kindes auswirkt.

Dafür gibt es mehrere Gründe, unter anderem Probleme mit der Aufmerksamkeit und der so genannten exekutiven Funktion. Diese exekutive Funktion kann man sich am besten als einen Unternehmensleiter vorstellen:

- Er erkennt das Gesamtbild,
- spielt die möglichen Folgen bestimmter Entscheidungen durch,
- organisiert Ressourcen und Wissen,
- plant,
- setzt Prioritäten und
- verändert Entscheidungen aufgrund der Ergebnisse.

Solche exekutiven Funktionen können bei Menschen mit Asperger-Syndrom deutlich beeinträchtigt sein.

Probleme mit der Aufmerksamkeit

Hans Asperger stellte fest: »Diese Störung der aktiven Aufmerksamkeit ist bei Kindern dieses Typs fast regelmäßig zu finden«[11] und in späteren Untersuchungen wurde festgestellt, dass 75 Prozent der Kinder mit Asperger-Syndrom ein Profil der Lernfähigkeiten aufweisen, wie es für eine zusätzliche ADS-Diagnose typisch ist.[12]

Psychologen teilen die Aufmerksamkeit in vier Komponenten ein:

- die Fähigkeit, Aufmerksamkeit aufrechtzuerhalten,
- sich auf relevante Informationen konzentrieren zu können,
- die Aufmerksamkeit nach Bedarf zu wechseln sowie
- sich daran zu erinnern, auf was man die Aufmerksamkeit gelenkt hat.

Kinder mit Asperger-Syndrom haben Probleme mit allen vier Aspekten.[13]

Aufmerksamkeit aufrechterhalten

Die Dauer der Aufmerksamkeit für Schulaufgaben kann ein Problem sein. Das Maß an Aufmerksamkeit ist dabei abhängig von der Motivation. Geht es um eine Tätigkeit, die mit seinem Spezialinteresse zu tun hat, ist die Aufmerksamkeit meist extrem hoch. Das Kind ist wie in Trance und nimmt äußere Hinweise gar nicht mehr wahr, die anzeigen, dass es die Tätigkeit beenden oder auf Bemerkungen, Bitten und Anweisungen des Lehrers oder der Eltern achten sollte. Man bräuchte schon ein Erdbeben, um das Kind aus seiner Versenkung zu holen. Das Maß an Aufmerksamkeit hängt auch davon ab, ob das Kind darauf Rücksicht nehmen will, was ein Erwachsener von ihm verlangt.

Sich auf relevante Informationen konzentrieren

Selbst wenn es den Erklärungen des Lehrers scheinbar aufmerksam folgt, kann es sein, dass es die relevanten Aspekte nicht mitbekommt. Normale Kinder erkennen besser, was im jeweiligen Zusammenhang von Bedeutung ist. Kinder mit Asperger-Syndrom werden dagegen oft von unwichtigen Details abgelenkt und wissen nicht, wohin sie schauen sollen. Geben Sie einem solchen Kind daher genaue Anweisungen, worauf es beim Lesen einer Seite achten soll.

Flexibel auf neue Informationen reagieren

Manchmal muss man die Aufmerksamkeit während einer Aufgabe auf neue Aspekte richten. Leider ist es für Kinder mit Asperger-Syndrom oft problematisch, »die Spur zu wechseln« und den bisherigen Gedankengang zu unterbrechen. Es kann auch Schwierigkeiten geben, eine ähnliche Aufgabe erneut zu lösen, weil relevante Informationen nicht behalten wurden.

Eine Aufgabe beenden und sich der nächsten zuwenden

Eine weitere Schwierigkeit ist, die Aufmerksamkeit von einer Aufgabe auf eine andere zu wechseln, vor allem, wenn die erste Aufgabe noch nicht abgeschlossen ist. Anderen Kindern scheint es leichter zu fallen, einen Gedanken oder eine Aktivität abzubrechen und zu etwas Neuem zu wechseln. In der Klasse setzen Kinder mit Asperger-Syndrom daher Veränderungen oft Widerstand entgegen, weil sie wissen, dass ihr Denken mit solchen Übergängen nur schwer fertig wird, wenn eine Sache nicht abgeschlossen ist. Lehrer oder Eltern sollten daher eine Veränderung vorher mehrfach ankündigen und eventuell die verbleibende Zeit wie beim Count Down angeben und dem Kind zusätzliche Zeit einräumen, falls es nicht rechtzeitig fertig wird.

Wie Sie die Aufmerksamkeit fördern können

Mit folgenden Maßnahmen unterstützen Sie die Konzentration des Kindes auf die gestellte Aufgabe. Ähnliche Strategien gelten auch für Kinder mit ADS:

- Heben Sie wichtige Informationen hervor.
- Teilen Sie Aufgaben in kleine Einheiten auf, um der Aufmerksamkeitsspanne des Kindes gerecht zu werden.
- Beobachten Sie als Lehrer das Kind regelmäßig und geben ihm Rückmeldungen, um seine Aufmerksamkeit aufrechtzuerhalten.
- Bieten Sie ihm einen ruhigen, separaten Arbeitsraum.
- Wenn eine zusätzliche Diagnose ADS besteht, ziehen Sie eine entsprechende Medikation in Betracht.

9 Kognitive Fähigkeiten

Wir entwickeln gerade für die Schule und die Hausaufgaben Strategien, die die Aufmerksamkeit erhalten und fördern. Diese Maßnahmen sollen insbesondere Kindern helfen, die sowohl das Asperger-Syndrom als auch ADS haben.[14]

Exekutive Funktionen

Der psychologische Begriff »exekutive Funktion« beinhaltet:

- Organisations- und Planungsfähigkeiten,
- das Arbeitsgedächtnis,
- Hemmung und Impulskontrolle,
- Selbstreflexion und Selbstbeobachtung,
- Zeitmanagement und Prioritäten setzen,
- komplexe oder abstrakte Konzepte verstehen,
- neue Strategien verwenden.

- Es gibt inzwischen eine beträchtliche Anzahl von Forschungsergebnissen, die zeigen, dass einige Kinder, aber vor allem Jugendliche und Erwachsene mit Asperger-Syndrom eine beeinträchtigte exekutive Funktion haben.[15]

Impulsivität

In den ersten Schuljahren zeigt sich dies vor allem dadurch, dass Reaktionen nur schwer gehemmt werden können. Auch bestehen Schwierigkeiten mit dem Arbeitsgedächtnis und mit der Verwendung neuer Strategien. Das Kind reagiert impulsiv und oft ohne Rücksicht auf den Kontext, die Folgen und vorherige Erfahrungen. Mit acht Jahren kann ein normales Kind meist seinen Frontallappen »anschalten« und dadurch eine Reaktion hemmen und vorher nachdenken, was es tun oder sagen will. Auch das Kind mit Asperger-Syndrom ist im Prinzip fähig, vor einer Reaktion nachzudenken. In einer Stresssituation jedoch, wenn es sich überwältigt oder verwirrt fühlt, reagiert es meist eher impulsiv. Deshalb ist es so wichtig, dass Sie dem Kind in solcher Situation helfen, sich zu entspannen, damit es über verschiedene Reaktionsmöglichkeiten nachdenken kann. Impulsivität ist oft ein Zeichen von Verwirrung und Stress.

Das Arbeitsgedächtnis ist »kleiner«

Das Arbeitsgedächtnis ist die Fähigkeit, Informationen »auf Abruf« zu halten, wenn man an der Lösung eines Problems arbeitet. Das Kind hat zwar oft ein ausgezeichnetes Langzeitgedächtnis und zitiert beispielsweise Passagen aus seinem Lieblingsfilm; es hat aber oft Schwierigkeiten, Informationen, die zur Ausführung einer Aufgabe erforderlich sind, ins Gedächtnis zu rufen und im Kopf zu bearbeiten. Während andere Kinder gewissermaßen über einen ganzen Eimer verfügen, in dem sie wichtige Informationen zwischenspeichern können, hat das Kind mit Asperger-Syndrom nur eine Tasse und kann daher wesentlich weniger Informationen abrufen.

Ein weiteres Problem beim Arbeitsgedächtnis ist, dass Gedanken relativ schnell vergessen werden. Dass Kinder mit Asperger-Syndrom andere häufig unterbrechen, wird durch die Aussage eines Kindes erklärt, das meinte: »Ich muss aussprechen, was ich gerade denke, denn wenn ich zu lange damit warte, habe ich wieder vergessen, was ich sagen wollte.«

Mangel an flexiblem Denken

Die beeinträchtigte exekutive Funktion kann auch die Schwierigkeit beinhalten, sich alternative Problemlösungsstrategien zu überlegen. Harold Stone erklärte mir, dass man das Denken dieser Menschen mit einem Zug auf einem Gleis vergleichen kann. Wenn man auf der richtigen Strecke ist, wird man schnell am Zielbahnhof ankommen, der Lösung des Problems. Manchmal stellen aber Kinder mit Asperger-Syndrom sehr spät fest, dass sie auf einer falschen Strecke fahren oder sie erkennen nicht, dass es einen kürzeren Weg zum Ziel gibt. Die Beeinträchtigung der exekutiven Funktion zeigt sich also in einem Mangel an flexiblem Denken. Normale Menschen können schnell auf Feedback reagieren und ihre Strategien und Denkrichtungen entsprechend anpassen. Ihr Gehirn ähnelt weniger einem Zug auf einer festgelegten Strecke, sondern mehr einem Auto mit Vierradantrieb, das jederzeit die Richtung wechseln und »querfeldein« fahren kann.

Aus Fehlern wird nicht gelernt

Die Forschung zeigt, dass Kinder mit Asperger-Syndrom oft falsche Strategien weiter verwenden und weniger gut aus ihren Fehlern lernen, selbst wenn sie wissen, dass ihre Strategie nicht funktioniert.[16] Ein Erwachsener erklärte mir, dass er immer das Gefühl habe, die richtige Lösungsstrategie zu benutzen und daher nichts ändern müsse. Er denke: »Das ist doch der richtige Weg, um das Problem zu lösen. Wieso funktioniert das nicht?«, was ihn sehr frustriere. Das erklärt auch, warum viele Eltern und Lehrer berichten, dass das Kind nicht aus seinen Fehlern zu lernen scheint. Tatsächlich handelt es sich dabei um ein Beispiel für die beeinträchtigte exekutive Funktion. Es handelt sich um ein neurologisches Problem – die Funktion der Frontallappen betreffend –, und nicht um den Willen des Kindes.

Beeinträchtigte Organisationsfähigkeiten

In den folgenden Schuljahren werden die Probleme mit der exekutiven Funktion deutlich, da der Lehrplan komplexer wird und mehr Eigeninitiative vom Kind fordert. In der Grundschule zeigt sich der Erfolg in einem Fach wie Geschichte darin, sich historische Daten zu merken. Später aber wird erwartet, dass das Kind strukturierte Aufsätze schreibt und verschiedene Perspektiven und Interpretationen erkennt, miteinander vergleicht und bewertet. Jugendliche mit einer beeinträchtigten exekutiven Funktion haben Probleme, ihre Schulaufgaben zu organisieren und zu planen. Jerry Newport sagte in Bezug auf Planung: »Ich bemerke die Schlaglöcher vor mir auf der Straße nicht«.

Auch Stephen Shore bietet eine persönliche Einsicht in die Probleme mit Organisationsfähigkeiten in seiner Beschreibung: »Ohne angemessene Unterstützung fühlt sich das Kind, als würde es von einer Million Unteraufgaben erdrückt. Viele von uns haben

9 Kognitive Fähigkeiten

Schwierigkeiten damit, Prioritäten zu setzen und Aufgaben zu organisieren.« Lehrer beschweren sich manchmal darüber, dass der Jugendliche sich nicht zusammenreißen könne und kritisieren ihn, weil er unorganisiert sei. Auch das ist aber ein Zeichen für die beeinträchtigte exekutive Funktion und liegt nicht etwa daran, dass derjenige faul wäre oder sich nicht um seine Hausaufgaben kümmern möchte. Er leidet manchmal auch darunter, dass ihm zu wenig Gelegenheit gegeben wird, sich geistig auf eine neue Situation vorzubereiten. Spontane Änderungen bei Tests können zu beträchtlicher Verwirrung und Angst führen.

Einige Jugendliche haben auch Schwierigkeiten mit dem abstrakten Denken, damit, auf welche Aufgabe sie sich zuerst konzentrieren sollen, sowie mit dem Zeitmanagement. Vor allem fällt ihnen schwer zu erkennen, wie lange sie sich mit einer bestimmten Aufgabe beschäftigen sollen. Eltern und Lehrer wissen genau, dass das Kind eigentlich alle geistigen Fähigkeiten mitbringt, die Aufgabe sehr gut zu lösen. Sie verzweifeln dann darüber, dass die beeinträchtigte exekutive Funktion zur Verzögerung bei der Abgabe der Arbeit und damit zu Strafen führt.

Gedankliches Durchspielen verschiedener Optionen

Probleme kann es auch mit der Selbstreflexion und Selbstwahrnehmung geben. In den mittleren Schuljahren sind normale Kinder in der Lage, gedanklich verschiedene Optionen durchzuspielen, um ein Problem zu lösen.[17] Dieser Prozess läuft bei Kindern mit Asperger-Syndrom oft weniger effektiv ab. Sie denken eher in Bildern und benutzen seltener so ein inneres Gespräch, um Probleme zu lösen.[18] Daher wird manchmal die Stimme des Lehrers oder eines Erwachsenen benötigt, um die Gedanken anzuleiten.

Einige Kinder verwenden bei der Lösung von Problem eher einen externen als einen internen Dialog: Sie reden dann laut mit sich selbst. Diese Problemlösungsmethode hat sowohl Vor- als auch Nachteile. Andere Schüler können dadurch abgelenkt werden oder halten denjenigen für etwas seltsam, Lehrer dagegen haben so direkten Zugang zum Denkprozess des Kindes und können bei Fehlern korrigierend eingreifen.

Wie Sie die exekutiven Funktionen unterstützen können

Man kann Probleme mit der beeinträchtigten exekutiven Funktion auch verringern, indem man einen »Geschäftsführer« einstellt. Diese Rolle haben die Eltern ohnehin meist bereits übernommen, die dem Kind bei der Organisation und Planung helfen, besonders bei der Fertigstellung der Hausaufgaben. Dieser Geschäftsführer (Eltern oder Lehrer) macht den nötigen Druck, damit Termine eingehalten werden, liest Entwürfe gegen, hilft, alternative Strategien zu überlegen, erstellt »To-Do«-Listen und klare Zeitpläne. Eine solche enge Arbeitsbegleitung kann allerdings bei einem Jugendlichen mit hohen intellektuellen Fähigkeiten auch als übertrieben erscheinen.

Eltern, die die diese Aufgabe übernehmen, werden manchmal als zu bemutternd bezeichnet. Sie wissen jedoch, dass das Kind ohne eine solche Unterstützung in der Schule nicht gleiche Leistungen bringen könnte. Daher ermutige ich Eltern und Lehrer, diese Rolle zu übernehmen. Wir hoffen, dass das nur eine temporäre Lösung bleibt, bis die Person selbstständiger organisieren kann. Eine geschäftsführende Mutter wird aber möglicherweise so lange im Amt bleiben müssen, bis sie von einer geschäftsführenden Ehefrau ersetzt wird.

Probleme lösen

Das Kind mit Asperger-Syndrom kann seine ureigene Problemlösungsmethode bevorzugen. Ich nenne das dann das »Frank-Sinatra-Syndrom«: »I did it may way« [»Ich mache das auf meine Weise«]. Auch Erwachsene mit Asperger-Syndrom geben mitunter nicht viel auf herkömmliche Anschauungen und Weisheiten. Ratschläge des Lehrers oder Lösungsverfahren anderer Schüler werden vom Kind nicht in Betracht gezogen. Es findet also einen neuen, individuellen Lösungsweg. Doch leider beruht ein Großteil der Aufgaben in der Schule auf herkömmlichen Lösungswegen und die »My-Way-Strategie« bringt den Lehrer zur Verzweiflung.

Flexibles Denken fördern

Es ist daher wichtig, dass Sie flexibles Denken fördern und zwar schon in frühen Lebensjahren. Spielen Sie beispielsweise das schon mal erwähnte Spiel »Was könnte es noch sein?«, bei dem man für einen Gegenstand verschiedene Verwendungszwecke findet. Ich halte beispielsweise eine Modelleisenbahnschiene in der Hand und frage das Kind, was es noch sein könnte. Die Vorschläge sind dann:

- Die Flügel eines Flugzeugs (wobei man so tut, als wäre man ein Flugzeug mit der Schiene als Flügel),
- eine Leiter, um in ein Baumhaus zu klettern (mit zwei Fingern tut man, als würde man die Leiter hochklettern) oder
- ein Lineal, um eine gerade Linie zu zeichnen (man tut, als wäre die Schiene ein Lineal).

Oder Sie spielen: »Wie viele Verwendungsmöglichkeiten gibt es für …?« (zum Beispiel einen Ziegelstein, eine Wäscheklammer etc.). Diese Spiele machen Spaß und fördern das flexible und kreative Denken.

Sprechen Sie Ihre Gedanken laut aus

Wenn Sie als Erwachsener mit einem jüngeren Kind spielen, nutzen Sie entweder reale Situationen, die eine Problemlösung erfordern, oder schaffen bewusst eine solche Situation. Sprechen Sie Ihre Gedanken laut aus, damit das Kind Ihren verschiedenen Lösungsansätzen zuhören kann. Wenn Sie eine gemeinsame Lösung gefunden haben, bitten Sie das Kind zu überlegen, ob auch ein anderer Ansatz zum Ziel geführt hätte. Durch dieses: »Wir könnten dies tun, aber genauso gut auch jenes«, lernt das Kind, dass es manchmal auch mehrere Lösungen für ein Problem gibt.

- Wenn Sie Ihre Gedanken aussprechen, sollten Sie auch Dinge sagen wie: »Wenn ich ruhig bleibe, finde ich die Lösung sicher schneller« und »Es ist immer klug, andere um Rat zu fragen.«

In der Schule kann der Lehrer dieses Aussprechen seiner Gedanken ebenfalls nutzen, um dem Kind eine Hilfestellung zu geben.

Mit Fehlern umgehen

Menschen mit Asperger-Syndrom konzentrieren sich oft auf Fehler, korrigieren kleine Unregelmäßigkeiten und neigen zum Perfektionismus, was dazu führt, dass sie eine Sache, die sie nicht perfekt beherrschen, gar nicht erst beginnen wollen. Die Angst vor Fehlern führt zu einer genauen, aber auch langsamen Arbeitsweise – und auch zur Pedanterie. Eigentlich kreativ tätige Betroffene, etwa Komponisten, Ingenieure und Architekten, tolerieren dennoch keine Veränderungen an ihrem Originalplan.

Da selbst Kinder mit Asperger-Syndrom sich eher als Erwachsene sehen, stellen sie auch viel zu hohe Ansprüche an sich selbst. Dass Kinder und Jugendliche mit Asperger-Syndrom oft besondere Angst davor haben, sich dumm zu fühlen oder zu erscheinen, haben wir schon mehrfach erwähnt. Infolgedessen gestehen sie besonders ungern ein, dass sie im Unrecht sind und wirken damit arrogant. Jeder Ratschlag wird als persönliche Kritik aufgefasst, was leicht zu Streit mit Lehrern und Freunden führt.

Es ist daher wichtig, dass die Sicht des Kindes auf seine Fehler verändert wird. Nutzen Sie Social Storys, um zu erklären, dass wir aus unseren Fehlern mehr lernen als aus unseren Erfolgen. Fehler können zu interessanten Entdeckungen führen. Ein Fehler ist eine Chance, keine Katastrophe. Seien Sie ein Vorbild und vermitteln einen konstruktiven Umgang mit Fehlern. Dabei helfen Bemerkungen wie: »Das ist ein schwieriges Problem, das dich dazu herausfordert nachzudenken und zu lernen. Zusammen können wir eine Lösung finden.« Auch wenn es Angst vor Fehlern gibt, sollte man nicht vergessen, dass es auch enorme Freude bereitet, etwas richtig zu können. Erfolg und Perfektion sind eine stärkere Motivation, als einem Erwachsenen zu gefallen oder Mitschüler zu beeindrucken.

Kinder und manchmal auch Erwachsene mit Asperger-Syndrom haben die Neigung, auf Fehler anderer Menschen hinzuweisen. Ihnen ist dabei meist nicht bewusst, dass sie damit soziale Konventionen brechen und den anderen in eine unangenehme Situation bringen – wenn sie beispielsweise den Lehrer im Unterricht korrigieren. Verwenden Sie Social Storys und Comic-Gespräche, um dem Kind hierzu unsere sozialen Konventionen zu vermitteln.

Fertigkeiten im Lesen und Rechnen

Die Forschung zeigt, dass die Schulleistungen von Kindern mit Asperger-Syndrom beim Lesen und Rechnen im Wesentlichen denen anderer Kinder entsprechen.[19] Statistisch gesehen sind jedoch die Standardabweichungen hoch, wobei Kinder mit Asperger-Syndrom häufiger an den Extremen der Schulleistungen beim Lesen und Rechnen anzutreffen sind. Eine Untersuchung, die 74 Menschen mit Asperger-Syndrom erfasste, hat ergeben, dass 23 Prozent herausragend in Mathematik waren, 12 Prozent waren herausragend im künstlerischen Bereich, jedoch hatten auch 17 Prozent signifikante Probleme beim Lesen und Schreiben.[20] Wir wissen, dass Hyperlexie bei ihnen besonders häufig ist (d. h. sie haben einen großen Wortschatz, aber das Sprachverständnis ist gering).[21] Jedoch kommt eine jüngste Studie zu schulischen Leistungen zu dem Schluss, dass jedes fünfte Kind mit Asperger-Syndrom signifikante Probleme beim Lesen und beinahe jedes zweite Probleme beim Rechnen hat.[22]

- Es besteht also eine höhere Wahrscheinlichkeit für ein Kind mit Asperger-Syndrom, dass es beim Lesen und Rechnen entweder besonders gute oder aber besonders schlechte Leistungen aufweist.

Wir wissen nicht sicher, warum einzelne Kinder mit Asperger-Syndrom hohe Leistungen in Lesetests erzielen, aber wir wissen, dass solche Kinder dann gute Noten in Schultests haben, da sie über fortgeschrittene Lesefähigkeiten verfügen.[23] Es ist offensichtlich ein Vorteil, in der Schule gut lesen zu können. Wir sind auch nicht sicher, warum einzelne Kinder Schwierigkeiten mit dem Lesen haben, möglicherweise liegt es an bestimmten Wahrnehmungs- und Sprachproblemen. So beschrieb mir ein Kind mit Asperger-Syndrom, dass es ein eigentlich bekanntes Wort in einem anderen Schrifttyp nicht mehr erkannte. Probleme der Wahrnehmung, der Kognition und der Sprachverarbeitung können in einer Form auftreten, wie man es von der Dyslexie her kennt.

Leseschwäche

Herkömmliche Programme zur Behebung einer Leseschwäche sind meist nicht geeignet. Das Kind wird eine gründliche

AUS DEM LEBEN

Auf einmal ging mir ein Licht auf

Luke Jackson beschrieb in seinem Ratgeber für Jugendliche mit Asperger-Syndrom, wie es bei ihm auf einmal Klick gemacht hat: »Die Schule hat mir jede Art von möglicher Hilfe beim Lesen gegeben und trotzdem konnte ich nicht einmal einen Buchstaben von einem anderen unterscheiden. Egal wie sehr man es mir beibrachte, ich konnte es einfach nicht.« Dann erwarb er fast über Nacht, im Alter von sieben Jahren, die Fähigkeit zu lesen. In seinem Ratgeber schreibt er: »Ich hoffe, das macht den Eltern Mut, ein Kind niemals aufzugeben, das scheinbar nicht in der Lage ist zu lesen. Meiner Mutter und den Lehrern sagte ich, dass mir ›auf einmal ein Licht aufgegangen war‹.«[24]

Beurteilung durch einen speziellen Neuropsychologen oder Leseexperten benötigen, um genau zu bestimmen, warum bei ihm diese Leseschwierigkeiten bestehen. Wir werden möglicherweise auch neue Strategien für diese Kinder brauchen, denn es beeinflusst das Selbstwertgefühl eines Kindes, wenn es auch in höheren Klassen noch nicht richtig lesen kann. Interessanterweise können einige Kinder den Rückstand binnen weniger Tage aufholen.

Stilles Lesen

Es gibt Kinder mit Asperger-Syndrom, die zwar generell lesen können, aber nicht still und für sich.[25] Interessanterweise hatten in der Untersuchung von Smith Myles Kinder mit Asperger-Syndrom, die eine Verzögerung im stillen Lesen aufwiesen, eine höhere Lesekompetenz, wenn sie laut lasen. Das auszusprechen, was man liest, kann also das Verständnis erleichtern. Allerdings erwartet man von älteren Kindern, dass sie still lesen.

- Bei einigen Kindern mit Asperger-Syndrom erleichtert das Aussprechen von Gedanken und das laute Lesen das Verständnis.

AUS DEM LEBEN

Auge fürs Detail

Marc Fleisher hat das Asperger-Syndrom und ist Doktor in Mathematik. Er schreibt: »Die Mathematik ist voller kleiner Details und faszinierender Dinge, die einfach danach schreien, entdeckt zu werden. Es ist das Wesen dieses Themas, das manchen mit einem Auge für Details anspricht, darunter auch autistische Menschen.«[26]

Mathematische Fähigkeiten und Schwierigkeiten

Das kognitive Profil führt manchmal zu besonderen mathematischen Fähigkeiten und Spezialinteressen. Große Mathematiker entwickelten neue Konzepte, indem sie sich die Zahlen als Formen, nicht als Mengen visualisierten; und das visuelle Vorstellungsvermögen ist bei einigen Kindern mit Asperger-Syndrom sehr weit fortgeschritten. Tatsächlich weisen einige der bedeutendsten Mathematiker Merkmale des Asperger-Syndroms auf.[27]

Die Kinder lösen komplexe mathematische Probleme, können aber oft nicht in Worte fassen, wie sie zur Lösung gelangt sind. Insbesondere Lehrer sollten sich dieser Besonderheit bewusst sein. Hans Asperger beschrieb, wie eines der Kinder, das er diagnostizierte, sagte: »Mündlich kann ich das nicht, aber köpflich.«[28] In der Mathematik gibt es nur eine richtige Antwort, was dem Sicherheitsbedürfnis der Kinder entgegenkommt. Verbunden mit ihrer Fähigkeit, Zahlen zu visualisieren, sind dies zwei Faktoren, die ihre mathematische Begabung erklären.

Dyskalkulie

Einige Kinder mit Asperger-Syndrom haben dagegen Schwierigkeiten, auch nur die Grundlagen der Mathematik zu verstehen, was man als Dyskalkulie bezeichnet. Man muss herausfinden, welche kognitiven Fähigkeiten fehlen. Manchmal liegt das Problem nicht darin, einfache arithmetische Aufgaben zu lösen oder Fahrpläne zu behalten, sondern darin, mathematisches Wissen im Alltag anzuwenden.[29].

Schwache zentrale Kohärenz

Uta Frith und Francesca Happé haben das Lernprofil und die Informationsverarbeitung von Kindern mit Autismus und Asperger-Syndrom untersucht und dabei einige bemerkenswerte Phänomene entdeckt.[30]

- Diese Kinder können erstaunlich gut in der Detailwahrnehmung sein, haben aber offenbar beträchtliche Schwierigkeiten damit, das Gesamtbild zu erkennen und zu verstehen.

Man kann dies nachvollziehen, indem man sich vorstellt, dass man die Welt durch ein Rohr betrachtet, ähnlich einem Teleskop – man sieht dann viele Details, aber nicht den Kontext.

Normale Gleichaltrige haben eine breitere kognitive Perspektive. Wenn ein Kind mit Asperger-Syndrom nicht rechtzeitig mit einer Aufgabe fertig ist, muss das nicht unbedingt an mangelnder Aufmerksamkeit liegen, sondern kann auch darauf hindeuten, dass es sich in Details verliert. Sie müssen es also darauf hinweisen, worauf es achten soll.

Monotropismus

Ein Begriff, der neuerdings gebraucht wird, ist Monotropismus.[31] Damit ist gemeint, dass große Teile der potenziellen Information nicht registriert werden, was zu einer sehr fragmentierten Sicht auf die Welt führt. Die Person lernt isolierte Fakten, sieht aber nicht die Gesamtheit. Als Amateurfotograf stelle ich mir das so vor, als ob die Umwelt durch ein Teleobjektiv wahrgenommen wird statt durch ein Weitwinkelobjektiv.

Bei der Verarbeitung von komplexen Informationen sind normale Kinder in der Lage, alle relevanten Ereignisse als zusammenhängend zu erfassen und ein zentral kohärentes Thema zu erkennen. Menschen mit Asperger-Syndrom fällt es offenbar schwer zu bestimmen, was relevant und was redundant ist. Ihnen fällt es ebenfalls schwer, das Gesamtbild und den Zusammenhang zu entschlüsseln. Psychologen nennen diese Art der Informationsverarbeitung eine schwache zentrale Kohärenz.

Wie wirkt sich die schwache zentrale Kohärenz aus?

Die schwache zentrale Kohärenz erklärt einige der Besonderheiten, die Menschen mit Asperger-Syndrom bei kognitiven, sprachlichen und sozialen Fähigkeiten aufweisen. Im kognitiven Sinne kann die Person manchmal Details und Verbindungen erkennen, die von anderen Menschen nicht wahrgenommen werden. Neue Zusammenhänge zu erkennen, kann dazu beitragen, ein erfolgreicher Wissenschaftler oder Künstler zu werden, während die Aufmerksamkeit für das Detail von Vorteil ist, um ein Anwalt, Buchhalter oder Lektor zu werden.

Bei der Sprache können sich normale Kinder gut den Kern einer Botschaft einprägen: die Schlüsselstellen, die es einfacher machen, sich die Information zu merken. Beim Gespräch bedeutet eine schwache zentrale Kohärenz, dass sich die Person die Details einprägt, aber nicht die gesamte Geschichte; erzählt sie selbst etwas, erhält der Zuhörer oft unwichtige Informationen statt einer Zusammenfassung der relevanten Ereignisse.

Verhalten in sozialen Situationen

Wenn eine Person eine starke statt einer schwachen zentralen Kohärenz hat, erkennt sie leichter, was in einer Situation relevant und was redundant ist. Kommt eine normale Person in einen großen Raum mit zahlreichen Personen, nimmt sie bevorzugt die Dinge und Menschen wahr, die für sie persönlich wichtig sind. Wir haben ein System der Prioritäten, wobei normalerweise die Priorität bei den Menschen und den Gesprächen liegt, nicht bei den Mustern auf dem Teppich oder bei der Beleuchtung. Menschen mit Asperger-Syndrom können weniger gut bestimmen, auf was sie achten sollen und was unwichtig ist. Normale Personen erinnern sich später vor allem an die anwesenden Menschen, ihre Gefühle und an die Gespräche; die übrigen Informationen werden schnell vergessen. Dagegen werden sich Menschen mit Asperger-Syndrom weniger daran erinnern, wer anwesend war, sondern eher an Dinge, die anderen als trivial oder unwichtig erscheinen.

Die wohl komplexesten Informationen für ein Kind mit Asperger-Syndrom sind sozialer und emotionaler Art. Sobald das Kind die sozialen Regeln entschlüsselt hat, regt es sich sehr auf, wenn diese Regeln gebrochen werden. Das Kind wird zum Klassenpolizisten, der jeden Verstoß beobachtet und resolut Bestrafungen durchsetzt. Da gerade Jugendliche oft soziale Regeln und Konventionen infrage stellen, wird der Jugendliche mit Asperger-Syndrom sie immer wieder kritisieren. Damit wird er sich bei ihnen sicherlich nicht sehr beliebt machen.

Regeln und Routinen

Die Diagnosekriterien des DSM-IV für das Asperger-Syndrom beinhalten, dass das Kind eine »offenbar sture Befolgung spezifischer, nichtfunktionaler Routinen und Rituale«[32] aufweist. Die Entwicklung von Routinen und Ritualen kann ein Zeichen für Angst sein, unter der Kinder mit Asperger-Syndrom besonders häufig leiden (siehe Kapitel 6). Ein weiterer möglicher Grund für die Entwicklung von Routinen ist ihre schwache zentrale Kohärenz, das heißt die Schwierigkeit, die Muster und die Kohärenz im Alltag zu bestimmen. Daher halten sie an einer einmal aufgestellten Routine oder einem bestimmten Verhaltensmuster fest.

AUS DEM LEBEN

Ordnung in ein unerträglich chaotisches Leben bringen

Das folgende Zitat illustriert, warum jemand so sehr daran festhält, Ordnung und Sicherheit zu schaffen:

»Die Realität ist für einen autistischen Menschen eine verwirrende, interagierende Masse von Ereignissen, Menschen, Orten, Geräuschen und Anblicken. Es scheint keine klaren Grenzen zu geben, keine Ordnung und keine Bedeutung. Ich verbringe einen großen Teil meines Lebens alleine damit, die Muster hinter dem Ganzen herauszufinden. Feste Routinen, Termine, bestimmte Routen und Rituale helfen mir, Ordnung in ein unerträglich chaotisches Leben zu bringen.«[33]

Donna Williams beschreibt es so:

»Ich mochte es immer, Dinge zu kopieren, zu erschaffen und zu ordnen. Ich mochte unsere mehrbändige Enzyklopädie. Auf den Buchrücken waren Zahlen und Buchstaben und ich habe immer darauf geachtet, dass die Bände in der richtigen Reihenfolge standen. Ich schuf Ordnung aus dem Chaos. Die Suche nach Kategorien beschränkte sich aber nicht auf Enzyklopädien. Ich las auch das Telefonbuch, zählte alle Einträge des Namens Brown oder die Anzahl der Varianten eines bestimmten Namens oder suchte besonders seltene Namen. Ich erkundete das Konzept der Konsistenz. Die ständige Veränderung der meisten Dinge schien mir nie die Chance zu geben, mich auf sie vorzubereiten. Aus diesem Grund habe ich Freude und Trost darin gefunden, dieselben Dinge immer wieder zu tun.«[34]

Ein Kind mit Asperger-Syndrom und schwacher zentraler Kohärenz braucht also Routinen und Rituale für seinen Alltag, da sie das Leben vorhersagbar machen und eine Ordnung herstellen. Das Neue, das Chaos und die Unsicherheit verwirren und frustrieren nur. Wenn man an bestimmten Routinen festhält, gerät man nicht in Gefahr, sich mit neuen Situationen auseinandersetzen zu müssen, in denen man zunächst nicht weiß, wie man sich verhalten soll.

Erinnerungen an die früheste Kindheit

Die schwache zentrale Kohärenz kann einen interessanten Aspekt des Asperger-Syndroms erklären, nämlich die Fähigkeit, sich an Ereignisse der frühesten Kindheit zu erinnern.[35] Normale Erwachsene können sich an Ereignisse zurückerinnern, die ab dem dritten oder sechsten Lebensjahr liegen; an frühere Ereignisse erinnern sie sich nur schwer. Erwachsene mit Asperger-Syndrom dagegen sind manchmal in der Lage, lebendige und korrekte Beschreibungen von Ereignissen aus ihrer ganz frühen Kindheit zu geben.

So erklärten Alberts Eltern: »Er erinnert sich an Dinge, die passierten, als er noch ganz klein war; irgendein Vorfall, der nie wieder erwähnt wurde. Jahre später spricht er dann darüber und erinnert sich an jedes Detail.«[36] Albert selbst erzählt:

9 Kognitive Fähigkeiten

»Ich erinnere mich, dass ich im Alter von einem Jahr nach Nashville ging. Die Luft roch dort manchmal nach Waldbrand. Ich erinnere mich an Musik. Die nervte mich ungemein. Ich wusste, ich war irgendwo anders. Ich wachte auf und roch diese Luft; es war wie jede Menge alter Häuser.«[37]

Frühe autobiografische Erinnerungen sind meist visuell und für denjenigen von großer Bedeutung. So erklärte Candy, dass ihre »Erinnerungen eher aus Gegenständen als aus Menschen oder persönlichen Sachen bestehen.«

- Wir wissen nicht genau, warum ein Mensch mit Asperger-Syndrom über ein solches Langzeitgedächtnis für Details und Fakten verfügt. Eine plausible Erklärung ist die, dass bei diesen Kindern von Geburt an eine andere Verschaltung der Gehirnzellen vorliegt. Die schwache zentrale Kohärenz beeinflusst daher die Wahrnehmung, die kognitive Verarbeitung sowie die Speicherung und das Abrufen von Erinnerungen.

Die Fähigkeit, sich genau an Szenen erinnern zu können, kann auch dazu führen, dass ganze Seiten von Büchern auswendig gelernt werden. Dieses eidetische oder fotografische Gedächtnis kann besonders bei Prüfungen hilfreich sein. Ich kenne allerdings auch Studenten, denen Betrug unterstellt wurde, weil sie Ausgangstexte in Prüfungen zu genau zitierten.

Die kognitive Entwicklung fördern

Die Erfahrung zeigt, dass Kinder mit Asperger-Syndrom in der Schule die besten Fortschritte erzielen, wenn der Unterricht ruhig und gut strukturiert abläuft.

In der Biografie ihres Sohnes bezieht sich Lisa Pyles darauf, wie ein Psychologe ihren Sohn beschreibt: »Als John lernte, an einem Ort zu bleiben, war er wie eine Puppe. Jedes Bisschen an Konzentration war darauf gerichtet, still im Klassenzimmer zu sitzen, während seine Instinkte ihm zugleich rieten wegzurennen. Da blieb in ihm nichts mehr, was sich auf den Schulstoff hätte konzentrieren können.«[38]

Worauf Lehrer achten sollten

- Der Lehrer muss also besonders darauf achten, dass die Wahrnehmungskapazität des Kindes nicht überfrachtet wird und es in Stress gerät.
- Das Kind sollte so sitzen, dass es wenig abgelenkt wird und den Lehrer gut sieht und hört.
- Neben ihm sollte ein Klassenkamerad sitzen, der bei Bedarf Hilfestellungen geben kann, wenn der Lehrer anderweitig beschäftigt ist.
- Es sollte nur kleine Änderungen in den Routinen und bei den unterrichtenden Lehrern geben sowie einen klaren Tagesplan und rechtzeitige Vorbereitungen auf Veränderungen.
- Wenn der Lehrer in der Grundschule durch einen anderen Lehrer vertreten wird, sollten die Eltern des Kindes rechtzeitig informiert werden. In manchen Fällen kann es sinnvoll sein, das Kind für einen Tag zu Hause zu lassen, um dem Kind, aber auch dem Vertretungslehrer, unnötigen Stress zu ersparen.
- Beobachten Sie als Lehrer das Kind regelmäßig, um sicherzustellen, dass es auf dem richtigen Weg ist und weiß, was es als Nächstes tun muss.
- Manchmal kann die Einrichtung eines eigenen Arbeitsplatzes die Konzentration fördern.
- Ältere Kinder profitieren von Gesamtnoten und Lernratgebern, denn sie sind oft nicht so gut wie ihre Klassenkameraden darin, sich Notizen zu machen oder einen Text von der Tafel abzuschreiben.
- Unterstützen Sie die exekutiven Funktionen, indem Sie zum Beispiel eine To-Do-Liste benutzen und bei Bedarf zusätzliche Zeit zur Fertigstellung einer Aufgabe erlauben.

Unterstützung anfordern

Trotz eines durchschnittlichen oder gar überdurchschnittlichen IQ haben Kinder mit Asperger-Syndrom eine andere Art zu denken und zu lernen und einige Kinder haben spezifische Lernprobleme, die durch standardisierte Intelligenztests nicht erkannt werden können. Bei Bedarf sollte also ein Lehrer Unterstützung anfordern, die die kognitive und schulische Entwicklung des Kindes fördert.

Ein Beratungslehrer oder eine Hausaufgabenhilfe an der Schule sollte das Kind bei der Vorbereitung und Fertigstellung seiner Hausaufgaben anleiten. Manchmal ist es hilfreich, dem Kind seine Aufgaben computergestützt (z.B. per CD) zu präsentieren, wenn es im Unterrichtsgeschehen zu stark abgelenkt wird.

Versetzung

Es gibt Kinder mit Asperger-Syndrom, deren Schulleistungen deutlich über denen ihrer Klassenkameraden liegen, deren soziale Reife aber deutlich darunter liegt. Am Ende des Schuljahres kann es zu Diskussionen zwischen der Schule und den Eltern darüber kommen, ob das Kind eine Klasse wiederholen muss, damit die Unterschiede in der persönlichen Reife weniger auffällig werden, oder ob er eine Klasse überspringen kann, um intellektuell gleichwertige Klassenkameraden zu finden.

Einige Kinder mit Asperger-Syndrom regen sich sehr auf, wenn die Schulaufgaben zu einfach sind und ziehen intellektuell ebenbürtige Klassenkameraden vor. Es kann auch andere Faktoren geben, die bei der Frage der Versetzung eine Rolle spielen. Ich rate aber meist dazu, das Kind möglichst in einer Klasse mit intellektuell gleichwertigen Schülern zu lassen, in der es einen interessanten und damit motivierenden Schulstoff vorfindet. Natürlich wird man aber auch an Programme denken müssen, die die soziale Reife fördern, damit man den Abstand zwischen der intellektuellen und der sozialen Entwicklung schließen kann.

Hilfreiche Einstellungen des Lehrers

Vor über 60 Jahren stellte Hans Asperger fest: »Die Kinder haben, so erstaunlich das erscheint, ein besonders gutes Gefühl für die Persönlichkeit des Erziehers. So schwierig sie auch selbst unter den günstigsten erzieherischen Bedingungen sind – richtig leiten und auch unterrichten lassen sie sich nur von solchen Menschen, die sie nicht nur verstehen, sondern ihnen auch wirklich gewogen sind, eine Güte und – einen Humor für sie haben … Das aus dem Gemüt kommende Verhalten des Erziehers, seine gemütsmäßige Einstellung beeinflusst automatisch …, ohne Willen, ohne Bewusstsein die Stimmung und das Verhalten des Kindes. Freilich gehört zur Führung gerade solcher Kinder wesentlich die Erkenntnis ihrer Eigentümlichkeiten und echte pädagogische Erfahrung, das ist klar; aber auch hier genügt eben nicht die kalte Routine.«[39]

»Asperger-freundliche« Umgebung

Als Klassenlehrer sollten Sie eine »Asperger-freundliche« Umgebung schaffen, angepasst an die sozialen, sprachlichen und kognitiven Fähigkeiten des Kindes. Um solch eine Umgebung zu schaffen, ist es wichtig, dass der Lehrer Zugang zu Informationen und Fachwissen über das Asperger-Syndrom hat und an entsprechenden Fortbildungsmaßnahmen teilnimmt. In der Schule sollten Bücher zum Asperger-Syndrom vorhanden sein. Und es sollte überlegt werden, ob der Lehrer personelle Unterstützung benötigt.

Ich habe an verschiedenen Schulen beobachtet, welche Lehrer mit den Kindern besonders gut zurechtkommen und sie bestmöglich fördern. Der größte kognitive und schulische Fortschritt wurde von solchen Lehrern erzielt, die ein mitfühlendes Verständnis für das Kind aufbrachten. Solche Lehrer sind flexibel in ihren Unterrichtsstrategien, Beurteilungen und Erwartungen. Sie mögen und bewundern das Kind stets, respektieren dessen Fähigkeiten und kennen die Motivation und das Lernprofil des Kindes. Carol Gray sagte, dass der Lehrer nicht nur um die verzögerten Theory-of-Mind-Fähigkeiten wissen müsse, sondern auch verstehen müsse, wie das Kind stattdessen denkt und fühlt.

Trotzdem gibt es natürlich kein Einheitskonzept, das bei jedem Kind mit Asperger-Syndrom richtig ist. Lehrmethoden, die sich bei ein oder zwei Kindern mit Asperger-Syndrom als erfolgreich erwiesen haben, müssen nicht unbedingt auch bei anderen Kindern passen. Manchmal muss man für jedes Kind eine neue Strategie entwickeln.

Wie Sie das Kind motivieren können

Hans Asperger war sehr interessiert an Erziehungsstrategien für seine Kinder und schrieb: »Während Liebesbezeugungen, Zärtlichkeiten und Schmeicheleien des Erwachsenen für das normale Kind etwas sehr Angenehmes bedeuten, sodass das Kind eben darum brav ist, um sich diese Annehmlichkeiten zu verdienen, wirken diese Dinge, wie sich bei Fritz V. sowie bei allen anderen Kindern dieses Typs zeigte, auf die kontaktgestörten Autistischen unangenehm und irritierend.«[40]

- Zu den erfolgreicheren Anreizen gehört der Appell an das intellektuelle Selbst-

AUS DEM LEBEN

»Er hat mich verstanden und akzeptiert«

Ein Beispiel bietet Nita Jackson, die einen ihrer Lehrer beschreibt:

»Herr Osbourne war immer sehr temperamentvoll und für Scherze aufgelegt. Er ist fast nie wütend geworden oder hat seine Stimme erhoben, wie das die meisten anderen Lehrer taten. Er hat mir erlaubt, dass ich mich in der Pause im Schrank des Musikzimmers versteckte, ohne das Geringste dazu zu sagen. So, als würde er verstehen und akzeptieren, dass ich auch mal lächerliche Dinge tun musste, um mich von den anderen getrennt zu halten. Ich habe ihn dafür respektiert, dass er nie nachgebohrt hat, wie das die anderen taten. Manchmal klopfte er an die Tür und sagte: »Buh!« und schenkte mir einen Keks (was ich niemals ablehnte). Am letzten Schultag habe ich ihm eine ganze Dose voller Kekse geschenkt als Gegenleistung für die Kekse, die er mir im Lauf der Zeit geschenkt hatte.«[41]

wertgefühl. Wenn Sie seine geistigen Leistungen loben, Aspekte seines Spezialinteresses einbauen und darauf achten, dass eine Aufgabe nur wenig Fehlerpotenzial enthält, motivieren Sie das Kind damit am besten.

Hans Asperger schrieb außerdem: »Das Erste ist wohl, dass alle pädagogischen Maßnahmen »mit abgestelltem Affekt« vorgetragen sein müssen; niemals darf der Erzieher zornig werden oder sich ärgern, auch nicht »lieb« oder »kindertümlich« sein wollen ... Der Erzieher muss wirklich auch innerlich vollkommen ruhig, beherrscht und gesammelt bleiben.«[42]

Das sind sehr vernünftige Ratschläge. Es verwirrt Kinder mit Asperger-Syndrom, wenn der Lehrer gelangweilt oder emotional reagiert, während sie versuchen, sich zu konzentrieren. Bleiben Sie nach Möglichkeit immer ruhig und gelassen und lassen sich auf keinen Fall von der Aufgeregtheit des Kindes anstecken, sondern helfen ihm vielmehr, seine Fassung wiederzuerlangen.

Hans Asperger schlug außerdem vor: »Ein anderer pädagogischer Kunstgriff, dass man nämlich die pädagogischen Maßnahmen nicht als persönliche Anforderungen, sondern als objektives, unpersönliches Gesetz kundgibt, wird bei anderen Fällen beschrieben werden ...«.[43] Manchmal hilft es, wenn Sie dem Kind ein Exemplar der Schulregeln zeigen, damit es erkennt, dass Sie es durch eine bestimmte Anordnung nicht schikanieren wollen, sondern es lediglich allgemein gültige Regeln befolgen soll.

Hausaufgaben

Große Sorgen bereiten auch oft Hausaufgaben. Warum reagieren diese Kinder mit so extremen Gefühlen auf den bloßen Gedanken an ihre Hausaufgaben, und warum tun sie sich so schwer, diese Aufgaben fertigzustellen? Möglicherweise sind sie nach einem Schultag einfach zu gestresst und geistig erschöpft, um sich an die Hausaufgaben zu setzen.

Wie ihre Klassenkameraden so müssen auch Kinder mit Asperger-Syndrom den Schulstoff lernen. Sie erleben jedoch viel mehr stresserzeugende Situationen als die anderen Kinder. Sie müssen ihren Verstand benutzen, um soziale Regeln in der Klasse und auf dem Schulhof zu erkennen. Oft werden sie auf ihre Fehler hingewiesen, selten aber wird korrektes Verhalten gelobt. Nur aus seinen Fehlern zu lernen, ist jedoch nicht unbedingt die konstruktivste Lernmethode. Diese Kinder müssen sich also auf einen zusätzlichen Lernstoff konzentrieren, sodass sie am Ende intellektuell und emotional erschöpft sind. Während des ganzen Schultages haben sie kaum Gelegenheiten zu entspannen.

Wenn ich mit solchen Kindern rede, erklären sie oft, dass sie eine klare Trennung zwischen Schule und zu Hause brauchen. Sie sagen: »Die Schule ist zum Lernen da, zu Hause für Spaß und Entspannung.« Daher ist die Aussicht auf eine Unterbrechung ihrer so sehr benötigten und verdienten Entspannung durch eine Hausarbeit oft mehr, als sie ertragen können. Sean Barron erklärte: »Ich habe nie verstanden, warum *Schul*aufgaben *zu Hause* erledigt werden sollten. Was wir in der Schule taten, sollte auch dort bleiben. Punkt.«[44]

Der zweite Grund für die ausgeprägte Hausaufgaben-Unlust, sind die beeinträchtigten exekutiven Funktionen. Halten Sie sich nochmals folgende Punkte vor Augen:

- Das Planen und Organisieren einer Aufgabe ist für die Kinder schwierig.
- Prioritäten zu setzen, fällt schwer.
- Die Kinder neigen dazu, bei der Lösung von Problemen impulsiv und unflexibel zu reagieren.
- Sie haben ein begrenztes Arbeitsgedächtnis.
- Ihnen kommen nicht so leicht neue Ideen.
- Sie haben ein schlechtes Zeitgefühl und -management.
- Sie benötigen bei den Hausaufgaben Aufsicht und Hilfestellung.
- Oft liegen bestimmte Lernprobleme wie Leseschwierigkeiten vor.

Im Folgenden erfahren Sie, was Eltern und Lehrer tun können, damit die Hausaufgaben für alle Beteiligten erträglicher und angenehmer werden.

Wie Eltern das Kind unterstützen können

Das Zimmer, in dem das Kind arbeitet, muss die Konzentration und Lernfähigkeit fördern. Dazu gehören passender Schreibtisch, Stuhl und angemessene Beleuchtung sowie möglichst wenig Ablenkung (Spielsachen, Fernseher, Geräusche elektrischer Geräte oder die Gespräche von Geschwistern). Auf dem Schreibtisch sollte nur das liegen, was das Kind für die Hausaufgabe brauchen wird. Die Arbeitsumgebung sollte auch von neugierigen jüngeren Brüdern und Schwestern abgeschirmt sein.

Erstellen Sie einen täglichen Hausaufgabenplan und führen Sie nach Möglichkeit gemeinsam mit den Lehrern ein Hausaufgaben-Kontrollheft. Hier trägt der Lehrer die jeweiligen Hausaufgaben und die geschätzte Zeitdauer ein. (Manchmal dauern die Hausaufgaben Stunden, obwohl der Lehrer dafür nur wenige Minuten vorgesehen hat.) Der Lehrer kann den Eltern auch eine Liste dessen geben, was zur Erstellung der Hausaufgaben benötigt wird.

Verwenden Sie eine Uhr, die dem Kind anzeigt, wie viel Zeit ihm zur Fertigstellung einer Hausaufgabe bleibt. Eventuell benötigt das Kind regelmäßige Pausen, um die Konzentration zu verbessern. Unterteilen Sie die Hausaufgaben dann in kleinere Einheiten. Es ist ein häufiger Fehler, vom Kind eine zu lange Aufmerksamkeitsspanne zu erwarten, nachdem es bereits einen anstrengenden Tag an der Schule hatte.

Wie der Lehrer helfen kann

Betonen Sie, welche Aspekte der Hausaufgaben wichtig sind, geben Sie dem Kind die Aufgaben auch in schriftlicher Form mit und fragen Sie nach, um sicherzustellen, dass es die Aufgaben richtig verstanden hat. Halten Sie das Kind dazu an, die

Aufgabe zu planen und die Arbeit logisch aufzubauen, insbesondere wenn es einen Aufsatz schreiben soll. Bei Hausaufgaben, die sich über mehrere Tage erstrecken, sollten Sie regelmäßig die Fortschritte kontrollieren. Das ist auch wichtig, um die rechtzeitige Fertigstellung zu garantieren.

Statt des erwähnten Hausaufgaben-Kontrollheftes könnten Sie die Anweisung für die Hausaufgaben auch auf ein kleines digitales Diktiergerät sprechen, dann können sich sowohl das Kind als auch die Eltern anhören, was genau zu erledigen ist. So ein Gerät bietet auch die Möglichkeit, dass das Kind eigene Bemerkungen hinzufügen kann.

Die Hausaufgaben beaufsichtigen

Zunächst benötigt das Kind die Hilfe eines Elternteils, um sich überhaupt an die Hausaufgaben zu setzen. Helfen Sie ihm auch, die Aufgaben zu planen und zu entscheiden, womit es beginnt. Kontrollieren Sie während der Aufgabenerledigung, ob das Kind die richtige Lösungsstrategie gewählt hat und unterstützen es, eine angemessene zu finden, wenn es auf dem falschen Weg ist. Geben Sie ihm am besten für jede Aufgabe eine Liste mit den möglichen Lösungsstrategien. Helfen Sie ihm auch dabei, die richtigen Prioritäten zu setzen, unterstützen es bei Wortfindungsschwierigkeiten und motivieren es, die Aufgaben vollständig zu erledigen. Belohnen Sie Konzentration und gute Leistungen.

Die kognitiven Besonderheiten berücksichtigen

Die Hausaufgaben sollten die kognitiven Stärken und Schwächen des Kindes berücksichtigen. Wenn das Kind eher visuell orientiert ist, verbessern zum Beispiel Flussdiagramme, grafische Organizer, Mind-Maps und das Vormachen sein Verständnis.[45] Bei verbaler Orientierung helfen geschriebene Anweisungen und Gespräche, in denen Metaphern verwendet werden (vor allem solche mit einem Bezug zum Spezialinteresse des Kindes). Oft hilft es, wenn das Kind einen Computer verwenden darf, insbesondere bei Problemen mit der Handschrift; oder die Eltern agieren als Sekretär und tippen die Texte ab und korrigieren die Antworten. Die Hausaufgaben sind also eher eine gemeinsame Aufgabe statt eine, die das Kind alleine bewältigt. Eltern wissen aus langjähriger Erfahrung, dass ohne ihre Mitwirkung die Arbeiten oft nicht rechtzeitig oder in der geforderten Qualität erledigt werden können.

Einen Computer nutzen

Kindern mit Asperger-Syndrom macht es oft Spaß, an einem Computer zu arbeiten. Sie verstehen die Aufgaben oft besser, wenn sie über einen Computerbildschirm präsentiert werden. Es wäre also zu überlegen, die Hausaufgabe entsprechend anzupassen. Wortverarbeitungsprogramme, Grafiken, Grammatik- und Rechtschreibprüfungen des Computers haben einen unschätzbaren Wert bei der Verbesserung der Lesbarkeit und Qualität des Endprodukts.

Wenn Eltern und Lehrer sich einigen, dass das Kind bei unlösbaren Hausaufgabenproblemen, bei denen auch die Eltern ratlos sind, den Lehrer anrufen und nachfragen darf, kann dies die Qualität der Hausaufgaben erheblich verbessern; oder das Kind erstellt seine »Hausaufgaben« in der Schule unter Aufsicht und Hilfestellung eines Lehrers.

Hausaufgaben reduzieren

Wenn vom Kind ein normaler Umfang an Hausaufgaben gefordert wird, erfordert das von allen Beteiligten – dem Kind, den Lehrern, den Eltern – ein beträchtliches Maß an Zeit und Energie.

In einer Forschungsarbeit wird ein klarer Zusammenhang zwischen den Stunden, die ein Kind für Hausaufgaben aufwendet, und dem späteren beruflichen Erfolg und der Lebensqualität gesehen. Ein anderes Argument ist, das Hausaufgaben das selbstbestimmte Lernen fördern. Doch Kinder mit Asperger-Syndrom sind dann besonders gut im selbstbestimmten Lernen, wenn das Thema sie interessiert.

Meiner Meinung nach sollten Kinder mit Asperger-Syndrom nicht bestraft werden, wenn ihre Hausaufgaben nicht vollständig sind. Die maximale Dauer der Hausaufgaben sollte 30 Minuten betragen, außer das Kind möchte selbst mehr Zeit dafür verwenden. Danach unterschreibt einer der Eltern das Kontrollheft, damit der Lehrer sieht, wie viel das Kind in diesen 30 Minuten geschafft hat. Die Note sollte sich nach der Arbeit richten, die es geschafft hat. Damit kann man dem Kind, aber auch der Familie und dem Lehrer viel Stress ersparen.

Visuelles Denken und besondere geistige Fähigkeiten

Menschen mit Asperger-Syndrom haben eine andere Art zu denken, wobei sie eher in Bildern denken als in Worten. In einer faszinierenden Untersuchung hat eine Gruppe Erwachsener mit Asperger-Syndrom einige Tage lang ein Gerät getragen, das in zufälligen Intervallen einen Piepton von sich gab.[46] Sie wurden gebeten, ihre Gedanken jeweils »einzufrieren«, wenn sie den Piepton hörten und sie aufzuschreiben. Der Versuch wurde auch bei normalen Menschen durchgeführt, deren Gedankenwelt aus Sprache, Gefühlen, Körperwahrnehmungen und visuellen Bildern bestanden.

Erwachsene mit Asperger-Syndrom jedoch berichten von ihren Gedanken hauptsächlich in Form von Bildern. Einige von ihnen scheinen vornehmlich einen visuellen Denkstil zu haben.

Temple Grandin hat ein Buch geschrieben, das Einblick in ihr visuelles Denken gibt und zeigt, wie es ihr Leben beeinflusst und wie es ihr ermöglicht, erstaunliche Designfähigkeiten zu entwickeln.[47]

Der Lehrer kann »Visualisierern« die Aufgaben erleichtern, indem er visuelle Modelle, wie Diagramme, benutzt und das Kind im Mathematikunterricht beispielsweise einen Abakus benutzen lässt. Es kann auch lernen, sich Prinzipien und Ereignisse als reale Szenen vorzustellen. Diese Art des Denkens hat beträchtliche Vorteile und er-

AUS DEM LEBEN

Denken in Bildern

Dieser Denkstil kann verschiedene Vorteile haben, wie Temple Grandin beschreibt:

»Mein Denken ist vollkommen visuell und räumliches Arbeiten, etwa Zeichnen, ist für mich sehr einfach. Ich habe mir das Zeichnen in sechs Monaten selbst beigebracht. Ich habe große Einrichtungen aus Stahl und Beton für die Rinderhaltung entworfen, aber für mich bleibt es schwierig, mir eine Telefonnummer zu merken oder Zahlen im Kopf zu addieren. Das muss ich mir immer aufschreiben. Jede Information, die ich im Kopf speichere, ist visuell. Wenn ich mir ein abstraktes Konzept vorstellen soll, ›sehe‹ ich die entsprechende Seite des Buches oder meine Aufzeichnungen in meinem Kopf und lese die Information ab. Nur Melodien kann ich mir ohne visuelles Bild merken. Ich präge mir sehr wenig von dem ein, was ich höre, außer es hat eine emotionale Bedeutung für mich oder ich kann es für mich in ein visuelles Bild umwandeln. Im Unterricht mache ich mir sorgfältig Notizen, weil ich das, was der Lehrer sagt, sonst nicht behalten würde. Wenn ich an abstrakte Konzepte wie zwischenmenschliche Beziehungen denke, benutze ich visuelle Vergleiche. So sehe ich solche Beziehungen als eine Schiebetür aus Glas. Man muss sie vorsichtig öffnen, da sie sonst zerbrechen würde. Wenn ich eine Fremdsprache lernen müsste, müsste ich das über das Lesen tun und es für mich visualisieren.«[48]

leichtert es beispielsweise, Schach zu lernen. Auch der größte Wissenschaftler des zwanzigsten Jahrhunderts, Albert Einstein, war ein visueller Denker. In den sprachlichen Prüfungen der Schule hatte er oft versagt, stattdessen verließ er sich auf visuelle Lernmethoden. Seine Relativitätstheorie basiert auf der visuellen Vorstellung von bewegten Güterzügen und dem Reiten auf Lichtstrahlen. Es ist interessant, dass seine Persönlichkeit Merkmale aufweist, die auf das Asperger-Syndrom hinweisen.[49]

Besondere kognitive Fähigkeiten

Es gibt Kinder und Erwachsene mit Asperger-Syndrom, deren geistiges Leistungsvermögen deutlich über dem Durchschnitt liegt. Mit einem IQ über 130 werden sie als hochbegabt und talentiert beschrieben.[50] Das kann dem Kind sowohl Vor- als auch Nachteile bringen. Zu den Vorteilen gehört eine bessere Fähigkeit, soziale Hinweise zu erkennen und zu lernen und Konventionen intellektuell zu erfassen. Die fortgeschrittene intellektuelle Reife kann vom Lehrer bewundert werden. Der Gewinn von Wettbewerben kann den Status des Kindes – und auch der Schule – erhöhen. Erfolg an der Schule und der Universität verbessert auch das Selbstwertgefühl. Seine soziale Naivität und Exzentrizität wird dann leichter akzeptiert oder sogar wertgeschätzt als Teil des Bildes vom »zerstreuten Professor«. Die geistige Leistungsfähigkeit kann zu einer lukrativen Karriere bei der Entwicklung von Technologien oder zu einer glänzenden Karriere in der Forschung führen. Es gibt jedoch auch zahlreiche Nachteile.

Die emotionale Reife hinkt hinter den geistigen Fähigkeiten hinterher

Kinder mit Asperger-Syndrom sind sozial und emotional unreifer als ihre Mitschüler, was dazu beiträgt, dass sie isoliert werden und man sich über sie lustig macht. Wenn sie intellektuell weiterentwickelt sind als andere, kann auch das die soziale Isolierung und Entfremdung noch verstärken. Eine fortgeschrittene intellektuelle Reife kann auch zu hohen moralischen Idealen führen. Das Kind mit Asperger-Syndrom leidet dann besonders in Situationen der Ungerechtigkeit, etwa wenn es Gewalt gegen Tiere miterlebt. Oder es sorgt sich um Menschen, die von Naturkatastrophen betroffen sind. Es achtet häufig auch sehr darauf, dass sich alle fair verhalten, was sich bei der Interaktion mit anderen Kindern und bei Spielen zeigt. Andere Kinder haben dabei oft eine flexiblere und egoistischere Einstellung zu Regeln.

- Wie bei normalen hochbegabten Kindern hat auch das Kind mit Asperger-Syndrom konzeptuelle Fähigkeiten, die über das hinausgehen, was es emotional verarbeiten kann.

Das Kind macht sich dann Sorgen über Dinge, an die andere Kinder keinen Gedanken verschwenden. Das hochbegabte Kind mit Asperger-Syndrom hat weniger Bewältigungsmechanismen als Gleichaltrige, um mit der gesteigerten Angst fertig zu werden, die mit den erhöhten intellektuellen Fähigkeiten einhergeht.

Keiner versteht die Ideen

Hat das Kind außergewöhnliche Ideen, fehlt es ihm oft an praktischem Organisationsgeschick, um sie selbst umzusetzen. Und auch der Versuch, die Lösungsvorschläge anderen zu erklären, kann aufgrund der bekannten Kommunikationsprobleme scheitern.

Menschen mit Asperger-Syndrom neigen dazu, sich auf einzelne Komponenten eines Problems zu konzentrieren. Dadurch können sie Aspekte erkennen, die von anderen übersehen werden[51], doch hat das auch den Nachteil, dass derjenige auf relativ unwichtige Probleme emotional überreagiert. Menschen mit Asperger-Syndrom sind oft Perfektionisten mit hohen, selbst auferlegten Leistungsstandards und sie geben ein Projekt schnell auf, wenn der Anfangserfolg ausbleibt.

Künstlerische Begabung

Wenn Kinder mit Asperger-Syndrom intellektuell bedeutend weiter sind als Gleichaltrige, können sie Geschichten erfinden, die die anderen faszinieren.[52] Das Kind leitet die Gruppe an, seine Geschichten nachzuspielen. Später können Kreativität und künstlerische Begabung eine Form des Selbstausdrucks sein und persönliche Befriedigung bieten, die nicht in erster Linie auf ein Publikum oder die Bewunderung durch andere zielt.[53]

Fördern Sie die Begabung

Deirdre Lovecky[54] hat hochbegabte Kinder mit Asperger-Syndrom untersucht und festgestellt, dass ihnen in der Schule selten Aufgaben gegeben werden, die ihren Fähigkeiten entsprechen. Es ist wichtig, dass der Klassenlehrer das intellektuelle Potenzial dieser Kinder erkennt und einen anspruchsvollen Lehrplan für sie aufstellt. Das Kind kann auch davon profitieren, wenn es an Hochbegabtenprogrammen teilnimmt, nicht nur, um sein Wissen zu erweitern und seine kognitive Entwick-

AUS DEM LEBEN

»Abstraktes Denken fällt mir leicht«

Lee, ein Student an der Universität von Oxford, erklärt:

»Ich denke, dass das Asperger-Syndrom eine andere Perspektive auf die Welt darstellt. Mir hat es jedenfalls sehr in der Mathematik geholfen. Es fällt mir leicht, in hoch abstrakten Begriffen zu denken. Einen Zauberwürfel kann ich in zwei Minuten lösen.«[55]

Und Rachel stellt diese Überlegungen an:

»Einer der Gründe, warum ich Mitglied im Hochbegabtenverein Mensa geworden bin, war der, dass ich es als Zeichen meiner Intelligenz nutzen wollte. Ich konnte sagen: ›Ich habe dieses Maß an Intelligenz und kann das auch beweisen, weil ich bei Mensa bin!‹ Insgesamt denke ich, dass die meisten Menschen mit Asperger-Syndrom ziemlich intelligent sind. Könnte ich mich ändern und das Asperger-Syndrom loswerden, würde ich das kaum wollen, denn dann würde ich mit Sicherheit auch einiges von meiner Intelligenz verlieren.«[56]

lung zu fördern, sondern auch, um eine Gelegenheit zu bieten, einen potenziellen Freund zu finden. Die Freundschaft kann auf dem Austausch von Informationen und auf intellektuellen Diskussionen basieren, aber wo sonst kann das Kind ein intellektuell gleichwertiges Kind finden, das ein echter Freund werden kann?

Es ist bekannt, dass bedeutende Fortschritte in der Wissenschaft und der Kunst oft von Menschen kommen, die eine andere Art des Denkens haben und die viele der kognitiven Merkmale des Asperger-Syndroms haben.[57] Liliana, eine Frau mit Asperger-Syndrom und beträchtlichen geistigen Fähigkeiten, sagte zu mir: »Sprache ist ein Käfig für die Gedanken.« Viele Fortschritte in der Wissenschaft und in der Philosophie wurden durch alternative Denkmodelle erreicht, die nicht auf sprachlichem Denken basieren.

Wir brauchen Menschen mit Asperger-Syndrom, um eine neue Perspektive für die Probleme von morgen zu bekommen.

ZUSAMMENFASSUNG

Kognitive Besonderheiten

- Einige Schulanfänger zeigen intellektuelle Fähigkeiten, die deutlich über dem Altersdurchschnitt liegen.
- Das Denken und Lernen von Kindern mit Asperger-Syndrom befindet sich selten im Durchschnittsbereich, sondern taucht häufiger an dem einen oder dem anderen Ende des Spektrums kognitiver Fähigkeiten auf.

Lernschwierigkeiten in der Schule

- Der Lehrer erkennt, dass das Kind einen besonderen Lernstil hat. Die logische und physische Welt versteht es gut. Das Kind bemerkt Details, erinnert und ordnet Fakten auf systematische Art und Weise.
- Kinder mit Asperger-Syndrom können leicht abgelenkt werden, besonders in der Klasse. Beim Lösen von Problemen scheinen sie oft eine festgefahrene Denkweise und Angst vor dem Versagen zu haben.
- In höheren Klassen zeigen sich Organisationsprobleme, insbesondere bei Hausaufgaben und Aufsätzen.
- Oft ist der schulische Erfolg die einzige Motivation, um zur Schule zu gehen, und ein Mittel, um das Selbstwertgefühl zu verbessern.
- Das Muster der intellektuellen Fähigkeiten ist wichtiger als der Wert des Gesamt-IQ.
- Mindestens 75 Prozent der Kinder mit Asperger-Syndrom haben Merkmale, die zusätzlich auf ADS hindeuten.
- Psychologen teilen die Aufmerksamkeit in vier Komponenten ein:
  - die Fähigkeit, Aufmerksamkeit aufrechtzuerhalten,
  - sich auf relevante Informationen konzentrieren zu können,
  - die Aufmerksamkeit nach Bedarf zu wechseln sowie
  - sich daran zu erinnern, auf was man die Aufmerksamkeit gelenkt hat.
- Kinder mit Asperger-Syndrom haben offenbar Probleme bei allen vier Aspekten.

Exekutive Funktion

- Einige Kinder mit Asperger-Syndrom, vor allem aber Jugendliche und Erwachsene, haben eine beeinträchtigte exekutive Funktion.

9 Kognitive Fähigkeiten

- Der psychologische Begriff der exekutiven Funktion umfasst:
  - Organisations- und Planungsfähigkeiten,
  - das Arbeitsgedächtnis,
  - Hemmung und Impulskontrolle,
  - Selbstreflexion und Selbstbeobachtung,
  - Zeitmanagement und Prioritäten setzen,
  - komplexe oder abstrakte Konzepte verstehen,
  - neue Strategien verwenden.

Probleme lösen

- Die Forschung zeigt, dass Kinder mit Asperger-Syndrom dazu neigen, an falschen Strategien festzuhalten und weniger oft aus ihren Fehlern lernen, selbst wenn sie wissen, dass ihr Lösungsansatz falsch ist.
- Das Kind mit Asperger-Syndrom kann von seinem idiosynkratischen Ansatz beim Problemlösen profitieren.
- Es ist wichtig, die Flexibilität im Denken zu fördern; das kann bereits in einem frühen Alter geschehen. Spielen Sie mit ihm beispielsweise »Was kann es noch sein?«
- Sprechen Sie Ihre Gedanken aus, die Ihnen durch den Kopf gehen, wenn Sie über ein bestimmtes Problem nachdenken. Das Kind erkennt dann, dass Sie verschiedene Strategien erwägen und auch die möglichen Folgen mitbedenken.

Umgang mit Fehlern

- Menschen mit Asperger-Syndrom konzentrieren sich oft auf Fehler, sowohl bei sich selbst als auch bei anderen, d. h. sie können pedantisch bzw. rechthaberisch wirken.
- Helfen Sie dem Kind, seine Fehler anders wahrzunehmen.
- Verwenden Sie Social Storys, um zu erklären, dass wir mehr aus unseren Fehlern als aus unseren Erfolgen lernen. Fehler können zu interessanten Entdeckungen führen. Man sollte einen Fehler als Chance und nicht als Katastrophe betrachten.

Fertigkeiten beim Lesen und Rechnen

- Oft weisen Kinder mit Asperger-Syndrom beim Lesen und Rechnen entweder besonders gute oder aber besonders schlechte Leistungen auf.
- Herkömmliche Leseförderprogramme sind hier nicht sehr effektiv.
- Die Kinder lösen komplexe mathematische Probleme, können aber oft nicht in Worte fassen, wie sie zur Lösung gelangt sind.

Schwache zentrale Kohärenz

- Kinder mit Asperger-Syndrom können bemerkenswert gut darin sein, auf Details zu achten, haben aber beträchtliche Schwierigkeiten damit, das Gesamtbild zu erfassen.
- Teilweise erinnern sie sich besser als andere Menschen an Ereignisse aus ihrer frühesten Kindheit.

Unterrichtsstrategien, um die kognitive Entwicklung zu fördern

- Die Lernumgebung sollte ruhig und gut strukturiert sein.
- Sorgen Sie als Klassenlehrer für eine »Asperger-freundliche« Umgebung, abgestellt auf die sozialen, sprachlichen und kognitiven Fähigkeiten des Kindes. Dazu ist es wichtig, dass Sie Zugang zu Informationen und Fachwissen über das Asperger-Syndrom haben und Fortbildungsmaßnahmen besuchen.

- Der größte kognitive und schulische Fortschritt kann bei einem Lehrer erzielt werden, der ein empathisches Verständnis gegenüber dem Kind zeigt. Solche Lehrer sind flexibel in ihren Unterrichtsstrategien, Beurteilungen und Erwartungen. Sie mögen und bewundern das Kind stets, respektieren seine Fähigkeiten, wissen, wodurch es motiviert wird und kennen sein Lernprofil.

Hausaufgaben

- Die Fertigstellung der Hausaufgaben wird häufig zum Problem.
- Der Ort, an dem das Kind zu Hause arbeitet, sollte der Konzentration und dem Lernen förderlich sein.
- Die Eltern stellen einen täglichen Hausaufgabenplan für das Kind auf und führen gemeinsam mit dem Lehrer ein Kontrollheft.
- Der Lehrer betont, welche Aspekte der Hausaufgaben wichtig sind, gibt dem Kind die Aufgaben auch in schriftlicher Form mit und fragt nach, um sicherzustellen, dass es die Aufgaben richtig verstanden hat.
- Man sollte das Kind nicht bestrafen, wenn es seine Hausaufgaben nicht vollständig geschafft hat; stattdessen sollte es eine Höchstdauer für Hausaufgaben von 30 Minuten geben, außer das Kind möchte mehr Zeit für diese Aufgaben aufwenden.

Wir wissen, dass wichtige Fortschritte in der Wissenschaft und der Kunst von Menschen erzielt wurden, die eine andere Art des Denkens hatten und die viele der Merkmale des Asperger-Syndroms aufwiesen.

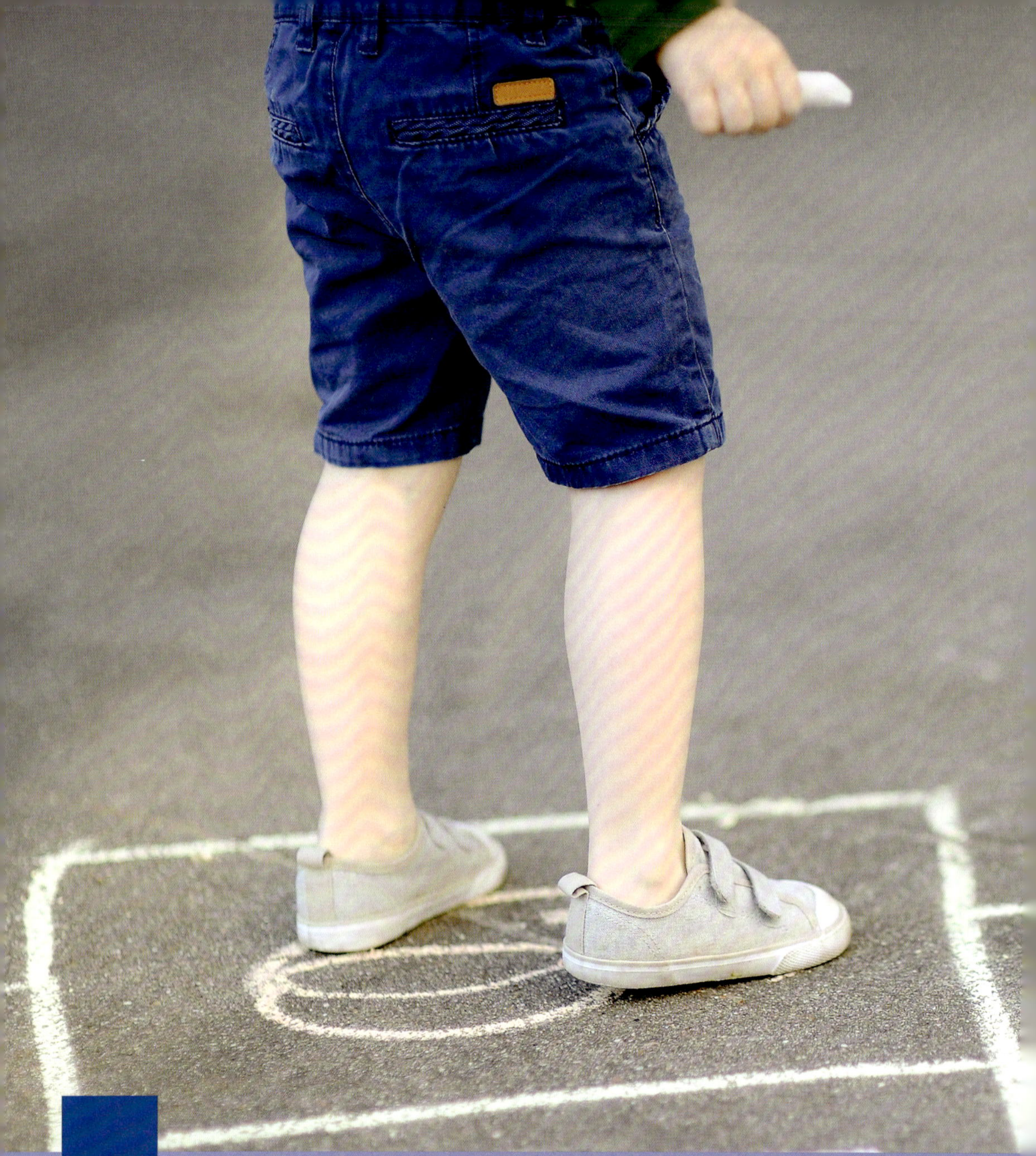

10 Bewegung und Koordination

Auch bei den Bewegungen gibt es häufig Besonderheiten und Schwierigkeiten, und auch Tics können auftreten. Der Gang sieht oft unbeholfen oder steif aus – »Ich watschelte wie ein Ente«, sagte eine Frau von sich selbst. Durch Übung und Physiotherapie lassen sich die Bewegungsfähigkeiten vielfach erheblich verbessern.

Welche Auffälligkeiten gibt es?

» Besonders gut zeigten sich seine Schwierigkeiten beim Turnen: ... nie schwingt er wirklich im Rhythmus der Gruppe mit, nie erwächst die Bewegung wie selbstverständlich und unwillkürlich – und darum schön – aus der richtigen Koordination der Gesamtmotorik. «

Hans Asperger

So, wie Menschen mit Asperger-Syndrom eine andere Art zu denken haben, haben sie oft auch eine andere Art, sich zu bewegen. Beim Gehen oder Rennen kann die Koordination des Kindes unreif wirken und Erwachsene haben zum Teil eine eigenartige, manchmal idiosynkratische Art zu gehen, der es an Flüssigkeit und Effizienz mangelt. Wenn man genau hinschaut, bemerkt man, dass sich Arme und Beine nicht synchron bewegen, besonders beim Laufen.[1] Eltern berichten häufig, dass das Kind das Gehen mit einer Verzögerung von einem oder zwei Monaten gelernt hat[2] und dass es Hilfe bei Handlungen benötigte, die Fingerfertigkeit erfordern, wie dem Zubinden der Schuhe, dem Anziehen und der Verwendung von Besteck.[3] Lehrer bemerken Ungeschicklichkeit beim Schreiben oder beim Benutzen einer Schere. Koordinierte Bewegungen, die auch ein gutes Gleichgewichtsgefühl erfordern, wie Radfahren, Skaten oder mit einem Tretroller fahren, fallen ebenfalls schwer. Manchmal haben diese Menschen Schwierigkeiten damit, die Orientierung ihres Körpers im Raum wahrzunehmen. Dadurch stolpern sie häufig oder laufen gegen Hindernisse oder verschütten Getränke. Der Betroffene macht einen unbeholfenen Gesamteindruck.

Schwierigkeiten beim Ballspielen

Die Bewegungs- und Koordinationsprobleme sind besonders auffällig im Sportunterricht und beim Spielen mit dem Ball. Das Kind tut sich schwer beim Fangen, Werfen und Schießen von Bällen.[4] Wenn es einen Ball mit beiden Händen fangen will, sind die Armbewegungen kaum aufeinander abgestimmt oder schlecht getimt, sodass es den Ball um den Bruchteil einer Sekunde verfehlt. Es hat dann einfach zu lange überlegt, wie es reagieren soll. Wenn solche Kinder einen Ball werfen, schauen sie oft nicht auf das Ziel, was die Wurfgenauigkeit natürlich beeinträchtigt.[5] Diese Ungeschicklichkeiten führen dazu, dass die anderen Kinder sie nur selten mitspielen lassen bzw. sie selbst vermeiden die Teilnahme. Trauen sie sich dennoch mitzumachen, werden sie von den anderen in der Mannschaft eher als Last betrachtet. Der Ausschluss von solchen Spielen führt allerdings wiederum dazu, dass sie kaum Gelegenheit haben, ihre Fähigkeiten zu trainieren.

Bewegung und Koordination

Üben Sie frühzeitig mit Ihrem Kind

Die Eltern sollten daher frühzeitig mit dem Kind das Ballspielen üben. Nicht, um aus ihm einen besonders guten Sportler zu machen, sondern um sicherzustellen, dass es die grundlegenden Fähigkeiten besitzt, um an Ballspielen mit anderen Kindern teilzunehmen. Interessanterweise fällt einigen Kindern mit Asperger-Syndrom Schwimmen wesentlich leichter. Auch beim Trampolinspringen sind sie oft sehr geschickt oder sie verbessern ihre Koordinationsfähigkeit in Einzelsportarten wie Golf oder Reiten. In diesen Sportarten sind sie mitunter sogar besser als Gleichaltrige.

- In einer Reihe von Untersuchungen wurde festgestellt, dass bestimmte Bewegungsstörungen bei nahezu allen Kindern mit Asperger-Syndrom auftreten.[6]

Daher hat Christopher Gillberg motorische Ungeschicklichkeit mit in seine sechs Diagnosekriterien aufgenommen.[7] Die Kriterien von Szatmari und Kollegen sowie die im DSM-IV und der ICD-10 enthalten dagegen keine direkten Hinweise auf Bewegungsfähigkeiten. Im DSM-IV werden allerdings Merkmale aufgelistet, die mit dem Asperger-Syndrom verbunden sein können. Zu ihnen gehört auch eine motorische Ungeschicklichkeit, die schwach ausgeprägt sein kann, aber dennoch zur Zurückweisung durch andere Kinder und zu sozialer Isolation führt.

Welche Fähigkeiten sind beeinträchtigt?

Was man häufig beobachtet, sind Beeinträchtigungen

- der manuellen Geschicklichkeit[8],
- der Koordination, des Gleichgewichts, des Muskeltonus und des Festhaltens[9] sowie
- eine langsamere Ausführung manueller Aufgaben[10].

Das Gleichgewicht kann man testen, indem man das Kind bittet, mit geschlossenen Augen auf einem Bein zu stehen. Ein weiterer Test besteht darin, das Kind eine gerade Linie entlanggehen zu lassen, als würde es auf einem Seil balancieren.[11] Temple Grandin schreibt: »Ich bin unfähig, das Gleichgewicht zu halten, wenn ich

AUS DEM LEBEN

»Ich watschelte wie eine Ente«

Nita Jackson beschreibt ihre Schwierigkeiten beim Laufen so:

»Das Schlimmste war aber das Laufenlernen. Ich dachte nie daran, die Arme zuhilfe zu nehmen und so blieb mein Oberkörper steif, als seien die Arme an der Seite festgewachsen. Mir schien es unmöglich, eine Linie entlangzugehen, als würde ich auf einem Seil balancieren. Dadurch entwickelte ich diesen merkwürdigen Gang – ich watschelte wie eine Ente oder wie ein Mensch mit einer schweren Blasenstörung. Das war nur einer von vielen Gründen, die die anderen Kinder zum Anlass genommen haben, mich zu hänseln.«[12]

einen Fuß genau vor den anderen setzen muss (Tandem Walking).«[13]

Hans Asperger bemerkte, dass einige der Kinder, die er behandelte, einen ungewöhnlichen Gesichtsausdruck hatten. Einen Jungen beschreibt er so: »Er ist sehr arm an Mimik und Gestik.«[14] Die Mimik, um Gedanken und Gefühle auszudrücken, scheint reduziert. Ein »leerer« Gesichtsausdruck mit schlaffen Gesichtszügen und ohne Mimik lässt denjenigen traurig erscheinen. Eine ungelenke Körpersprache gehört zu den Diagnosekriterien von Christopher Gillberg.[15] In einem Gespräch bildet die Körpersprache keinen synchronen »Tanz« mit der des Gegenübers.

Es gibt eine umfangreiche Forschung zu den sozialen, emotionalen, sprachlichen und kognitiven Fähigkeiten von Menschen mit Asperger-Syndrom. Wir wissen aber vergleichsweise wenig über ihre Bewegungsfähigkeiten.[16] Im nächsten Jahrzehnt sollte es daher vermehrte Forschungsanstrengungen gerade in diesem Bereich geben. Es sollten auch weitere Verfahren entwickelt und evaluiert werden, mit denen sich die Bewegung und die Koordination verbessern lassen.

Früherkennung von Bewegungsstörungen

Ungewöhnliche Bewegungsmuster bei Kindern, die später Symptome des Asperger-Syndroms entwickeln, lassen sich bereits im Kleinkindalter erkennen. Osnat Teitelbaum und Kollegen haben Videoaufnahmen der Eltern über die frühen Jahre von 16 Kindern mit Asperger-Syndrom analysiert.[17] Dabei wurden die Bewegungsmuster und Reflexe im Detail untersucht. Die Untersuchung zeigte, dass die primitiven Reflexe länger erhalten blieben als gewöhnlich und das andere Reflexe nicht altersgemäß auftraten. Einige der Kinder hatten eine ungewöhnliche Form des Mundes, die als Möbiusmund beschrieben wurde: eine zeltförmige Oberlippe und eine gerade Unterlippe. Es gab auch Hinweise auf eine ungewöhnliche Asymmetrie, wenn die Kinder auf dem Rücken lagen und nach Spielsachen griffen, indem sie nur eine Hand verwendeten. Außerdem drehen sie sich anders als normale Kinder, wenn sie von der Rücken- in die Bauchlage wechseln. Sie lernten einige Monate verspätet das Sitzen; und beim Krabbeln bewegten sie nicht die diagonal gegenüberliegenden Gliedmaßen miteinander (also linkes Bein mit rechtem Arm und umgekehrt). Bei den ersten Gehversuchen fielen sie häufiger auf eine Seite und es fehlten die normalen Schutzreflexe.

»Tilting Test«

Ein weiterer Reflex, der sich verspätet entwickelte, lässt sich mit dem »Tilting Test« feststellen. Wenn man normale Kinder im Alter von sechs bis acht Monaten an der Taille hochhebt und dann jeweils langsam 45 Grad nach der einen und nach der anderen Seite dreht, gleichen sie die Drehbewegung normalerweise aus, damit ihr Kopf immer senkrecht bleibt. Bei den untersuchten Kindern mit später diagnostiziertem Asperger-Syndrom trat dieser Reflex erst später als normal auf.

Es wird noch weiterer Forschung bedürfen, um die in der Studie beschriebenen Veränderungen zu bestätigen und genauer zu untersuchen. Vor allem Eltern werden sehr an Verfahren interessiert sein, mit denen sie möglichst frühzeitig erkennen können, ob bei ihrem Kind das Asperger-Syndrom vorliegt. Für Kinderärzte wären frühe Screening-Tests ebenfalls sehr hilfreich.

Woran liegt die Unbeholfenheit?

Man spricht von Apraxie, wenn die Vorstellung und Planung von Bewegungen beeinträchtigt sind, sodass die folgende Handlung ungeschickt und unkoordiniert ausgeführt wird, wobei die Motorik aber intakt ist. Untersuchungen zufolge liegt bei Kindern mit Asperger-Syndrom eine vergleichbare Beeinträchtigung vor.[18]

Teilweise treten auch Probleme mit der sogenannten Propriozeption auf, das heißt mit der Verarbeitung der Information über Lage und Bewegung des Körpers im Raum[19] und der Fähigkeit, sein Gleichgewicht zu halten[20]. Diese Fähigkeiten sind insbesondere beim Klettern oder auf dem Abenteuerspielplatz gefordert. Sind sie beeinträchtigt, besteht die Gefahr, dass man herunterfällt und sich verletzt, daher wird ein Kind mit Asperger-Syndrom nur ungern mitmachen, wenn die anderen klettern. Ich kenne aber auch mehrere Kinder mit Asperger-Syndrom, die es mögen, längere Zeit kopfüber fernzusehen, indem sie die Füße über die Rückenlehne des Sessels legen und mit dem Kopf über dem Boden hängen.

Ataxie

Wenn man die allgemeinen Bewegungsfähigkeiten von Kindern mit Asperger-Syndrom untersucht, kann man auch Symptome einer Ataxie finden. Dabei ist die muskuläre Koordination gestört oder es besteht ein unnatürliches Bewegungsmuster. Beispielsweise führen die Betroffenen Bewegungen mit ungewöhnlicher Kraft oder Genauigkeit bzw. mit ungewöhnlichem Rhythmus aus oder gehen schwankend. Beobachtet man Kinder mit Asperger-Syndrom beim Gehen, Ren-

AUS DEM LEBEN

Fehlende Verbindung zwischen Gedanken und Bewegungen

Ben empfindet seine Gedanken und Handlungen als verzögert bzw. nicht zusammenhängend:

»Ich habe immer eine fehlende Verbindung zwischen meinem Körper und meinem Gehirn gespürt. Manchmal komme ich mir vor, als hätte ich keinen Körper; als hätte mich mein Körper verlassen. Dann falle ich hin, wenn ich versuche, mich zu drehen. Ich habe Probleme mit dem Sehen. Ich kann mich nicht konzentrieren. Ich kann meine Hände nicht so bewegen, wie ich möchte.«[21]

Zu biegsame Finger

AUS DEM LEBEN

David Miedzianik beschreibt das in seiner Autobiografie so:

»Ich erinnere mich, dass man uns in der Vorschule eine ganze Menge Spiele spielen ließ, mit deren Hilfe wir schreiben lernen sollten. Sie haben mir immer gesagt, dass ich den Stift verkehrt halte. Bis heute halte ich den Stift nicht richtig, daher habe ich auch eine schlechte Handschrift. Ich habe mir darüber viele Gedanken gemacht und glaube, dass es daran liegt, dass meine Fingergelenke besonders elastisch sind. Ich kann meine Finger ganz nach hinten biegen.«[22]

nen, Treppensteigen, Springen oder beim Finger-zur-Nase-Test, bemerkt man oft Anzeichen von Ataxie.[23] Ergo-, Physiotherapeuten und medizinische Spezialisten für entwicklungsbedingte Bewegungsstörungen sollten daher bei Ataxie auch an die Möglichkeit eines Asperger-Syndroms denken.[24]

Beim Asperger-Syndrom treten manchmal auch zu lockere Gelenke auf.[25] Wir wissen nicht, ob das eine organische Anomalie ist oder an einem schwachen Muskeltonus liegt.

Falls das Kind wegen lockerer Gelenke oder einer unzureichenden oder ungewöhnlichen Art zu greifen Probleme hat, sollte es zu einem Ergotherapeuten oder Physiotherapeuten gebracht werden, damit es untersucht wird und heilgymnastische Übungen erhält. Besonders für jüngere Kinder ist das wichtig, da in der Schule der richtige Gebrauch von Stiften entscheidend ist.

Rhythmusgefühl

Als Asperger zuerst die Merkmale des Syndroms beschrieb, erwähnte er auch ein beeinträchtigtes Rhythmusgefühl.

Das erklärt auch eine Erscheinung, die besonders auffällt, wenn man an der Seite eines Menschen mit Asperger-Syndrom spazierengeht. Normalerweise synchronisieren zwei Menschen, die nebeneinander hergehen, ihre Bewegungen unbewusst, fast wie Soldaten im Gleichschritt. Die Bewegungen folgen dem gleichen Rhythmus. Ein Mensch mit Asperger-Syndrom folgt dagegen beim Gehen offensichtlich einem ganz eigenen Rhythmus.

»Es fällt mir schwer, im Takt zu bleiben«

AUS DEM LEBEN

Temple Grandin beschrieb dies in einem ihrer autobiografischen Essays:

»Sowohl als Kind als auch als Erwachsener hatte ich Schwierigkeiten, im Takt zu bleiben. Wenn in einem Konzert die Leute im Takt der Musik klatschten, musste ich immer auf die Person achten, die neben mir saß. Für mich selbst kann ich einem Rhythmus ganz gut folgen, aber gemeinsam mit anderen Menschen oder mit einer musikalischen Begleitung fällt es mir schwer, meine Bewegungen entsprechend zu synchronisieren.«[26]

10 Bewegung und Koordination

Die Handschrift bereitet oft Sorgen

Hans Asperger war der Erste, der die Probleme einiger Kinder mit der Handschrift beschrieb. Bei Fritz, einem der von ihm untersuchten Kinder, beobachtete er: »In seinen verkrampften Händen gehorchte der Bleistift nicht.« Zu einem anderen Kind, Ernst, schrieb er: »Die Feder gehorcht nicht, bleibt stecken und spritzt.«[27] Lehrer und Eltern sorgen sich oft wegen der Handschrift. Die einzelnen Buchstaben sind oft schlecht zu lesen und größer als normal[28], was man als Makrographie bezeichnet. Das Kind braucht zu lange, um die einzelnen Buchstaben zu vollenden. Während andere Kinder bereits mehrere Sätze geschrieben haben, müht es sich noch am ersten ab.

Manchmal radiert das Kind ein Wort mehrmals aus, weil es nicht exakt der Vorlage entspricht. Handschriftliche Aufgaben werden aufgrund der beschriebenen Schwierigkeiten manchmal verweigert. Auch die Lehrer sind mit der unleserlichen Handschrift unglücklich, wobei ihnen jedoch klar sein sollte, dass es sich nicht um mangelnde Sorgfalt, sondern um ein motorisches Problem handelt.

Einige Kinder dagegen fasziniert Handgeschriebenes und sie machen die Kalligraphie zu ihrem Spezialinteresse. In diesen Fällen mögen die Buchstaben perfekt geformt sein, wobei dann der Inhalt des Satzes manchmal zu wünschen übrig lässt.

Wie lässt sich die Handschrift verbessern?

Die Handschrift lässt sich durch regelmäßiges Üben nach und nach verbessern. Das ist nicht nur langwierig, sondern auch sehr langweilig, daher wird sich das Kind vermutlich dagegen sträuben. Eventuell kann der Ergotherapeut Verbesserungsvorschläge machen, zum Beispiel eine leicht schräge Schreiboberfläche zu verwenden oder einen Stift, der leichter zu halten ist. In der Schule kann auch jemand anderes gebeten werden, für das Kind zu schreiben. Ich meine, dass das Schreiben mit der Hand im einundzwanzigsten Jahrhundert zunehmend obsolet wird, da es immer mehr durch das Tippen auf der Tastatur ersetzt wird.

Texte am PC schreiben

Das Kind sollte also lieber das Tippen lernen und auch in der Schule mit PC und Drucker arbeiten dürfen. Grundlegende Schreibkenntnisse werden zwar weiterhin benötigt, doch wenn die heutigen Kinder erwachsen sind, wird es Geräte geben, die ihre gesprochenen Texte direkt in gedruckte umwandeln. Bereits heute schreiben nur noch wenige Menschen handgeschriebene Briefe. Die Kommunikation läuft überwiegend per E-Mail ab. Auch Aufgaben an der Schule und Hochschule können zunehmend am Computer erledigt werden. Man sollte sich daher wegen einer schlechten Handschrift nicht zu viele Gedanken machen.

Wie kann man die Bewegungsfähigkeit verbessern?

Ein Ergotherapeut oder Physiotherapeut sollte das Ausmaß der Entwicklungsverzögerung und die Bewegungsfähigkeiten untersuchen. Das Ergebnis dient als Vergleichsmaßstab für spätere Fortschritte und um entsprechende Hilfsmaßnahmen zu entwickeln und umzusetzen. Muss man den Alltag oder auch die Erwartungen anderer an die vorhandenen Bewegungsfähigkeiten anpassen? Inwiefern sind die Selbstständigkeit (zum Beispiel beim Anziehen), das Selbstwertgefühl und die Akzeptanz durch die anderen Kinder beeinträchtigt? Diese Fragen sollten geklärt werden, denn es hat für das Kind weit reichende Folgen, wenn es als ungeschickt gilt.

- Bei Bedarf wird der Therapeut Übungen für zu Hause vorschlagen und mit dem Kind eine Bewegungstherapie machen. Natürlich müssen die Übungen Spaß machen, sichtbare Fortschritte zeitigen und durch Erfolg und Lob verstärkt werden, damit das Kind bei der Stange bleibt.

Wenn der Therapeut eine Übung vormacht, sollte er sich neben das Kind stellen. Das ist einfacher für das Kind, als wenn er gegenübersteht und es die Bewegung spiegelverkehrt nachahmen soll. Er sollte Videoaufnahmen machen, damit das Kind seine Bewegungen sehen kann und um die Fortschritte bei der Entwicklung bestimmter Fähigkeiten aufzuzeigen.[29] Manchmal ist es hilfreich, wenn der Therapeut die Hand des Kindes zunächst führt. Ein tägliches Fitnessprogramm kann nicht nur die Bewegungs- und Koordinationsfähigkeiten verbessern, sondern hilft dem Kind auch überschüssige Energie loszuwerden.

Anpassungen im Sportunterricht

Auch der Sportlehrer sollte die Besonderheiten des Asperger-Syndroms kennen und den Sportunterricht darauf einstellen.[30] Es sollte vor allem die körperliche Fitness und weniger der Mannschaftssport im Mittelpunkt stehen. Wenn Ballspiele auf dem Programm stehen, sollte der Lehrer darauf achten, dass die anderen Kinder sich nicht über mögliche Ungeschicklichkeit lustig machen. Er sollte selbst die Mannschaftsaufteilung vornehmen, damit das Kind nicht als Letzter auf der Bank sitzen bleibt.

Dem Sportlehrer muss auch bewusst sein, dass eine Turnhalle für ein solches Kind keine ideale Umgebung ist. Es kann ihm dort zu laut sein, wenn der Lärm der Kinder von den Wänden widerhallt. Die schnellen, hektischen Bewegungen können das Kind irritieren. Außerdem wird es engen Körperkontakt mit anderen Kindern unangenehm finden. Der Sportlehrer sollte auch darauf achten, dass sich der Stress oder mögliche Überreaktionen in Grenzen halten, wenn das Kind einen Fehler macht oder seine Mannschaft verliert.

Man kann einen Mentor einsetzen, der das Kind im Sportunterricht vor Hänseleien schützt; oder der Sportlehrer bezieht die Stärken des Kindes mit ein und ernennt es zu seinem Schiedsrichterassistenten, weil es sich mit den Regeln sehr gut auskennt und ihm kein Verstoß entgeht. Oder falls das Kind ein besonders gutes Zahlengedächtnis hat, gibt es immer den Spielstand bekannt und führt bei Wettbewerben darüber Buch.

Unwillkürliche Bewegungen und Tics

Bei Menschen mit Asperger-Syndrom kommen gelegentlich unwillkürliche Bewegungen und Tics vor. Zwischen 20 und 60 Prozent der Kinder mit Asperger-Syndrom entwickeln solche Tics.[31] Sie können von einfachen Zuckungen bis hin zu komplexen Bewegungsmustern reichen. Manchmal werden auch unwillkürliche Geräusche oder Sätze produziert.

Die unwillkürlichen Bewegungen und Geräusche sind unerwartet und dienen keinem Zweck. Die ersten Anzeichen lassen sich bereits in der frühen Kindheit beobachten. Später nimmt die Häufigkeit und Komplexität langsam zu und erreicht zwischen 10 und 12 Jahren ein Maximum. Bei Jugendlichen gehen die Tics dann meist wieder zurück. Mit 18 Jahren haben 40 Prozent ihren Tic wieder abgelegt.[32]

Das »Repertoire« an Tics kann mit der Zeit wechseln. Zwischendurch kann das Kind auch frei von Tics sein. Sie können verschwinden, wenn es sich auf etwas konzentriert und stärker werden, wenn es zum Beispiel Fragen beantworten soll.[33] Unwillkürliche Bewegungen treten auch häufiger auf, wenn das Kind entspannt ist, etwa, wenn es fernsieht. Stress löst zwar die Tics meist nicht direkt aus, doch ist die Häufigkeit der Tics unter Stress oft höher.

Emotionale und Gedanken-Tics

Zu den Tics können nicht nur unwillkürliche Bewegungen und Geräusche gehören,

Einfache und komplexe motorische Tics

einfache motorische Tics	komplexe motorische Tics
▮ Augenzwinkern ▮ Grimassen ▮ Zucken der Nase ▮ Schmollmund ▮ Schulterzucken ▮ Zucken der Arme ▮ Kopfnicken ▮ Herausstrecken der Zunge ▮ Räuspern ▮ Schnüffeln ▮ Grunzen ▮ Pfeifen ▮ Hüsteln ▮ Schnauben ▮ Bellen ▮ Schluckgeräusche	▮ Hüpfen ▮ sich drehen ▮ Berühren von Gegenständen ▮ sich auf die Lippen beißen ▮ Lecken ▮ Kneifen (sich selbst und andere) ▮ mit den gebeugten Armen wie mit Flügeln wedeln ▮ vor sich hinmurmeln ▮ Tiergeräusche ▮ Wiederholung von gerade gehörten Wörtern und Sätzen ▮ komplexe Atemmuster

sondern auch Gedanken und Gefühle. Ein Jugendlicher beschreibt, wie er »irrationale Gedanken, die in meinem Kopf auftauchen«, unwillkürlich ausspricht. Ich nenne das Gedanken- und Emotions-Tics. Solche Gedanken und Handlungen sind oft völlig vom aktuellen Kontext losgelöst. Manchmal besteht der Gedanke daraus, etwas Unangemessenes oder Peinliches tun zu müssen. Oder der Emotions-Tic besteht aus einem plötzlichen Gefühl der Traurigkeit, Wut oder Angst. Solche Gefühle dauern nur wenige Sekunden, können aber Anlass zur Sorge sein, wenn sie mehrmals täglich wiederkehren.

Medikamentöse Behandlung

Tics entstehen aufgrund gestörter Verbindungen zwischen dem Kortexbereich, der für die Bewegungsplanung zuständig ist, und den motorischen Zentren des Gehirns und aufgrund einer gestörten Aktivität der Neurotransmitter Dopamin und Noradrenalin.[34] Bei einer medikamentösen Behandlung gegen Tic-Störungen wird die Dopaminkonzentration im Gehirn reduziert.

- Eltern sollten wissen, dass bestimmte Medikamente, wie sie etwa bei ADHS verwendet werden, den Dopaminspiegel erhöhen und so zu vermehrten Tics führen können.

Tics ignorieren

Da die Bewegungen oder Geräusche unwillkürlich erfolgen, weiß das Kind nicht, wann sie bevorstehen und kann sie nur schwer unterdrücken. Einige Tics sind für die Mitmenschen sehr störend oder wirken lächerlich. Es ist trotzdem wichtig, den Tic weder zu kritisieren noch sich darüber lustig zu machen, am besten ignoriert man ihn einfach. Wenn das Kind aufgrund der Tics geärgert wird, sollten Eltern und Lehrer ihm beistehen und dafür sorgen, dass auch die anderen Kinder darüber hinwegsehen.

Der betreuende Psychologe oder Psychiater wird das Auftreten von Tics genau beobachten, da diese Vorboten zusätzlicher Störungen sein können. Das Tourette-Syndrom liegt vor, wenn mindestens zwei motorische und ein vokaler Tic vorhanden sind und die Tics mindestens ein Jahr andauern. Kinder, bei denen eine Kombination aus Asperger-Syndrom und Tourette-Syndrom vorliegt, sind auch häufiger von einer Aufmerksamkeitsdefizit-/Hyperaktivitätsstörung (ADHS) betroffen bzw. entwickeln eine Zwangsstörung.[35]

Auch wenn die Tics selbst oft eher harmlos sind, sollten die untersuchenden Fachkräfte in diesen Fällen also auch auf Anzeichen von ADHS oder einer Zwangsstörung achten. Sie sollten überlegen, wie sich eine solche Kombination von Störungen auf das tägliche Leben des Kindes auswirkt und natürlich über mögliche Behandlungsformen Bescheid wissen.

Autistische Katatonie

Es gibt Fälle, bei denen sich die Bewegungsfähigkeiten im Jugendalter langsam verschlechtern[36]. Solche Fälle sind sehr ungewöhnlich. Die Bewegungen und das Sprechen werden immer langsamer. Es bestehen insbesondere Probleme, eine Bewegung zu beginnen bzw. zu beenden. Der Betroffene ist beispielsweise beim Anziehen zunehmend auf fremde Hilfe angewiesen. Manchmal »friert« die Bewegung kurzzeitig ein oder der Betroffene hat einen Ruhetremor (Zittern), einen schlurfenden Gang, Muskelsteifigkeit und ein ausdrucksloses, fast maskenhaftes Gesicht. Ähnliche Merkmale treten bei einer Katatonie oder der Parkinson-Krankheit auf.

Eine solche Verschlechterung tritt meist im Alter zwischen 10 und 19 Jahren auf und ist häufiger beim Autismus als beim Asperger-Syndrom zu beobachten, das heißt die Person hat signifikante Lern- und Sprachstörungen. Es gibt allerdings auch einzelne derartige Fälle bei Jugendlichen mit Asperger-Syndrom. Zwar zeigen sich gewisse Ähnlichkeiten zu Katatonie und Parkinson-Krankheit, sie sind aber doch nicht ganz vergleichbar, sodass sich dafür ein eigener Begriff empfiehlt: die autistische Katatonie.[37] Wir wissen nicht,

- ob diese Verschlechterung aufgrund einer neurologischen Störung erfolgt,
- ob sie ein ungewöhnlicher Ausdruck der psychomotorischen Verzögerung und der fehlenden Motivation im Zusammenhang mit einer klinischen Depression ist oder
- ob es sich um eine Verschlechterung der kognitiven Fähigkeit der Bewegungsplanung handelt.

Behandlung

Es werden derzeit eine Reihe von Behandlungsmethoden untersucht.[38] Wenn die Person Symptome einer autistischen Katatonie entwickelt, sollte sie unbedingt an einen Neurologen oder Neuropsychiater überwiesen werden, der die motorischen Fähigkeiten genauer untersucht. Eine medikamentöse oder eine andere Behandlung kann diese Symptome verringern. Es gibt auch einfache Techniken, mit denen die Eltern die unterbrochenen Bewegungen wieder anstoßen können, indem sie etwa den Körperteil berühren, der bewegt werden soll. Es kann auch helfen, die gewünschten Bewegungen vorzumachen. Auch Musik kann den Bewegungsfluss erhalten. Physiotherapeuten haben verschiedene Methoden für Patienten mit Parkinson entwickelt, die auch Jugendlichen mit Asperger-Syndrom und autistischer Katatonie helfen können.

10 Bewegung und Koordination

Geeignete Sportarten

Zwar ist beim Asperger-Syndrom die Motorik häufig beeinträchtigt; es gibt aber auch eine Reihe von Menschen, die außergewöhnliche sportliche Leistungen erbrachten. Einige haben sogar nationale und internationale Titel errungen.

- Wie schon erwähnt, treten beim Schwimmen, Trampolinspringen, Golfspielen oder Reiten offenbar weniger Probleme auf, zudem sind es Sportarten, die man auch für sich allein trainieren kann. Erzielt das Kind hier Erfolge, wird der entsprechende Sport eventuell zu seinem Spezialinteresse und es beschäftigt sich derart ausgiebig damit, dass es sehr gute Leistungen erzielt.
- Auch Ausdauersportarten wie Marathonlauf können geeignet sein. Sobald derjenige den Bewegungsablauf perfektioniert hat, kann er Beschwerden und Schmerzen erstaunlich gut wegstecken und einfach immer weiter laufen.
- Fechten kann diesen Menschen ebenfalls Spaß machen. Das Tragen einer Maske erspart ihnen den Augenkontakt zum Gegner und es gibt vorgeschriebene Bewegungsabläufe, die sie sich einprägen können.
- Auch Kampfsportarten können reizvoll sein. Vor allem dann, wenn die Bewegungen durch Zeitlupentechnik erlernt werden. Das Kind interessiert sich dann eventuell auch für die Geschichte und Kultur des gewählten Kampfsports.
- Billard ist zwar keine Bewegungssportart, aber ein Sport, bei dem geometrisches Verständnis erforderlich ist, was einigen Jugendlichen mit Asperger-Syndrom sehr leicht fällt.

Zwar erklärte Jerry Newport, ein Mann mit Asperger-Syndrom: »Ich hatte eigentlich nie ein Gefühl für natürliche Grazie«, dennoch haben auch Kinder mit Asperger-Syndrom das Potenzial, an einer Reihe von Sportarten teilzunehmen, daran Spaß zu haben und teilweise sogar dabei herausragende Leistungen zu erzielen.

ZUSAMMENFASSUNG

Welche Auffälligkeiten gibt es und wie kann man gegensteuern?

- Mindestens 60 Prozent der Kinder mit Asperger-Syndrom wirken unbeholfen; tatsächlich bestehen aber bei nahezu allen Kindern mit Asperger-Syndrom bestimmte Merkmale von Bewegungsstörungen.
- Beim Gehen oder Rennen kann die Koordination unreif sein. Erwachsene haben oft eine eigenartige Art zu gehen, der es an Flüssigkeit und Effizienz mangelt.
- Achten Sie als Lehrer auf Probleme bei der Feinmotorik, zum Beispiel beim Schreiben oder beim Gebrauch von Scheren.
- Einige Kinder zeigen eine Unreife bei der Entwicklung der Fähigkeit, einen Ball zu fangen, zu werfen oder zu schießen.
- Als Eltern sollten Sie frühzeitig das Ballspiel des Kindes üben; nicht, um aus ihm einen besonders guten Sportler zu ma-

chen, sondern um dafür zu sorgen, dass es die nötige Grundkompetenz besitzt, um an den Spielen der anderen Kinder teilzunehmen.

- Ungewöhnliche Bewegungsmuster können bereits im frühen Kleinkindalter beobachtet werden.
- Es liegt eher eine schlechte Bewegungsplanung und eine längere mentale Vorbereitung vor als einfach nur eine Ungeschicklichkeit.
- Eltern und Lehrer sorgen sich oft wegen der Handschrift.
- Ich sage den Lehrern und Eltern, dass das Schreiben mit der Hand im 21. Jahrhundert eine zunehmend obsolet werdende Fähigkeit ist. Durch neue Technologien löst das Tippen das Schreiben mit der Hand ab und kommt so diesen Menschen entgegen.
- Als Sportlehrer sollten Sie mit den Besonderheiten des Asperger-Syndroms vertraut sein und den Sportunterricht entsprechend anpassen.
- Es kommt gelegentlich zu unwillkürlichen Bewegungen oder Tics.
- Bewegungsstörungen zeigen sich offenbar nicht beim Schwimmen, Trampolinspringen, Golfspielen und Reiten.

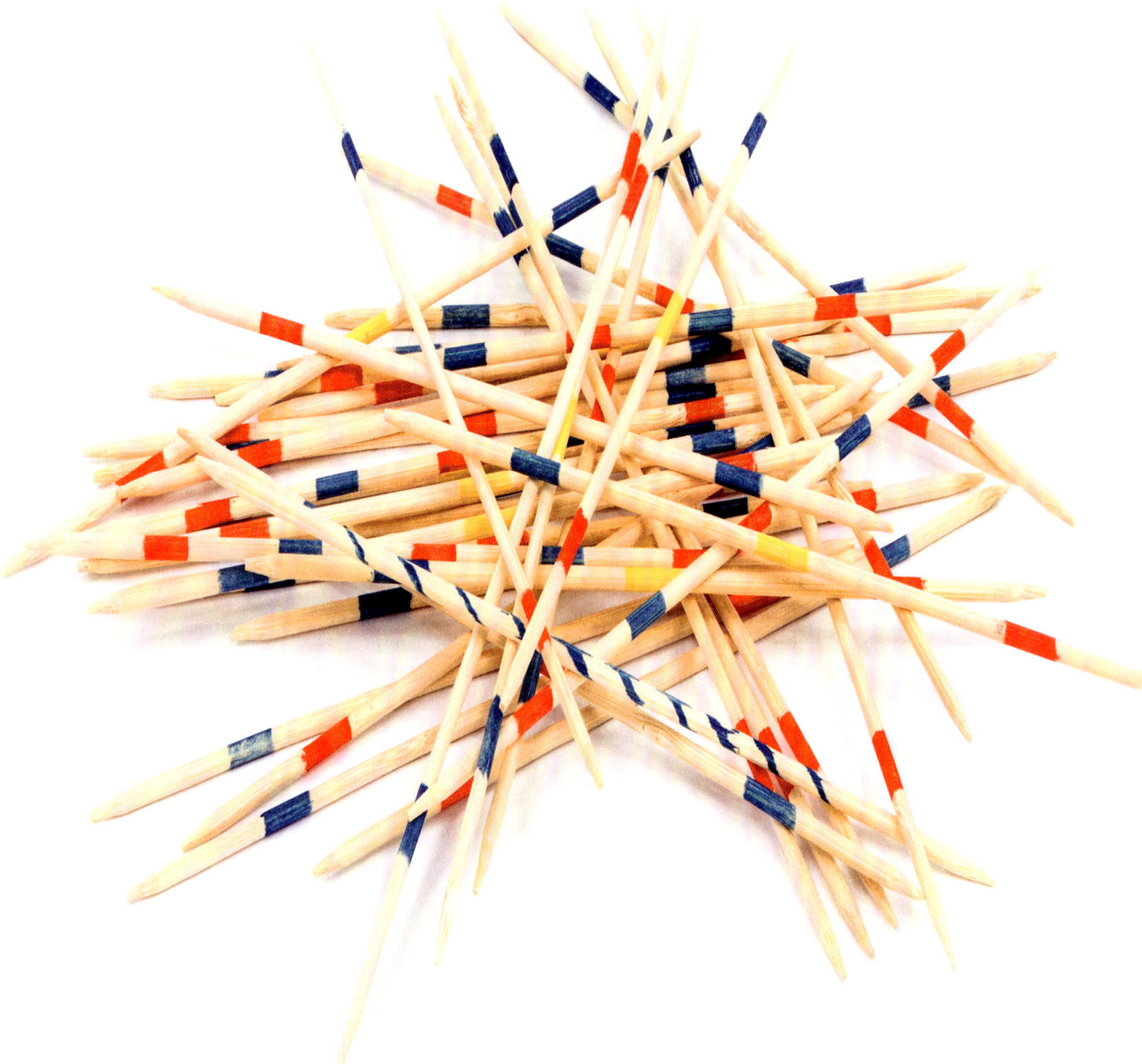

11 Sensorische Empfindlichkeiten

Manchmal blendet das helle Licht, der Staubsaugerlärm ist unerträglich, die Kleidung reibt an der Haut wie Sandpapier – und wenn alles zusammenkommt, möchte man sich am liebsten nur noch verkriechen. Die wichtigste Maßnahme ist natürlich, die entsprechenden Reize so gut wie möglich zu vermeiden. Es gibt auch Therapien, die eine langsame Gewöhnung an die – für viele Menschen völlig normalen – Reize anstreben. Ein Trost könnte sein, dass die Überempfindlichkeit mit dem Erwachsenwerden meist abklingt.

Besondere Über- oder Unempfindlichkeit

» Fast regelmäßig finden sich sehr differenzierte Zu- und Abneigungen auf dem Gebiete des Geschmackssinnes ... Etwas Entsprechendes findet sich auf dem Gebiet des Tastsinnes; viele dieser Kinder haben eine bis zu abnormen Graden gehende Abneigung gegen bestimmte Berührungsempfindungen ..., sie vertragen nicht die Rauigkeit neuer Hemden, gestopfter Strümpfe ... Auch das Wasser beim Waschen ist oft eine Quelle unangenehmer Sensationen und darum Anlass zu Konflikten ... Auch gegen Geräusche oder Lärm sind diese Kinder oft ausgesprochen überempfindlich, bisweilen dieselben, die in anderen Situationen gegen das, was um sie vorgeht, auch gegen Lärm, so völlig abgestellt und unempfindlich sind. « Hans Asperger

In Autobiografien und in den Beschreibungen der Eltern tauchen immer wieder Schilderungen über die sensorische Über- und Unterempfindlichkeit der Person gegenüber bestimmten Reizen auf. In neueren Untersuchungen wurden solche ungewöhnlichen sensorischen Wahrnehmungs- und Reaktionsmuster bestätigt.[1] Einige Erwachsene fühlen sich durch ihre sensorische Überempfindlichkeit im Leben schwerer beeinträchtigt als durch Probleme beim Schließen von Freundschaften, bei der Gefühlssteuerung und bei der Arbeitssuche. Das wurde allerdings lange Zeit auch von vielen Fachkräften weitgehend ignoriert und bis heute gibt es weder eine befriedigende Erklärung für diese Überempfindlichkeiten noch ausreichend effektive Therapiemethoden.

Die häufigste Überempfindlichkeit betrifft
- bestimmte Geräusche.

Es gibt jedoch auch Überempfindlichkeiten gegenüber
- taktilen Reizen (Berührung),
- hellem Licht,
- dem Geschmack oder der Beschaffenheit des Essens und gegenüber
- bestimmten Gerüchen.

Unter- oder Überreaktionen bei Schmerzen kommen auch vor. Außerdem können der Gleichgewichtssinn, die Bewegungswahrnehmung und der Orientierungssinn beeinträchtigt sein.

- Eines oder mehrere dieser sensorischen Systeme können so gestört sein, dass alltägliche Reize als unerträglich intensiv empfunden oder aber überhaupt nicht wahrgenommen werden. Menschen, die es nicht so empfinden, können diese Wahrnehmung nur schwer nachvollziehen. Umgekehrt wundern sich Menschen mit Asperger-Syndrom, warum normale Menschen nicht ähnlich auf diese Reize reagieren.

Kinder hören manchmal auch sehr leise Geräusche, werden durch plötzliche Geräusche übermäßig erschreckt oder finden einen laufenden Fön oder Staubsauger geradezu unerträglich. Sie halten sich dann die Ohren zu oder laufen davon. Helles Sonnenlicht blendet oder bestimmte Farben sind zu grell. Mitunter lassen sie sich von visuellen Details gefangen nehmen, etwa von Staub, der in einen Sonnenstrahl tanzt. Manche Kinder lehnen Essen mit einer bestimmten Beschaffenheit oder Temperatur oder einem bestimmten Geschmack oder Geruch ab. Ihnen wird von Parfum oder Reinigungsmittel schwindelig.

Dagegen reagiert das Kind bei anderen Reizen zu unempfindlich: Es hört bestimmte Töne nicht, zeigt keine Schmerzreaktion bei einer Verletzung oder geht im Winter ohne warme Kleidung hinaus. Das sensorische System kann zu einem bestimmten Zeitpunkt überempfindlich, aber schon im nächsten Moment unterempfindlich reagieren. Einige sensorische Erfahrungen verschaffen aber auch ein extremes Glücksgefühl. Das kann etwa das Geräusch oder das Vibrieren einer Waschmaschine sein oder das farbige Licht einer Straßenlaterne.

Sensorischer Overload

Menschen mit Asperger-Syndrom beschreiben oft, wie sie von Sinnesreizen überwältigt und überfordert werden. Hier spricht man von einem sensorischen Overload.

Die intensiven sensorischen Erlebnisse, die Nita Jackson als »dynamische sensorische Welle«[2] beschreibt, führen dazu, dass derjenige in Situationen besonders gestresst und ängstlich reagiert, die für andere Kinder eher angenehm sind. Ein solches Kind wird übervorsichtig, verkrampft und schnell ablenkbar in einer Umgebung mit starken sensorischen Reizen wie dem Klassenzimmer. Es weiß nie, wann die nächste schmerzvolle sensorische Erfahrung eintritt. Daher wird es bestimmte Situationen von vornherein vermeiden, etwa Schulflure, Spielplätze, volle Einkaufszentren und Supermärkte.

AUS DEM LEBEN

Unerträglicher Widerhall in den Schulfluren

Clare Sainsbury erklärt, welche Auswirkungen die sensorischen Probleme in der Schule haben:

»Die Flure der meisten Schulen sind ein ständiges Durcheinander von lauten Echos, fluoreszierendem Licht (für Menschen aus dem autistischen Spektrum eine häufige Quelle von visuellem und akustischem Stress), Klingeln, Menschen, die sich anrempeln, dem Geruch von Reinigungsmitteln und vielem mehr. Für einen Menschen aus dem autistischen Spektrum und der entsprechenden sensorischen Überempfindlichkeit bzw. den Verarbeitungsproblemen wirkt sich das so aus, dass er sich den ganzen Tag gefährlich nahe an einem sensorischen Overload bewegt.«[3]

Diese ängstliche Vorwegnahme von Ereignissen kann so intensiv werden, dass sich eine Angststörung entwickelt, zum Beispiel eine Hundephobie, weil das Kind Angst vor dem plötzlichen Bellen hat, oder eine Agoraphobie, weil es zu Hause sichere und kontrollierte sensorische Erfahrungen macht. Soziale Situationen wie Geburtstagspartys werden nicht nur vermieden, weil man Schwierigkeiten mit den sozialen Regeln hat. Auch der Lärmpegel dort, etwa durch laute Kinder oder plötzlich zerplatzende Luftballons, stellt ein Problem dar.

Diagnosekriterien

Eine sensorische Überempfindlichkeit kann schon bei Kleinkindern identifiziert werden, die später auch andere Symptome des Asperger-Syndroms entwickeln.[4] Bestimmte Aspekte der Sensorik können daher auch in Früherkennungsuntersuchungen eingebaut werden. Die Überempfindlichkeit zeigt sich dabei oft besonders deutlich bei Kleinkindern und geht dann langsam zurück. Bei einigen Erwachsenen bleibt sie aber auch ein Leben lang bestehen.[5]

Zu den heutigen Screening-Verfahren für das Asperger-Syndrom (siehe Kapitel 1) gehören Fragen zur sensorischen Überempfindlichkeit, da man mit einem ungewöhnlichen Muster sensorischer Überempfindlichkeit zwischen Kindern mit Asperger-Syndrom und normalen Kindern unterscheiden kann.[6] Sensorische Überempfindlichkeit ist ein Merkmal für schweren Autismus. Daher beinhaltet das Autism Diagnostic Interview – Revised (ADI-R)[7] eine Reihe von Fragen an Eltern, ob ihr Kind jemals überempfindlich gegenüber Geräuschen war oder ungewöhnliche Reaktionen auf Geschmacksempfindungen, Gerüche oder Berührungen gezeigt hat.

Gegenwärtig gibt es kein Gegenstück zum ADI-R für das Asperger-Syndrom, doch viele Fachkräfte berücksichtigen bei der diagnostischen Einschätzung auch alle Informationen zu sensorischen Überempfindlichkeiten. Eine ungewöhnliche sensorische Wahrnehmung in der Vergangenheit kann ein Hinweis auf das Asperger-Syndrom sein. Allerdings sind ungewöhnliche sensorische Wahrnehmungen in keiner der vier Diagnosekriterien für das Asperger-Syndrom enthalten. Künftige Überarbeitungen der Kriterien sollten auch die Sensorik berücksichtigen, zumal gerade dieser Aspekt sich gravierend auf das Alltagsleben auswirken kann.

Untersuchungsmethoden

Als Untersuchungsrahmen schlagen Bogdashina[8] und Harrison und Hare[9] vor, davon auszugehen, dass beim Asperger-Syndrom folgende sensorische Besonderheiten auftreten könnten:

- sowohl Über- als auch Unterempfindlichkeit gegenüber sensorischen Wahrnehmungen,
- sensorische Verzerrungen,
- sensorisches »Abschalten«,
- sensorischer Overload,
- ungewöhnliche sensorische Verarbeitung,
- Probleme bei der Identifizierung des Herkunftskanals einer sensorischen Information.

Einige dieser Wahrnehmungsbesonderheiten sind sehr unangenehm und führen zu adaptiven oder kompensatorischen Verhaltensweisen. Andere, z. B. das Ticken einer Uhr, werden teilweise als besonders angenehm empfunden, sodass derjenige solche Wahrnehmungen sucht.[10]

- In jedem Fall wird die sensorische Welt von Menschen mit Asperger-Syndrom anders wahrgenommen als von normalen Menschen.

Beurteilungsverfahren

Heutzutage haben wir eine Auswahl an verschiedenen Beurteilungsverfahren zur Messung der sensorischen Empfindlichkeit.

- Das Sensory Behaviour Schedule, SBS (Fragebogen zum sensorischen Verhalten), ist ein Fragebogen mit 17 Punkten zur kurzen Beschreibung der sensorischen Wahrnehmung und des entsprechenden Verhaltens.[11]
- Das Sensory Profile (Sensorisches Profil) besteht aus 125 Fragen und misst, inwieweit Kinder zwischen 5 und 11 Jahren Probleme bei der sensorischen Verarbeitung und der sensorischen Modulation zeigen; es erfragt das Verhalten und die emotionalen Reaktionen auf sensorische Wahrnehmungen sowie das Vorhandeinsein und Ausmaß von Über- und Unterempfindlichkeit.[12]
- Einfacher zu handhaben ist das Short Sensory Profile (kurzes Sensorisches Profil), das Eltern in nur zehn Minuten ausfüllen können.[13]
- Die Sensory Profile Checklist Revised, SPCR (überarbeitete sensorische Checkliste), ist ein umfassendes Beurteilungsverfahren für Kinder. Die Checkliste enthält 232 Fragen, die von den Eltern beantwortet werden, um die sensorischen Stärken und Schwächen des Kindes zu identifizieren. Damit können auch passende Hilfsmaßnahmen ausgemacht werden.[14]

Es wäre hilfreich, wenn das Beurteilungsverfahren auch eine Checkliste der bekannten sensorischen Wahrnehmungen enthielte, die zu Angst und aufgeregtem Verhalten beitragen können. Auch das Umfeld des Kindes in der Schule sollte untersucht werden: Wie werden die schabenden Geräusche der Kreide auf der Tafel, das grelle Licht der Neonröhren, knarrende Stühle und Böden, die Raumtemperatur, Hintergrundgeräusche, Gerüche von Malfarben oder Reinigungsmittel wahrgenommen?

- Wenn ich ein Kind mit Asperger-Syndrom untersuche, das einer Umgebung mit vielfältigen Reizen ausgesetzt ist, schließe ich die Augen, höre zu, atme tief durch und versuche, alle Gerüche zu erkennen und die Welt »mit den Augen des Kindes« mit Asperger-Syndrom wahrzunehmen.

Geräuschempfindlichkeit

Zwischen 70 und 85 Prozent der Kinder mit Asperger-Syndrom ist gegenüber bestimmten Geräuschen überempfindlich.[15] Es gibt drei Arten von Geräuschen, die als unangenehm wahrgenommen werden:

- Plötzliche, unerwartete Geräusche wie das Bellen von Hunden, das Klingeln des

AUS DEM LEBEN

Beispiele für unangenehme Geräusche

Zunächst ein Bericht von Temple Grandin:

»Laute, plötzliche Geräusche erschrecken mich immer noch. Meine Reaktion darauf ist dann intensiver als bei anderen Menschen. Ich hasse immer noch Luftballons, weil ich nie weiß, wann einer platzt und mich in Panik versetzt. Andauernde, hohe Motorengeräusche, zum Beispiel von einem Fön und vom Ventilator im Badezimmer, nerven mich noch immer, Motoren mit tieferer Frequenz dagegen nicht.«[16]

Darren White beschreibt es so:

»Ich hatte auch Angst vor dem Staubsauger, dem Essens- und dem Getränke-Mixer, weil sie sich für mich fünfmal so laut anhörten, als sie es tatsächlich waren. Der Busmotor sprang mit einem Donnerschlag an, wobei sich der Motor für mich viermal so laut anhörte, und die meiste Zeit der Fahrt hielt ich mir die Ohren zu.«[17]

Auch Therese Joliffe beschrieb ihre akustische Überempfindlichkeit:

»Die folgenden Geräusche sind nur eine Auswahl von denen, die mich immer noch so sehr aufregen, dass ich mir die Ohren zuhalten muss, um ihnen zu entgehen: lautes Rufen, laute, überfüllte Orte, das Geräusch bei der Berührung von Styropor, Luftballons, Flugzeuge, laute Baustellenfahrzeuge, Hämmern und Krachen, elektrische Geräte, das Geräusch des Meeres, das Geräusch von Filzschreibern oder Markern sowie Feuerwerk. Trotzdem kann ich mich gut in Musik einfühlen und spiele sie auch selbst, und bestimmte Musikrichtungen mag ich sehr gern. Tatsächlich ist es sogar so, dass Musik das Einzige ist, was mich innerlich beruhigt, wenn mir einmal alles zu viel wird.«[18]

Liane Holliday Willey nennt ebenfalls bestimmte Geräusche, die für sie besonders unangenehm sind:

»Hochfrequente sowie metallische, dünne Klänge gingen mir besonders auf die Nerven. Pfeifen, Flöten und Trompeten und alle vergleichbaren Geräusche nehmen mir die Ruhe und sorgen dafür, dass meine Welt nicht sehr einladend ist.«[19]

Will Hadcroft schildert, dass ihn bereits die Erwartung bestimmter Geräusche in Angst versetzte:

»Ich war ständig nervös und hatte vor allem und jedem Angst. Ich hasste Züge, die über Brücken fuhren, unter denen ich stand, ich hatte Angst vor platzenden Luftballons, Partybomben oder Christmas Crackern. Ich war besonders vorsichtig bei allem, was plötzlich ein lautes Geräusch machen konnte. Natürlich hatte ich auch furchtbare Angst vor dem Donner; selbst später noch, als mir klar wurde, dass das eigentlich Gefährliche am Gewitter der Blitz war, hatte ich dennoch immer mehr Angst vor dem Donner. Auch das Feuerwerk am Guy-Fawkes-Day sorgten bei mir für Nervosität, obwohl ich ihm sehr gerne zugeschaut habe.«[20]

Telefons, das Husten eines Menschen, Feueralarm an der Schule, das Klicken einer Stiftspitze oder knisternde Geräusche.

- Besonders hohe, andauernde Geräusche, besonders von elektrischen Motoren in Haushaltsgeräten wie Küchenmaschinen oder Staubsaugern oder der hohe Ton einer Toilettenspülung.
- Verwirrende, sich überlagernde Geräusche, etwa in Einkaufszentren oder bei lauten Versammlungen.

Als Eltern oder Lehrer wird es für Sie schwierig sein, sich in eine solche Person einzufühlen, da derartige Geräusche von normalen Menschen nicht als besonders unangenehm empfunden werden. Für Menschen mit Asperger-Syndrom sind solche Geräusche aber ähnlich unangenehm wie für andere etwa das Geräusch von Fingernägeln, die auf einer Schultafel kratzen. Bereits der bloße Gedanke an diese Geräusche kann ein heftiges Gefühl der Ablehnung hervorrufen.

Die folgenden Zitate illustrieren die Intensität der sensorischen Wahrnehmung und das damit verbundene Leiden.

Albert machte sich seine auditive Empfindlichkeit zunutze, um vorauszusagen, wann ein Zug eintreffen würde – einige Minuten bevor seine Eltern ihn hören konnten. Er sagte: »Ich höre ihn immer. Papa und Mama können das nicht. Es fühlte sich immer laut in meinen Ohren und in meinem Körper an.«[21] Ich habe einmal ein Kind untersucht, das ein Spezialinteresse für Busse hatte und jeden Bus an seinem einzigartigen Motorengeräusch erkannte. Außerdem interessierte es sich für Nummernschilder und so konnte es genau das Kennzeichen eines Busses angeben, der nur zu hören, aber nicht zu sehen war. Das Kind spielte ungern zu Hause im Garten, weil es die Klack-klack-Geräusche der Flügel von Insekten, etwa von Schmetterlingen, hasste.

Akustische Verzerrungen und Überempfindlichkeit

Es kann auch akustische Verzerrungen und »Tonausfälle« geben. Darren beschreibt die sich verändernde Verzerrung so: »Ein weiterer Streich, den mir meine Ohren spielten, war, dass sie die Lautstärke der Geräusche um mich herum veränderten. Wenn andere Kinder mich ansprachen, konnte ich sie manchmal kaum hören. Ein anderes Mal hörten sie sich laut wie Gewehrkugeln an.«[22]

Donna Williams erklärte dazu: »Manchmal mussten Leute denselben Satz mehrere Male für mich wiederholen, weil ich nur Bruchstücke davon hörte und wenn ich versuchte, diese Bruchstücke zusammenzusetzen, ergab das nur eine seltsame und unverständliche Botschaft. Es war ein bisschen so, als würde ständig jemand am Lautstärkeregler des Fernsehers herumspielen.«[23]

»Die Eltern dachten, ich sei taub«

AUS DEM LEBEN

Donna Williams schrieb hierzu:

»Meine Mutter und mein Vater dachten, dass ich taub sei. Sie standen hinter mir und machten laute Geräusche, aber ich reagierte mit kaum mehr als einem Blinzeln. Sie haben mich dann zu einem Hörtest geschickt. Der Test ergab, dass ich nicht taub war und damit war das erledigt. Jahre später habe ich noch einmal einen Hörtest gemacht. Dabei fand man heraus, dass mein Gehör sogar besser war als der Durchschnitt. Ich konnte einige Frequenzen hören, die sonst nur von Tieren wahrgenommen werden. Das Problem hatte offenbar mit der Veränderung der Aufmerksamkeit für Geräusche zu tun.«[24]

Wir wissen nicht genau, ob ein sensorischer »Tonausfall« daher kommt, dass derjenige so sehr mit etwas beschäftigt ist, dass das akustische Signal die intensive Konzentration nicht durchdringen kann oder ob es sich stattdessen um einen echten zeitweiligen Ausfall der auditiven Wahrnehmung und Informationsverarbeitung handelt.

Andere Ausblendtechniken sind:

- Summen, um andere Geräusche abzublocken, oder
- sich intensiv auf eine bestimmte Tätigkeit zu konzentrieren – sodass man ganz darin gefangen, wie hypnotisiert ist –, um das Eindringen unangenehmer sensorischer Wahrnehmungen zu verhindern.

Umgang mit der Überempfindlichkeit

Wie geht eine solche Person mit der akustischen Überempfindlichkeit um?

Alles ausblenden

AUS DEM LEBEN

Manche lernen, bestimmte Geräusche auszublenden, wie es Temple Grandin beschreibt:

»Wenn ich mit lauten und verwirrenden Geräuschen konfrontiert war, konnte ich sie nicht modulieren. Entweder musste ich das alles aussperren und mich zurückziehen oder ich ließ es hinein und wurde wie von einem Güterzug davon überrollt. Um diesen Ansturm zu vermeiden, habe ich mich oft zurückgezogen und die Welt ausgesperrt. Auch als Erwachsener habe ich immer noch Probleme mit den akustischen Reizen. Wenn ich auf einem Flughafen telefoniere, kann ich die Hintergrundgeräusche nicht ausblenden, ohne dabei gleichzeitig die Stimme im Telefon wegzufiltern. Andere Menschen können ein Telefon auch in einer lauten Umgebung benutzen; ich kann das nicht, obwohl mein Gehör ansonsten normal ist.«[25]

11 Sensorische Empfindlichkeiten

Schalten Sie störende Geräusche aus

Zunächst ist es wichtig zu klären, welche akustischen Wahrnehmungen als so schmerzhaft empfunden werden, dass das Kind sich dabei die Ohren zuhält, bei plötzlichen Lauten zusammenzuckt oder welche Geräusche es selbst als schmerzhaft bezeichnet. Einigen dieser Geräusche kann man dann aus dem Weg gehen. Wenn etwa ein Staubsauger unerträglich laut ist, kann man staubsaugen, wenn das Kind in der Schule ist. Oft gibt es einfache, praktische Lösungen. Ein junges Mädchen konnte im Klassenzimmer die quietschenden Geräusche der Stuhlbeine auf dem Boden nicht ertragen. Daraufhin erhielten die Stuhlbeine einen Filzschutz, der diese Geräusche verhinderte, und sie konnte sich endlich konzentrieren.

Akustische Reize lassen sich vermindern, indem man zum Beispiel Ohrstöpsel verwendet. Man kann sie jederzeit in der Tasche tragen und sie in Situationen, die einem zu laut sind, ins Ohr stecken. Oben hatte ich Theresa Joliffe zitiert, die Musik verwendet, um ruhiger zu werden. Tatsächlich kann man Musik aus dem Kopfhörer auch dafür nutzen, zu laute Außengeräusche zu überdecken. Manchmal hilft das, z.B. den Gang in ein lautes Einkaufszentrum erträglicher zu machen.

Eltern sollten dem Kind die Geräuschursache erklären

Sie können Ihrem Kind helfen, beispielsweise das als unangenehm empfundene Geräusch eines Händetrockners erträglicher zu machen, in dem Sie ihm mithilfe einer Social Story (siehe Kapitel 3) erklären, wie das Gerät funktioniert und vor allem auch, dass es sich nach einer gewissen Zeit von selbst abstellt. Ein solches Wissen kann die Angst verringern und die Stresstoleranz erhöhen.

Natürlich sollten Sie als Eltern und Lehrer über die besonderen auditiven Empfindlichkeiten des Kindes Bescheid wissen. Reduzieren Sie plötzliche Geräusche möglichst auf ein Minimum, ebenso die Lautstärke der Hintergrundgeräusche und Gespräche. Sie verringern damit nicht nur die Angst des Kindes, sondern fördern gleichzeitig seine Konzentration und soziale Integration.

Therapien, um die akustische Überempfindlichkeit zu reduzieren

Es gibt zwei Therapieformen, die verwendet werden, um die auditive Überempfindlichkeit von Kindern mit Autismus oder Asperger-Syndrom zu verringern.

Sensorische Integrationstherapie

Das ist zum einen die sensorische Integrationstherapie[26], die von Beschäftigungstherapeuten entwickelt wurde. Sie basiert auf den Pionierarbeiten von Jean Ayers. Die Therapie dient dazu, die Verarbeitung,

Modulation, Organisation und Integration der sensorischen Informationen zu verbessern. Der Beschäftigungstherapeut nutzt dabei kontrollierte, angenehme sensorische Erfahrungen. Die Therapie dauert mehrere Stunden in der Woche und geht meist über mehrere Monate. Obwohl diese Behandlungsmethode sehr beliebt ist, gibt es erstaunlich wenig empirische Daten über die Wirksamkeit.[27] Grace Baranek stellt jedoch fest, dass dieser Mangel nicht bedeutet, dass die Therapie nicht wirksam sei, sondern lediglich, dass die Wirksamkeit noch nicht objektiv gezeigt wurde.

Auditive Integrationstherapie

Die auditive Integrationstherapie, AIT, wurde von Guy Berard in Frankreich entwickelt.[28] Dabei hört die Person über Kopfhörer elektronisch veränderte Musik. Die Therapie dauert insgesamt zehn Stunden: Es finden zehn Tage lang jeweils zwei halbstündige Sitzungen pro Tag statt. Zu Beginn wird in einem sogenannten Audiogramm festgestellt, bei welchen Frequenzen eine Überempfindlichkeit vorliegt. Dann wird ein Gerät eingesetzt, das hohe und niedrige Frequenzen moduliert und bestimmte, im Audiogramm festgestellte Frequenzen herausfiltert. Diese Behandlung ist recht teuer. Es gibt zwar einzelne Hinweise über Erfolge, aber keine empirischen Untersuchungen über die Wirksamkeit der AIT.[29]

Angenehme, faszinierende Klänge

Man darf nicht vergessen, dass Geräusche nicht nur als unangenehm wahrgenommen werden, sondern dass es auch bestimmte Klänge gibt, die Freude bereiten. So war ein jüngeres Kind beispielsweise von bestimmten Melodien oder dem Ticken einer Uhr fasziniert.

Donna Williams schrieb: »Aber was ich besonders gern hörte, waren alle metallischen Klänge. Zum Leidwesen meiner Mutter fiel auch die Türklingel in diese Kategorie und ich verbrachte Stunden damit, diese Klingel zu drücken.«[30] An einer anderen Stelle schreibt sie: »Meine Mutter hat seit Kurzem ein Klavier und ich liebe schon seit ich klein war alles, was klimpert. Ich habe Sicherheitsnadeln zusammengekettet und wenn ich nicht gerade auf ihnen herumkaute, habe ich sie an meinem Ohr klingeln lassen. Zu meinen Lieblingsgegenständen gehörte ein Kristall und eine Stimmgabel, die ich jahrelang bei mir trug.«[31]

Sensorische Empfindlichkeiten

Berührungsempfindlichkeit

Eine Überempfindlichkeit gegenüber taktilen Reizen kommt bei mehr als 50 Prozent der Kinder mit Asperger-Syndrom vor.[32] Dabei kann eine besondere Empfindlichkeit gegenüber bestimmten Arten der Berührungen, dem ausgeübten Druck oder der Berührung bestimmter Körperteile bestehen.

Angst vor Umarmungen

Temple Grandin beschreibt ihre taktile Überempfindlichkeit, als sie klein war: »Als Baby weigerte ich mich immer, berührt zu werden, und als ich etwas älter war, machte ich mich steif und zuckte zusammen, wenn Verwandte mich umarmen wollten.«[33] An einer anderen Stelle schreibt sie: »Als Kind hat es mich schon getröstet, gehalten zu werden, aber gleichzeitig hatte ich auch große Angst, die Kontrolle zu verlieren und überwältigt zu werden, wenn andere mich umarmten.[34]

Temple Grandin empfand also Umarmungen als zu intensiv und überwältigend, wie eine Flutwelle von Reizen. Kinder mit Asperger-Syndrom vermeiden auch oft, anderen Kindern zu nah zu kommen, weil sie dann unabsichtlich berührt werden könnten. Wenn Verwandte zu Besuch kommen, besteht immer die »Gefahr«, dass man geküsst oder umarmt wird.

Wenn bestimmte Stoffe sich unerträglich anfühlen

Liane Holliday Willey schrieb über ihre Kindheit: »Für mich war es unmöglich, bestimmte Kleidung auch nur zu berühren. Ich hasste steife, seidene, kratzige Sachen, solche, die mir zu eng waren. Wenn ich nur

AUS DEM LEBEN

Abneigung gegen bestimmte Kleidungsstücke

Temple Grandin hatte als Kind ebenfalls eine Abneigung gegen bestimmte Kleidungsstücke:

»Einige schlechte Verhaltensweisen wurden direkt durch sensorische Schwierigkeiten ausgelöst. Ich habe mich etwa oft in der Kirche danebenbenommen und geschrien, weil sich meine Sonntagskleidung anders anfühlte. Wenn ich bei kaltem Wetter draußen mit Rock herumlief, taten mir die Beine weh. Kratzige Petticoats machten mich wahnsinnig. Was den meisten anderen nichts ausmachen würde, kann sich für ein autistisches Kind anfühlen, als würde man mit Sandpapier auf der Haut reiben. Bestimmte Reize werden durch ein gestörtes Nervensystem besonders verstärkt. Man hätte das Problem lösen können, indem man Sonntagskleidung gewählt hätte, die sich wie Alltagskleidung anfühlt. Als Erwachsene fühle ich mich oft sehr unwohl, wenn ich eine neue Art von Unterwäsche tragen muss. Die meisten Menschen sind an verschiedene Arten von Kleidung gewöhnt. Ich dagegen fühle das Neue der Kleidung noch nach Stunden. Heute kaufe ich Alltags- und festliche Kleidung, die sich gleich anfühlt.«[35]

»Haareschneiden tat mir weh«

AUS DEM LEBEN

Stephen Shore schrieb über seine Kindheit:

»Haareschneiden war immer eine schwierige Angelegenheit. Es tat weh! Um mich zu beruhigen, haben mir meine Eltern gesagt, dass die Haare leblos sind und ich sie nicht spüre. Ich konnte ihnen nicht klarmachen, dass ich darunter litt, dass es an meiner Kopfhaut ziepte. Ein Problem war auch, wenn jemand anderes mir die Haare wusch. Heute, wo ich älter bin und sich auch mein Nervensystem weiterentwickelt hat, habe ich mit dem Haareschneiden keine Probleme mehr.«[36]

an sie dachte, bekam ich eine Gänsehaut, zitterte und fühlte mich unwohl. Ich habe dann alles ausgezogen, selbst, wenn ich in der Öffentlichkeit war.«[37]

Soweit ich weiß, tut sie das heute als Erwachsene nicht mehr. Sie schrieb mir allerdings kürzlich, dass sie immer noch diese Überempfindlichkeit hat und sich manchmal neue Kleidung kaufen muss, wenn sie das, was sie gerade trägt, nicht mehr ertragen kann und zu weit von zu Hause weg ist, um sich schnell mal umzuziehen.

Das Kind besteht oft darauf, nur wenige verschiedene Kleidungsstücke zu haben, um nicht ständig neuen taktilen Reizen ausgesetzt zu sein. Die Eltern müssen diese wenigen Sachen also oft waschen und dafür sorgen, dass sie lange halten. Oder sie kaufen ein akzeptiertes Kleidungsstück gleich in vorsorglich verschiedenen Größen.

Der Kopf kann besonders empfindlich sein

Bestimmte Körperteile sind offenbar empfindlicher als andere, vor allem der Kopf, die Oberarme und die Handflächen. Das Kind kann sehr darunter leiden, wenn seine Haare gewaschen, gekämmt oder geschnitten werden.

Der Friseurbesuch ist oft zusätzlich unangenehm, wenn das Kind das scharfe Klappern der Schere und die Vibrationen des elektrischen Haarschneiders nicht mag oder das Gefühl der abgeschnittenen Haare im Gesicht und auf den Schultern nicht ertragen kann. Kleine Kinder sind manchmal zusätzlich verängstigt, weil sie auf dem hohen Friseurstuhl keinen Bodenkontakt mit den Füßen halten können.

Abneigung gegen die Wasserstrahlen einer Dusche

Hans Asperger beschrieb, dass einige der Kinder das Gefühl von Wasser auf dem Gesicht hassten. Leah schrieb mir dazu: »Als Kind hasste ich es, geduscht zu werden und badete lieber. Das Gefühl des spritzenden Wassers auf meinem Gesicht war unerträglich. Ich hasse es noch heute. Manchmal hatte ich mich wochenlang nicht gewaschen und war erstaunt, als ich herausfand, dass andere Kinder regelmäßig duschten und das sogar jeden Tag!«

Natürlich hat so etwas Auswirkungen auf die persönliche Hygiene und darauf, wie andere auf einen reagieren.

Worauf Sie in der Schule achten sollten

Lehrer sollten darauf achten, ob das Kind möglicherweise eine Aversion gegen Klebstoff an den Händen, gegen Fingerfarben oder Knete hat. Vielleicht verkleidet es sich auch nicht gern und will dann an entsprechenden Spielen nicht teilnehmen. Oder es besteht eine besondere Überempfindlichkeit gegen Kitzeln oder die Berührung bestimmter Körperbereiche. Wenn andere Kinder das herausfinden, machen sie sich möglicherweise einen Spaß daraus, das Kind immer genau so zu pieksen, dass es »in die Luft geht«.

Auswirkungen in einer Partnerschaft

Die Berührungsempfindlichkeit kann sich auch in der Beziehung mit einem Partner auswirken.[38] Alltägliche Gesten der Zuneigung, zum Beispiel eine tröstende Berührung des Armes oder eine Umarmung wird dann nicht als angenehm empfunden. Für den Partner sind die ablehnende Reaktion und die fehlende Erwiderung zunächst unverständlich. Das wird vor allem zum Problem, wenn es um intimere Körperkontakte geht. Man muss also erklären, dass es sich hier nicht um mangelnde Zuneigung, sondern eine besondere Berührungsempfindlichkeit handelt.

Was Sie bei Berührungsempfindlichkeiten beachten sollten

Was kann man bei Berührungsempfindlichkeit tun? Zunächst müssen sich alle Familienmitglieder, Lehrer und Freunde des Problems bewusst sein und sollen so weit wie möglich alle unangenehmen Reize vermeiden. Ein Kleinkind sollte natürlich solche Spielsachen bekommen, bei denen keine taktilen Probleme bestehen. Auch die sensorische Integrationstherapie kann die Überempfindlichkeit verringern, allerdings gibt es wie gesagt bislang noch keine empirischen Beweise für die Wirksamkeit der Therapie.

Die Familienmitglieder sollten Zuneigungsbekundungen entsprechend anpassen und auf jeden Fall vorher ankündigen und denjenigen nicht damit überraschen. Entfernen Sie kratzende Etiketten aus den Kleidungsstücken. Manchmal lässt sich die Überempfindlichkeit der Kopfhaut vor dem Haarschneiden mit einer Kopfmassage oder dem festen Reiben mit einem Handtuch etwas reduzieren. Häufig sind festere Berührungen nicht so unangenehm wie leichte, und manchmal wird fester Druck sogar als angenehm empfunden. Temple Grandin schrieb z. B.: »Ich liebte es, wenn man mir den Rücken rieb. Das Massieren der Haut beruhigt mich. Ich liebe die Stimulation durch festen Druck. Ich habe mich früher immer unter Sofakissen gelegt und meine Schwester oben auf mir sitzen lassen. Als Kind krabbelte ich immer gerne in enge, geschützte Ecken. Da fühlte ich mich sicher und entspannt.«[39]

Sie hat eine »Drückmaschine« entwickelt, die sie mit Schaumstoff auskleidete. Sie bot ihr einen festen Druck am ganzen Kör-

AUS DEM LEBEN

»Unter Wasser fand ich Trost«

Liane Holiday Willey bereitet es besonderen Spaß, unter Wasser zu sein.

»Unter Wasser fand ich Trost. Ich liebte es, im Wasser zu schweben. Ich war flüssig, ruhig, sanft; ich war still. Das Wasser war fest und stark. Es hielt mich sicher in seiner schwarzen, großartigen Dunkelheit und bot mir Ruhe – reine, mühelose Ruhe. Ganze Vormittage vergingen so, indem ich längere Zeit unter Wasser schwamm und meine Lungen den Atem möglichst lange halten ließ, um diese Ruhe und Dunkelheit möglichst lange zu genießen, bis ich nach oben musste, um Luft zu holen.«[40]

per. Dadurch erlebte sie ein beruhigendes Gefühl, das allmählich zu einer Desensibilisierung führte.

Es gibt also auch wenige taktile Empfindungen, die Spaß machen. Doch berührungsempfindlich zu sein, wirkt sich nicht nur auf das geistige Befinden desjenigen aus, sondern auch auf zwischenmenschliche Beziehungen, da normale Menschen sich oft berühren.

Geschmacks- und Geruchsempfindlichkeit

Eltern berichten oft, dass ihr Kind Düfte bemerkt, die andere nicht riechen können. Außerdem kann es sehr wählerisch in Bezug auf das Essen sein. Mehr als 50 Prozent der Kinder mit Asperger-Syndrom haben eine olfaktorische und Geschmacksüberempfindlichkeit.[41]

Jeden Tag gekochten Reis essen

Das Kind besteht oft darauf, nur sehr wenige Dinge zu essen. Es will dann beispielsweise jahrelang jeden Tag nur gekochten Reis oder Wurst mit Pommes frites essen. Für die Familie sind solche Überempfindlichkeiten und die Vermeidung von Nahrungsmitteln mit einer bestimmten Konsistenz oft ein Problem. Manche Mütter verzweifeln, wenn ihr Kind partout keine neuen, gesünderen Gerichte probieren will. Zum Glück sind aber viele dieser Kinder später weit weniger wählerisch und im Jugendalter ist diese Besonderheit häufig völlig verschwunden.

AUS DEM LEBEN

Ich mochte gern fades Essen

Sean Barron schrieb:

»Ich hatte ein großes Problem mit dem Essen. Ich aß gerne fade und einfache Sachen. Am liebsten aß ich Getreideprodukte – trocken, ohne Milch –, Brot, Pfannkuchen, Makkaroni und Spaghetti, Kartoffeln und Milch. Das waren nämlich die Dinge, die ich bereits als Kind gegessen hatte. Ich fand das angenehm und beruhigend. Ich wollte nichts Neues ausprobieren.

Ich war überempfindlich, was die Konsistenz des Essens anging und ich musste erst alles mit den Fingern berühren, um zu wissen, wie es sich anfühlt, bevor ich es in den Mund nehmen konnte. Ich hasste es, wenn eine Mahlzeit aus verschiedenen Dingen bestand, etwa, wenn Nudeln zusammen mit Gemüse serviert wurden oder Brot als Sandwich mit Aufstrich dazwischen. So etwas konnte ich nie, unter keinen Umständen in den Mund nehmen. Ich wusste, wenn ich das tun würde, würde mir furchtbar schlecht werden.«[42]

Stephen Shore machte Ähnliches durch:

»Spargel aus Dosen war unerträglich, weil er sich so schleimig anfühlte, und ich habe ein ganzes Jahr lang keine Tomaten gegessen, nachdem mir eine Kirschtomate beim Essen im Mund geplatzt war. Dieses Gefühl war einfach zu viel für mich und ich wollte sichergehen, dass mir das nicht noch einmal passierte.

Karotten mit Kopfsalat und Sellerie mit Thunfischsalat ertrage ich bis heute nicht, weil der Kontrast zwischen den Karotten bzw. dem Sellerie auf der einen und dem Salat bzw. dem Thunfisch auf der anderen Seite zu groß ist. Ich mag aber Karotten oder Sellerie, wenn sie ohne andere Beilagen serviert werden. Vor allem als Kind aß ich die Sachen nacheinander, heute mache ich das allerdings weniger. Ich aß immer erst das Eine auf, bevor ich mit dem Nächsten anfing.«[43]

Würgereflex

Beim Essen kann auch die taktile Überempfindlichkeit eine Rolle spielen. Menschen haben einen Würgereflex, der ausgelöst wird, wenn man zum Beispiel seinen Finger tief in den Rachen steckt. Bei Kindern mit Asperger-Syndrom kann dieser Reflex auch bereits durch bestimmte Nahrungsmittel im Mund ausgelöst werden.

Stechender Geruch

Manchmal rührt die Abneigung, bestimmtes Obst oder Gemüse zu essen, auch von einer Überempfindlichkeit gegen bestimmte Gerüche her. Während eine normale Person dieses Aroma genießt, kann es für ein Kind mit Asperger-Syndrom als zu stechend erscheinen. Eine olfaktorische Überempfindlichkeit kann dazu führen, dass demjenigen schwindlig wird, wenn er ein bestimmtes Parfum oder Deodorant riecht. Mir sagte einmal jemand, dass Parfums für ihn wie Insektenvertilgungsmittel riechen.

Positive Auswirkungen

Die Geruchsempfindlichkeit kann auch Vorteile haben. Ich kenne mehrere Erwachsene, die diese besondere Empfindlichkeit mit einem Spezialinteresse für Weine verbunden haben und zu anerkannten Weinexperten geworden sind. Liane Holliday Willey bewahrte einen Gast im Restaurant am Nebentisch vor einer Fischvergiftung, weil sie roch, dass sein Gericht verdorben war und ihn warnte. Außerdem sagte sie mir auch, dass sie bereits am Atem ihrer Tochter erkennen könne, ob diese gesund oder krank sei.

Für eine vielfältigere Ernährung sorgen

Verzichten Sie bei der Ernährung Ihres Kindes unbedingt auf Zwang. Es ist ja nicht ungezogen, wenn es bestimmtes Essen verweigert, sondern leidet unter sensorischer Überempfindlichkeit. Dennoch sollten Sie natürlich auf eine gesunde Ernährung des Kindes achten. Ein Ernährungsberater kann gute Ratschläge geben, welche Nahrungsmittel gesund und dennoch für das Kind im Hinblick auf die Konsistenz, den Geruch und den Geschmack erträglich sind. Die Überempfindlichkeit nimmt mit der Zeit ab, doch werden die damit verbundene Angst und das Vermeidungsverhalten mitunter dennoch weiter beibehalten.

Desensibilisierung

In einem solchen Fall könnte ein Psychologe eine systematische Desensibilisierung durchführen. Das Kind wird dabei Schritt für Schritt an neue Nahrungsmittel herangeführt, wobei man mit denen beginnt, die die wenigsten Probleme machen. Das Kind soll zunächst nur daran lecken oder ein ganz kleines Stückchen probieren, statt es gleich komplett zu kauen und zu schlucken. Wenn Sie ihm zu Hause etwas Neues anbieten, achten Sie darauf, dass es möglichst entspannt bleibt und loben es, wenn es mutig genug ist, die neue Speise auszuprobieren. Auch eine sensorische Integrationstherapie könnte helfen. Allerdings gibt es auch einige Erwachsene, die ihr Leben lang an einer sehr begrenzten Essensauswahl festhalten.

11 Sensorische Empfindlichkeiten

Visuelle Empfindlichkeit

Ungefähr jedes fünfte Kind mit Asperger-Syndrom zeigt eine Überempfindlichkeit gegenüber bestimmten Beleuchtungen und Farben oder eine verzerrte visuelle Wahrnehmung.[44] Diese Personen berichten, sie würden durch Helligkeit geblendet und sie vermeiden besonders helle Beleuchtungen. Darren etwa erklärt, an hellen Tagen verschwimme seine Sicht.

Manchmal besteht eine Überempfindlichkeit gegenüber bestimmten Farben: »Ich kann mich an ein Weihnachtsfest erinnern, als ich ein neues Fahrrad geschenkt bekam. Es war gelb. Ich konnte gar nicht hinsehen. Die Farbe enthielt zusätzlich rot, damit es etwas mehr orange aussah; nach oben hin wurde es gelber, sodass es aussah wie Feuer. Ich konnte auch blau nicht klar erkennen. Es sah zu hell und wie Eis aus.«[45]

Es kann auch eine besondere Fokussierung auf visuelle Details geben, beispielsweise die Flecken auf einem Teppich oder auf der Haut eines anderen Menschen. Hat das Kind Zeichentalent und ein entsprechendes Spezialinteresse und die nötige Übungspraxis, kann es möglicherweise Zeichnungen im fotorealistischen Stil anfertigen. Wenn es sich etwa für Eisenbahnen interessiert, zeichnet es eine Lokomotive in allen Details. Enthält die Szene dagegen Menschen, werden diese meist weit weniger genau dargestellt.

Optische Verzerrungen

Darren schrieb, dass er kleine Läden hasste, weil sie ihm noch kleiner erschienen, als sie es tatsächlich schon waren.[46] Therese Joliffe erklärte, wie solche Verzerrungen zu Angstreaktionen führen können: »Vielleicht habe ich deshalb vor vielen Dingen, die ich sehe, solche Angst, weil sie auf mich einen falschen Eindruck machen; Menschen, besonders ihre Gesichter, sehr

AUS DEM LEBEN

Lichtempfindlichkeit

Liane Holliday Willey beschrieb das folgendermaßen:

»Helle Lichter, die Sonne am Mittag, reflektierende Lichter, flackernde Lichter, fluoreszierende Lichter, all das scheint meine Augen auszutrocknen. Zusammen sorgten die scharfen Geräusche und die hellen Lichter schnell für einen sensorischen Overload. Mein Kopf fühlte sich dann zu eng an, mein Magen rebellierte und mein Puls fing an zu rasen, bis ich einen sicheren Platz gefunden hatte.«[47]

In einer E-Mail erklärte mir Carolyn:

»Bei Leuchtstoffröhren macht mich nicht nur die Helligkeit nervös. Es ist auch das Flackern. Es sorgt für »Schatten« in meiner Wahrnehmung (was mich, als ich klein war, in Angst versetzt hatte) und wenn ich dem länger ausgesetzt bin, kann das zu Verwirrung und einem Gefühl der Betäubung und dadurch zu einer Migräne führen.«

helle Lichter, Menschenmassen, Dinge, die sich plötzlich bewegen, große Maschinen und Gebäude, die neu für mich sind, neue Orte, mein eigener Schatten, die Dunkelheit, Brücken, Flüsse, Kanäle, Flüsse und das Meer.«[48]

Bestimmte visuelle Wahrnehmungen können verwirrend sein, zum Beispiel Lichtreflexionen.

Es gibt Beschreibungen davon, dass eine solche Person etwas nicht wahrnimmt und sucht, was sich »direkt vor ihrer Nase« befindet.[49] So übersieht ein Kind beispielsweise in der Schule ein Buch, das genau vor ihm auf dem Tisch liegt.

Angenehme visuelle Wahrnehmungen

Manche visuellen Wahrnehmungen bereiten auch Freude, etwa Beispiele von Symmetrie. So können sich Kinder an den parallelen Schienen und Schwellen eines Gleises begeistern, an Zäunen oder Strommasten in der Landschaft. Bei einigen führt das zu einem Interesse für Architektur. Einige bekannte Architekten wiesen auch Symptome des Asperger-Syndroms auf. Allerdings kann eine solche Vorliebe für architektonische Symmetrie auch ein Nachteil sein. So erklärte Liane mir, dass sie sich schwindlig und ängstlich fühle, wenn sie ein unsymmetrisches Gebäude sehe.

Unangenehme visuelle Reize vermeiden

Eltern und Lehrer sollten dafür sorgen, dass das Kind keinen intensiven oder verwirrenden visuellen Reizen ausgesetzt wird. So sollte es im Auto nicht auf der Seite sitzen, die dem vollen Sonnenlicht ausgesetzt ist; Ähnliches gilt für den Sitzplatz in der Klasse. Man kann auch Sonnenbrillen oder Mützen zum Schutz vor besonders grellem Licht verwenden. Auch der Arbeitsplatz sollte keine extremen visuellen Reize aufweisen. Manche Kinder haben langes Haar, das sie als eine Art natürlichen Vorhang vor zu hellem Licht, aber auch als Schutz vor sozialen Kontakten verwenden. Die Abneigung gegen bestimmte Farben kann dazu führen, dass derjenige vorzugsweise schwarze Kleidung trägt, ohne damit einer bestimmten modischen Richtung angehören zu wollen.

Therapiemethoden

Eine Therapiemethode gegen visuelle Überempfindlichkeit sind die von Helen Irlen entwickelten getönten Brillen, die die visuelle Wahrnehmung verbessern und einen visuellen Overload verhindern sollen. Die Irlen-Gläser filtern jeweils die Lichtfrequenz heraus, gegen die die Überempfindlichkeit besteht. Die Farbe der Gläser muss individuell bestimmt werden. Bislang gibt es keine empirischen Studien, die die Wirksamkeit dieser Brillen beim Asperger-Syndrom bestätigen, doch kenne ich eine

Reihe von Menschen, die eine deutliche Verbesserung der visuellen Wahrnehmung und eine Verringerung der Overloads berichten, wenn sie diese Brillen tragen. [Informationen für Deutschland bietet http://www.irlen-center.de.]

Die »Sehtherapie« wurde entwickelt, um die Augen und die für das Sehen zuständigen Strukturen im Gehirn »neu zu trainieren«. Das Beurteilungsverfahren ermittelt potenzielle visuelle Fehlfunktionen und mögliche vorhandene Kompensationsmechanismen, zum Beispiel das Drehen oder Neigen des Kopfes, das periphere Sehen oder der hauptsächliche Gebrauch eines der beiden Augen. Zu der Therapie gehören wöchentliche Termine in der Praxis und Aufgaben für zu Hause. Bislang gibt es aber auch hier keine empirische Bestätigung der Wirksamkeit dieses Verfahrens beim Asperger-Syndrom.

Denken Sie auch immer daran, dass es einer solchen Person hilft, wenn sie sich in ein ruhiges Zimmer zurückziehen kann, wo sie sich, vor anderen Menschen geschützt, entspannen kann. Entsprechend beruhigend sollte dieser Raum auch in sensorischer Hinsicht ausgestattet sein. Das kann etwa durch eine symmetrische Einrichtung, entsprechende Farben der Wände und des Bodens und durch die Abwesenheit von Geräuschen und Gerüchen, die demjenigen unangenehm sind, gewährleistet werden.

Weitere sensorische Besonderheiten

Einige Kinder mit Asperger-Syndrom haben Probleme mit dem vestibulären System, was sich auf den Gleichgewichtssinn und die Wahrnehmung von Bewegung und Koordination auswirkt.[50]

Gleichgewichts- und Bewegungssinn

Ein solcher Mensch fühlt sich unsicher, wenn er den Bodenkontakt verliert oder seine Körperhaltung schnell verändern muss, etwa beim Ballspiel.

Andererseits kenne ich auch Kinder mit Asperger-Syndrom, die sehr gerne Achterbahn fahren, was bei einigen sogar zum Spezialinteresse geworden ist. Es macht Spaß, ihnen zuzuhören und zuzuschauen.

Wir fangen gerade erst an, die Probleme dieser Menschen mit ihrem Vestibularsystem zu verstehen. Treten diese Probleme aber auf, kann ihnen eine sensorische Integrationstherapie helfen.

AUS DEM LEBEN

»Mein Magen reagiert schon, wenn ich nur ein Karussell sehe«

Liane Holliday Willey schrieb:

»Ich bin kein Freund der Bewegung. Mein Magen reagiert, wenn ich ein Karussell sehe oder wenn ich im Auto über einen Hügel oder zu schnell um die Ecke fahre. Als mein erstes Baby geboren wurde, begriff ich bald, dass meine Probleme mit dem Vestibularapparat weit über die beim Autofahren oder in Freizeitparks hinausgehen. Ich konnte meine Mädchen nicht richtig schaukeln, ich konnte sie nur ein bisschen hin- und herwiegen und das tat ich auch in meinem Schaukelstuhl.«[51]

Schmerz- und Temperaturwahrnehmung

Ein Mensch mit Asperger-Syndrom erscheint manchmal sehr stoisch. Er reagiert kaum auf Schmerzen, die anderen unerträglich erscheinen würden. Wenn er etwa eine Wunde an sich bemerkt, kann es sein, dass er sich nicht erinnert, wie es dazu gekommen ist. Splitter werden ohne zu murren aus der Haut gezogen, brühend heiße Getränke problemlos getrunken. An warmen Tagen tragen sie manchmal Winterkleidung und im Winter leichte Sachen. Es wirkt, als hätte derjenige einen ganz eigenwilligen Thermostaten im Körper.

Über- und Unterempfindlichkeiten gegenüber Schmerzen sind bei diesen Personen besonders häufig.[52] Ist die Schmerzgrenze stark herabgesetzt, erscheint ein Kind anderen gegenüber beispielsweise als ständige »Heulsuse«.

11 Sensorische Empfindlichkeiten

AUS DEM LEBEN

Schmerzunempfindlichkeit

Der Vater eines Jugendlichen mit Asperger-Syndrom beschrieb mir eine besonders hohe Schmerzgrenze:

»Vor zwei Jahren kam mein Sohn mit einem stark aufgeschürften Bein nach Hause, das mit jeder Menge Schnittwunden übersät war. Ich holte sofort den Erste-Hilfe-Kasten. Als ich zurückkam und ihn bat, sich hinzusetzen, damit ich die Wunden versorgen konnte, fand er das befremdlich. Er sagte: »Es ist doch alles in Ordnung, es tut nicht weh« und »das passiert mir öfter« und ging in sein Zimmer. Das kam in den 18 Jahren häufiger vor. Er nimmt auch Kälte nicht wahr wie andere. Im Winter trägt er selten einen Mantel, stattdessen geht er in kurzärmligen Hemden zur Schule und fühlt sich wohl dabei.«

Ein weiteres Beispiel stammt von Carolyn, die mir schrieb:

»Meine Reaktion auf Schmerz und Temperatur ist ähnlich wie meine Reaktion auf banale oder auf traumatische Ereignisse. Bei geringer Stimulation ist die Reaktion besonders übertrieben, aber bei stärkeren Reizen schalte ich offenbar ab und funktioniere oft sogar besser als in normalen Situationen. Banale Ereignisse können mich völlig aus der Bahn werfen und regelrecht traumatisieren. Dagegen kann ich völlig logisch denken und ruhig und effektiv reagieren in Situationen, in denen andere in völlige Panik geraten.«

Asperger berichtet, dass jedes vierte von ihm untersuchte Kind eine verzögerte Entwicklung beim Toilettentraining aufwies.[53] Es kann gut sein, dass diese Kinder die inneren Signale, die anzeigen, dass man auf die Toilette gehen muss, einfach nicht so gut wahrnehmen. Die reduzierte Schmerzempfindlichkeit kann auch dazu führen, dass sich Kinder häufiger Gefahren aussetzen und dann ins Krankenhaus kommen. Ärzte staunen dann oft darüber, wie mutig das Kind ist, oder sie halten die Eltern für nachlässig in der Aufsicht.

Krankheiten werden übersehen

Für Eltern ist es besonders besorgniserregend, dass sie nur schwer erkennen, wenn das Kind chronische Schmerzen hat und medizinische Hilfe benötigt. Eine Infektion der Ohren oder eine Blinddarmentzündung kann schon weit fortgeschritten sein, ehe sie bemerkt wird. Auch werden die Nebenwirkungen von Medikamenten manchmal nicht berichtet. Zahnschmerzen oder Menstruationsbeschwerden können auftreten, ohne dass sie erwähnt werden. Die Eltern eines Kindes berichteten, dass es sich irgendwie anders als sonst verhielt, ohne dass es aber über Schmerzen klagte. Sie gingen zum Arzt, der eine Hodenverlagerung erkannte, die entfernt werden musste.

- Eltern sollten aufmerksam jedes Zeichen von Unwohlsein, zum Beispiel auch Symptome wie eine erhöhte Körpertemperatur oder Schwellungen beobachten. Verwenden Sie ähnliche Strategien, wie die in Kapitel 6 für den Umgang mit Gefühlen beschriebenen, damit das Kind den Schweregrad seiner Schmerzen mitteilen kann. Mit einer Social Story können Sie ihm vermitteln, warum es wichtig ist, dass es Ihnen sagt, wenn es Schmerzen hat.

Synästhesie

Damit wird die Mitempfindung in einem Sinnesorgan beschrieben bei Reizung eines anderen. Am häufigsten ist, dass derjenige Farben sieht, wenn er bestimmte Töne (farbiges Hören) oder Gerüche wahrnimmt. Das kommt nicht ausschließlich beim Asperger-Syndrom vor, doch gibt es mehrere Menschen mit Asperger-Syndrom, die dies von sich berichten. Jim beschreibt das etwa so: »Manchmal geraten die Kanäle durcheinander, so als würden Töne als Farben ankommen.«[54] Er erklärte, dass bestimmte Töne oft von undeutlichen Wahrnehmungen von Farben, Formen, Beschaffenheiten, Bewegungen, Gerüchen oder Geschmacksempfindungen begleitet werden. Liane schrieb dazu: »Ich habe oft lange nach Wörtern gesucht, die kitzeln, Wörter, die sich glatt anfühlten, und Wörter, die mich wärmten, wenn ich sie aussprach.«[55]

Auch Jim bemerkte, dass akustische Reize mit anderen sensorischen Prozessen in Konflikt gerieten. So musste er »die Küchengeräte abschalten, damit ich etwas schmecken konnte.«[56] Eine ungewöhnliche sensorische Verarbeitung kann auch darin bestehen, dass es einem schwerfällt, den Sinneskanal zu bestimmen, über den man einen Reiz wahrnimmt. Jim erklärt es so: »Manchmal weiß ich, dass etwas von irgendwo in meine Wahrnehmung gelangt ist, aber ich weiß dann nicht sofort, über welchen Sinneskanal.«[57] Eine solche Wahrnehmung muss sehr verwirrend sein. Wir fangen gerade erst an, diesen Bereich der Sinneswahrnehmung wirklich zu verstehen.[58]

AUS DEM LEBEN

»Wer kann diesen Lärm ertragen?«

Die abschließenden Worte dieses Kapitels über die sensorische Wahrnehmung stammen von Liane Holliday Willey, die ihre eigene Wahrnehmung und ihr Leben im »Raumklang« akzeptiert und so beschreibt:

»Ich denke, meine Mädchen haben gelernt zu akzeptieren, wie ich in der Öffentlichkeit auftrete, ohne dass ihnen das viel ausmacht oder sie sich deswegen schämen. Sicher, sie sagen mir immer wieder, dass ich in der Öffentlichkeit nicht mit mir selbst reden, dass ich anderen gegenüber nicht mit zu lauter Stimme sprechen oder dass ich nicht jeden Menschen damit nerven sollte, dass ich über meine Hunde rede; sie sagen mir, dass ich in den Gesprächen nicht vom Hundertsten ins Tausendste kommen und dass ich mir im Park nicht die Ohren zuhalten und ›Wer um Himmels willen kann diesen Lärm ertragen?‹ schreien oder mir nicht die Nase zuhalten und ›Mein Gott, stinkt das hier‹ sagen soll. Aber für mich ist das okay, denn trotzdem sagen sie mir auch immer wieder, dass sie mich trotz meiner Ticks und verrückten Angewohnheiten lieben, egal was kommt.«[59]

11 Sensorische Empfindlichkeiten

ZUSAMMENFASSUNG

Sensorische Empfindlichkeit

- Einige Erwachsene sind durch ihre sensorische Überempfindlichkeit im Alltag stärker beeinträchtigt als durch die Probleme beim Finden von Freunden, bei der Gefühlssteuerung oder bei der Arbeitssuche.
- Die häufigste Überempfindlichkeit besteht gegenüber bestimmten Geräuschen, es gibt aber auch solche in Bezug auf Berührungsreize, die Intensität des Lichts, auf den Geschmack und die Beschaffenheit des Essens und bestimmte Gerüche. Es gibt Über- und Unterreaktionen auf Schmerz. Außerdem können der Gleichgewichtssinn sowie die Bewegungswahrnehmung und der Orientierungssinn beeinträchtigt sein.
- Das Kind mit sensorischer Überempfindlichkeit wird in einer Umgebung mit vielen sensorischen Reizen, wie etwa im Klassenzimmer, überaufmerksam, verkrampft und ablenkbar. Es ist unsicher, wann die nächste schmerzvolle sensorische Wahrnehmung auftritt.
- Die Symptome sind besonders deutlich in der frühen Kindheit und verschwinden oft im Jugendalter. Bei einigen bleiben sie aber ein Leben lang erhalten.

Geräuschempfindlichkeit

- Es gibt drei Arten von Geräuschen, die als besonders unangenehm wahrgenommen werden:
  - überraschende, unerwartete Geräusche,
  - hohe, andauernde Geräusche; verwirrende, komplexe, sich überlagernde Geräusche.
- Einige dieser Geräusche lassen sich vermeiden. Mit Ohrstöpseln können die akustischen Reize reduziert werden. Erklären Sie Kindern die Ursache und Dauer unvermeidbarer Geräusche mithilfe einer Social Story.
- Es gibt zwei Therapieformen, die bei akustischer Überempfindlichkeit angewendet werden:
  - die sensorische Integrationstherapie und
  - die auditive Integrationstherapie. Die Wirksamkeit beider Therapien wurde bislang noch nicht objektiv bestätigt.

Berührungsempfindlichkeit

- Manchmal besteht eine Überempfindlichkeit bei bestimmten Berührungen, einem bestimmten Maß an Druck oder der Berührung bestimmter Körperteile.

Überempfindlichkeit bei Gerüchen und bestimmtem Essen

- Eltern berichten häufig, dass ihr Kind Gerüche wahrnimmt, die andere nicht bemerken. Sie sind oft sehr wählerisch beim Essen.
- Mit der Zeit verringert sich die Überempfindlichkeit, doch die Angst und das Vermeidungsverhalten bleiben oft bestehen. Dann könnte eine Desensibilisierungstherapie helfen.

Visuelle Überempfindlichkeit

- Etwa jedes fünfte Kind mit Asperger-Syndrom zeigt eine Überempfindlichkeit gegenüber heller Beleuchtung und bestimmten Farben oder eine verzerrte optische Wahrnehmung.
- Setzen Sie als Eltern und Lehrer das Kind nicht unnötig verwirrenden visuellen Reizen aus: Setzen Sie das Kind im Auto zum Beispiel nicht auf die Seite, auf der es von der Sonne geblendet wird bzw. wählen Sie den Sitzplatz in der Schule entsprechend.

Weitere Besonderheiten

- Einige Kinder sind unsicher, wenn sie keinen festen Boden unter den Füßen spüren und verlieren die Orientierung, wenn sich ihre Körperhaltung schnell ändert.
- Verringerte Schmerzwahrnehmung:
  - Menschen mit Asperger-Syndrom reagieren oft wesentlich schmerzunempfindlicher als andere Menschen.
  - Besonders beunruhigend für Eltern ist, dass sie nur schwer erkennen, wenn das Kind an chronischen Schmerzen leidet.
  - Schreiben Sie eine Social Story für das Kind, damit es versteht, wie wichtig es ist zu sagen, wenn ihm etwas wehtut.

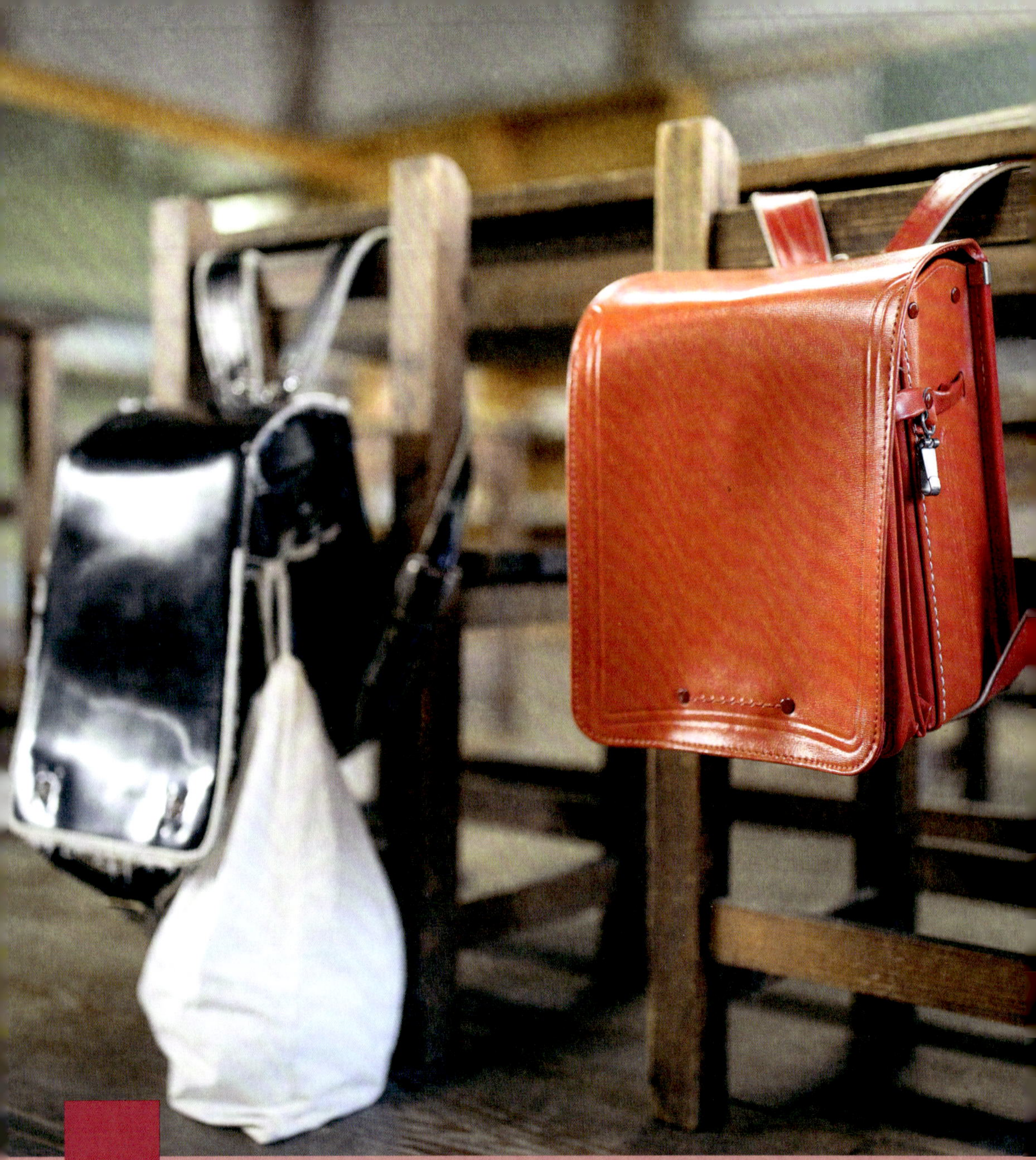

12 Leben nach der Schule

Für einige ist ein Studium und eine akademische Laufbahn der richtige Weg. Für andere ist die praktische Ausbildung, z. B. in einer Lehre, besser geeignet. Wie findet man nun aber den richtigen Beruf? Und welche Stolpersteine könnten am Arbeitsplatz auftauchen? Was sollte man bei der Bewerbung beachten? Diesen und anderen Fragen rund um das Thema Studium und Beruf widmet sich dieses Kapitel.

Studium

» Gerade bei den Autistischen sehen wir – mit weit größerer Deutlichkeit als bei den ›Normalen‹ – dass sie von frühester Jugend an für einen bestimmten Beruf prädestiniert erscheinen, dass dieser Beruf schicksalhaft aus ihren besonderen Anlagen herauswächst. «

Hans Asperger

In den letzten zehn Jahren stieg die Zahl der mit dem Asperger-Syndrom diagnostizierten Kinder ungewöhnlich stark an. Sie wachsen heran und viele beginnen mit einem Studium. Einige begabte Studienanfänger können allerdings die Umstellung von der Schule zur Hochschule nicht bewältigen. Sie sind den geforderten Fähigkeiten zu mehr Selbstständigkeit und den intellektuellen und sozialen Anforderungen, die das Studentenleben mit sich bringt, nicht gewachsen. Der Stress und der Mangel an Unterstützung können zu einer Angststörung oder einer Depression führen. Damit wächst die Wahrscheinlichkeit eines Studienabbruchs. Glücklicherweise wissen wir heute besser, welche Unterstützung solche Studenten benötigen.[1]

Studienfach und Uni auswählen

Es kommen verschiedene Hochschulen, Universitäten und Studiengänge infrage. Es wäre gut, wenn der angehende Student, seine Eltern und die ehemaligen Lehrer gemeinsam die Vor- und Nachteile jeder Möglichkeit abwägen würden. Alle Universitäten stellen auf ihren Internetseiten umfangreiche Informationen zu ihren Einrichtungen und Studiengängen zur Verfügung. Bei einem Besuch einer Universität könnte man Studenten vor Ort zu ihren Erfahrungen befragen. Der ehemalige Klassenlehrer könnte die zukünftigen Lehrkräfte über die Besonderheiten, die mit dem Asperger-Syndrom verbunden sind, informieren. Allerdings möchten einige Schulabgänger ihr Studium auch »unbelastet« anfangen und nicht anders als andere Studenten behandelt werden. Alle Beteiligten sollten also das Für und Wider des »Outings« abwägen. Man muss sich allerdings darüber klar sein, dass die Mitarbeiter der Universität natürlich nur entsprechende Unterstützung zur Verfügung stellen können, wenn sie entsprechend informiert sind.

- Ich rate meist dazu, die Hochschule zu informieren, wobei man sich dann noch Gedanken darüber machen muss, wie man die nötigen Informationen vermittelt.

12 Leben nach der Schule

Zunächst bei den Eltern wohnen bleiben?

Der angehende Student wird sich auf einen Lebensstil vorbereiten müssen, der sich sehr von seinem bisherigen unterscheidet. Bevor er sich immatrikuliert, wird er Entscheidungen im Hinblick auf Unterkunft, Finanzen sowie praktische und emotionale Unterstützung treffen müssen. Für den Studenten bietet es Vorteile, bei den Eltern wohnen zu bleiben, zumindest während des ersten Jahres an der Hochschule: Die Eltern können ihn dann bei den Finanzen, der Haushaltsführung (Wäsche waschen, Essen kochen, Hinweise für die körperliche Hygiene) und organisatorischen Angelegenheiten unterstützen und auch den Grad der persönlichen Belastung im Auge behalten.

Kursbelegung und Studienpläne

Bei der Kursbelegung und der Entscheidung, wie viel Kurse und Seminare man pro Semester besucht, sollte man ausreichend Freizeit zur Regeneration einplanen, denn die Anpassung an den neuen Lebensstil, die Lernumgebung und an die Anforderungen der Hochschule braucht Zeit. Man braucht außerdem Hilfestellung bei den neuen sozialen Regeln und Ritualen bei Vorlesungen und Seminaren oder bei der Arbeit in Gruppen. Ein Kommilitone könnte dabei als Mentor dienen und hilfreiche Tipps geben.

Während eines Studiums muss man sich an ganz andere tägliche und wöchentliche Routinen gewöhnen, und ein Studienplan und die anfängliche Unterstützung bei der Organisation und Bewältigung der neuen Anforderungen sind hilfreich. Ein Mitarbeiter der Universität könnte als Tutor agieren, um sicherzustellen, dass der Student »auf dem richtigen Weg« ist und ihm bei Besprechungsterminen mit Lehrkräften zur Seite stehen.

Die Lehrkräfte informieren

Die Lehrkräfte müssen die kognitiven, sozialen, motorischen und sensorischen Besonderheiten des Studenten mit Asperger-Syndrom kennen, um sie bei Haus-, Seminararbeiten und Prüfungen berücksichtigen zu können. Es ist also wichtig mitzuteilen, wenn etwa folgende Probleme bestehen:

- Schwierigkeiten, Gedanken und Lösungen in gesprochene Sprache zu übersetzen,
- schwer leserliche Handschrift,
- Probleme bei den zwischenmenschlichen Fähigkeiten, die in einem Gruppenprojekt erforderlich wären,
- Überempfindlichkeit gegenüber Kritik und eigenem Versagen.

- Mangelndes Selbstwertgefühl, Ängste und sensorische Überempfindlichkeiten können die Teilnahme an bestimmten Kursen erschweren.

Am besten schlägt man auch gleich eine Problemlösung vor, dass man also einen Text lieber abtippt, statt mündlich zu erklären, man einen Computer in der Prüfung einsetzt, um Probleme mit der Handschrift zu vermeiden, und besser Einzel- als Gruppenaufgaben bewältigen kann. Wenn man solche »Sonderbehandlung« durchsetzen will, muss man natürlich vorher entsprechend über das Asperger-Syndrom informieren, damit das Hochschulpersonal die Notwendigkeit nachvollziehen kann.

Das soziale Leben an der Uni

Das Studentenleben besteht nicht nur aus Lernen. Der Mensch mit Asperger-Syndrom wird auch Freundschaften knüpfen und an den sozialen Aktivitäten der anderen Studenten teilnehmen wollen. An Universitäten gibt es meist auch vielfältige Freizeitangebote und Möglichkeiten für soziales Miteinander. Wenn es an der Universität bereits ältere Studenten mit Asperger-Syndrom gibt, können diese dem »Neuling« Empathie und emotionalen Halt geben.

Der Student wird auch von Freundschaften mit »normalen« Studenten profitieren, durch die er Hilfestellungen erhält, etwa indem man Fachliteratur miteinander teilt und Hausarbeiten gegenliest oder Hilfe bietet, wenn der Mensch mit Asperger-Syndrom sozial naiv und anfällig für Mobbing und Hänseleien ist. Auch Beziehungserfahrungen, Sexualität, Alkohol und Drogen können zum Thema werden.

Psychologische Beratungsstelle für Studenten

Das Studentenleben kann stressig sein und derjenige sollte dazu ermutigt werden, seine Gefühle der Angst, Wut oder Traurigkeit gegenüber der psychologischen Beratungsstelle für Studenten mitzuteilen. Die kognitive Verhaltenstherapie und emotionale Bewältigungsstrategien, wie sie in Kapitel 6 beschrieben wurden, können für diese Studenten sehr hilfreich sein.

- Ein Studienabbruch oder das Durchfallen in einer Prüfung ist bei einem solchen Studenten viel häufiger durch Probleme bei der Stressbewältigung als durch mangelnde intellektuelle Fähigkeiten oder fehlenden Durchhaltewillen begründet.

Universitäten entwickeln nach und nach eine gewisse Erfahrung bei der Unterstützung von Studenten mit Asperger-Syndrom, wenn sie über Fachkräfte verfügen, die solche Studenten verstehen und sie willkommen heißen. [Das gilt aber bisher nur für englischsprachige Länder, hierzulande gibt es bisher keine Asperger-spezifischen Förder- und Hilfsangebote für Studenten.]

Schafft ein Mensch mit Asperger-Syndrom einen Universitätsabschluss, hat er noch mehr Grund zu feiern als normale Studenten: Er hat zusätzlich zur Lernleistung auch noch die Anpassung an einen neuen Lebensstil, eine zunehmende Selbstständigkeit und die Einordnung in eine neue soziale Hierarchie bewältigt. Nach dem Abschluss stellt sich die Frage, was als Nächstes zu tun ist. Manche Erwachsene passen sich derart gut an das Universitätsleben an, dass sie die Lehre und Forschung zu ihrem Beruf machen. Andere müssen sich entscheiden, wie sie ihre akademische Qualifikation in einem neuen Beruf nutzen können.

Beruf

Für einen Menschen mit Asperger-Syndrom ist im Grunde kein Beruf völlig ausgeschlossen. Ich habe mehrere tausend Erwachsene getroffen und bei ihnen eine sehr große Bandbreite an Berufen gefunden, von einer Halbtagsstelle als Postbote bis hin zum Inhaber und Vorsitzenden eines erfolgreichen internationalen Unternehmens. Die Liste der Berufe umfasst die Bereiche Lehre, Politik, Luftfahrt, Ingenieurwissenschaft und Psychologie und Tätigkeiten wie die des Elektrikers, Mechanikers oder Försters.

Diese Menschen haben meist besondere Begabungen, aber auch spezifische Schwierigkeiten. Typische Punkte sind in der folgenden Tabelle aufgelistet.

Für diese Menschen ist es nicht so einfach, eine angemessene Arbeit zu finden, wie das bei »normalen« Menschen mit gleicher Qualifikation der Fall ist. Es gibt jedoch Strategien und Hilfsmöglichkeiten, die eine erfolgreiche Beschäftigung erleichtern.

Was ist im Berufleben hilfreich? Welche Eigenschaften können zu Problemen führen?

Dies können besondere Stärken sein	Hier können Defizite bestehen
▪ tolerant ▪ ausdauernd ▪ ein Perfektionist ▪ kann Fehler schnell erkennen ▪ technisch begabt ▪ hat einen Sinn für soziale Gerechtigkeit und Integrität ▪ stellt überholte Rituale infrage ▪ akkurat ▪ achtet auf Details ▪ denkt logisch ▪ gewissenhaft ▪ verfügt über Fachwissen ▪ verwendet originelle Problemlösungsstrategien ▪ ehrlich ▪ arbeitet besonders gut bei Routineaufgaben und klaren Erwartungen	▪ Teamfähigkeit ▪ als Vorgesetzter arbeiten ▪ konventionelle Methoden ▪ sensorische Wahrnehmung ▪ Pünktlichkeit und Arbeitsroutinen ▪ Stress und Angst bewältigen und mitteilen ▪ realistische Berufserwartungen ▪ die Arbeit mit der eigenen Qualifikation in Einklang bringen – häufig besteht eine Überqualifikation ▪ Anweisungen missverstehen ▪ mit Veränderungen fertig werden ▪ Ratschläge annehmen (werden als Kritik aufgefasst) ▪ Körperpflege und Hygiene ▪ Einordnung in die Gruppe – ist leichtgläubig und anfällig für Mobbing ▪ um Hilfe bitten ▪ Organisation und Planung ▪ Konfliktlösung – neigt dazu, anderen die Schuld zu geben ▪ zwischenmenschliche Fähigkeiten

12 Leben nach der Schule

Eine angemessene Beschäftigung finden

Der erste Schritt ist, sich über die beruflichen Fähigkeiten und Erfahrungen klar zu werden. Das umfasst kognitive Fähigkeiten, die Persönlichkeit, Motivation, Interessen und zwischenmenschliche Fähigkeiten. Diese Einschätzung sollte bereits einige Zeit vor dem Schul- oder Universitätsabschluss durchgeführt werden, um auch rechtzeitig bestimmte notwendige Fähigkeiten trainieren zu können, bevor derjenige sich um eine Stelle bewirbt. Dazu können auch kooperative Fähigkeiten gehören, die im Rahmen des Teamworks erforderlich sind, die Kunst der Konversation und der Interaktion in Pausen und das Bewältigen von wechselnden beruflichen Erwartungen.

Oft weisen die Spezialinteressen den Weg

Die Wahl eines bestimmten Berufsweges erfordert gründliche Überlegung. Derjenige hat oft seit Längerem einen bestimmten Berufswunsch und benötigt Unterstützung bei der Frage, inwieweit dieser Wunsch realistisch ist und dabei, welche Qualifikationen und welche Erfahrung dafür erforderlich sind. Seine Spezialinteressen können einen bestimmten Beruf nahelegen und mit seinem Fachwissen kann er etwa als Forscher in diesem Spezialgebiet erfolgreich werden. Andere Menschen können die Exzentrizität eines solchen Menschen eher akzeptieren, wenn er über ein anerkanntes und rares Fachwissen verfügt.

- Die überdurchschnittlichen Fähigkeiten visueller Mustererkennung und das jahrelange Spielen mit technischem Spielzeug und Maschinen können zu einer Karriere als Ingenieur oder Mechaniker führen.
- Die Fähigkeit, gut zeichnen, singen, ein Instrument spielen, Musik komponieren oder Fantasyromane schreiben zu können, kann einen künstlerischen Beruf nahelegen.
- Der Sinn für soziale Gerechtigkeit, die Freundlichkeit und Rücksichtnahme auf andere befähigen möglicherweise zu einer Tätigkeit als Lehrer, Pfleger (oder andere Tätigkeiten im medizinischen Bereich, auch Tierpfleger) oder Polizist.
- Ein Interesse an Sprachen, am Recht oder an Mathematik kann die Grundlage für eine Karriere als Übersetzer, Anwalt oder Buchhalter sein.
- Ausgeprägtes Interesse an Stadtplänen und Landkarten ist möglicherweise für eine Beschäftigung als Taxi- oder Lkw-Fahrer oder als Postbote hilfreich.

Die Vorstellungen darüber, welche Art von Beschäftigung den eigenen Fähigkeiten und der eigenen Persönlichkeit am besten entspricht, sind meist nicht sehr klar. Daher ist es hilfreich – am besten schon während der Schulzeit –, Berufserfahrungen in verschiedenen Praktika zu sammeln. In einigen Berufen ist es leichter, Zugang zu bestimmten beruflichen Fähigkeiten zu erlangen, indem eine traditionelle Ausbildung oder Lehre mit Praxisbezug genutzt wird, statt einen theoretischen Studiengang zu belegen.

Bewerbung

Zur Bewerbungsmappe gehören ein Lebenslauf, der den bisherigen Werdegang zeigt (Schulbildung, Praktika, evtl. Ausbildung oder Studium, evtl. Berufserfahrung, besondere Fähigkeiten und Interessen etc.), entsprechende Zeugnisse und Nachweise und gegebenenfalls auch Fotos oder Berichte von früheren beruflichen Leistungen. Mit einer gut aufgebauten und informativen Bewerbungsmappe, die die Fähigkeiten des Bewerbers verdeutlicht, kann der Arbeitgeber unter Umständen besser von der Qualifikation seines zukünftigen Mitarbeiters überzeugt werden als durch das Bewerbungsgespräch selbst, in dem sich der Betroffene oft nicht so gut »verkaufen« kann. Es ist also wichtig, ihn bei Bedarf bei der Erstellung der Bewerbung zu unterstützen.

Wenn man sich auf eine Stelle bewirbt, muss auch die Frage geklärt werden, wie offen man mit der Diagnose Asperger-Syndrom umgehen will. Soll der Arbeitgeber davon erfahren oder nicht? Das ist eine sehr persönliche Entscheidung. Grundsätzlich ist es immer besser, dem Arbeitgeber gegenüber ehrlich zu sein.

Einige Menschen mit Asperger-Syndrom finden relativ problemlos eine Anstellung, ohne dabei viel Unterstützung zu benötigen. Für diejenigen aber, die Schwierigkeiten damit haben, die passende Arbeit zu finden, gibt es eine Reihe von Büchern, die Rat für den Betroffenen, für Familien, Arbeitsvermittler und Arbeitgeber bieten.[2] [Die angegebene Literatur ist englischsprachig; auf Deutsch gibt es kaum Vergleichbares.] Es könnte hilfreich sein, Bewerbungsgespräche zu üben. Wenn man ein Jobangebot hat, sollte man trotzdem genau überlegen, ob die Arbeit wirklich zu einem passt und eventuell auch den Rat eines guten Freundes dazu einholen. Wenn nämlich der Erfolg ausbleibt, weil es die falsche Beschäftigung für einen ist, kann sich das sehr nachteilig auf das Selbstwertgefühl und die erneute Arbeitssuche auswirken. Manchmal ist es auch vernünftiger, zunächst mit einer Halbtagsstelle zu beginnen, um sich langsam an den mit einem Beruf verbunden Stress zu gewöhnen, Erfahrungen zu sammeln und das Selbstbewusstsein zu stärken, bevor man eine Ganztagsbeschäftigung anstrebt.

Das soziale Miteinander am Arbeitsplatz

Sobald man eine Anstellung hat, kommen neue Fragestellungen auf einen zu. Möglicherweise braucht man von seinem Arbeitgeber Unterstützung in folgenden Belangen:

- Welche Erwartungen sind mit dem Job verbunden (ändern sich diese möglicherweise im Laufe der Zeit)?
- Welche zwischenmenschlichen Fähigkeiten sind nötig, um effektiv und kooperativ in einem Team zu arbeiten?
- Welche organisatorischen Fähigkeiten werden erwartet, insbesondere was das Zeitmanagement und das Setzen von Prioritäten angeht.

Man sollte aber nicht aus den Augen verlieren, dass die Vernachlässigung der persönlichen Hygiene erfahrungsgemäß am schnellsten zu einem Jobverlust führen kann.

Wie kann der Vorgesetzte den Arbeitnehmer mit Asperger-Syndrom unterstützen?

- Ergänzen Sie mündliche Anweisungen durch schriftliche, um Probleme mit dem auditiven Gedächtnis zu vermeiden.
- Erklären Sie den Arbeitsschritt erst dann, wenn der vorhergehende beendet ist.
- Geben Sie dem Beschäftigten ein regelmäßiges Feedback im Hinblick auf erreichte Erfolge, noch zu verbessernde Fähigkeiten und auf Techniken, mit denen dies erreicht werden kann.

- Alles, was im Grunde nötig ist, um einem Erwachsenen dabei zu helfen, eine erfolgreiche Langzeitbeschäftigung zu finden, ist das Wissen aus der entsprechenden Fachliteratur, eine positive Einstellung sowohl des Arbeitgebers als auch des Arbeitnehmers sowie genügend Zeit, damit sich beide aufeinander einstellen können.

Beschäftigungsinitiativen und -förderung

Für diejenigen, denen es nicht so leicht fällt, eine Arbeit zu finden und zu behalten, gibt es beispielsweise in Großbritannien einen besonderen Dienst zur Beschäftigungsförderung für Menschen mit Asperger-Syndrom, den sogenannten Prospects employment service. [Auf Deutsch etwa: Dienst zur Förderung der Berufschancen; in Deutschland gibt es aber leider bisher keine vergleichbaren Angebote.]

Eine interessante Beschäftigungsinitiative wurde auch in Århus in Dänemark entwickelt. Im Jahr 2004 wurde dort eine Firma gegründet, in der alle Beschäftigten die Diagnose Autismus oder Asperger-Syndrom haben. Dieses Unternehmen mit dem Namen Specialisterne (die Spezialisten) testet elektronisches Equipment, etwa neue Telefone und Computerprogramme. Der Eigentümer des Unternehmens (selbst Vater eines autistischen Kindes) suchte speziell Beschäftigte mit dem Asperger-Syndrom, da diese einen Blick für das Detail und Freude an immer wiederkehrenden Testverfahren haben. Jeder hat hier sein eigenes Büro und flexible Arbeitszeiten. Außerdem steht ihm ein Mitglied der Belegschaft zur Verfügung, das bei persönlichen und zwischenmenschlichen Problemen hilft.

Dies ist vermutlich nicht einmal ein Ausnahmefall, denn ich kenne einige internationale Unternehmen im Bereich Informationstechnologie, in denen ein recht hoher Anteil der Beschäftigten aus undiagnostizierten Asperger-Betroffenen oder zumindest Menschen mit vergleichbaren Persönlichkeitsmerkmalen besteht. Personalabteilungen großer Unternehmen werden zunehmend auf das Asperger-Syndrom aufmerksam und sind daran interessiert, wie ihr Unternehmen von solchen Beschäftigten profitieren kann und wie sich die entsprechenden Fähigkeiten fördern lassen. Dazu kann auch gehören, dass man demjenigen eine Versetzung in eine Arbeitsumgebung, die für ihn zusätzlichen Stress bedeuten würde, erspart.

Beförderungen

Hat der Betroffene seine beruflichen Qualifikationen erst einmal unter Beweis gestellt, könnte auch eine Beförderung auf den Posten eines Vorgesetzten in Betracht gezogen werden. Kürzlich habe ich einen Mann getroffen, der von einem großen Unternehmen zur Reparatur von Bürogeräten eingestellt worden war. Er hat sich dabei eine geradezu legendäre Fachkenntnis in Bezug auf die Konstruktion und Elektronik von Kopier- und Faxgeräten angeeignet und war bekannt dafür, dass er schnell die Ursache eines technischen Problems finden und es rasch beheben konnte, um sogleich den nächsten Auftrag zu erledigen. Neuen Mitarbeitern gegenüber wurde er als Vorbild für seine exzellente Arbeit genannt und das Unternehmen beförderte ihn zum Chef der Reparaturabteilung mit Büro in der Unternehmenszentrale.

Im Umgang mit Kopier- und Faxgeräten war er zwar unschlagbar, aber nicht im Umgang mit anderen Menschen. Er kam nicht mit dem Büroalltag, den Persönlichkeiten der Mitarbeiter, der Unternehmenspolitik und dem Papierkram zurecht. Er geriet ins Schwimmen, vertraute seine Schwierigkeiten aber weder seinem Vorgesetzten noch seiner Frau an. Der Stress wurde für ihn schließlich so groß, dass er einen Selbstmordversuch unternahm. Der Psychiater, der ihn daraufhin untersuchte, diagnostizierte das Asperger-Syndrom. Die Behandlung war dann recht einfach: Er kehrte auf den Posten zurück, in dem er erfolgreich war.

Eine jüngst erschienene Arbeit thematisiert die Probleme, mit denen Erwachsene mit Asperger-Syndrom als Vorgesetzte zu kämpfen haben, und bietet wertvolle Tipps.[3] Ein »persönlicher Sekretär« könnte bei organisatorischen und zwischenmenschlichen Schwierigkeiten helfen. Die Belegschaft sollte verständnisvoll sein, die »schwierigen« Eigenschaften des Kollegen kennen und sich daran anpassen. Das Management sollte denjenigen nicht auf einen Posten versetzen, der für alle Beteiligten nur zusätzlichen Stress bedeuten würde.

Leben nach der Schule

Selbstständigkeit – sein eigener Chef werden

Möglicherweise gelingt dem Betroffenen aber auch der Schritt in die Selbstständigkeit, etwa, indem er von zu Hause aus arbeitet. Falls sein Fachwissen in einem Bereich liegt, in dem keine Einbindung in ein Team oder eine organisatorische Hierarchie erforderlich ist, wäre das eine Alternative zur Anstellung. So sind beispielsweise viele Menschen mit Asperger-Syndrom geborene Erfinder, Experten oder Handwerker. Ein solcher Mensch kann aber dennoch von der Hilfe durch Familienmitglieder in Situationen profitieren, in denen es ihm selbst an Menschenkenntnis fehlt und er deswegen z. B. leicht das Opfer finanzieller Ausbeutung werden kann; oder in Situationen, in denen er einen Kollegen mit zwischenmenschlichen Fähigkeiten braucht, die erforderlich sind, um mit der Öffentlichkeit oder potenziellen Käufern von Produkten umzugehen, die derjenige entwickelt hat.

Der psychologische Wert einer Beschäftigung

Arbeitslosigkeit steht auch bei »normalen« Menschen häufig mit Depressionen in Verbindung. Dies gilt natürlich auch für Menschen mit Asperger-Syndrom. Zu einer Depression kann es auch kommen, wenn derjenige für die Arbeit überqualifiziert ist. So kann ein Betroffener einen Abschluss im Bereich Informationstechnologie haben, bekommt aber nur eine Stelle als Hilfsarbeiter oder im Supermarkt zum Nachfüllen der Regale. Eine Beschäftigung, die einen ausfüllt und in der man anerkannt wird, kann also eine vorbeugende Maßnahme gegen Depressionen sein.

Zum Schluss möchte ich noch sagen, dass ich einige Berufe kenne, die sich besonders für Menschen mit Asperger-Syndrom eignen. Universitäten sind bekannt dafür, dass sie auch ungewöhnliche Charaktere tolerieren, besonders, wenn diese Originalität und Forschungseifer an den Tag legen. Ich betone immer wieder, dass Universitäten nicht nur unsere »Kathedralen« der Wissenschaftshuldigung sind, sondern auch eine Art »Behindertenwerkstätten« für Menschen mit sozialen Problemen.

Weitere vorstellbare Berufe

Es gibt noch eine Reihe weiterer Berufe, die in diesem Kapitel nicht erwähnt wurden, die für einen Betroffenen besonders geeignet erscheinen. Dazu gehört etwa der Beruf des Bibliothekars, dem in einer Bibliothek eine ruhige Umgebung zur Verfügung steht. Auch eine Karriere beim Militär ist denkbar, da die Person mit Asperger-Syndrom selbst unter Beschuss relativ ruhig bleibt und wenig Emotionen zeigt, die die militärische Aufgabe gefährden könnten. Schließlich können auch Berufe wie der eines Reiseleiters oder eines Telefonverkäufers in Betracht kommen, in denen das vorgegebene Skript und die Ein-Weg-Kommunikation solchen Menschen sehr entgegenkommen.

Selbstbestätigung und Erfüllung

Arbeitslosigkeit macht sich nicht nur im Geldbeutel bemerkbar, sondern dem Betroffenen fehlen dann auch die Tagesstruktur, die Ziele und die Selbstbestätigung. Auch das Gefühl für eine eigene Identität leidet darunter. Dagegen kann eine Karriere oder ein Beruf, der genau den Fähigkeiten und dem Charakter des Menschen entspricht, diesem Mangel an Selbstwertgefühl und eigener Identität abhelfen und ihm einen Grund geben weiterzumachen. Wenn ich Erwachsene mit Asperger-Syndrom bitte, sich selbst zu beschreiben, dann beschreiben sie in der Regel, was sie beruflich tun oder welches Spezialinteresse sie haben und weniger ihre Familie oder sozialen Bekanntschaften. Temple Grandin drückte das mir gegenüber so aus: »Ich bin, was ich tue.«

ZUSAMMENFASSUNG

Studium

- Wenn der Student sich für einen bestimmten Studiengang eingeschrieben hat, sollte sich ein Lehrer der früheren Schule mit der Universität in Verbindung setzen, um mitzuteilen, welche Art Unterstützung nötig ist.
- Es bringt einige Vorteile, wenn man, zumindest im ersten Jahr, zu Hause wohnen bleibt, damit die Eltern einen in den Bereichen Finanzen, Haushaltsführung und in organisatorischen Fragen beistehen können. Sie können so auch den Grad der Belastung beobachten, dem ihr Kind ausgesetzt ist.
- Es ist vernünftig, zu Beginn des Studiums nicht die maximal mögliche Zahl an Kursen zu belegen, sondern auch genügend Regenerationszeit einzuplanen.
- Der Student benötigt oft Hilfe in Bezug auf neue soziale Regeln und Rituale bei Vorlesungen, Seminaren und in Gruppenarbeiten. Ein Kommilitone kann als Mentor zur Verfügung stehen und mit freundlichen Tipps aushelfen.
- Es wäre hilfreich, wenn Studenten mit Asperger-Syndrom einen Tutor hätten, damit sie »auf dem richtigen Weg« bleiben und sich richtig auf ihren Kurs einstellen können.
- Die Lehrkräfte sollten mach Möglichkeit das kognitive, soziale, motorische und sensorische Fähigkeitsprofil des Studenten mit Asperger-Syndrom bei der Vergabe von Hausarbeiten und bei Prüfungen berücksichtigen.
- Der Student sollte versuchen, für ihn praktikablere Lösungen zu erwirken, etwa das Abtippen, statt das mündliche Vortragen von Texten, die Verwendung eines Computers bei der Prüfung, um Probleme mit der Handschrift zu vermeiden, sowie Einzel-, statt Gruppenseminararbeiten.
- Wenn der Student sein Studium abbricht oder eine Prüfung nicht besteht, liegt das meist nicht an fehlenden intellektuellen Fähigkeiten oder daran, dass es ihm an Durchhaltewillen fehlt, sondern an zu hoher Stressbelastung.

Beruf

- Menschen mit Asperger-Syndrom fällt es schwerer, einen passenden Beruf zu finden und zu behalten als »normalen« Menschen mit gleicher Qualifikation.
- In einigen Berufen wird es ihnen leichter fallen, wenn sie berufliche Fähigkeiten in einer praktischen Ausbildung lernen, als wenn sie einen theoretischen Studiengang besuchen.

12 Leben nach der Schule

Bewerbung

- Zur Bewerbungsmappe gehören ein Lebenslauf, der den bisherigen Werdegang zeigt (Schulbildung, Praktika, evtl. Ausbildung oder Studium, evtl. Berufserfahrung, besondere Fähigkeiten und Interessen etc.), entsprechende Zeugnisse und Nachweise und gegebenenfalls auch Fotos oder Berichte von früheren beruflichen Leistungen.
- Mit einer gut aufgebauten und informativen Bewerbungsmappe, die die Fähigkeiten des Bewerbers verdeutlicht, kann der Arbeitgeber unter Umständen besser von der Qualifikation seines zukünftigen Mitarbeiters überzeugt werden als durch das Bewerbungsgespräch selbst, in dem sich der Betroffene oft nicht so gut »verkaufen« kann. Es ist also wichtig, ihn bei Bedarf bei der Erstellung der Bewerbung zu unterstützen.
- Es könnte hilfreich sein, Bewerbungsgespräche zu üben. Wenn man ein Jobangebot hat, sollte man trotzdem genau überlegen, ob die Arbeit wirklich zu einem passt und eventuell auch den Rat eines guten Freundes dazu einholen.

Arbeitsplatz

- Unter Umständen benötigt der Betroffene Unterstützung und Hilfe von seinem Arbeitgeber,
  - insbesondere in Bezug auf die an ihn gestellten beruflichen Erwartungen,
  - die erforderlichen zwischenmenschlichen Fähigkeiten,
  - die nötigen Fähigkeiten im Zeitmanagement und im Setzen von Prioritäten.
- Die Vorteile einer Beschäftigung liegen u.a. in einem erhöhten Einkommen, einem größeren Selbstbewusstsein, der Entwicklung eines sozialen Netzes und der Möglichkeit, seine besonderen sozialen Talente und Fähigkeiten unter Beweis zu stellen.

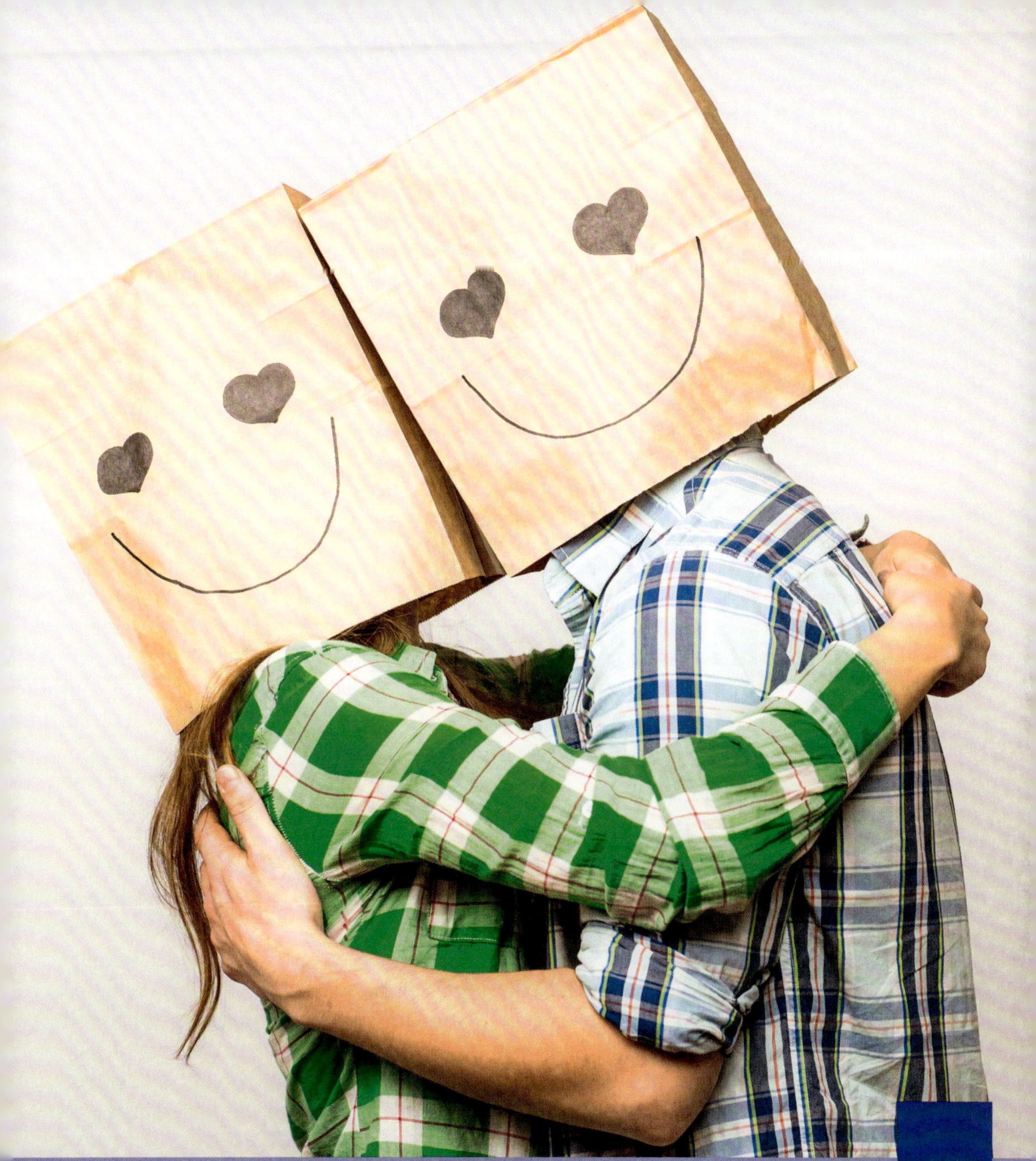

Langfristige Beziehungen

13

Wenn ein Mensch mit Asperger-Syndrom in einer Partnerschaft leben möchte, sind es erneut vor allem die sozialen Fähigkeiten wie Einfühlungsvermögen, die darüber entscheiden, ob die Beziehung gelingt oder nicht. Beide Partner müssen die Diagnose akzeptieren und gewillt sein, den Bedürfnissen des anderen entgegenzukommen, damit eine harmonische Verbindung möglich ist.

13 Langfristige Beziehungen

Partnerwahl

» So sehen wir denn, ... dass von denen, die heiraten, viele in einer problem- und spannungsreichen Ehegemeinschaft leben ... «

Hans Asperger

Ein Mann oder eine Frau mit Asperger-Syndrom kann eine intime persönliche Beziehung eingehen und für einen anderen zum Lebenspartner werden. Beide werden anfänglich etwas am anderen gefunden haben, das ihnen attraktiv erscheint. Welches sind nun die Merkmale eines Menschen mit Asperger-Syndrom, die ihn für einen Partner attraktiv erscheinen lassen?

Maxine Aston[1] hat in ihrer Forschung die positiven Merkmale herausgefunden, die diese Menschen als potenziellen Partner infrage kommen lassen. Eine erste Begegnung kann durch ein gemeinsames Interesse zustande kommen. Das kann eine Vorliebe für Tiere, eine ähnliche religiöse Überzeugung oder die Teilnahme am selben Studienlehrgang sein.

Was ist an einem Asperger-Mann besonders attraktiv?

Frauen beschreiben ihren ersten Eindruck eines Mannes mit Asperger-Syndrom so, dass er sehr nett, aufmerksam und leicht unreif wirkt: ein begehrenswerter »gut aussehender und stiller Unbekannter«. Bei Kindern beobachtet man oft ein »engelsgleiches« Gesicht und auch das Aussehen von Erwachsenen kann ästhetisch sehr anziehend sein.

Er weckt mütterliche Gefühle

Die Frau ist mitunter froh, einen Mann »ergattert« zu haben, der besser aussieht als frühere Partner; besonders dann, wenn ihr eigenes Selbstwertgefühl nicht sehr stark ist und sie sich nicht für attraktiv hält. Die fehlenden sozialen und Konversationsfähigkeiten des Partners sieht die Frau oft eher als Herausforderung. Sie sieht ihre Aufgabe dann darin, mit ihren eigenen Stärken bei der Empathie und dem Knüpfen sozialer Kontakte die sozialen Fähigkeiten des Mannes zu verbessern. Manchmal entwickelt sie in Bezug auf seine soziale Ungeschicklichkeit mütterliche Gefühle und vermutet, dass sie auf Erlebnissen in seiner Kindheit beruhen, die sich mit der Zeit bewältigen lassen. Die Liebe ändert alles.

Beruflicher Erfolg wirkt anziehend

Die Attraktivität des Mannes kann noch durch seine intellektuellen Fähigkeiten, seine beruflichen Aussichten und seine Aufmerksamkeit für die Partnerin gesteigert werden. Die Verehrung kann sehr schmeichelhaft sein, auch wenn andere sie für eine Obsession halten mögen. Das Spezialinteresse wird als etwas Liebenswertes, »typisch Männliches« angesehen. Derjenige wirkt dabei möglicherweise ein wenig wie ein »Peter Pan«.

Er ist ehrlich und spielt nicht den Macho

Solche Männer können auch dafür bewundert werden, dass sie sagen, was sie denken und dass sie einen Sinn für soziale Gerechtigkeit und starke moralische Überzeugungen haben. Sie halten oft »alte Werte« hoch. Für sie stehen intime Körperkontakte nicht im Vordergrund und sie verbringen ihre Zeit auch selten mit anderen Männern. Ein solcher Mann wirkt eher »feminin« und weniger als »Macho« – für eine moderne Frau also ein idealer Partner.

- Im Hinblick auf sein Gefühlsleben und auf Beziehungen ist so ein Mann meist ein Spätentwickler. Während andere Männer in seinem Alter oft bereits mehrere Beziehungen hinter sich haben, ist die Wahrscheinlichkeit hoch, dass die Frau bei ihm an einen »unbelasteten« Mann gerät.

Von vielen Frauen habe ich gehört, dass ihr Partner sie an ihren Vater erinnere. Wenn man selbst einen Elternteil mit Asperger-Syndrom hat, kann das auch einen entsprechenden Einfluss auf die Partnerwahl haben.

Was finden Asperger-Männer an einer Frau anziehend?

Fragt man Männer mit Asperger-Syndrom, was sie an ihrer Partnerin besonders anzieht, beschreiben sie oft ein körperliches Merkmal wie die Frisur oder aber bestimmte Charaktereigenschaften, etwa, dass sie sich gegenüber Kindern oder verletzten Tieren sehr fürsorglich verhält. Diesen Männern ist die äußere Erscheinung der Frau aber oft weniger wichtig als anderen Männern und auch kulturelle oder Altersunterschiede machen ihnen wenig aus.

Manchmal hat ein solcher Mann eine Art Steckbrief im Kopf, wie die potenzielle Partnerin sein sollte. Die »Kandidatin« sollte dabei vor allem in der Lage sein, die Defizite, die derjenige an sich selbst wahrnimmt, zu kompensieren. Hat er dann diejenige gefunden, bemüht er sich mit einer Konsequenz um sie, der sie schwer widerstehen kann. Zu den gewünschten Eigenschaften gehören vor allem soziale und mütterliche Fähigkeiten. Damit steht die Partnerin genau am entgegengesetzten Ende des Empathiekontinuums. Auch braucht er die Partnerin mitunter als »Geschäftsführerin«, die sich um die organisatorischen Probleme kümmert und die in manchen Dingen die Aufgaben übernimmt, für die früher die Mutter zuständig war. Er sucht häufig auch jemanden mit starken moralischen Werten, der sich um eine erfolgreiche Beziehung bemüht.

13 Langfristige Beziehungen

Welche besonderen Reize hat eine Frau mit Asperger-Syndrom?

Was finden normale Männer an einer Frau mit Asperger-Syndrom attraktiv? Die Eigenschaften ähneln denen, die auch bei Asperger-Männern attraktiv gefunden werden. Die Naivität der Frau kann für Männer mit väterlichen Instinkten und Mitgefühl anziehend wirken. Die Frau kann mit ihrer emotionalen Distanziertheit an die eigene Mutter erinnern; außerdem können gemeinsame Interessen bestehen.

Während Männer mit Asperger-Syndrom oft eine Partnerin suchen, mit deren Hilfe sie ihre Schwierigkeiten im Alltag kompensieren können, suchen Frauen eher Partner mit einer Persönlichkeit, die der eigenen ähnlich ist. Sie fühlen sich wohler, wenn der Partner nicht besonders sozial aktiv ist und wenn er weniger Wert auf regelmäßige körperliche Intimität legt. Da beide Partner ähnliche Eigenschaften und Erwartungen haben, kann das zu einer erfolgreichen und dauerhaften Beziehung beitragen.

Leider erkennen diese Menschen oft nicht sehr gut, wenn sie an Personen geraten, die sie ausnutzen. Vor allem Frauen mit Asperger-Syndrom sind bei ihrer Partnerwahl nicht immer sehr klug. Zu Beginn wird ihr der Mann leidtun, so, wie sie auch Mitleid mit einem streunenden Hund entwickelt. Ihr wird es aber schwerfallen, aus einem Verhaltensmuster auszubrechen, bei dem sie vor allem zweifelhafte Charaktere anzieht. Die Partnerwahl kann auch durch ein geringes Selbstwertgefühl beeinflusst werden. Deborah schrieb mir in einer E-Mail: »Ich habe sehr geringe Erwartungen und gerate so an Menschen, die mich ausnutzen. Ich kann gar nicht stark genug betonen, wie wichtig das Selbstwertgefühl für autistische Erwachsene ist.«

Beziehungsprobleme

Beim Kennenlernen wird man noch keine Hinweise auf Probleme erkennen, die sich später in der Beziehung ergeben können. Eine Person mit Asperger-Syndrom hat oft durch sorgfältige Beobachtung und durch das Imitieren von Szenen aus dem Fernsehen ein oberflächliches Wissen über das Flirten und über Verabredungen gewonnen. Es gibt Partner, die erklären, dass sie die Person niemals persönlich gesehen haben, bevor sie sie geheiratet haben und dass sich die Persönlichkeit des Ehepartners, die man so bewundert hatte, nach der Heirat dramatisch verändert hat. Eine Frau sagte dazu: »Er hatte, was er wollte, und musste sich nun nicht mehr verstellen.«

Die sozialen Kontakte werden vernachlässigt

In der Beziehung gibt es viele potenzielle Probleme. Was am Anfang liebenswert scheint, wird später zu einem Problem. Die anfängliche Hoffnung, der Partner mit Asperger-Syndrom werde sich nach und nach verändern, emotional reifer werden und soziale Fähigkeiten erwerben, kann enttäuscht werden, wenn bei diesem nur eine begrenzte Bereitschaft besteht, sozial aktiv zu werden. Das kann daran liegen, dass ihm die nötige Anstrengung zu viel wird und er Angst hat, soziale Fehler zu begehen. Gemeinsame soziale Kontakte zu Freunden werden dann vernachlässigt. Der Partner ohne Asperger-Syndrom nimmt dann der Beziehung zuliebe in Kauf, dass die sozialen Kontakte zur Familie, zu Freunden und Kollegen zurückgefahren werden. Die Merkmale des Asperger-Syndroms werden dadurch indirekt auch von diesem Partner übernommen.

Wenn Gesten der Zuneigung fehlen

Das häufigste Problem für den Partner ohne Asperger-Syndrom ist das Gefühl der Einsamkeit. Der Partner mit Asperger-Syndrom ist gerne längere Zeit allein. Das Paar lebt dann zwar zusammen, doch kommt es selten zu Gesprächen, die sich dann auch meist nur um den Austausch von Informationen drehen und weniger um die Freude am Zusammensein, um gemeinsame Erlebnisse und Absichten. Ein Mann mit Asperger-Syndrom sagte einmal: »Meine Zufriedenheit erwächst nicht aus einem emotionalen oder zwischenmenschlichen Austausch.«

In normalen Beziehungen erwarten die Partner regelmäßige Gesten der Liebe und Zuneigung.

Langfristige Beziehungen

AUS DEM LEBEN

»Ich muss mich anstrengen, um zu sagen, was ich fühle«

Chris, der verheiratet ist und das Asperger-Syndrom hat, erklärte:

»Ich habe enorme Schwierigkeiten damit, Gefühle mit Worten auszudrücken. Dabei geht es nicht darum, dass ich mich dabei peinlich fühle oder mir diese Schwäche selbst bewusst ist. Ich weiß, dass das für andere schwer zu verstehen ist, aber ich muss mich wirklich sehr anstrengen, um meiner Frau zu sagen, was ich für sie fühle.«[2]

Seine Frau kommentierte aus ihrer Sicht die seltenen liebevollen Gesten und Worte:

»Chris sagte mir einmal, dass er mich liebt. Inzwischen habe ich gemerkt, dass es für jemanden mit Asperger-Syndrom nicht notwendig erscheint, diese kleinen intimen Aufmerksamkeiten zu wiederholen, die sonst einen regelmäßigen Bestandteil einer Partnerschaft bilden. Die Tatsache wurde einmal ausgesprochen, das reicht.«[3]

Für einen Menschen mit Asperger-Syndrom erscheint die ständige Wiederholung einer offensichtlichen Tatsache als unlogisch.

Mangel an Aufmerksamkeit

Dessen Partner leidet dagegen am Mangel an Aufmerksamkeit, was zu einem geringen Selbstwertgefühl und zu Depressionen führt. Ihm geht es gewissermaßen wie einer Rose, die zu wenig Wasser bekommt.[4] Der Partner mit Asperger-Syndrom möchte gerne ein fürsorglicher Freund und Geliebter sein, weiß aber nicht immer, wie genau er das anfangen soll.[5]

- Eine jüngste Umfrage unter Frauen mit einem Asperger-Partner enthielt die Frage: »Liebt Ihr Partner Sie?« Die Hälfte der Frauen antwortete: »Ich weiß es nicht.«[6]

Was in der Beziehung fehlt, sind Gesten und Worte der Zuneigung und greifbare Liebesbeweise. Menschen mit Asperger-Syndrom tun sich schwer mit dem Ausdruck ihrer Gefühle (siehe Kapitel 6) und das betrifft auch die Liebe. Eine Frau warf ihrem Mann mit Asperger-Syndrom einmal vor: »Du zeigst nie, dass ich dir wichtig bin.« Er antwortete: »Na, ich habe uns doch den Zaun repariert, oder?« Liebesbeweise erfolgen also eher in Form von praktischen Taten. Auch diese Menschen empfinden also Liebe, aber anders als normale Menschen.

Die Bedürfnisse sind ganz unterschiedlich

Während normale Menschen gewissermaßen einen ganzen Eimer zur Verfügung haben, der mit Zuneigung gefüllt werden muss, haben Menschen mit Asperger-Syndrom hierfür lediglich eine kleine Tasse, die schnell voll ist. Daher drücken sie Zuneigung nicht in dem Maß aus, wie es von ihren Partnern gewünscht wird. Ich kenne allerdings auch Fälle, in denen der autistische Partner seine Zuneigung zu häufig ausdrückt. Das kann aber auch ein Ausdruck großer Angst oder der Wunsch nach mütterlichem Trost sein. Ein Mann sagte einmal: »Wir fühlen und zeigen Zuneigung, aber nicht genug und mit der falschen Intensität.« Diese Menschen sind also entweder zu sehr oder zu wenig mit jemandem verbunden.

Als ob man ein Stück Holz umarmt

Wenn der normale Partner leidet und als Trost Empathie und Gesten und Worte der Zuneigung vom Partner erwartet, sieht er sich oft alleine gelassen und muss selbst damit fertig werden. Das ist aber meist keine böse Absicht. Der Asperger-Partner ist im Grunde sehr freundlich, aber aus seiner Erfahrung heraus ist Zurückgezogenheit das beste Hilfsmittel in solchen Situationen. Eine Umarmung ist für sie selbst oft eher unangenehm– normale Partner erklären, die Umarmung eines autistischen Partners sei, als würden sie »ein Stück Holz umarmen«. Er kann dabei nicht entspannen und die Nähe und Berührung nicht genießen.

- Menschen mit Asperger-Syndrom nehmen an, dass das Zurückziehen, das ihnen selbst hilft, auch dem Partner helfen kann. Auch sind sie oft unsicher, wie sie reagieren sollen und haben Angst, die Lage durch eine falsche Reaktion schlimmer zu machen.

Sexualität

Sexuelle Intimität kann ein Problem darstellen. Eine Person mit Asperger-Syndrom ist meist kein geborener Romantiker, der den Wert einer entsprechenden Atmosphäre, eines Vorspiels und engen Körperkontakts zu würdigen weiß. Ron sagte dazu: »Intimität bedeutet für mich, überwältigt zu werden. Ich habe noch nie die sprichwörtliche gemeinsame erotische Chemie mit jemandem erlebt.« Auch kann es in Momenten sexueller Intimität zu unangenehmen sensorischen Wahrnehmungen kommen, die die gemeinsame Lust beeinträchtigen.

Manchmal ist das Wissen um die Sexualität begrenzt. Während Männer oft Pornos zurate ziehen, halten sich Frauen an Soaps als Ratgeber für das Verhalten in intimen Beziehungen. Normale Partner haben zum Teil auch Schwierigkeiten, mit jemandem eine romantische und leidenschaftliche Beziehung zu führen, den sie »bemuttern« müssen und der lediglich die emotionale Reife eines Jugendlichen besitzt.

»Warum willst du Sex, wo wir doch schon genug Kinder haben?«

Sexualität kann auch zu einem Spezialinteresse werden. Derjenige sammelt dann Informationen zur sexuellen Vielfalt und entsprechenden Aktivitäten. Die sexuelle Lust kann exzessiv, sogar zwanghaft werden. Meist aber wird der Partner bei einem Menschen mit Asperger-Syndrom eher den

Mangel an Lust beklagen. Es kann dazu kommen, dass dieser asexuell wird, nachdem er Kinder gezeugt und sich einer Beziehung verschrieben hat. In einer Therapiesitzung beklagte sich einmal eine Frau, dass sie mit ihrem autistischen Partner über ein Jahr lang keinen Sex gehabt habe. Dieser antwortete ihr: »Warum willst du Sex, wo wir doch schon genug Kinder haben?«

Partnerschaftliches Verhalten

Es bestehen noch weitere Probleme. Es ist üblich geworden, die Begriffe Ehemann und -frau durch den Begriff Partner zu ersetzen. Darin spiegeln sich veränderte Erwartungen an eine Beziehung wieder. Frauen wollen im Mann heutzutage nicht mehr nur den Ernährer sehen. Sie wollen, dass er sich auch am Haushalt beteiligt, sich mit um die Kinder kümmert und auch die Rolle als bester Freund übernimmt, mit dem sie sich unterhalten und etwas erleben kann und der sie emotional unterstützt. Diese Gemeinsamkeit und die Rolle als bester Freund sind aber Dinge, die Menschen mit Asperger-Syndrom nicht besonders liegen.

Einsame Entscheidungen statt gemeinsamer Lösungen

Probleme können auch in der mangelnden Fähigkeit des Partners begründet liegen, mit Ängsten umzugehen. Das kann die Beziehung beeinflussen. Er kann einen Kontrollzwang entwickeln und seine strikten Routinen der Familie aufzwingen. Er kann einsame Entscheidungen treffen, etwa in Bezug auf einen Umzug oder auf berufliche Veränderungen, ohne den normalen Partner darin einzubinden. Bei denjenigen Erwachsenen mit Asperger-Syndrom, die Probleme mit der exekutiven Funktion haben (siehe Kapitel 9), muss der normale Partner oft die Verantwortung für die Finanzen der Familie und für die Lösung organisatorischer und zwischenmenschlicher Probleme übernehmen, die sich etwa aus der Arbeitssituation des Betroffenen ergeben. Dadurch leidet der normale Partner unter zusätzlichen Belastungen.

Fehlende Kompromissbereitschaft

In jeder Beziehung gibt es unvermeidlicherweise Auseinandersetzungen und Konflikte. Bei Personen mit Asperger-Syndrom besteht aber häufig eine begrenzte Fähigkeit, Konflikte konstruktiv zu lösen. Ihnen stehen weniger Möglichkeiten zur Verfügung und sie sind weniger offen für Verhandlungen, andere Perspektiven oder Kompromisse. Sie sind manchmal nicht in der Lage, auch nur einen Teil der Verantwortung zu übernehmen.

- Ihre Partner beschweren sich dann: »Nie gesteht er die Schuld ein«, »immer schiebt er mir die Schuld zu«, »immer kritisiert er mich« und »nie baut er mich auf«.

Kritik wird als persönlicher Angriff verstanden und manchmal mit Beschimpfungen beantwortet. Selten sind sie dann zu

Reue in der Lage oder dazu, zu vergeben und zu vergessen. Das liegt meist daran, dass sie sich nur schwer in den anderen und in seine Gefühle und Gedanken hineinversetzen können. Die Beziehung kann auch durch ihre Probleme mit der Steuerung ihrer Wut erschwert werden.

Die Partnerin fühlt sich emotional erschöpft und vernachlässigt

Kürzlich wurde eine Untersuchung zur geistigen und körperlichen Gesundheit von Paaren, in denen der Mann das Asperger-Syndrom hat, durchgeführt. Darin wurde gezeigt, dass die Beziehung sehr unterschiedliche Auswirkungen auf die Partner hat.[7] Die meisten Männer erklärten, dass sich ihre Gesundheit durch die Beziehung deutlich verbessert habe. Sie erlebten weniger Stress und wünschten sich, lieber in einer Beziehung als allein zu leben. Ihnen brachte die Beziehung eine innere Befriedigung. Dagegen hat die seelische Gesundheit der großen Mehrheit der weiblichen, normalen Partner durch die Beziehung gelitten. Sie fühlten sich emotional erschöpft und vernachlässigt und viele berichteten von Symptomen einer Depression. Die Beziehung hat bei ihnen auch zur Verschlechterung der körperlichen Gesundheit beigetragen.

- Dieser Unterschied erklärt auch, warum autistische Männer oft meinen, dass die Beziehung im Grunde stabil sei und nicht verstehen, dass man ihre mangelnden sozialen Fähigkeiten kritisiert. Für ihre Bedürfnisse reicht die Beziehung tatsächlich aus, doch die Partnerin fühlt sich dabei mehr wie eine Haushälterin, Buchhalterin und Ersatzmutter.

Wie man die Beziehung stärken kann

Ich habe Paare beraten, bei denen ein Partner das Asperger-Syndrom hat. Ich empfinde großen Respekt für nichtautistische Partner, sich auf eine solche Beziehung einzulassen. Sie glauben an ihren Partner, bleiben ihm treu und glauben daran, dass ihr Partner nicht »kann«, nicht, dass er nicht »will«. Sie können verstehen, was es bedeutet, das Asperger-Syndrom zu haben.

Wie die Partnerschaft gelingt

Es gibt drei Voraussetzungen für eine erfolgreiche Beziehung[8]:

1. Beide Partner müssen die Diagnose anerkennen. Das fällt dem nichtautistischen Partner manchmal leichter. Auch die Familie und die Freunde anerkennen und verstehen schließlich die besonderen Umstände. Das Paar kann dann auch den Alltag besser gemeinsam bewältigen. Zugleich bedeutet die Anerkennung der Diagnose auch das Eingeständnis, dass die Beziehungsfähigkeiten des autistischen Partners dauerhaft eingeschränkt bleiben werden. Eine solche Akzeptanz der Diagnose ist wichtig, damit derjenige seine Stärken und Schwächen in der Beziehung erkennt. Langsam wird er begreifen, wie sein Verhalten sich auf den Partner auswirkt. Ein erster Schritt, um die Beziehung zu verbessern und das gegenseitige Verständnis zu fördern.
2. Beide Partner müssen die Motivation aufbringen, sich zu ändern und dazuzulernen. Die Motivation zur Veränderung ist meist beim nichtautistischen Partner höher, der möglicherweise ohnehin bereits flexibler ist und bessere Beziehungsfähigkeiten mitbringt.
3. Beide sollten auch eine Partnerschaftsberatung in Erwägung ziehen, die an die Fähigkeiten des autistischen Partners angepasst ist. Die Vorschläge des Therapeuten sowie die entsprechende Fachliteratur und Selbsthilfegruppen sollten konstruktiv genutzt werden.

Paarberatung

Viele Paare, die Paarberatungen aufsuchen, bemerken, dass ihnen eine Standardpaarberatung weniger gut hilft, wenn einer der Partner das Asperger-Syndrom hat. Der Berater muss sich mit dem Asperger-Syndrom auskennen und seine Beratung an die besonderen Probleme anpassen, die diese Menschen mit Empathie, Selbsteinsicht und der Vermittlung ihrer Gefühle haben.

- Inzwischen gibt es Selbsthilferatgeber von Fachkräften, aber auch solche von Paaren, bei denen ein Partner das Asperger-Syndrom hat.[9]

Man darf nicht vergessen, dass meine Beschreibungen von Menschen stammen, die keine frühe Diagnose und entsprechend keine frühzeitige Hilfe zur Förderung ihrer sozialen Fähigkeiten erfahren haben. Diese Menschen wussten ihr Leben lang, dass sie anders sind und haben entsprechende Tarn- oder Kompensationsmechanismen entwickelt. Mit ihnen konnten sie einen gewissen oberflächlichen sozialen Erfolg erreichen, doch wirken sie sich in einer intimen Beziehung eher nachteilig aus. Wenn in Zukunft Menschen mit Asperger-Syndrom zunehmend frühzeitig Hilfe und Verständnis erfahren, werden auch immer mehr von ihnen erfolgreich langfristige Beziehungen erleben, in denen beide Partner glücklich sind.

Unterstützung für den nichtautistischen Partner

Sobald die Familie die Diagnose einmal akzeptiert hat, können enge Familienangehörige und Freunde entsprechende Hilfe leisten. Es ist wichtig, dass derjenige ein Netz an Freunden aufbaut, um das Gefühl der Isolierung zu verringern und dass er auch wieder Spaß an sozialen Kontakten findet, wobei der Asperger-Partner ja nicht immer beteiligt sein muss. Ist Letzteres der Fall, sollte der nichtautistische Partner deswegen keine Schuldgefühle entwickeln. Die Beziehung kann etwa davon profitieren, wenn derjenige einen Freund hat, der mit Trost und Empathie beisteht. Er kann auch einmal einen Urlaub mit Freunden unternehmen, um so wieder Mut zu sozialen Kontakten zu finden. Eine positive Einstellung ist hier besonders wichtig. Ein Partner sagte dazu einmal: »Wenn das Leben dir eine Zitrone schenkt, mach Zitronenlimonade draus.«

Wenn ein Elternteil das Asperger-Syndrom hat

Führt die Beziehung zu Kindern, so kann der autistische Partner Schwierigkeiten haben, die Bedürfnisse und das Verhalten seiner normalen Kinder zu verstehen. Der nichtautistische Partner fühlt sich dann wie ein Alleinerziehender. Die Familie muss auf die Besonderheiten des Asperger-Elternteils Rücksicht nehmen:

- auf seine festen Routinen,
- die Lärmempfindlichkeit,
- den Wunsch, Dinge allein zu tun,
- die als Eindringen empfundenen Besuche der Freunde des Kindes,
- das Schwarz-Weiß-Denken in Bezug auf andere.

Die Person mit Asperger-Syndrom braucht oft Bestätigung, gibt aber selbst anderen die nötige Bestätigung weniger häufig. Sie interessiert sich nicht für Ereignisse, die für andere emotional wichtig sind, kritisiert häufig und macht selten Komplimente. Die emotionale Atmosphäre wird daher oft von einer negativen Haltung beeinflusst, was zu Spannungen und einer schlechten Stimmung bei den anderen führt. Die Familie ist sich der schnellen Stimmungsschwankungen, vor allem plötzlicher Wutanfälle, nur zu bewusst. Daher reagiert sie übervorsichtig, um bei dieser Person ja keine Überreaktion auszulösen.

Mütterliche Fähigkeiten entwickeln

Ist dieses Verhalten bei demjenigen eher schwach ausgeprägt, wird es von der Familie meist als »typisch männlich« entschuldigt. Die Gesellschaft hat allerdings gegenüber Müttern andere Erwartungen. Von ihnen erwartet man, dass sie den emotionalen Bedürfnissen des Kindes gerecht werden. Dieser Instinkt kann bei Müttern mit Asperger-Syndrom aber unzureichend ausgeprägt sein. Manchen schwangeren Frauen ist diese Schwäche bewusst und sie geben ihr Kind zur Adoption frei. Doch auch Eltern mit Asperger-Syndrom, deren väterliche oder mütterliche Instinkte weniger stark ausgeprägt sind, können lernen, gute Eltern zu sein. Ich habe selbst genügend solcher Beispiele erlebt. Dafür sind bestimmte Bedingungen erforderlich: Die betroffenen Eltern müssen anerkennen, dass sie Hilfe benötigen und sie müssen Zugang zu solcher Hilfe bekommen. Der nichtautistische Partner verfügt hier meist über die nötigen intuitiven Fähigkeiten zur Erziehung der Kinder.

Wie fühlen sich die Kinder?

Wie reagieren normale Kinder darauf, ein Elternteil mit Asperger-Syndrom zu haben? Jedes Kind geht damit auf seine ganz eigene Weise um. Manche Kinder haben das Gefühl, für diesen Elternteil »unsichtbar« zu sein oder von ihm nicht genügend getröstet, unterstützt und geliebt zu werden. Zeigt derjenige seine Zuneigung zum Kind, wird das dennoch häufig als »kalt« wahrgenommen und das Kind fühlt sich nicht wirklich getröstet. Es glaubt dann, dass es nur für seine Leistungen gemocht wird, nicht aber wegen seiner Persönlichkeit. In Gesprächen zwischen dem Elternteil und dem Kind dominieren oft Monologe des Erwachsenen über seine eigenen Probleme, während die Probleme des Kindes nur sehr kurz angesprochen werden. Das Kind lernt dann nicht, wie es selbst Gefühle wie Traurigkeit ausdrückt und es erwartet kein Mitgefühl. Auch ist dem Kind möglicherweise unangenehm, wie sich der Elternteil auf die Entwicklung von Freundschaften auswirkt.

Das Kind bekommt nicht die Zuneigung, die es braucht

Es gibt eine Reihe von Bewältigungsmechanismen. Der Mangel an Zuneigung und Ermutigung sowie die hohen Erwartungen können dazu führen, dass das Kind schließlich zu Höchstleistungen angespornt wird, um dem Elternteil zu gefallen. Eine andere Möglichkeit ist, dass das Kind der Situation entflieht und die Zeit lieber mit Freunden und anderen Familienmitgliedern verbringt. Es verlässt dann das Elternhaus möglichst frühzeitig und zieht eventuell möglichst weit weg, um Begegnungen mit dem Elternteil aus dem Weg zu gehen. Das kann so weit führen, dass es seinen Vater bzw. seine Mutter hasst, weil er oder sie dem Kind nicht das gegeben hat, was es gebraucht hat. Das Kind kann den nichtautistischen Partner dazu drängen, sich scheiden zu lassen, doch wird eine solche Trennung nicht leicht werden, da der Asperger-Partner in praktischer und emotionaler Hinsicht alleine schwerer klarkommen wird.

AUS DEM LEBEN

»Fast hätte ich eine Brieffreundin gehabt«

Die Tochter einer Frau mit Asperger-Syndrom gab mir das folgende Beispiel, das illustriert, wie es ist, einen Elternteil mit Asperger-Syndrom zu haben:

»Als ich sechs Jahre alt war, hätte ich beinahe eine australische Brieffreundin gehabt. Ich war sehr aufgeregt, dass ich einen Brief vom Ende der Welt bekam – das war lange bevor es das Internet gab. Ich konnte meine Begeisterung kaum verbergen und wollte kaum abwarten, dieser neuen Freundin zurückzuschreiben. Gerade als ich den Brief gelesen hatte und die Fragen meiner Freundin beantworten wollte, mischte sich meine Mutter ein: ›In diesem Brief sind Rechtschreibfehler. Zuerst musst du ihre Rechtschreibung korrigieren und ihr den korrigierten Brief zurückschicken. So lernt sie, richtig zu schreiben.‹ Ich weiß nicht, ob das Mädchen tatsächlich gelernt hat, richtig zu schreiben, denn ich habe nie wieder von ihr gehört.«

Langfristige Beziehungen

- Als Erwachsener begreifen solche Kinder meist die Persönlichkeit und die Fähigkeiten und Absichten des Elternteils mit Asperger-Syndrom. Eine Tochter erklärte: »Ich habe mich von meinem Vater nie geliebt gefühlt. Die Diagnose hat es mir erlaubt, meine Familie zu lieben und zu akzeptieren und dadurch konnten sie mich nicht mehr verletzen.«

Wenn Vater und Tochter das Asperger-Syndrom haben

Wenn sowohl der Elternteil als auch das Kind das Asperger-Syndrom haben, kann es entweder zu einer besonderen Bindung oder aber zu einem Gegensatz kommen. Liane Holliday Willey hat eine enge Beziehung zu ihrem Vater, in der beide sich gegenseitig unterstützen. Er hat begriffen, dass sie das Wissen benötigte, das er in Bezug auf andere Menschen und soziale Kontakte erworben hatte. Er wurde ihr sozialer Mentor, der ihr täglich vermittelte, was sie in sozialen Situationen tun und sagen sollte. Vater und Tochter verstanden und akzeptierten die Perspektive des jeweils anderen. Das ist nicht immer der Fall. Die erzwungene Nähe zwischen zwei Menschen mit einem unflexiblen und dominierenden Charakter kann zu Feindschaft und Streit führen. Der nichtautistische Partner ist dann als Diplomat gefragt, der Frieden stiften muss und der diesen Problemen und gegensätzlichen Loyalitäten ausgesetzt ist. Zwei Menschen mit Asperger-Syndrom in einer Familie zu haben ist, als hätte man es mit zwei Magneten zu tun – entweder ziehen sie sich an oder sie stoßen sich ab.

AUS DEM LEBEN

Das Asperger-Syndrom in drei Generationen

In Liane Holliday Willeys Familie trat das Asperger-Syndrom bei Mitgliedern jeder Generation auf. Sie selbst hat eine Tochter mit Asperger-Syndrom und auch ihr Vater hat entsprechende Merkmale. In ihrer Familie herrscht eine sehr positive Haltung gegenüber dem Asperger-Syndrom. Sie schreibt dazu:

»In unserer Familie fördern wir immer unsere Aspie-Tochter, weil wir erkennen, dass sie voller bewunderungswürdiger Eigenschaften und starker Fähigkeiten ist. Doch versuchen wir ihr auch klarzumachen, welche sozialen, emotionalen und kognitiven Schwächen sie hat. Es muss das Gleichgewicht gehalten würden, sodass wir ihr dabei helfen, ihre Stärken zu entwickeln, wobei wir ihr Strategien im Bereich des Lernens und der Gefühle anbieten, mit denen sie ihre Schwächen in Stärken verwandeln kann. Unser Ziel ist es, unserer Tochter zu ermöglichen, das zu tun, was mein Vater und ich auch tun können: An der Welt teilzuhaben und ihren Bedingungen zu entsprechen, ohne zu vergessen, wer wir selbst sind und was wir brauchen.«[10]

ZUSAMMENFASSUNG

Der männliche Partner mit Asperger-Syndrom

- Viele Frauen beschreiben ihren ersten Eindruck ihres Partners, der dann oft noch keine Diagnose hat, als jemand, der nett, aufmerksam und leicht unreif ist.
- Es kann ein starkes mütterliches Mitgefühl für die begrenzten sozialen Fähigkeiten geben.
- Die intellektuellen Fähigkeiten, seine Berufsaussichten und seine Aufmerksamkeit gegenüber der Frau beim Kennenlernen können seine Anziehungskraft steigern.
- Der Mann ist im Hinblick auf Gefühle und Beziehungsreife oft ein Spätentwickler.
- Er erinnert manche Frauen an ihren Vater.
- Dem Mann ist das Äußere der Partnerin oft weniger wichtig; das gilt auch für Alters- und Kulturunterschiede.

Die Partnerin mit Asperger-Syndrom

- Während Männer eine Partnerin suchen, die ihre Schwierigkeiten im Alltag kompensieren können, suchen Frauen oft einen Partner mit einer Persönlichkeit, die ihrer eigenen ähnelt.

Probleme in der Beziehung

- Die Kennenlernphase bietet keine Hinweise auf die Probleme, die sich später in der Beziehung entwickeln.
- Die anfängliche Hoffnung, dass sich der Partner mit Asperger-Syndrom nach und nach verändern und soziale Fähigkeiten entwickeln wird, kann der Verzweiflung weichen, wenn sich diese Fähigkeiten angesichts mangelnder Motivation als begrenzt erweisen.
- Das häufigste Problem des nichtautistischen Partners ist das Gefühl der Einsamkeit.
- Er leidet oft an einem Mangel an Zuneigung, was zu einem geringen Selbstwertgefühl und Depressionen führt.
- Die Person mit Asperger-Syndrom drückt ihre Liebe eher in praktischen Taten als in Gesten der Zuneigung aus.
- Normale Menschen verfügen sozusagen über einen Eimer, der emotional gefüllt werden muss, Menschen mit Asperger-Syndrom dagegen nur über eine Tasse.

Strategien zur Bewältigung der Schwierigkeiten

- Es gibt drei Voraussetzungen für eine erfolgreiche Partnerschaft: Beide Partner müssen die Diagnose akzeptieren. Beide müssen die Motivation aufbringen, sich zu ändern und dazuzulernen. Beide sollten auch an eine Paartherapie denken, die auf die Besonderheiten des Asperger-Syndroms ausgerichtet ist.
- Es gibt Strategien, mit denen dem nichtautistischen Partner geholfen werden kann: Er sollte sich ein soziales Netz aus Freunden schaffen, um das Gefühl der Isolierung zu verringern und seine sozialen und kommunikativen Bedürfnisse zu befriedigen.

Eltern mit Asperger-Syndrom

- Kommt es in der Beziehung zu Kindern, hat der Elternteil mit Asperger-Syndrom oft wenig Verständnis für ihre Bedürfnisse und ihr Verhalten.
- Auch eine Mutter oder ein Vater mit Asperger-Syndrom kann lernen, ein guter Elternteil zu werden.
- Das Kind kann oft erst später – als Erwachsener – die Persönlichkeit, die Fähigkeiten und Absichten seines Asperger-Elternteils begreifen.
- Wenn sowohl ein Elternteil als auch das Kind das Asperger-Syndrom haben, kommt es entweder zu einer besonderen Bindung oder zu »Abstoßung«– wie bei einem Magneten.

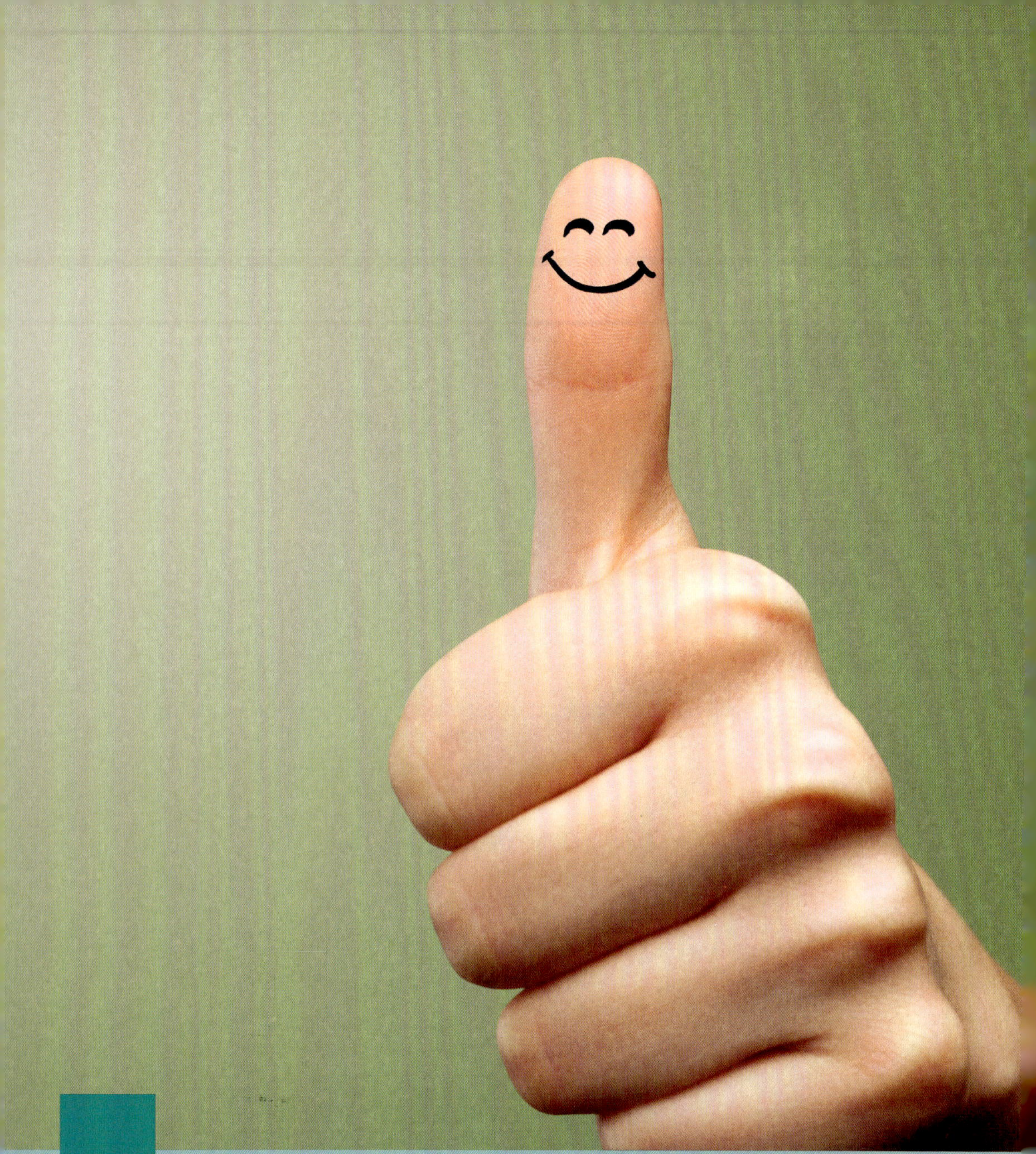

14 Psychotherapie

Eine Psychotherapie kann jedem Menschen dabei helfen, herauszufinden und zu akzeptieren, wer er ist, das heißt, der eigenen Identität auf die Spur zu kommen. Welche psychotherapeutischen Verfahren und Vorgehensweisen dabei insbesondere für Menschen mit Asperger-Syndrom hilfreich sind, lesen Sie in diesem Kapitel.

Was ist hilfreich, was nicht?

» Ob sie aber an sich selbst leiden, das können wir bei diesen Menschen, die so schwer sich erschließen, deren Gefühlsleben so andersartig ist, die so schwer durchdringbar sind, kaum beurteilen. «

Hans Asperger

Es gibt viele verschiedene Arten von Psychotherapien, die bei Menschen mit Asperger-Syndrom angewendet worden sind. Es existieren aber relativ wenige veröffentlichte Fallstudien. Meiner Meinung nach hat die traditionelle Psychoanalyse diesen Menschen wenig zu bieten. Das denken auch einige Psychotherapeuten.[1] Es gibt allerdings auch Fallstudien, bei denen eine klassische oder eine modifizierte psychoanalytische Psychotherapie angewendet wurden.[2] Allerdings trägt die detaillierte Analyse der Mutter-Kind-Beziehung wenig zum Verständnis dessen bei, was in einem Asperger-Kind vorgeht. Stattdessen führt sie oft dazu, dass die Mutter starke Schuldgefühle entwickelt und dass das Kind sehr verunsichert wird. Nicht die Unfähigkeit der Mutter, ihr Kind zu lieben, verursacht das Asperger-Syndrom. Das scheint selbstverständlich zu sein, doch gibt es bis heute Kreise, in denen die traditionelle psychoanalytische Erklärung des Autismus das vorherrschende Modell und die Grundlage für eine Therapie ist.

Psychoanalyse ist eher ungeeignet

Die Analysemethoden der traditionellen psychoanalytischen Therapie beruhen auf Vorstellungen von der Entwicklung normaler Kinder. Kinder mit Asperger-Syndrom nehmen aber eine ganz andere Welt wahr und stehen auch in einer anderen Beziehung zu ihr. In der psychoanalytischen Therapie wird das natürliche Als-ob-Spiel genutzt, um die inneren Gedanken des Kindes herauszufinden. Bei Kleinkindern mit Asperger-Syndrom ist dieses Spiel allerdings oft eine genaue Wiedergabe von Szenen der Lieblingsgeschichte des Kindes. Es ist keine Metapher seines Lebens und enthält auch keine projizierten Bedeutungen. Unternimmt man bei solchen Kindern Projektions-Tests, wird das Kind meist faktische Informationen liefern, aber keine Projektionen seines Ichs. Das Kind beschreibt einfach, was es sieht.

Psychotherapie

Testverfahren

Das Rorschach-Profil dieser Kinder stimmt mit den Diagnosekriterien überein.[3] Menschliche Inhalte, menschliche Bewegungen und kooperative Bewegungen werden seltener berichtet. Es gibt Hinweise auf »verarmte oder für das Kind nicht lohnenswerte soziale Beziehungen« und »soziale Ungeschicklichkeit«. Die Antworten unterscheiden sich deutlich von denen normaler Kinder im Hinblick auf das Zeigen und Erleben von Gefühlen und die Fähigkeit, enge Kontakte einzugehen und aufrechtzuerhalten. Mit dem Test können einige der Merkmale des Asperger-Syndroms erfasst werden.

Die zweite Ausgabe des Minnesota Multiphasic Personality Inventory (Minnesota-Mehrphasen-Persönlichkeitsliste) wurde für Erwachsene mit dem Asperger-Syndrom verwendet. Deren Profil beim MMPI spiegelt die Persönlichkeitsmerkmale soziale Isolation, zwischenmenschliche Schwierigkeiten, depressive Stimmung und Probleme bei der Alltagsbewältigung wider.[4] Dieses Profil entspricht den klinischen Beschreibungen und umfasst auch Unbehagen in sozialen Situationen, Berührungsängste und Introvertiertheit, Schüchternheit und soziale Angst. Es wurden außerdem Beschränkungen bei der Einsicht und dem Bewusstsein für die eigene wie für andere Personen festgestellt. Das entspricht unseren Vorstellungen vom Asperger-Syndrom, insbesondere, was die verzögerten Theory-of-Mind-Fähigkeiten angeht.

Wie Nichtautisten von einer Psychotherapie profitieren

Eine Psychotherapie kann Eltern helfen, mit den psychologischen Folgen klarzukommen, die sich ergeben, wenn sie ein Kind oder einen Partner mit Asperger-Syndrom haben. Wenn sie ihm ein verzweifeltes: »Warum muss ich dir das immer zehnmal sagen?«[5] entgegenbringen, ist das ein Zeichen, dass sie das Wesen des Asperger-Syndroms nicht verstanden haben.

Ein Psychotherapeut kann solchen Eltern helfen, die Person mit Asperger-Syndrom besser zu verstehen, die sich Familienmitgliedern gegenüber anders als üblich verhält. Es bereichert die Beziehung zwischen Kind und Eltern, wenn jemand das Asperger-Syndrom und die Perspektive des Kindes erklären kann.[6] Außerdem verbessert es die Qualität einer Beziehung, in der einer der Partner autistisch ist.[7]

Welche Fähigkeiten und Kenntnisse sollte der Therapeut haben?

Auch Menschen mit Asperger-Syndrom können von einer Psychotherapie profitieren, doch muss diese auf einem wirklichen Verständnis des Syndroms beruhen. Das betrifft die Fähigkeit desjenigen, Gedanken und Gefühle zu verstehen und zu kommunizieren sowie dessen Selbstbild, Selbstwertgefühl und die Selbstakzeptanz. Der Psychotherapeut muss dazu über die aktuelle Forschung im Bereich der Kognitionspsychologie Bescheid wissen, vor allem über die Theory of Mind, die exekutive Funktion und die schwache zentrale Kohärenz. Er sollte Autobiografien autistischer Menschen kennen. Zudem sollte er konventionelle Psychotherapien entsprechend anpassen können. Beim Asperger-Syndrom sehen wir eine völlig neue theoretische Perspektive und Psychotherapie, die nichts mit den Fähigkeiten, Erlebnissen und Gedanken normaler Kinder zu tun hat. Sie basiert auf dem ganz anderen Profil der Fähigkeiten eines Kindes mit Asperger-Syndrom.

Was trägt zum Gelingen einer Therapie bei?

- Die Entwicklung einer Beziehung zwischen Klient und Therapeut ist entscheidend. Doch kommt es bei Klienten mit Asperger-Syndrom vor, dass sie, momentan oder dauerhaft, andere Menschen mögen oder ablehnen, besonders Fachkräfte. Man muss also genau darauf achten, inwieweit ein Therapeut von demjenigen akzeptiert wird.
- Der Therapeut sollte die sprachlichen Besonderheiten dieser Menschen kennen: Die Probleme mit den pragmatischen Aspekten der Sprache, vor allem der Frage, wann man an der Reihe ist und wann man jemanden unterbricht sowie dem wörtlichen Verstehen und der pedantischen Sprache.
- Der Klient wird mehr Zeit benötigen, um Erklärungen zu verarbeiten.
- Er wird von einem klaren, strukturierten und systematischen Ansatz profitieren.
- Kürzere, dafür häufigere Sitzungen bieten sich an.
- Es kann auch helfen, die wichtigsten Punkte einer Sitzung schriftlich festzuhalten und dem Klienten zur Verfügung zu stellen; diese können zu Beginn der nächsten Sitzung noch einmal aufgegriffen werden.
- Der Therapeut sollte dem Klienten das Wesen und die Grenzen der therapeutischen Beziehung erklären. Etwa, wann der Therapeut telefonisch zu erreichen ist, was er wissen muss und auch, dass er in seiner Eigenschaft als Fachkraft hilft, nicht als persönlicher Freund.[8]

Eine Psychotherapie kann sehr hilfreich sein. Allerdings ist es nicht leicht, einen Therapeuten zu finden, der über ausreichend praktische Erfahrung mit Asperger-Klienten verfügt.

Welche Anpassungen sollte der Therapeut vornehmen?

Bei einer Psychotherapie geht es auch darum, dem Therapeuten die eigenen Gedanken mitzuteilen. Das Verstehen und Ausdrücken von Gedanken kann aber ein großes Problem darstellen. Liane Holliday Willey schrieb dazu: »Die Selbstanalyse ist für Asperger-Autisten nicht einfach, besonders für männliche. Manche von uns schaffen es nie, in sich hineinzuschauen und das dann nach außen zu erklären.«[9]

Diese Besonderheit wird durch den Begriff Theory of Mind ausgedrückt, der aus der kognitiven Psychologie stammt, sich jedoch auch innerhalb eines psychoanalytischen Rahmens verstehen lässt.[10] Der Therapeut sollte die in Kapitel 5 beschriebenen Strategien anwenden, um seinem Klienten zu größerer Reife und zu mehr Einsichtsvermögen in die Gedanken, Gefühle und Absichten anderer zu verhelfen und um dessen Vokabular zur Beschreibung seiner Gefühle zu verbessern, wie das in Kapitel 6 beschrieben wurde.

Tauschen Sie sich schriftlich aus, statt zu sprechen

Die klassische Psychotherapie beruht auf dem persönlichen Gespräch von Angesicht zu Angesicht. Klienten mit Asperger-Syndrom tun sich jedoch schwer, ihre Gedanken und Gefühle verbal darzustellen. Sie haben größere Schwierigkeiten als normale Klienten, das, was der Therapeut sagt und meint, sowie dessen subtilen sozialen und emotionalen Hinweise zu verarbeiten. Die therapeutische Interaktion ist für sie daher oft anstrengender und verwirrender als für andere Klienten. Eine Therapie kann deutlich entspannter verlaufen, wenn man für den Austausch Computer und E-Mails verwendet. Diese Menschen haben beträchtliche Schwierigkeiten mit sozialen Kontakten und Gesprächen. Reduziert man diese Elemente, fällt es ihnen leichter, sich zu erklären und dazuzulernen.

Verwenden Sie Comic-Gespräche

Man kann auch die Kunst als Mittel des persönlichen Ausdrucks verwenden. Zum Beispiel, indem man ein Erlebnis zeichnet oder in Form eines Comic-Gesprächs mit Sprechblasen festhält (siehe Kapitel 6). Auch kann der Klient Musik bevorzugen, um Gedanken und Gefühle angemessen auszudrücken. Kinder können eine Szene aus ihrem Lieblingsfilm oder -buch nachspielen, um so ein entsprechendes Gefühl oder Erlebnis zu verarbeiten. Solche indirekten Strategien können erstaunliche Einblicke in das innere Erleben dieser Menschen liefern.

Menschen mit Asperger-Syndrom können vergangene ungerechte Aktionen oft nur schwer verstehen und verarbeiten. Sie erinnern sich daran, wie sie gemobbt, missverstanden, beschuldigt oder verraten wurden. Es kann vorkommen, dass sie sich ständig in Gedanken damit beschäftigen, selbst wenn der Vorfall bereits Jahre zurückliegt. Er wird immer wieder durchgespielt, weil derjenige die Motive der Beteiligten verstehen und begreifen will, wer Schuld hat, um so die Angelegenheit für sich lösen zu können. Der Therapeut kann dabei Comic-Gespräche verwenden, um zu sehen, wie der Klient die Gedanken und Gefühle der Teilnehmer wahrgenommen und interpretiert hat. Dann kann er dem Klienten dort Erklärungen vermitteln, wo dem Klienten kein intuitives Verstehen möglich ist. Die Schatten der Vergangenheit können also durch das Verstehen von Gedanken und Absichten, die einem bis dahin unklar waren, verscheucht werden.

Erklären Sie die Gefühle und Gedanken anderer Menschen

Eine konstruktive Übertragung wird dem Therapeuten bei einem Menschen mit Asperger-Syndrom weniger gut gelingen als bei normalen Klienten, doch kann er als Mentor dienen, der ihn versteht und ihm Dinge erklärt. Dadurch wird derjenige in die Lage versetzt, seine Perspektive und seine Absichten besser auszudrücken. Ihm wird dann auch klarer, wie seine Worte und Handlungen sich auf andere auswirken.

Eine längere Psychotherapie kann also helfen, dass derjenige Schlüsselerlebnisse in seinem Leben besser versteht und besser in einer Welt klarkommt, die seine Perspektive und seine Absichten nicht immer richtig versteht. Die Frage: »Wo komme ich her?«, das Verstehen dessen, was das Asperger-Syndrom ausmacht, was man früher erlebt hat und wie die Symptome des Asperger-Syndroms diesen Menschen beeinflussen – das alles hilft in der Psychotherapie, den Klienten verstehen zu lassen, wer er ist. Er entwickelt eine Vorstellung seines Ichs.

14 Psychotherapie

Wer bin ich?

Irgendwann in der Kindheit bemerkt die Person, dass sie anders ist als andere Kinder. In Kapitel 1 wurden die vier möglichen psychologischen Reaktionen auf diese Erkenntnis geschildert:

- Depression,
- Flucht in die Fantasie,
- Arroganz und
- Überleben durch Nachahmung.

- Eine Psychotherapie kann dabei helfen, dass derjenige ein realistisches Bild von sich selbst bekommt, bei dem er vor allem seine Stärken und nicht nur seine Schwächen erkennt.

Psychotherapeutischer Ansatz bei einer Depression

Eine Person mit Asperger-Syndrom ist oft sehr selbstkritisch. Das kann zu einer Depression führen. Caroline, eine autistische Jugendliche, sagte mir einmal: »Das Schlimmste daran, dass man sich selbst enttäuscht, ist, dass man sich nie ganz verzeihen kann.« Eine Psychotherapie kann helfen, die Selbstzweifel und Selbstkritik zu verringern. Das negative Selbstbild kann verbessert werden, indem man denjenigen dazu bringt, seine positiven Eigenschaften zu erkennen (das Verfahren wird in Kapitel 15 beschrieben) und dadurch lernt, dass er zwar anders, aber nicht weniger Wert ist als andere Menschen. Die Zusammenarbeit zwischen der Familie und wichtigen Personen im Leben des Klienten kann zu einer verstärkten Teilnahme an erfolgreichen und angenehmen Aktivitäten führen. Dadurch erlangt derjenige größeren sozialen Erfolg und sein Selbstwertgefühl wird gesteigert.

Flucht in die Fantasie – wann und wie sollte man gegensteuern?

Die Flucht in die Fantasie kann dann zum Problem werden, wenn die Fantasiewelt das reale Leben der Person bestimmt. Eine solche Flucht ist eine verständliche Reaktion, wenn man sich der Welt gegenüber entfremdet. Bei extremer Belastung kann sie aber auch zu einem Realitätsverlust führen, also zu einer Psychose. Das Kind stellt sich vor, es sei ein mächtiger und beliebter Superheld. Die Psychotherapie kann einem solchen Kind helfen, ein realistischeres Bild von sich zu gewinnen. Das basiert dann auf der Anerkennung der eigenen Stärken und das Kind muss sich dann nicht mehr mit seinen Schwächen bei der sozialen Integration und dem Vergleich mit sozial fähigeren anderen Kindern herumschlagen. Ist derjenige vorher immer wieder

Hänseleien ausgesetzt gewesen, kann er schließlich davon überzeugt sein, dass die anderen grundsätzlich böse seien. Mit einer Psychotherapie und der Förderung von Theory-of-Mind-Fähigkeiten kann dieses einseitige Bild geradegerückt werden.

Arroganz – was ist hilfreich?

Derjenige kann sich selbst aufgrund eines entsprechenden Kompensationsverhaltens als höherwertig gegenüber anderen wahrnehmen. Von diesen wird er dann als arrogant wahrgenommen. Auch hier kann eine Therapie zu einem realistischeren Selbstbild beitragen. Sie wird die Erkenntnis vermitteln müssen, wie sich ein solches Verhalten auf Beziehungen und die Fähigkeit, Freunde zu gewinnen, auswirkt. Auch sollte demjenigen klargemacht werden, dass man auch einmal Fehler zugeben kann und dass man Wutgefühle gegenüber Menschen, die den eigenen hohen Erwartungen nicht gerecht werden, vermeiden sollte.

Nachahmen: vom Schauspielern zur eigenen Identität

Verwendet eine Person ein festgelegtes »Skript« oder schlüpft sie in eine bestimmte Rolle, um sozial akzeptiert zu werden und die eigenen sozialen Schwächen nicht so stark hervortreten zu lassen, so hat das den Nachteil, dass sie sich von sich selbst entfremdet und nicht begreift, wer sie wirklich ist. Die Persönlichkeit wird dann durch das imitierte, sozial erfolgreiche Vorbild bestimmt. Mir sagte einmal ein Erwachsener, der früher ein professioneller Schauspieler war: »Ich habe erst als Erwachsener zu meiner eigentlichen Identität gefunden.« All die Jahre zuvor wusste er nicht, wer er war. Er beherrschte nur seine Rollen. Die Psychotherapie hilft also bei der Suche nach der eigenen Identität sowie dem Bewusstsein und der Akzeptanz seiner selbst.

Die eigene Identität finden und stärken

Der erste Schritt auf dem Weg zur eigenen Identität ist zu verstehen, was das Asperger-Syndrom ausmacht und welche seiner Merkmale sich im eigenen Fähigkeits- und Persönlichkeitsprofil bemerkbar machen. Dann kann man Sätze wie die folgenden vervollständigen: »Ich bin …«, »manchmal tue ich …«, »ich fühle mich …, wenn …« etc. Damit kann der Therapeut besser erkennen, wie derjenige sich selbst einschätzt. In der Regel zeigen sich dabei ein geringes Selbstwertgefühl bei körperlichen und sozialen Fähigkeiten und ein hohes Selbstwertgefühl bei intellektuellen Fähigkeiten.

Bittet man Menschen mit Asperger-Syndrom, sich selbst zu beschreiben, so definieren sie ihre Persönlichkeit meist durch das, was sie mögen oder sammeln, nicht durch ihr soziales Umfeld.[11] Als ich einmal Danny bat, mir seine Persönlichkeit und die der Leute zu beschreiben, die er kannte, antwortete er: »Ich kenne die Namen dieser Persönlichkeiten nicht.«

Die Persönlichkeit anderer Menschen einschätzen

Redet man mit Kindern über ihre Spezialinteressen, so ist man als Zuhörer oft fasziniert, über welches Wissen sie verfügen, aber auch von den Klassifikations- und Katalogisierungssystemen, die sie sich in diesen Bereichen schaffen. Das steht in starkem Gegensatz zu der mangelnden Fähigkeit, die Persönlichkeiten und Charaktere ihrer Mitmenschen einzuordnen. Gegenstände und Tatsachen können in einen logischen Rahmen gebracht werden, doch einen solchen Rahmen auch für andere Menschen zu schaffen, fällt ihnen schwer.

Es handelt sich offenbar um ein Problem der fehlenden Reife bei der Entwicklung von Charakterisierungen. Normale Kinder teilen andere Menschen zunächst in zwei Gruppen ein: nett und nicht nett. Später begreift das Kind, dass Menschen mehrere Merkmale zugleich besitzen können. Ein normales Kind beschreibt dann beispielsweise seinen Lehrer so: »Er ist meistens nett, manchmal kann er aber auch gemein sein.« Das Kind erkennt, welche der gleichaltrigen Kinder zu den »Guten« und welche zu den »Bösen« gehören, zu wem es den Kontakt suchen und um welche es eher einen Bogen machen sollte. Sie passen auch ihre eigene Persönlichkeit an, je nachdem, mit wem sie gerade zusammen sind. Sie entwickeln ein immer umfangreicheres Vokabular, um verschiedene Charaktereigenschaften zu beschreiben und ihre Vorstellung von der menschlichen Persönlichkeit weitet sich aus. Freundschaft beruht dann nicht mehr nur auf zufälliger Nähe, Besitz von Gegenständen oder körperlichen Fähigkeiten. Stattdessen schätzt das Kind persönliche Eigenschaften, etwa, dass jemand witzig ist, fürsorglich oder vertrauenswürdig. Es geht nicht mehr nur um sichtbare Merkmale, sondern richtet sich zunehmend danach, was ein anderer denkt und fühlt.

Tieranalogien vereinfachen die Charakterisierung

Auch Kinder mit Asperger-Syndrom müssen in dieser Phase lernen, das entsprechende Vokabular und Verständnis zur Charakterisierung anderer Persönlichkeiten zu entwickeln. Dadurch können sie andere, aber auch sich selbst schließlich besser verstehen. Ich bitte Kinder manchmal, an eine Person zu denken, die sie gut kennen, und sich zu überlegen, welchem Tier diese Person entsprechen könnte. Die Mutter könnte entweder ein fleißiger Biber sein; jemand, der das Kind ständig ärgert, ist dagegen eher ein Tiger oder ein Hai. Frage ich sie, welches Tier ich in ihren Augen darstelle, antworten sie oft: Ein Hund, der sich freut, sie zu sehen und der sie akzeptiert!

»Welches Tier bist du?«

Wenn man fragt, als was sie sich selbst sehen, reichen die Antworten von einer schüchternen Maus bis hin zu einer weisen Eule. Durch ein solches Spiel kann das Kind feststellen, welchen Charakteren – oder »gefährlichen Tieren« – es besser aus dem Weg gehen sollte. Es kann »falsche« Charaktere erkennen, sozusagen »den Wolf im Schafspelz«. Und es erkennt, welche Charaktere am besten zu seinem eigenen passen. Statt Tieren kann man zur Charakterisierung auch Autos, Gebäude, Räume oder Einrichtungsgegenstände nehmen, die für bestimmte Menschen stehen. Eine unangenehme Person kann man sich dann beispielsweise als eine stinkende Toilette vorstellen.

- Humor ist ein wichtiger Aspekt in der Therapie (und der Erziehung) von Menschen mit Asperger-Syndrom.

Was hilft dabei, Persönlichkeiten zu erfassen?

Man kann auch die Spezialinteressen zur Entwicklung der Fähigkeit zur Charakterisierung verwenden. Ein Kind interessierte sich für russische Militärflugzeuge. Ich fragte es: »Wenn deine Mutter ein Militärflugzeug wäre, welches wäre sie?« Er antwortete, sie wäre eine alte, schwere Iljuschin-Transportmaschine, denn sie geht recht langsam und trägt immer viel in ihrer Handtasche mit sich herum. Ich fragte ihn, als was für eine Maschine er sich selbst sehe und er antwortete, er sei der neueste MiG-Jäger und besonders schnell. Was gut beobachtet war, denn er hatte auch Anzeichen von ADHS.

Inge Immerfroh, Polly Plaudertasche und Herr Asperger

Das Buch »Unser Herr Glücklich und seine Freunde« von Roger Hargreaves enthält Charaktere wie Inge Immerfroh, Herr Killekille und Polly Plaudertasche, mit deren Hilfe sich das Vokabular und die Beschreibung von Charakteren durch Kinder fördern lassen. So kann der Therapeut das Kind fragen, ob es jemanden kennt, der einem der Figuren in dem Buch ähnlich ist. Den Schulrektor kann man zum Beispiel mit Herrn Hochnase vergleichen (man sollte ihm das aber besser nicht selbst sagen). Der Therapeut kann auch neue Charaktere erfinden, wie einen Herrn Asperger, um die Merkmale des Syndroms zu verdeutlichen und um zu zeigen, wie andere Charaktere darauf reagieren. Man kann auch eine Geschichte erfinden, in der jemand aufgrund seiner Asperger-Eigenschaften zum Helden wird. Tatsächlich gibt es bereits Romane, deren Helden zum Teil über entsprechende Eigenschaften verfügen. Jugendliche können Computerspiele wie die »Sims« verwenden, um verschiedene Charaktere zu erschaffen. In der Schule kann das Kind an Theatergruppen teilnehmen. Vor allem, wenn man solche Auftritte auf Video aufnimmt, kann das Kind das dazu nutzen, bestimmte Charaktere zu untersuchen. Derjenige erkennt dann auch eher, wie er von anderen wahrgenommen wird.

Liane Holliday Willey beschrieb mir gegenüber, wie es ihr immer schwergefallen ist, negative Charaktere zu erkennen, die ihr Böses wollten. Sie wusste aber, dass ihre normalen Freunde andere Menschen besser einschätzen konnten. Wenn sie sich überlegte, ob sie mit einem bestimmten Menschen eine engere Beziehung eingehen sollte, bat sie diese Freunde, ihr zu sagen, was sie von dieser Person hielten.

Wie bin ich? Wer passt zu mir?

Eine Psychotherapie kann genutzt werden, um Erkenntnisse zu gewinnen, wenn es um soziale Kontakte und Entscheidungen über Freundschaften und Beziehungen geht. Das Training der Fähigkeit, andere zu charakterisieren, ist insbesondere hilfreich, um zu bestimmen, wer zu einem passt und wer nicht. Derjenige ist wie ein Puzzleteil: Seine Form (d. h. seine persönlichen Eigenschaften) ist ungewöhnlich, aber je besser er diese eigene Form kennt, desto eher wird er auch ein passendes Puzzleteil finden, also einen anderen Menschen, dessen Eigenschaften zu den eigenen passen. Dieser kann dann zum Freund oder künftigen Partner werden.

- Erwachsene können von der Lektüre von Autobiografien autistischer Menschen profitieren, die vergleichbare Erfahrungen und Gefühle aufweisen. Bei einer längeren Psychotherapie bietet es sich an, den Klienten seine eigene Lebensgeschichte aufschreiben zu lassen, darin kann er dann auch vergangene Geschehnisse im Licht seiner neuen Erkenntnisse und Selbsteinsicht darstellen.

Eine aktuelle Untersuchung über das Temperament und den Charakter von Erwachsenen mit Asperger-Syndrom zeigt bei ihnen eine Tendenz zu einer ängstlichen und zwanghaften Persönlichkeit, die passiv, abhängig und explosiv ist.[12] In dieser Untersuchung zeigte sich auch ein Hang zum unreifen Charakter sowie dazu, Probleme zu externalisieren, also im Zweifelsfall anderen die Schuld zu geben, statt die Ursachen bei sich selbst zu suchen.

Psychologie der persönlichen Konstrukte

Die Theorie persönlicher Konstrukte, die in den 1950er-Jahren von George Kelly entwickelt wurde, bietet einen wissenschaftlichen und theoretischen Rahmen und eine praktische Therapie, die auch gut auf Menschen mit Asperger-Syndrom anwendbar ist.[13] Die Psychologie der persönlichen Konstrukte (Personal Construct Psychology, PCP) basiert auf der Vorstellung, dass Menschen ihre eigenen einzigartigen Modelle der Realität konstruieren.[14] Gerade dieser Ansatz eignet sich besonders für das Asperger-Syndrom. Die Technik des Repertory-Grid (Konstrukt-Repertoire-Raster) lässt sich das Repertoire an Konstrukten eines Menschen erfassen. Das Raster ermöglicht dabei eine visuelle Darstellung der Selbstcharakterisierung, der Art und Weise, wie derjenige sein Weltbild und seine Beziehungen zu anderen konstruiert. Mit dieser Technik lassen sich auch Änderungen im Selbstverständnis und bei den persönlichen Eigenschaften zeigen.

Praktisch funktioniert es so, dass man gemeinsam mit dem Klienten sein Repertory-Grid erstellt, bestehend aus Elementen und Konstrukten. Dabei stehen die Elemente für andere Menschen. Der Klient wird nun gebeten, die Namen von Menschen, die in seinem Leben eine wichtige Rolle spielen, jeweils auf leere Karten zu schreiben. Auf zwei weitere Karten schreibt er: »Wie ich gerne wäre« und »wie ich jetzt bin«. Die Elemente (Menschen) werden dann verwendet, um Ähnlichkeiten und Unterschiede zwischen ihnen zu erkennen. Der Klient zieht wahllos zwei oder drei Karten und soll dann angeben, in welcher Hinsicht sie sich voneinander unterscheiden bzw. in welcher Hinsicht sie sich ähnlich sind. Die Antwort gilt dann als Konstrukt. Derjenige beschreibt dann zwei extreme Eigenschaften des Konstrukts, zum Beispiel hilfreich und nicht hilfreich. Dann werden diese beiden Eigenschaften auf die entgegengesetzten Enden eines großen Stück Papiers geschrieben und die Karten mit den entsprechenden Personen müssen dann entsprechend zwischen die beiden Extremeigenschaften platziert werden; im Beispiel wird also eine besonders hilfreiche Person an das Ende »hilfreich« platziert, eine wenig hilfreiche Person an das andere Ende. Der Psychologe notiert sich dabei die vom Klienten gewählte Reihenfolge der Elemente. Das wird dann mit verschiedenen anderen Eigenschaften wiederholt, bis verschiedene bzw. ausreichend viele Konstrukte gebildet worden sind. Die Anordnung der Elemente lässt sich visuell oder durch einen Computer analysieren.

- Neben der kognitiven Verhaltenstherapie (siehe Kapitel 6) ist die Psychologie der persönlichen Konstrukte für Menschen mit Asperger-Syndrom besonders zu empfehlen.

Häufige Konstrukte

Erwachsene mit Asperger-Syndrom haben oft unreife Konstrukte und bei ihnen kommen bestimmte Konstrukte besonders oft vor. Häufig werden andere Menschen von ihnen etwa nach ihren intellektuellen Fähigkeiten sortiert, da diese für denjenigen von besonders hohem Wert sind. Für ihn ist es eine besonders grobe Beleidigung, wenn er »dumm« genannt wird. Er selbst bewundert dagegen vor allem besonders intelligente Menschen. Zum persönlichen Profil kann auch eine gewisse intellektuelle Arroganz gehören. Das war für mich eine wichtige Information und ich habe mich darauf eingestellt, wenn ich solche Kinder loben will. Für normale Kinder ist es besonders motivierend, wenn man ihnen sagt, dass das, was sie getan haben, andere Leute stolz oder glücklich macht. Ein solcher altruistischer Wunsch, anderen einen Gefallen zu tun, wird für Kinder mit Asperger-Syndrom weniger motivierend sein. Stattdessen appelliere ich hier lieber an ihre intellektuelle Eitelkeit und lobe die Intelligenz und wie klug derjenige ist, statt zu sagen, wie ich mich darüber freue.

Verstehen und akzeptieren, wer man ist

Zu den Endzielen im Leben, wie auch in der Psychotherapie, gehört, zu verstehen und zu akzeptieren, wer man ist. Einige Menschen mit Asperger-Syndrom erreichen das auch ohne Therapie. Warwick, ein 12-jähriger Junge, schrieb mir in einer E-Mail: »Ich wünsche mir, dass wir Kinder mit Asperger-Syndrom mit unseren Macken akzeptiert werden. Für mich ist es ermüdend, anstrengend und langweilig, so viel Zeit damit zu verbringen, zuzuschauen, was andere tun. Manchmal möchte ich einfach nur ich selbst sein und ich bin froh, dass ich bin, wie ich bin.« Ein Erwachsener sagte mir: »Ich will nicht länger normal werden. Ich nehme meine Aspie-Art an und möchte andere teilhaben lassen an meiner Freude, ich selbst zu sein.«

Der Vater von Liane Holliday Willey sagte: »Wenn wir Menschen mit Asperger-Syndrom einen besseren Pressevertreter

AUS DEM LEBEN

»Ich bin ein Aspie«

Rebbecca schrieb mir folgende E-Mail:

»Ich bin, wenn man so will, ein eigenartiges Mitglied der Gesellschaft. Ich gehöre zu denen, denen man nicht verzeiht. Man hat mich einen Träumer und einen Freak genannt. Oder, je nach Generation, Nerd, Geek, Spasti oder Streber. Aber was bedeutet schon ein Name? Ich bin ein Aspie. Von allen Bezeichnungen, die man mir gegeben hat, mag ich Aspie am meisten, denn damit bin ich in guter Gesellschaft.«

hätten, dann könnten wir bestimmen, wie man uns wahrnimmt, nicht die Neurotypischen.«

In ihrer Autobiografie schrieb Donna Williams: »Das, was für andere »normal« ist, macht mich wahnsinnig.«[15] Die beste Psychotherapie wird wohl von den Menschen geleistet, die selbst das Asperger-Syndrom haben und sich damit akzeptieren können. Nita Jackson gibt Menschen mit Asperger-Syndrom den folgenden Rat:

»Du musst dich annehmen, wie du bist – egal, wie schwer das ist. Sich selbst zu verleugnen, bringt dich nicht weiter. Akzeptiere dein Syndrom, mach dich darüber sachkundig und denk daran: Wer unfreundlich zu dir ist, weil du anders bist, um den ist es ohnehin nicht schade. Ich weiß, das ist einfacher gesagt als getan – ich selbst bin auch noch nicht ganz so weit! Dich selbst zu akzeptieren, ist daher der Schlüssel zum persönlichen Erfolg. Und vor allem: Bleib dir selbst treu, denn am Ende kannst du dich nur auf dich selbst verlassen.«[16]

ZUSAMMENFASSUNG

Psychotherapie

- Die klassische psychoanalytische Psychotherapie hat Menschen mit Asperger-Syndrom wenig zu bieten.
- Das Asperger-Syndrom wird nicht durch die Unfähigkeit der Mutter, ihr Kind zu lieben oder eine Beziehung zu ihm aufzubauen, verursacht.
- Bei Projektions-Tests antwortet das Kind meist mit faktischen Informationen statt mit einer Projektion des Ichs.

Nötige Anpassungen

- Menschen mit Asperger-Syndrom können von einer Psychotherapie profitieren, doch muss diese Therapie auf einem gründlichen Verständnis des Wesens des Asperger-Syndroms beruhen. Das betrifft insbesondere die Fähigkeit des Klienten, Gedanken und Gefühle zu verstehen und zu kommunizieren und die Vorstellung des eigenen Ichs im Sinne des Selbstbildes, Selbstwertgefühls und der Selbstakzeptanz.
- Der Psychotherapeut muss über die aktuelle Forschung im Bereich der kognitiven Psychologie beim Asperger-Syndrom Bescheid wissen, insbesondere über die Theory of Mind, die exekutive Funktion und die schwache zentrale Kohärenz. Er sollte Autobiografien autistischer Menschen gelesen haben und bereit sein, die Psychotherapie den Erfordernissen beim Asperger-Syndrom anzupassen.
- Dem Klienten mit Asperger-Syndrom fällt es leichter, Einblick in seine Gedanken und Gefühle zu geben, wenn dies schriftlich an zwei Computern, per E-Mail oder im Comic-Gespräch erfolgt.
- Eine konstruktive Übertragung wird dem Therapeuten weniger gut gelingen als bei normalen Klienten. Er kann aber zu einem Mentor werden, der den Klienten versteht und dabei hilft, seine Perspektive und Absichten besser auszudrücken.
- Eine langfristige Therapie kann demjenigen helfen, Schlüsselerlebnisse in seinem Leben besser zu verstehen und besser in dieser Welt klarzukommen.

Verstehen und akzeptieren, wer man ist

- Die Psychotherapie kann helfen, ein realistisches Selbstbild zu gewinnen und sich mehr auf die eigenen Stärken statt auf die Schwächen zu konzentrieren.

- Der erste Schritt besteht darin, zu verstehen, was das Asperger-Syndrom ausmacht und welche Merkmale sich im eigenen Fähigkeits- und Persönlichkeitsprofil niederschlagen.
- Der zweite Schritt besteht in der Vervollständigung von Sätzen, die es dem Therapeuten erlauben, die Selbstwahrnehmung der Person besser nachzuvollziehen.
- Im dritten Schritt wird Vokabular zum Verstehen und Charakterisieren von Persönlichkeiten entwickelt.

- Die Theorie persönlicher Konstrukte, die von George Kelly in den 1950er-Jahren entwickelt wurde, bietet einen wissenschaftlichen und logisch-theoretischen Rahmen sowie eine praktische Therapie, die sich gut für Menschen mit Asperger-Syndrom eignet.
- Zu den Zielen im Leben und in der Psychotherapie gehört, dass man versteht, wer man ist und sich so akzeptiert, wie man ist. Einige Menschen mit Asperger-Syndrom haben dies auch ohne Therapie erreicht.

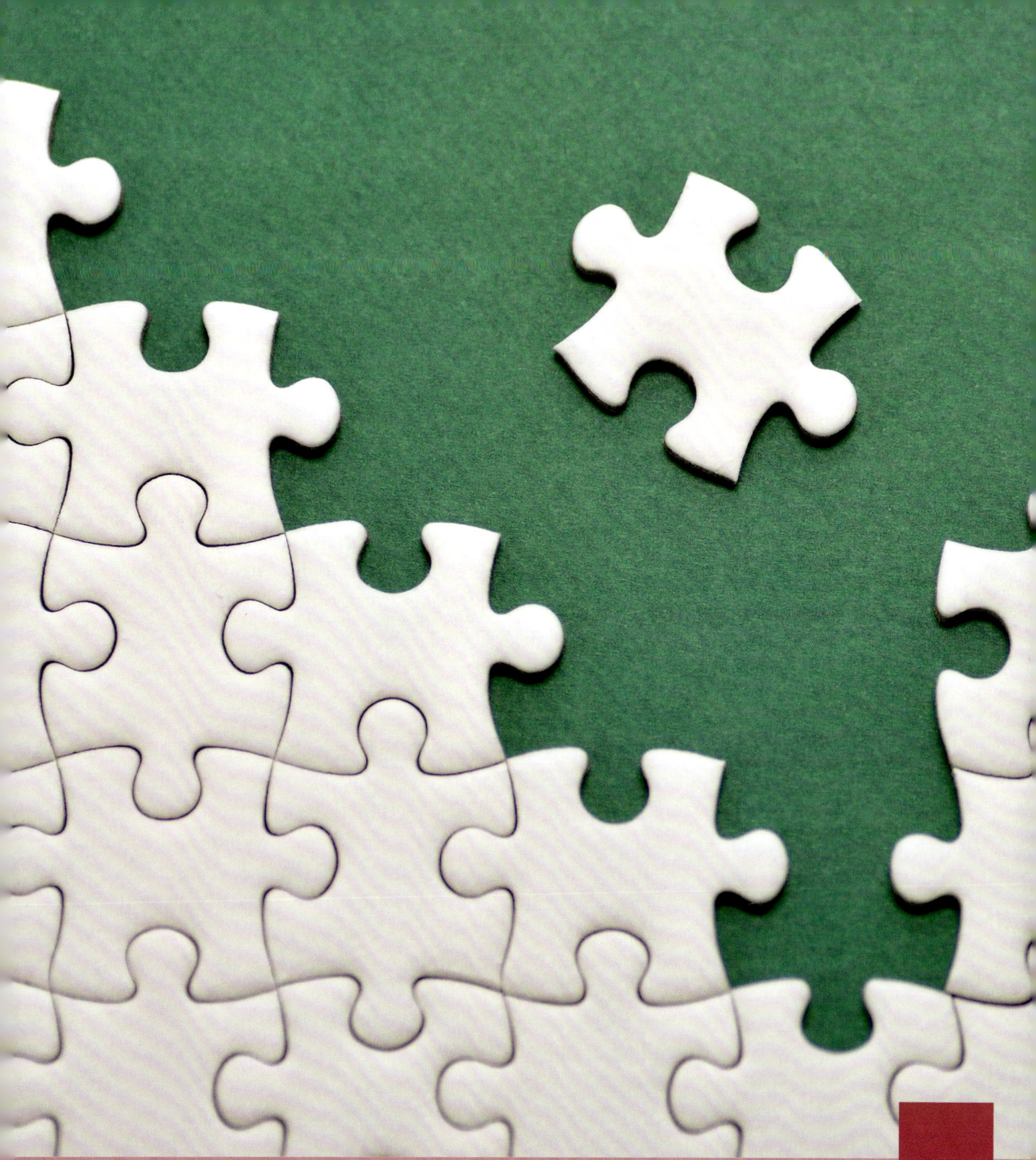

15 Häufige Fragen

In diesem letzten Kapitel beantworte ich Fragen, die von Eltern, Fachkräften und Menschen mit Asperger-Syndrom regelmäßig gestellt werden, aber bisher im Buch noch nicht beantwortet wurden. Es geht darum, was man über die Ursachen weiß, wann und wie man die Diagnose mitteilen und erläutern sollte und welche Faktoren den weiteren Lebensweg günstig beeinflussen.

Welche Ursachen sind bekannt?

Das Asperger-Syndrom wird weder durch falsche Erziehung noch durch ein seelisches oder körperliches Trauma verursacht. Es gibt also keinen Grund, dass Eltern sich Vorwürfe machen, weil sie dem Kind vermeintlich nicht genug Liebe gegeben haben, es vom Baum gefallen ist oder Zeuge eines Unfalls wurde. Die Forschung ergibt ganz eindeutig, dass das Asperger-Syndrom die Folge einer Fehlfunktion bestimmter Strukturen und Systeme im Gehirn ist. Kurz gesagt: Das Gehirn ist bei diesen Menschen anders verdrahtet, nicht unbedingt fehlerhaft, sondern eben einfach anders. Diese Verdrahtung wurde aber nicht durch etwas verursacht, was die Eltern im Laufe der Entwicklung des Kindes getan oder nicht getan haben.

Was zeigt »der Blick ins Gehirn«?

Heute gibt es bildgebende Verfahren, mit denen man die Strukturen des »sozialen Gehirns« normaler Menschen erkennen und untersuchen kann, inwieweit sich diese Strukturen bei Menschen mit Asperger-Syndrom unterscheiden. Tatsächlich hat man herausgefunden, dass das Asperger-Syndrom mit einer Fehlfunktion des »sozialen Gehirns« verbunden ist, das Komponenten der frontalen und temporalen Regionen des Kortex umfasst. Genauer gesagt: die medialen präfrontalen und orbitofrontalen Bereiche der Frontallappen, der superiore temporale Sulkus, der inferiore basale temporale Kortex und die temporalen Pole der Temporallappen. Es gibt außerdem Hinweise auf eine Fehlfunktion der Amygdala, der Basalganglien und des Kleinhirns.[1] Der jüngsten Forschung zufolge sind diese Bereiche nur schwach miteinander verbunden.[2] Außerdem gibt es Hinweise auf eine kortikale Fehlfunktion der rechten Hirnhemisphäre[3] sowie auf eine Abnormalität des Dopaminsystems.[4] Die neurologische Gehirnforschung bestätigt damit das besondere Profil beim sozialen Verständnis, der Empathie, Kommunikation und Kognition bei Menschen mit Asperger-Syndrom. Somit wissen wir, welche Gehirnstrukturen anders funktionieren bzw. anders verdrahtet sind.

Welche Rolle spielen die Gene?

Warum aber entwickeln sich diese Gehirnregionen anders? Bei der Mehrzahl der Fälle dürfte das durch genetische Faktoren bedingt sein. Asperger hatte auch bei den Eltern (insbesondere den Vätern) der von ihm untersuchten Kinder leichtere Anzeichen des Syndroms gefunden und ging von einer Erblichkeit aus. Auch die nachfolgende Forschung hat bestätigt, dass sich bei Familienmitgliedern erstaunlich ähnliche Merkmale zeigen. Wendet man strenge Diagnosekriterien des Asperger-Syndroms an, so findet man das Syndrom bei 20 % der Väter und 5 % der Mütter eines betroffenen Kindes.[5] Für den Partner ist das meist keine völlige Überraschung, allerdings existiert oft keine formale Diagnose. Verwendet man großzügigere Diagnosekriterien, findet man sogar bei 50 % der Verwandten ersten Grades Merkmale des Syndroms.[6]

- Schließt man Verwandte zweiten und dritten Grades ein, haben zwei Drittel aller Menschen mit Asperger-Syndrom einen Verwandten mit einem ähnlichen Muster an Fähigkeiten.[7] Es steckt also zum Teil in den Genen.

In Kapitel 1 hatte ich davon gesprochen, dass die Stellung einer Diagnose wie die Vollendung eines Puzzles mit 100 Teilen ist. Einige Aspekte des Syndroms wirken sich negativ auf die Lebensqualität aus, andere dagegen positiv. Einige Verwandte können vor allem positive Eigenschaften vererbt bekommen haben, die ihnen zu Erfolg im Berufsleben, etwa als Ingenieur, Buchhalter oder Künstler verholfen haben. Der Anteil an Ingenieuren ist jedenfalls unter den Eltern und Großeltern von Kindern mit Asperger-Syndrom deutlich höher als bei denen normaler Kinder.[8] Für die Kinder solcher Personen besteht dann eine noch höhere Wahrscheinlichkeit, dass sie so viele Symptome des Syndroms aufweisen, dass sie für eine formale Diagnose ausreichen. Die Geschwister von Menschen mit Asperger-Syndrom werden sich dafür interessieren, wie hoch die Wahrscheinlichkeit ist, dass ihre eigenen Kinder das Syndrom bekommen. Gegenwärtig wissen wir aber noch nicht genug über die genaue Übertragung der Gene und die Anfälligkeit, doch werden wir vermutlich in nicht zu ferner Zukunft auch für eine bestimmte Familie die genetische Übertragung bestimmen können.

Komplikationen bei der Schwangerschaft oder Geburt

Mütter fragen oft, ob Komplikationen bei der Schwangerschaft oder der Geburt als Ursache infrage kommen oder zumindest den Schweregrad mit beeinflussen können. Lorna Wing beschrieb 1981 in ihrer Arbeit, in der sie erstmals den Begriff Asperger-Syndrom einführte,[9] dass einige der von ihr untersuchten Fälle Komplikationen vor, während und nach der Geburt aufwiesen, die zu einer Fehlfunktion des Gehirns beigetragen haben können. Diese Beobachtung wurde durch spätere Untersuchungen bestätigt. Solche Schwangerschaftskomplikationen wurden bei 31 % der Kinder beobachtet, perinatale oder Geburtskomplikationen bei rund 60 %.[10] Man kann aber nicht eine bestimmte Komplikation eindeutig mit der späteren Ausbildung von Symptomen des Asperger-Syndroms in Verbindung bringen. Auch kann es sein, dass eine bereits bestehende Schädigung der fetalen Entwicklung zu Schwierigkeiten bei der Geburt geführt hat, die sich dann auf den Schweregrad auswirken.

Offenbar gibt es beim Asperger-Syndrom einen höheren Anteil an Kindern, die bei der Geburt kleiner sind als normal. Außerdem findet man etwas mehr Mütter, die bei der Geburt bereits älter sind.[11] Es kommen auch häufiger Frühgeburten (nach weniger als 36 Wochen) oder Spätgeburten (nach 42 Wochen oder mehr) vor.[12]

- Es ist möglich, dass bestimmte Faktoren, die die Gehirnentwicklung während der Schwangerschaft und der Geburt beeinflussen, eine Auswirkung auf das »soziale Gehirn« haben und zur Entwicklung des Asperger-Syndroms beitragen.

Größerer Kopf bzw. größeres Gehirn

Jüngste Untersuchungen zeigen, dass das Gehirn und der Kopfumfang bei mindestens einem Viertel dieser Kinder in den ersten Monaten nach der Geburt schneller als normal wachsen. Sie entwickeln einen Makrozephalus, also einen ungewöhnlich großen Kopf bzw. Gehirn.[13] Es gibt zwei Untergruppen von Asperger-Kindern mit Makrozephalus: zum einen die Kinder, die bereits bei der Geburt einen großen Kopf hatten, zum anderen die Kinder, deren Gehirn sich im Säuglingsalter stark vergrößert hat. Die Beschleunigung lässt bald nach, sodass normale Kinder hier »aufholen« und im Alter von fünf Jahren der Unterschied der Kopfgröße kaum noch auffällt. Bislang haben wir für diese Vorgänge noch keine zufriedenstellende Erklärung. Es gibt erste Hinweise darauf, dass von dieser Vergrößerung nur die frontalen, temporalen und parietalen, nicht aber die okzipitalen Regionen des Gehirns betroffen sind[14] und dass es einen Zuwachs bei der grauen, jedoch nicht bei der weißen Hirnsubstanz gibt.[15] Manchmal ist es nicht von Vorteil, ein schnell wachsendes und vergleichsweise großes Gehirn bzw. Gehirnteile zu haben.

Das Asperger-Syndrom gehört zum autistischen Spektrum und die Forschung über die Ursachen des Kanner-Autismus kann auch dazu beitragen, die Ursachen des Asperger-Syndroms besser zu verstehen. Die künftige Forschung wird zeigen, ob auch andere Faktoren, etwa eine Infektion in der Schwangerschaft oder im Kleinkindalter, angeborene Stoffwechselstörungen, die dafür sorgen, dass bei der Verdauung Toxine entstehen, oder weitere biologische Faktoren die Gehirnentwicklung beeinträchtigen.

- Ganz genau können wir heute die Ursachen des Asperger-Syndroms noch nicht angeben, doch haben wir immerhin einige Vorstellungen über die möglichen Ursachen und können vor allem Eltern versichern, dass es nicht an Erziehungsfehlern liegt.

Wie und wann erklärt man dem Kind die Diagnose?

Man sollte dem Kind die Diagnose so früh wie möglich erklären, am besten, ehe es unangebrachte Kompensationsmechanismen entwickelt. Das Kind kann sich dann eher selbst akzeptieren, ohne Vergleiche mit anderen Kindern anzustellen, bei denen es schlecht wegkommt. Außerdem wird es dann nicht so leicht Symptome einer Angststörung, einer Depression oder einer Verhaltensstörung entwickeln. Man kann das Kind dann auch besser in eine Therapie einbinden und es begreift, warum es öfter zu einer bestimmten Fachkraft muss, andere Kinder oder Geschwister dagegen nicht. Das Kind ist auch oft erleichtert darüber, dass es nicht »verrückt« ist, sondern eben einfach nur anders »verdrahtet«.

In welchem Alter soll man die Diagnose erklären?

Kinder, die jünger als etwa acht Jahre sind, nehmen sich oft noch nicht als anders wahr und sie werden Schwierigkeiten damit haben, eine so komplexe Entwicklungsstörung wie das Asperger-Syndrom zu begreifen. Eine Erklärung muss in jedem Fall altersgerecht sein und Informationen bieten, die das Kind aus seiner Perspektive nachvollziehen kann. Vor allem sollten die Vorteile von Therapien aufgezeigt werden, die dabei helfen, dass das Kind Freundschaften schließen und besser mit anderen Kindern spielen kann und dabei, in der Schule erfolgreicher zu werden. Man kann ihm individuelle Unterschiede zwischen den Kindern erklären, etwa, dass manche leichter lesen lernen und andere weniger leicht. Dann erklärt man dem Kind, dass es noch eine andere Form des »Lesens« gibt, nämlich das »Lesen« von anderen Menschen und sozialen Situationen und dass es Therapien gibt, die bei dieser »Leseschwäche« helfen können. Meist sind es eher die Eltern, nicht die Fachkräfte, die dem Kind das Syndrom und seine Auswirkungen nahebringen.

Stärken und Schwächen auflisten

Für Kinder über acht Jahre habe ich ein Verfahren zur Zuordnung von Eigenschaften entwickelt, mit dem man dem Kind und der Familie die Diagnose erklären kann. Ich organisiere in diesen Fällen ein Treffen aller Familienmitglieder, einschließlich des gerade diagnostizierten Kindes. Ich hefte dann mehrere große Blätter Papier an die Wand oder verwende eine Tafel und farbige Stifte. Jedes Blatt wird in zwei Spalten aufgeteilt. Die eine trägt die Überschrift »Stärken«, die andere die Überschrift »Schwächen«. Ich bitte dann zuerst die Mutter oder den Vater, diese Tabelle entsprechend auszufüllen. Dabei können praktische Fähigkeiten, Wissen, Persönlichkeitsmerkmale und Hobbys angegeben werden. Danach können andere Familienmitglieder die Liste ergänzen. Ich stelle dabei sicher, dass der Tenor des Ganzen positiv bleibt und dass die Liste mehr Stärken als Schwächen enthält. Schließlich ist auch das Kind selbst an der Reihe, das die Einträge der anderen beobachtet hat und nun selbst die Liste entsprechend ergänzen kann.

Manchmal tut sich eine Person mit Asperger-Syndrom schwer, mehrere Stärken anzugeben und sie glaubt, dass sie keine habe. Hier können die anderen Familienmitglieder oder die Fachkraft Vorschläge machen. Bei der Angabe von Schwächen sollte man darauf achten, dass sich derjenige dadurch nicht als Opfer fühlt. Die folgende Tabelle gibt ein Beispiel für eine solche Gegenüberstellung.

Die Fachkraft wird jede vom Kind angegebene Stärke und Schwäche kommentieren und dem Kind dann erklären, dass Wissenschaftler bestimmten Persönlichkeitsmustern gerne einen bestimmten Namen geben. Dann wird er auf Hans Asperger verweisen, der vor über 60 Jahren in Wien Kinder untersucht hat, die ähnliche Merkmale aufwiesen. Da er der Erste war, der diese Merkmale beschrieben hat, nennt man diese Kombination an Merkmalen heute Asperger-Syndrom.

- Ich sage dann zum Kind: »Herzlichen Glückwunsch, du hast das Asperger-Syndrom!« und erkläre, dass das nicht heißt, dass es verrückt oder minderwertig ist, sondern dass es eben einfach anders denkt als andere.

Stärken und Schwächen bei einem Kind mit Asperger-Syndrom

Stärken	Schwächen
▪ ehrlich ▪ entschlossen ▪ ein Experte für Insekten und die Titanic ▪ kann Geräusche hören, die andere nicht hören ▪ freundlich ▪ direkt ▪ Einzelgänger (und als solcher glücklich) ▪ Perfektionist ▪ verlässlicher Freund ▪ kann gut zeichnen ▪ bemerkt Details, die anderen entgehen ▪ kann sich erstaunlich gut an Dinge erinnern, die andere vergessen ▪ hat einen einzigartigen Humor ▪ hat ein sehr gutes Wissen in Mathematik ▪ wird von Erwachsenen gemocht	▪ Fehler akzeptieren ▪ Freundschaften schließen ▪ Rat annehmen ▪ mit Wut umgehen ▪ Handschrift ▪ Wissen, was jemand anderes denkt ▪ Vermeidung, gehänselt zu werden ▪ so viel Zuneigung zeigen, wie es von anderen Familienmitgliedern erwartet wird ▪ mit plötzlichen Geräuschen fertigwerden ▪ Gedanken mithilfe von Sprache erklären

Die Merkmale erklären

Ich erkläre dann, dass auch einige seiner besonderen Talente auf das Asperger-Syndrom zurückgehen, zum Beispiel das umfangreiche Wissen über Zündkerzen, die Fähigkeit, fotografisch genau zu zeichnen, die Aufmerksamkeit für das Detail und das natürliche Talent für Mathematik. Das dient dazu, die Vorzüge des Asperger-Syndroms klarzumachen. Wenn das Kind noch jünger ist, können die Eltern selbst die Stärken und Schwächen auflisten und erklären, doch Jugendliche akzeptieren die Erläuterungen eher von einer Fachkraft.

Der nächste Schritt besteht darin, die Probleme und mögliche Strategien zur Verbesserung bestimmter Fähigkeiten zu Hause und in der Schule zu besprechen. Dazu können Programme zur Verbesserung des sozialen Verständnisses, eine kognitive Verhaltenstherapie und/oder Medikamente gehören, die die Steuerung der Gefühle verbessern, sowie Anregungen und Ermutigungen in Bezug auf Freundschaften.

Positive Beispiele nennen

Neben der Zusammenfassung der Stärken und Schwächen bietet die Fachkraft Beispiele für Menschen mit Asperger-Syndrom, die in den Bereichen Wissenschaft, Informationstechnologie, Politik und Kunst erfolgreich waren und dabei die positiven Eigenschaften des Syndroms nutzen konnten.[16]

Hans Asperger schrieb hierzu: »Es scheint, also ob für den Erfolg in der Wissenschaft oder in der Kunst ein Schuss Autismus notwendig ist. Für den Erfolg kann die Fähigkeit, sich von der Alltagswelt, vom rein Praktischen abzuwenden, notwendig sein; eine Fähigkeit, ein Thema auf originelle Weise neu zu durchdenken und so neue, noch unbegangene Wege zu schaffen, wobei alle Fähigkeiten in dieses eine Spezialgebiet kanalisiert werden.«[17]

Temple Grandin, eine Frau mit Asperger-Syndrom, die eine erfolgreiche Ingenieurin, Wissenschaftlerin und Autorin geworden ist, sagte: »Wenn die Welt nur aus sozial begabten Menschen bestehen würde, würden wir heute noch in den Höhlen sitzen und dort miteinander plaudern.«

Die Diagnose dem Partner nahebringen

Die Gegenüberstellung der Stärken und Schwächen kann derjenige sowohl mit Familienangehörigen als auch mit einem Partner erstellen. In letzterem Fall bitte ich den normalen Partner zu erklären, was seine Liebe für den Asperger-Partner kennzeichnet und was er an ihm bei der ersten Begegnung besonders anziehend fand. Dazu gehört oft ein attraktives Aussehen, seine Loyalität, seine bemerkenswerte Intelligenz, seine originellen Ideen, bei einem Mann auch seine feminine Seite, die Tatsache, dass das Kennenlernen eines solchen Menschen als Herausforderung angesehen wird, sowie seine besonders aufmerksame Art. Wie in allen Beziehungen, verstärken sich einige Eigenschaften mit der Zeit, während andere sich abschwächen. Einige der genannten Eigenschaften können aber durch die Merkmale des Asperger-Syndroms erklärt werden.

Die Merkmale bildlich umschreiben

Ich erkläre die Entwicklung des Fähigkeitsprofils beim Asperger-Syndrom manchmal mit dem Bild einer Lichtung im Wald. Diese Lichtung steht für die Entwicklung des Gehirns, wobei das Auftauchen neuer Pflanzen und junger Bäume für die Entwicklung verschiedener Gehirnfunktionen steht. Wächst einer dieser Bäume besonders schnell, so verhindert er damit, dass andere Pflanzen genügend Sonne abbekommen und sein Wurzelwerk konkurriert mit den Wurzeln der anderen Pflanzen, die dadurch weniger Nährstoffe bekommen. Der dominierende Baum steht für die Gehirnanteile, die für das soziale Verständnis zuständig sind. Wächst dieser Baum nicht schnell genug, bekommt er Konkurrenz durch andere Pflanzen und Bäume, das heißt andere Fähigkeiten werden stärker ausgeprägt. Diese Pflanzen stehen dann für Fähigkeiten im Bereich des mechanischen Verstehens, der Musik, der Kunst, der Mathematik und der Wissenschaft sowie der sensorischen Wahrnehmung. So kann man dem Menschen mit Asperger-Syndrom seine Begabungen und Schwierigkeiten ganz gut verdeutlichen.

Der Begriff »Syndrom« ist angemessener als »Störung«

Ich will diesen Abschnitt mit einigen Gedanken zum Asperger-Syndrom abschließen. Autistische Menschen haben andere Prioritäten, eine andere Wahrnehmung der Welt und eine andere Art zu denken. Das Gehirn ist anders verdrahtet, aber deswegen nicht gestört. Demjenigen sind nur das Streben nach Wissen, Perfektion, Wahrheitsliebe und das Verstehen der physischen Welt besonders wichtig; Gefühle und zwischenmenschliche Erfahrungen dagegen weniger. Das kann zu anerkannten Fertigkeiten führen, aber auch zu Verwundbarkeiten in der sozialen Welt und es hat Auswirkungen auf das Selbstwertgefühl. Derjenige wird die Diagnose so wahrnehmen, wie die Fachkraft sie ihm erklärt. Ich nehme diese Erläuterungen meist auf ein Tonband auf, das sich die Familie dann bei Bedarf noch einmal anhören kann. Die Stärken und Schwächen lege ich auch schriftlich in einem Bericht für die Familie nieder oder schreibe eine Social Story für das Kind. Der Spezialist oder die Eltern können dem Kind auch einen Brief schreiben, in dem die Vor- und Nachteile des Syndroms kindgerecht geschildert werden.[18]

Wenn ich die Diagnose erkläre, rede ich lieber vom Asperger-Syndrom als von einer Asperger-Störung, da der Begriff »Störung« das Kind verwirren könnte.

AUS DEM LEBEN

»Ich bin nicht gestört, ich funktioniere sehr gut«

Das wird etwa deutlich bei Thomas, den seine Mutter in ihrer Autobiografie beschreibt:

»Während mein elfjähriger Sohn Thomas auf dem Rücksitz unseres Autos saß, las er ein Buch über das Asperger-Syndrom und fragte: »Mutti, hier in dem Buch ist von einer Asperger-Störung die Rede. Warum nennen sie das eine Störung?«

»Ich bin mir nicht sicher, aber das ist eine gute Frage«, antwortete ich.

Er fuhr fort: »Ich werde der Autorin schreiben und ihr sagen, dass sie einen falschen Begriff benutzt. Ich bin nicht gestört, ich funktioniere sehr gut.«

»Sehr gute Idee«, antwortete ich.[19]

Outing – wem erzählt man von der Diagnose?

Nachdem man die Diagnose demjenigen mitgeteilt hat, muss man klären, wer sonst noch davon erfahren soll. Kinder werden sich Gedanken machen, ob die anderen Kinder vielleicht negativ auf eine solche Information reagieren könnten. Erwachsene werden sich überlegen, ob es klug ist, es Freunden, künftigen Arbeitgebern und Kollegen zu erzählen. Die Fachkraft wird die Frage des Outings mit demjenigen besprechen und dabei die persönlichen Lebensumstände und die jeweiligen Vor- und Nachteile berücksichtigen und klären, wie viel man von der Diagnose preisgeben sollte.

Man sollte die Ansicht des Kindes respektieren, wie viel es den anderen Kindern von der Diagnose mitteilen möchte. Ist das Kind damit einverstanden, dass die Information weitergegeben wird, so wird man entscheiden müssen, wer wem wie viel erzählt und inwieweit das Kind direkt daran beteiligt sein soll. Carol Gray hat das Programm The Sixth Sense (Der sechste Sinn) entwickelt, um die Diagnose Klassenkameraden an einer Grundschule zu vermitteln.[20]

Auch ein frisch diagnostizierter Erwachsener wird wissen wollen, wem er davon erzählen und wie er das der Familie, den Bekannten und den Arbeitskollegen vermitteln kann. Einige sind sehr zurückhaltend und besonders vorsichtig, was das Outing angeht. Sie berichten davon nur einem sorgfältig ausgewählten Personenkreis. Andere sind da wesentlich offener und mutiger. So hat sich Liane Willey Holliday für eine »Outing-Party« entschieden. Andere tragen T-Shirts mit dem Aufdruck »Ich habe das Asperger-Syndrom und bin stolz darauf« oder »Asperger – eine andere Art des Denkens«. So wird die Diagnose besonders augenfällig.

Wie sieht die Zukunftsprognose aus?

Ich habe über mehrere Jahrzehnte die zunehmende Reife, Selbstakzeptanz und die zunehmenden Fähigkeiten von mehreren tausend Kindern mit dem Asperger-Syndrom verfolgen und meinen Teil dazu beitragen können. Die Vorschulkinder, die ich 1992 untersucht habe, als ich meine Klinik eingerichtet hatte, sind heute junge Erwachsene. Ich habe auch Erwachsene diagnostiziert und sie bei ihrer Suche nach einer eigenen Identität und in ihrer Beziehung zu ihrem Partner und ihren Kindern sowie bei ihrem beruflichen Erfolg unterstützt.

Welche Faktoren wirken sich positiv aus?

Dabei sind mir die folgenden Faktoren aufgefallen, die zum Erfolg dieser Menschen in ihrem Leben beigetragen haben:

- Die Diagnose erfolgt in der frühen Kindheit, um sekundäre psychologische Probleme wie Depressionen und Verleugnungsverhalten zu reduzieren.
- Die Person und ihre Familie akzeptieren die Diagnose.
- Die Person hat einen Mentor, das heißt einen Lehrer, Verwandten, eine Fachkraft oder eine andere Person mit Asperger-Syndrom, die das Syndrom versteht und Hilfestellungen und Anregungen bietet.
- Die Person macht sich über das Asperger-Syndrom sachkundig, indem sie Autobiografien und Selbsthilfebücher für Menschen mit dem Syndrom liest.
- Es gibt einen Elternteil, Partner oder Freund, der emotionale und praktische Hilfe leistet, Schwierigkeiten überbrückt und sich ein Leben lang für die Person einsetzt.
- Die Person ist im Beruf oder in ihrem Spezialinteresse erfolgreich, was die sozialen Herausforderungen ausgleicht. Sozialer Erfolg wird für denjenigen immer weniger wichtig und das Gefühl des eigenen Wertes wird eher durch die eigene Leistung als durch die sozialen Kontakte definiert. Das macht auch Temple Grandin deutlich: »Ich weiß, dass mir einige Dinge in meinem Leben fehlen, aber ich habe eine aufregende Karriere, die mich jede Stunde meines Lebens beschäftigt. Ich halte mich ständig auf Trab und denke deshalb meist gar nicht an das, was mir fehlen könnte. Fachkräfte und Eltern machen sich manchmal zu viele Sorgen um das Sozialleben autistischer Erwachsener. Ich knüpfe soziale Kontakte über meine Arbeit. Wenn jemand seine Begabungen nutzt, dann wird er auch Kontakte knüpfen zu anderen Menschen, die diese Interessen mit ihm teilen.«[21]
- Die Person kann schließlich ihre Stärken und Schwächen annehmen und wünscht sich nicht länger, jemand zu werden, der sie nicht sein kann. Ihr wird klar, dass sie Stärken hat, die von anderen bewundert werden.

- Es kann eine natürliche Besserung eintreten. So, wie es Menschen gibt, die spät mit dem Reden oder Laufen anfangen, kann es Menschen geben, die spät anfangen, soziale Kontakte zu knüpfen. »Spät« kann hierbei allerdings mehrere Jahrzehnte bedeuten. Schließlich kann derjenige aber seine Ziele erreichen.

Fachkräfte haben oft vor allem mit denjenigen zu tun, die besondere Schwierigkeiten haben. Das kann dazu führen, dass die langfristige Entwicklung zu pessimistisch gesehen wird. Das Asperger-Syndrom ist aber eine Entwicklungsstörung und derjenige kann durchaus lernen, seine Fähigkeiten in Bezug auf den sozialen Umgang, Gespräche und das Verstehen der Gedanken und Gefühle anderer zu verbessern.

- Ich kenne viele Erwachsene, denen es schließlich gelungen ist, intellektuell die Mechanismen des sozialen Miteinanders zu erfassen. Nur die Familie und die engsten Freunde dieser Menschen ahnen, welche Anstrengungen es gekostet hat, zu einer so gelungenen sozialen Integration zu gelangen.

Soziale Integration

Aus meiner langjährigen klinischen Erfahrung weiß ich, dass bei einigen Erwachsenen die auffälligsten Symptome des Asperger-Syndroms mit der Zeit zurückgehen. Es gibt ein Kontinuum autistischer Verhaltensweisen, das von der völligen Zurückgezogenheit eines stillen Kindes bis hin zum Asperger-Syndrom reicht. Den Bereich des Kontinuums zwischen dem Asperger-Syndrom und den normalen Menschen beginnen wir dagegen erst allmählich zu verstehen. Einige Menschen mit Asperger-Syndrom haben derartige Fortschritte erzielt, dass die Unterschiede zu nichtautistischen Menschen kaum mehr wahrnehmbar sind. Es handelt sich dann im Grunde nur noch um eine Persönlichkeitsvariante, nicht mehr um eine psychologische Diagnosekategorie, die einer Behandlung bedürfte. Digby Tantam benutzt den Begriff »lebenslange Exzentrik«, um die langfristige Entwicklung solcher Menschen zu beschreiben.[22] Dabei wird der Begriff Exzentrik nicht im abwertenden Sinne verstanden.

Es gibt immer eine logische Erklärung für das scheinbar exzentrische Verhalten

AUS DEM LEBEN

»Ich habe ein Netz wunderbarer Freunde«

Sean Barron beschreibt, was für viele Menschen mit Asperger-Syndrom möglich ist:

»Zum Glück habe ich die sozialen Verbindungen, die ich so verzweifelt ersehnt hatte, knüpfen können. Meine Beziehung zu meiner Familie ist außergewöhnlich. Ich habe ein Netz wunderbarer Freunde, einen Beruf als Zeitungsreporter, der mich intellektuell ausfüllt, und treffe mich seit 2003 regelmäßig mit einer Frau. All diese Menschen haben einen positiven Einfluss auf mein Leben.«[23]

von Menschen mit Asperger-Syndrom. Mir sind meine Freunde und Verwandten mit Asperger-Syndrom wichtig. Ich sehe solche Menschen als einen leuchtenden Faden im bunten Teppich des Lebens. Unsere Zivilisation wäre furchtbar langweilig und steril, wenn wir keine Menschen mit Asperger-Syndrom hätten und sie nicht wertschätzen würden.

Wie könnte es Jack ergehen?

Ich habe dieses Buch mit der fiktiven Beschreibung eines Jungen mit Asperger-Syndrom begonnen. Jack besuchte die Geburtstagsparty seiner Schulfreundin Alicia. Eltern werden sich fragen: Wie könnte die Zukunft von Jack aussehen? Daher möchte ich zum Abschluss eine mögliche Beschreibung von Jack als Erwachsene geben, basierend auf meiner Erfahrung mit vielen tausend Kindern und Erwachsenen mit Asperger-Syndrom und meiner Beobachtung der Entwicklung von Kindern über viele Jahre und Jahrzehnte hinweg.

Es klopfte an die Tür des Büros. Der neue Personalleiter wusste, das musste Dr. Jack Johnstone sein, der seinen Jahresbericht abliefern wollte. Die Kollegen hatten bereits viel über Jack erzählt und nun war er gespannt darauf, ihn einmal selbst kennenzulernen. Das Unternehmen produzierte Energiespeichersysteme und Jack arbeitete an einem neuen Speichersystem für Autos, das alte benzingetriebene Motoren ablösen sollte. Normalerweise arbeiteten in der Forschungsabteilung immer Teams zusammen, Jack dagegen arbeitete lieber alleine.

Die Zugangskontrolle kannte Jack gut: Er arbeitete in der Forschungsabteilung oft bis spät in die Nacht. Jack erklärte seinem Vorgesetzten, dass er am besten arbeiten könne, wenn es ruhig im Gebäude sei und er durch niemanden durch Smalltalk über das letzte Fußballspiel oder die Beine der neuen Sekretärin gestört werde.

Was enthielt seine umfangreiche Personalakte?

Jacks Personalakte lag vor dem Personalchef auf dem Tisch. Es war die umfangreichste Akte, die er je zu Gesicht bekommen hatte. Sie enthielt die Grundinformationen zu seiner Qualifikation, Belege seines Doktortitels als Elektroingenieur und Zeugnisse von früheren Arbeitgebern, die ihm Ehrlichkeit, Integrität und Entschlossenheit attestierten. In der Akte standen aber auch Anmerkungen des vorherigen Personalchefs, die dem Vorgesetzten und dem Unternehmen Hilfestellungen gaben. Darin wurde kurz das Asperger-Syndrom erläutert und auch, wie sich dieses Syndrom auf Jacks Persönlichkeit und Fähigkeiten auswirkt. Die Diagnose erhielt Jack 2005 im Alter von 9 Jahren und er wurde an der Schule entsprechend unterstützt und konnte seine zwischenmenschlichen Fähigkeiten verbessern. In speziellen Förderklassen konnte er sein technisches Talent weiterentwickeln. Jetzt schrieb man dass Jahr 2028 und zwei Jahre zuvor war Jack von der Universität in die Industrie gewechselt.

Umfangreiches Wissen, unkonventionelle Ideen und Ehrgeiz

Es gab eine detaillierte Beschreibung seiner Stärken: Er hatte ein umfangreiches Wissen, verfügte über unkonventionelle Lösungsansätze und Denkweisen und setzte hohe Maßstäbe an die eigene Arbeit. Daneben standen aber auch Ratschläge in

Bezug auf seine Schwierigkeiten bei der Teamarbeit, seine Direktheit und seinen Problemen bei plötzlich auftretenden Veränderungen am Arbeitsplatz. Seine Ideen haben sich aber als sehr vorteilhaft für die Firma erwiesen: Sie konnte ihren Gewinn steigern, nachdem er eine neue, langlebige Batterie für Spielekonsolen entwickelt hatte. Er galt als exzentrisch, aber zugleich als wertvoller Mitarbeiter.

Jack war Anfang dreißig, lebte aber noch bei seinen Eltern

Manchmal tuschelte man über ihn. Er war Anfang dreißig, lebte noch bei seinen Eltern und hatte eine Freundin, über die er manchmal sprach, Alicia, die er bereits seit der Grundschule kannte. Er hatte einen relativ kleinen Freundeskreis, ist aber nie eine längere Beziehung eingegangen. Er hat sich ganz seiner Forschung gewidmet und tat sich mit sozialen Aktivitäten schwer: Bei der letzten Weihnachtsfeier ist er schon nach 20 Minuten wieder gegangen. Er sagte, er müsse nach Hause, denn dort warteten seine Koalas auf ihn, die er mit frischen Eukalyptusblättern versorgen musste – Beuteltiere gehörten zu seinen Spezialinteressen. Vor sechs Monaten wurde in der Buchhaltung eine neue Kollegin eingestellt. Sie war alleinerziehende Mutter von zwei Kindern und sehr beliebt, weil sich die Mitarbeiter in ihrer Gegenwart immer sehr entspannt fühlten. Ihre sorgfältige und effiziente Buchführung wurde allgemein anerkannt und geschätzt. Sie traf Jack, als er ihr seinen Bogen mit den monatlichen Ausgaben übergab und seitdem änderte sich das Leben für beide dramatisch. Sie wollen im nächsten Monat heiraten.

Er hatte sich lange nicht rasiert und begann sofort mit einem Monolog

Der Personalchef sagte: »Kommen Sie herein!« und Jack trat in das Zimmer. Er wusste nicht recht, was er von Jack erwarten sollte, aber die Person, die nun vor ihm stand, war auf jeden Fall bemerkenswert. Das Haar war ungekämmt und er hatte sich seit Tagen nicht rasiert. In den Taschen seines Hemdes steckten mindestens vier Bleistifte, zwei Füller und ein altmodischer Taschenrechner. Aus einem der Füller war schwarze Tinte auf sein Hemd gelaufen. Es gab keine formelle Begrüßung, da Jack sich sofort hinsetzte und mit einem Monolog über seine Arbeit und seine Leistung im vergangenen Jahr begann und in dem er seine Projekte für das nächste Jahr vorstellte. Er schien erleichtert zu sein, dass er die gewünschte Information abliefern konnte.

Ein freundlicher, schüchterner und einsatzfreudiger Kollege

Nun war es am Personalchef, seine Meinung zu Jacks Arbeit des vergangenen Jahres abzugeben. Jacks Ideen waren sehr originell, auch wenn man sie nicht immer gleich verstand, wenn er versuchte, sie in Worten zu erklären, aber wenn er es am Computer mit einer 3D-Grafik erklärte, waren sie sofort einleuchtend. Die Kollegen mochten ihn, auch wenn er dazu neigte, dieselben Witze immer wieder zu erzählen. Jack hatte die betriebsinterne Trivial-Pursuit-Meisterschaft gewonnen und galt als freundlicher, schüchterner und einsatzfreudiger Kollege.

Heiratspläne

Jack dachte einen Moment nach und stimmte dem Lob dann zu. Er fragte den Personalchef höflich, wie er mit seiner neuen Stellung zurechtkomme, ob er eine Schule für seine Kinder gefunden habe und was er vom neuen Unternehmensleiter halte. Als Jack das Zimmer wieder verließ, dachte er an seine Kindheit zurück: als er sich damals von den anderen Kindern in der Schule nicht verstanden fühlte und wie er in seiner Jugend an mangelndem Selbstwertgefühl litt und sich danach sehnte, beliebt zu sein. Andere Kinder in der Klasse riefen ihm nach, dass er ein Versager sei. Er wünschte sich, dass sie ihn jetzt sehen könnten! Er war kein Versager, er war erfolgreich. Dieser Gedanke tröstete ihn, als er in seinen neuen BMW stieg und bemerkte, dass er zu spät zu der Verabredung kam, bei der er die letzten Vorbereitungen zu seiner Hochzeit durchgehen wollte.

Anmerkungen

1 Was ist das Asperger-Syndrom?

1. Asperger 1944
2. Asperger 1944, 1952, 1979; Hippler u. Klicpera 2004
3. Eisenmajer et al. 1996; Howlin u. Asgharian 1999
4. Wing 1981
5. Szatmari 2000
6. Attwood 1998; Dissanayake 2004; Gillberg 1998; Wing 1981
7. Ehlers u. Gillberg 1993; Fein et al. 2005; Ghaziuddin et al. 1998; Klin u. Volkmar 1997; Perry 1998; Tani et al. 2006
8. Rapin 1982
9. Bishop 2000
10. Paul et al. 1991
11. Ehlers u. Gillberg 1993; Gillberg u. Billstedt 2000; Kadesko u. Gillberg 2000; Ringman u. Jankovic 2000
12. Attwood 2003a
13. Kopp u. Gillberg 1997
14. Towbin et al. 2005
15. Ahearn et al. 2001
16. Nieminen-von Wendt 2004
17. Bolte et al. 2002; Hebebrand et al. 1997; Sobanski et al. 1999
18. Gillberg u. Billstedt 2000; Gillberg u. Rastam 1992; Gillberg et al. 1996; Rastam et al. 2003; Wentz et al. 2005; Wentz Nilsson et al. 1999
19. Rourke u. Tsatsanis 2000
20. Volkmar u. Klin 2000
21. Bejerot et al. 2001
22. Volkmar et al. 1998
23. Willey 1999
24. Aston 2003
25. Sainsbury 2000, S. 8
26. Barber 2006, S. 103
27. Willey 1999, S. 16
28. unveröffentlichte Autobiografie
29. Asperger 1944
30. Adamo 2004
31. geschrieben von seiner Mutter Barbara LaSalle 2003
32. Tantam 2000a
33. Asperger 1944
34. Willey 1999, S. 22
35. Willey 1999, S. 23
36. Williams 1998, S. 73
37. Gallucci et al. 2005; Kraemer et al. 2005
38. Shore 2004
39. Aston 2003
40. Gresley 2000
41. Attwood u. Willey 2000
42. N. Jackson 2002, S. 28
43. Willey 2001, S. 164

2 Die Diagnose

1. Kanner 1943
2. Wing 1981
3. Gillberg 1991; Gillberg u. Gillberg 1989
4. Szatmari et al. 1989b
5. Gillberg 2002
6. Sutscharewa 1926; Sutscharewa u. Wolff 1996
7. Wolff 1995, 1998
8. Gillberg 1991
9. Asperger 1991
10. Howlin 2000
11. Garnett u. Attwood 1998
12. Gillberg et al. 2001
13. Myles et al. 2001
14. Ehlers et al. 1999
15. Scott et al. 2002; Williams et al. 2005
16. Gilliam 2002
17. Krug u. Arick 2002
18. Campbell 2005
19. Baron-Cohen 2003
20. Baron-Cohen et al. 2001b; Woodbury Smith et al. 2005
21. Baron-Cohen u. Wheelwright 2004
22. Baron-Cohen et al. 2001a
23. Rutherford et al. 2002
24. Baron-Cohen u. Wheelwright 2003
25. Nylander u. Gillberg 2001
26. Klin et al. 2000
27. Lord et al. 1994
28. Lord et al. 2000

29. Gillberg 2002; Klin et al. 2000
30. Wing et al. 2002
31. American Psychiatric Association 2000
32. Twatchman-Cullen 1998
33. Eisenmajer et al. 1998; Howlin 2003; Manjiviona u. Prior 1999; Mayes u. Calhoun 2001
34. Gillberg 1991; Gillberg u. Gillberg 1989
35. Smyrnios 2002
36. Attwood 2003a
37. Green et al. 2002
38. Church et al. 2000
39. Dickerson Mayes et al. 2001; Eisenmajer et al. 1996; Ghaziuddin et al. 1992; Manjiviona u. Prior 1995; Miller u. Ozonoff 1997; Szatmari et al. 1995
40. Mahoney et al. 1998
41. DeMyer et al. 1981
42. Ehlers et al. 1997
43. Klin et al. 1995
44. Manjiviona u. Prior 1999; Miller u. Ozonoff 2000; Ozonoff et al. 2000
45. Dissanayake 2004
46. Howlin 2000
47. Leekham et al. 2000
48. Baird et al. 2000; Chakrabarti u. Fombonne 2001; Sponheim u. Skjeldal 1998; Taylor et al. 1999
49. Gillberg u. Gillberg 1989
50. Ehlers u. Gillberg 1993; Kadesjo et al. 1999
51. Willey 1999
52. Newsom 1983
53. La Salle 2003, S. 242–243
54. Baron-Cohen et al. 2005
55. Perry 2004
56. Szatmari 2004

3 Soziales Verständnis und Freundschaft

1. Attwood 2003a; Botroff et al. 1995
2. Bauminger u. Kasari 2000; Bauminger u. Shulman 2003; Bauminger et al. 2003
3. Willey 1999, S. 43
4. Joliffe et al. 1992, S. 16
5. Donnelly u. Bovee 2003
6. Church et al. 2000
7. Hay et al. 2004
8. Rubin 2002
9. Molloy u. Vasil 2004 S. 77
10. Attwood 2000
11. Lee u. Hobson 1998
12. Willey 1999, S. 16–17
13. Gray 1998
14. Gray 2004b
15. Gray 2002a
16. Gray 1999
17. Gagnon 2001
18. Hagiwara u. Myles 1999; Ivey et al. 2004; Lorimer 2002; Norris u. Dattilo 1999; Rogers u. Myles 2001; Rowe 1999; Santosi 2004; Scattone et al. 2002; Smith 2001; Swaggart et al. 1995; Thiemann u. Goldstein 2001
19. Rubin 2002
20. Apple et al. 2005
21. Darlington 2001
22. Werth et al. 2001
23. Sainsbury 200, S. 80
24. Lyons u. Fitzgerald 2004; Werth et al. 2001
25. Andron u. Weber 1998; Barnhill et al. 2002; Barry et al. 2003; Bauminger 2002; Broderick et al. 2002; Howlin u. Yates 1999; Marriage et al. 1995; Mesibov 1984; Ozonoff u. Miller 1995; Soloman et al. 2004; Williams 1989
26. Andron u. Weber 1998
27. Hadcroft 2005, S. 62
28. Bauminger u. Kasari 2000; Carrington u. Graham 2001
29. Asperger 1944
30. Willey 1999
31. Sheindlin 2001, S. 51
32. Buehner 1998
33. L. Jackson 2002, S. 104–105
34. Hénault 2005
35. Persönliche Mitteilung
36. Grandin 1995
37. Asperger 1944
38. Asperger 1938
39. Willey 1999, S. 61–62

4 Hänseln und Bullying

1. Rubin 2002
2. Gray 2004b, S. 8
3. Hadcroft 2005. S. 38
4. Gray 2004a

5. Jackson 2002
6. Little 2002
7. N. Jackson 2002, S. 26
8. Hay et al. 2004
9. Voors 2000
10. Sainsbury 2000, S. 82
11. Attwood 2004d; Baron-Cohen 1995
12. N. Jackson 2002, S. 24
13. Hodges et al. 1997; Ladd u. Ladd 1998; Olweus 1992; Slee 1995
14. Olweus 1992
15. Smith al. 2004
16. Gray 2004a; Heinrichs 2003; Olweus 1993
17. Gray 2004a
18. Pepler u. Craig 1999
19. Willey 1999, S. 40
20. L. Jackson 2002, S. 137
21. L. Jackson 2002, S. 151
22. Gray 2004a
23. N. Jackson 2002, S. 83
24. Gray 1998
25. Rigby 1996
26. Attwood 2004c; Gray 2004a; Heinrichs 2003
27. Olweus 1993

5 Theory of Mind

1. Gillberg 2002
2. Attwood 2004d
3. Happé 1994
4. Kaland et al. 2002
5. Baron-Cohen 2003
6. Klin 2000
7. Heider u. Simmel 1944
8. Castelli et al. 2002
9. Frith u. Happé 1999
10. Klin et al. 2002a, 2002b
11. Baron-Cohen u. Jolliffe 1997; Baron-Cohen et al. 2001a
12. Wing 1992, S. 131
13. Kleinman et al. 2001; Rutherford et al. 2002
14. Frith u. Happé 1999
15. Frith u. Happé 1999
16. Gillberg 2002
17. Hillier u. Allinson 2002
18. Attwood et al. 1988
19. Baron-Cohen et al. 1999a
20. Fleisher 2003, S. 110
21. Bauminger u. Kasari 1999; Kaland et al. 2002
22. Ozonoff u. Miller 1995
23. Swettenham et al. 1996
24. Hadwin et al. 1996
25. McGregor et al. 1998; Swettenham et al. 1996
26. Gray 1994
27. Wellman et al. 1996
28. Kerr u. Durkin 2004; Rajendran u. Mitchelle 2000; Wellman et al. 2002
29. Howlin et al. 1999

6 Gefühle verstehen und ausdrücken

1. Gillberg u. Gillberg 1989, S. 632
2. Szatmari et al. 1989b, S. 710
3. Ghaziuddin et al. 1998; Gillotet al. 2001; Green et al. 2000; Kim et al. 2000; Konstantareas 2005; Russell u. Sofronoff 2004; Tantam 2000b; Tonge et al. 1999
4. Clarke et al. 1999; Gillot et al. 2001; Green et al. 2000; Kim et al. 2000; Konstantareas 2005
5. DeLong u. Dwyer 1988; Frazier et al. 2002
6. Kurita 1999
7. Blackshaw et al. 2001
8. Green et al. 2000; Tantam 2000b
9. Bolton et al. 1998; DeLong 1994; Ghaziuddin u. Greden 1998; Lainhart u. Folstein 1994; Micali et al. 2004; Piven u. Palmer 1999
10. Eisenmajer et al. 1996; Nyden et al. 1999; Ozonoff et al. 2000; Pennington u. Ozonoff 1996
11. Adolphs et al. 2001; Baron-Cohen et al. 1999b; Critchley et al. 2000; Fine et al. 2001
12. Barton et al. 2004; Duchaine et al. 2003; Kracke 1994; Nieminen-von Wendt 2004; Njiokiktjien et al. 2001; Pietz et al. 2003
13. Berthoz u. Hill 2005; Hill, Berthoz u. Frith 2004; Nieminen-von Wendt 2004; Rastam et al. 1997; Tani et al. 2004
14. Berthoz u. Hill 2005; Groden et al. 2001; Laurent u. Rubin 2004

15. Rieffe et al. 2000
16. Carrington u. Graham 2001
17. Berthier 1995
18. Lawson 2001, S. 118–119
19. Lawson 2001, S. 119
20. McGee et al. 1991
21. Attwood 2003b
22. Hippler u. Klicpera 2004
23. Grandin u. Barron 2005, S. 255
24. Segar ohne Jahresangabe
25. Fleisher 2006, S. 32
26. Ghaziuddin 2003b
27. Russell et al. 2005
28. McDougle et al. 1995
29. Ghaziuddin 2005b
30. Attwood 2003b; Baron-Cohen 1990
31. Russell u. Sofronoff 2004
32. Ghaziuddin et al. 1998; Kim et al. 2000; Tantam 1988a; Wing 1981
33. Barnhill u. Smith Myles 2001
34. Howlin 2004
35. N. Jackson 2002, S. 63
36. American Psychiatric Association 2000, S. 667
37. Williams 1998, S. 171
38. Schneider 1999, S. 43
39. Mayes et al. 1993
40. Aston 2003, S. 197
41. Slater-Walker u. Slater-Walker 2002, S. 88
42. Grandin u. Barron, S. 40
43. Graham 1998; Grave u. Blisset 2004; Kendall 2000
44. Ekman 2003
45. Bauminger 2002; Fitzpatrick 2004; Hare 1997; Reaven u. Hepburn 2003; Sofronoff et al. 2005
46. Attwood 2004a, 2004b
47. N. Jackson 2002, S. 20
48. Pyles 2002
49. Shore 2001, S. 107
50. Carrington u. Forder 1999; Silver u. Oakes 2001
51. Sofronoff et al. 2005
52. Grandin u. Barron, S. 85
53. Grandin u. Barron 2005, S. 110
54. N. Jackson 2002, S. 91
55. L. Jackson 2002
56. Alexander et al. 2004

7 Spezialinteresse

1. Asperger 1944
2. Gillberg u. Gillberg 1989
3. Gillberg u. Gillberg 1989
4. South, Ozonoff u. McMahon 2005
5. Joliffe et al. 1992
6. Szatmari et al. 1989b
7. Bashe u. Kirby 2001; Hippler u. Klicpera 2004; Kerbeshian, Burd u. Fisher 1990; Tantam 1991
8. Turner 1997
9. South, Klein u. Ozonoff 1999
10. Piven et al. 1996; South et al. 2005
11. Bashe u. Kirby 2001
12. Pyles 2002
13. LaSalle 2003, S. 233–234
14. Shore 2001, S. 54
15. N. Jackson 2002, S. 37
16. Asperger 1944
17. Sanders 2002, S. 54
18. Slater-Walker u. Slater-Walker 2002
19. Hippler u. Klicpera 2004
20. Mercier, Mottron u. Belleville 2000
21. Bashe u. Kirby 2001
22. Bashe u. Kirby 2001
23. Willey 2001
24. Pyles 2002
25. Tantam 2000a
26. L. Jackson 2002
27. Werth et al. 2001
28. Mercier et al. 2000
29. Willey 1999, S. 48
30. Frith u. Happé 1994
31. L. Jackson 2002, S. 50
32. Baron-Cohen u. Wheelwright 1999
33. Metro 2006, S. 10
34. Sunday Mail 2005, S. 69
35. Bashe u. Kirby 2001
36. Williams 1998, S. 49
37. L. Jackson 2002, S. 44
38. Chen et al. 2003
39. Klin, Carter u. Sparrow 1997
40. Baron-Cohen 1990
41. L. Jackson 2002, S. 56
42. Kurita 1999
43. Turner 1997
44. Knickmeyer et al. 2005
45. Gray 1998

46. Hénault 2005
47. Hinton u. Kern 1999
48. Mercier et al. 2000
49. Gagnon 2001
50. Fitzgerald 2005
51. Sofronoff et al. 2005
52. Asperger 1938
53. Fitzgerald 2005; Ledgin 2002; Paradiz 2002
54. Asperger 1979, S. 49

8 Sprache

1. Asperger 1944
2. Gillberg u. Gillberg 1989
3. Szatmari et al. 1989b
4. APA 2002, S. 84
5. Koning u. Magill-Evans 2001
6. Paul u. Sutherland 2003
7. Linblad 2005
8. Bishop u. Baird 2001
9. Frith 2004
10. Tantam 1991; Volden u. Lord 1991
11. Hippler u. Klicpera 2004
12. Asperger 1944
13. Dewey 1991, S. 204
14. Paul u. Sutherland 2003
15. Bishop u. Frazier Norbury 2005
16. Adams et al. 2002; Fine et al. 1994
17. Capps, Kehres u. Sigman 1998
18. Grandin 1995, S. 91–92
19. Abele u. Grenier 2005
20. Landa 2000
21. Gray 1999
22. Abele u. Grenier 2005; Chin u. Bernard-Opitz 2000
23. Schroeder 2003
24. Loveland u. Tunali 1991
25. Kerbel u. Grunwell 1998
26. Martin u. MacDonald 2004
27. Williams 1998, S. 64
28. Fine et al. 1991; Paul et al. 2005; Shriberg et al. 2001
29. Pyles 2002
30. Shriberg et al. 2001
31. Shriberg et al. 2001
32. Koning u. Magill-Evans 2001
33. Matthews 1990, S. 129
34. Ghaziuddin u. Gerstein 1996; Ghaziuddin et al. 2000; Kerbeshian et al. 1990
35. Baron-Cohen u. Staunton 1994
36. Joliffe et al. 1992, S. 16
37. Alcantara et al. 2004
38. Jansson Verkasalo et al. 2005
39. White u. White 1987, S. 224
40. White u. White 1987, S. 225
41. Williams 1998, S. 64
42. Grandin 1990, S. 61
43. Joliffe et al. 1992, S. 14
44. Gillberg u. Billstedt 2000; Kopp u. Gillberg 1997
45. Jolliffe et al. 1992, S. 14

9 Kognitive Fähigkeiten

1. Baron-Cohen 2003
2. Hippler u. Klicpera 2004
3. Barnhill et al. 2000; Cederlund u. Gillberg 2004; Dickerson Mayes u. Calhoun 2003; Ehlers et al. 1997; Ghaziuddin u. Mountain Kimchi 2004; Klein et al. 1995; Lincoln et al. 1988; Miller u. Ozonoff 2000
4. Rourke 1989
5. Brown Rubinstein 2005; Russell Burger 2004; Tanguay 2002
6. Manjiviona u. Prior 1999; Szatmari et al. 1990
7. Dickerson Mayes u. Calhoun 2003
8. Frith 1989
9. Asperger 1944
10. Manjiviona 2003
11. Asperger 1944
12. Fein et al. 2005; Goldstein u. Schwebach 2004; Holtmann, Bolte u. Poustka 2005; Nyden et al. 1999; Schatz, Weimer u. Trauner 2002; Sturm, Fernell u. Gillberg 2004; Yoshida u. Uchiyama 2004
13. Nyden et al. 1999
14. Kutscher 2005; Wilkinson 2005
15. Goldberg et al. 2005; Goldstein, Johnson u. Minshew 2001; Hughes, Russel u. Robbins 1994; Joseph, McGrath u. Tager-Flusberg 2005; Kleinhans, Akshoomoff u. Delis 2005; Landa u. Goldberg 2005; Ozonoff et al. 2004; Ozonoff, South u. Provencal 2005b; Prior u. Hoffmann 1990; Rumsey u. Hamburger 1990; Shu et al. 2001; Szatmari et al. 1990
16. Shu et al. 2001

17. Russell 1997
18. Grandin 1995
19. Dickerson, Mayes u. Calhoun 2003; Griswold et al. 2002; Reitzel u. Szatmari 2003; Smith-Myles et al. 2002
20. Hippler u. Klicpera 2004
21. Grigorenko et al. 2002; Tirosh u. Canby 1993
22. Reitzel u. Szatmari 2003
23. Grigorenko et al. 2002
24. L. Jackson 2002, S. 117
25. Smith Myles et al. 2002
26. Fleisher 2006, S. 182
27. Harpur, Lawlor u. Fitzgerald 2004; James 2006
28. Asperger 1944
29. Jordan 2003
30. Frith u. Happé 1994
31. Murray, Lesser u. Lawson 2005
32. American Psychiatric Association 2000, S. 84
33. Joliffe et al. 1992, S. 16
34. Williams 1998, S. 42
35. Lyons u. Fitzgerald 2005
36. Cesaroni u. Garber 1991, S. 308
37. Cesaroni u. Garber 1991, S. 307
38. Pyles 2002, S. 23
39. Asperger 1944
40. Asperger 1944
41. N. Jackson 2002, S. 34
42. Asperger 1944
43. Asperger 1944
44. Grandin u. Barron 2005, S. 94
45. Hubbard 2005
46. Hurlburt, Happé u. Frith 1994
47. Grandin 1995
48. Grandin 1984, S. 145
49. Grandin 1984
50. Lovecky 2004
51. Hermelin 2001
52. Lovecky 2004
53. Hermelin 2001
54. Lovecky 2004
55. Molloy u. Vasil 2004, S. 40
56. Molloy u. Vasil 2004, S. 43
57. James 2006

10 Bewegung und Koordination

1. Gillberg 1989; Hallett et al. 1993
2. Eisenmajer et al. 1996; Manjiviona u. Prior 1995
3. Szatmari, Bartolucci u. Bremer 1989a
4. Tantam 1991
5. Manjiviona u. Prior 1995
6. Ghaziuddin et al. 1994, Gillberg 1989, Gowen u. Miall 1995, Green et al. 2002, Hippler u. Klicpera 2004, Klin et al. 1995, Manjiviona u. Prior 1995, Miyahara et al. 1997
7. Gillberg u. Gillberg 1989
8. Gunter, Ghaziuddin u. Ellis 2002, Manjiviona u. Prior 1995, Miyahava et al. 1997
9. Nass u. Gutman 1997
10. Nass u. Gutman 1997, Szatmari et al 1989a
11. Iwanaga, Kawasaki u. Tsuchida 2000; Manjiviona u. Prior 1995; Tantam 1991
12. N. Jackson 2002, S. 87
13. Grandin 1984
14. Asperger 1944
15. Gillberg u. Gillberg 1989
16. Smith 2000
17. Teitelbaum et al. 2004
18. Minshew, Goldstein u. Siegel 1997; Rinehart et al. 2001; Rogers et al. 1996; Smith u. Bryson 1998; Weimer et al. 2001
19. Weimer et al. 2001
20. Gepner u. Mestre 2002; Molloy, Dietrich u. Bhattacharya 2003
21. LaSalle 2003, S. 47
22. Miedzianik 1986, S. 4
23. Ahsgren et al. 2005
24. Ahsgren et al. 2005
25. Tantam, Evered u. Hersov 1990
26. Grandin 1984, S. 165
27. Asperger 1944
28. Beversdorf et al. 2001
29. Manjiviona u. Prior 1995
30. Groft u. Block 2003
31. Gadow u. DeVincent 2005; Hippler u. Klicpera 2004; Kerbeshian u. Burd 1986, 1996; Marriage et al. 1993; Nass u. Gutman 1997; Sverd 1991
32. Burd et al. 2001
33. Nass u. Gutman 1997
34. Kutscher 2005

35. Epstein u. Saltzman-Banaiah 2005; Gadow u. DeVincent 2005
36. Dhossche 1998; Ghaziuddin, Quinlan u. Ghaziuddin 2005; Hare u. Malone 2004; Realmuto u. August 1991; Wing u. Attwood 1987; Wing u. Shah 2000
37. Hare u. Malone 2004
38. Dhossche 1998; Ghaziuddin et al. 2005; Hare u. Malone 2004

11 Sensorische Empfindlichkeiten

1. Dunn, Smith Myles u. Orr 2002; Harrison u. Hare 2004; Hippler u. Klicpera 2004; Jones, Quigney u. Huws 2003; O'Neill u. Jones 1997; Rogers u. Ozonoff 2005
2. N. Jackson 2002, S. 53
3. Sainsbury 2000, S. 101
4. Dawson et al. 2000; Gillberg et al. 1990
5. Baranek, Foster u. Berkson 1997 ; Church et al. 2000
6. Rogers u. Ozonoff 2005
7. Rutter, Le Couteur u. Lord 2003
8. Bogdashina 2003
9. Harrison u. Hare 2004
10. Jones et al. 2003
11. Harrison u. Hare 2004
12. Dunn 1999b
13. Dunn 1999a
14. Bogdashina 2003
15. Bromley et al. 2004 ; Smith Myles et al. 2000
16. Grandin 1988, S. 3
17. White u. White 1987, S. 224–225
18. Joliffe et al. 1992
19. Willey 1999, S. 22
20. Hadcroft 2005, S. 22
21. Cesaroni u. Garber 1991, S. 306
22. White u. White 1987, S. 224
23. Williams 1998, S. 64
24. Williams 1998, S. 44
25. Grandin 1988, S. 3
26. Ayers 1972
27. Baranek 2002 ; Dawson u. Watling 2000
28. Berard 1993
29. Baranek 2002 ; Dawson u. Watling 2000
30. Williams 1998, S. 45
31. Williams 1998, S. 68
32. Bromley et al. 2004 ; Smith Myles et al. 2000
33. Grandin 1984, S. 155
34. Grandin 1984, S. 151
35. Grandin 1988, S. 4–5
36. Shore 2001, S. 19
37. Willey 1999, S. 21–22
38. Aston 2003; Hénault 2005
39. Grandin 1988, S. 4
40. Willey 1999, S. 22
41. Bromley et al. 2004 ; Smith Myles et al. 2000
42. Barron u. Barron 1992, S. 96
43. Shore 2001, S. 44
44. Smith Myles et al. 2000
45. White u. White 1987, S. 224
46. White u. White 1987, S. 224
47. Willey 1999, S. 22
48. Joliffe et al. 1992, S. 15
49. Smith Myles et al. 2000
50. Smith Myles et al. 2000
51. Willey 1999, S. 76
52. Bromley et al. 2004
53. Hippler u. Klicpera 2004
54. Cesaroni u. Garber 1991, S. 305
55. Willey 1999, S. 31
56. Cesaroni u. Garber 1991, S. 305
57. Cesaroni u. Garber 1991, S. 305
58. Bogdashina 2003
59. Willey 1999, S. 93–94

12 Leben nach der Schule

1. Fleisher 2003; Harpur et al. 2004; Palmer 2006
2. Fast 2004; Grandin und Duffy 2004; Hawkins 2004; National Autistic Society 2005
3. Johnson 2005

13 Langfristige Beziehungen

1. Aston 2003
2. Slater-Walker u. Slater-Walker 2002, S. 89
3. Slater-Walker u. Slater-Walker 2002, S. 99
4. Long 2003
5. Jacobs 2006
6. Jacobs 2006
7. Aston 2003

8. Aston 2003
9. Aston 2003; Edmonds u. Worton 2005; Jacobs 2006; Lawson 2005; Rodman 2003; Slater-Walker u. Slater-Walker 2002; Stanford 2003
10. Willey 2001, S. 149

14 Psychotherapie

1. Jacobsen 2003, 2004
2. Adamo 2004; Alvarez u. Reid 1999; Pozzi 2003; Rhode u. Klauber 2004; Youell 1999
3. Holaday, Moak u. Shipley 2001
4. Ozonoff et al. 2005a
5. Jacobsen 2003
6. Pakenham, Sofronoff u. Samios 2004
7. Aston 2003
8. Hare u. Paine 1997
9. Willey 2001, S. 87
10. Mayes, Cohen u. Klin 1993
11. Lee u. Hobson 1998
12. Soderstrom, Rastam u. Gillberg 2002
13. Hare, Jones u. Paine 1999
14. Fransella 2005
15. Williams 1998
16. N. Jackson 2002

15 Häufige Fragen

1. Frith 2004; Gowen u. Miall 2005; Toal et al. 2005
2. Welchew et al. 2005
3. Gunter et al. 2002
4. Nieminen-von Wendt et al. 2004
5. Volkmar et al. 1998
6. Bailey et al. 1998; Volkmar et al. 1998
7. Cederund u. Gillberg 2004
8. Baron-Cohen et al. 2001b
9. Wing 1981
10. Cederlund u. Gillberg 2004
11. Cederlund u. Gillberg 2004; Ghaziuddin, Shakal u. Tsai 1995
12. Cederlung u. Gillberg 2004
13. Cederlund u. Gillberg 2004; Gillberg u. de Souza 2002; Palmen et al. 2005
14. Carper et al. 2002
15. Palmen et al. 2005
16. Fitzgerald 2005; James 2006; Ladgin 2002; Paradiz 2002
17. Asperger 1979, S. 49
18. Yoshida et al. 2005
19. Barber 2006, S. 3
20. Gray 2002b
21. Grandin 1996, S. 139
22. Tantam 1988b
23. Grandin u. Barron 2005, S. 82

Zitierte Literatur

Abele, E. und Grenier, D.: The language of social communication: running pragmatic groups in schools and clinical settings, in: L. Baker und L. Welkowitz (Hrsg.): Asperger's Syndrome: Intervening in Schools, Clinics, and Communities, Mahwah, NJ, 2005

Adamo, S.: An adolescent and his imaginary companions: from quasi-delusional constructs to creative imagination, in: Journal of Child Psychotherapy 30, S. 275–295, 2004

Adams, C., Green, J., Gilchrist, A. und Cox, A.: Conversational behaviour of children with Asperger syndrome and conduct disorder, in: Journal of Child Psychology and Psychiatry 43, S. 679–690, 2002

Adolphs, R., Sears, L. und Piven, J.: Abnormal processing of social information from faces in autism, in: Journal of Cognitive Neuroscience 13, S. 232–240, 2001

Ahearn, W., Castine, T., Nault, K. und Green, G.: An assessment of food acceptance in children with autism and pervasive developmental disorder not otherwise specified, in: Journal of Autism and Developmental Disorders 31, S. 505–511, 2001

Ahsgren, I., Baldwin, I., Goetzinger-Falck, C., Arikson, A., Flodmark, O. und Gillberg, C.: Ataxia, autism and the cerebellum: a clinical study of 32 individuals with congenital ataxia, in: Developmental Medicine and Child Neurology 47, S. 193–198, 2005

Alcantara, J., Weisblatt, E., Moore, B. und Bolton, P.: Speech-in-noise perception in high-functioning individuals with autism or Asperger's syndrome, in: Journal of Child Psychology and Psychiatry 45, S. 1107–1114, 2004

Alexander, R., Michael, D. und Gangadharan, S.: The use of risperidone in adults with Asperger syndrome, in: British Journal of Developmental Disabilities 50, S. 109–115, 2004

Alvarez, A. und Reid, S. (Hrsg.): Autism and Personality: Findings from the Tavistock Autism Workshop, London, 1999

American Psychiatric Association (APA): Diagnostic and Statistical Manual of Mental Disorders, 4. Ausgabe, Washington, DC, 1994

American Psychiatric Association (APA): Diagnostic and Statistical Manual of Mental Disorders, 4. Ausgabe (Text Revision), Washington, DC, 2000

Andron, L. und Weber, E.G.: From Solitary Perseveration to Social Relatedness: Facilitating Social Interaction for Children, Adolescents and Adults with Autism – A Family-centred Group Approach, unveröff. Manuskr., Los Angeles, 1998

Apple, A., Billingsey, F. und Schwartz, I.: Effects of video modelling alone and with self-management on compliment-giving behaviours of children with High-Functioning ASD, in: Journal of Positive Behaviour Interventions 7, S. 33–46, 2005

Asperger, H.: Das psychisch abnorme Kind, in: Wiener klinische Wochenschrift 49, S. 1–12

Asperger, H.: Die Autistischen Psychopathen im Kindesalter, in: Archiv für Psychiatrie und Nervenkrankheiten 177, S. 76–137, 1944

Asperger, H.: Heilpädagogik, Einführung in die Psychopathologie des Kindes für Ärzte, Lehrer, Psychologen und Fürsorgerinnen, Wien, 1952

Asperger, H.: Problems of infantile autism, in: Communication: Journal of the National Autistic Society, London 13, S. 45–52, 1979

Aston, M.: Aspergers in Love: Couple Relationships and Family Affairs, London, 2003

Attwood, T.: Asperger's Syndrome: A Guide for Parents and Professionals. London, 1998

Attwood, T.: Strategies for improving the social integration of children with Asperger Syndrome, in: Autism 4, S. 85–100, 2000

Attwood, T.: Frameworks for behavioural interventions, in: Child and Adolescent Psychiatric Clinics 12, S. 65–86, 2003

Attwood, T.: Understanding and managing circumscribed interests, in: M. Prior (Hrsg.): Learning and Behaviour Problems in Asperger Syndrome, New York, 2003

Attwood, T.: Exploring Feelings: Cognitive Behaviour Therapy to Manage Anger, Arlington, TX, 2004

Attwood, T.: Exploring Feelings: Cognitive Behaviour Therapy to Manage Anxiety, Arlington, TX, 2004
Attwood, T. Strategies to reduce the bullying of young children with Asperger Syndrome, in: Australian Journal of Early Childhood 29, S. 15–23, 2004
Attwood, T.: Theory of Mind and Asperger syndrome, in: L.J. Baker und L.A. Welkowitz (Hrsg.): Asperger Syndrome: Intervening in Schools, Clinics and Communities, Hillsdale, NJ, 2004
Attwood, T., Frith, U. und Hermelin, B.: The understanding and use of interpersonal gestures by autistic Down's Syndrome children, in: Journal of Autism and Developmental Disorders 18, S. 214–257, 1988
Attwood, T. und Willey, L.H.: Crossing the Bridge, Video, Higganum, CT, 2000
Ayers, A.: Sensory Integration and Learning Disabilities, Los Angeles, 1972

Bailey, A., Palferman, S., Heavey, L. und LeCouteur, A.: Autism: the phenotype in relatives, in: Journal of Autism and Developmental Disorders 28, S. 369–392, 1998
Baird, G., Charman, T., Baron-Cohen, S., Cox, A., Sweetenham, J., Wheelwright, S. und Drew, A.: A screening instrument for autism at 18 months of age: a 6-year follow-up study, in: Journal of the American Academy of Child and Adolescent Psychiatry 39, S. 694–702, 2000
Baranek, G.: Efficacy of sensory and motor interventions for children with autism, in: Journal of Autism and Developmental Disorders 33, S. 397–422, 2002
Baranek, G., Foster, L. und Berkson, G.: Sensory defensiveness in persons with developmental disabilities, in: Occupational Therapy Journal of Research 17, S. 173–185, 1997
Barber, K.: Living Your Best Life with Asperger's Syndrome, London, 2006
Barnhill, G., Hagiwara, T., Smith Myles, B. und Simpson, R.: Asperger Syndrome: a study of the cognitive profiles of 37 children and adolescents, in: Focus on Autism and Other Developmental Disabilities 15, S. 146–160, 2000
Barnhill, G. und Smith Myles, B.: Attributional style and depression in adolescents with Asperger syndrome, in: Journal of Positive Behaviour Interventions 3, S. 175–182, 2001
Barnhill, G., Tapscott Cook, K., Tebbenkamp, K. und Smith Myles, B.: The effectiveness of social skills intervention targeting nonverbal communication for adolescents with Asperger syndrome and related pervasive development delays, in: Focus on Autism and Other Developmental Disabilities 17, S. 112–118, 2002
Baron-Cohen, S.: Do autistic children have obsessions and compulsions?, in: British Journal of Clinical Psychology 28, S. 193–200, 1990
Baron-Cohen, S.: Mind-Blindness: An Essay on Autism and Theory of Mind, Cambridge, MA, 1995
Baron-Cohen, S.: The Essential Difference: Men, Women and the Extreme Male Brain, London, 2003
Baron-Cohen, S. und Jolliffe, T.: Another advanced test of theory of mind: evidence from very high functioning adults with autism or Asperger's Syndrome, in: Journal of Child Psychology and Psychiatry 38, S. 813–822, 1997
Baron-Cohen, S., O'Riordan, M., Stone, V., Jones, R. und Plaisted, K.: Recognition of Faux Pas by normally developing children and children with Asperger syndrome or High-Functioning Autism, in: Journal of Autism and Developmental Disorders 29, S. 407–418, 1999
Baron-Cohen, S., Ring, H.A., Wheelwright, S., Bullmore, E.T., Brammer, M.J., Simmons, A. und Williams, S.C.R.: Social intelligence in the normal autistic brain: an FMRI study, in: European Journal of Neuroscience 11, S. 1891–1898, 1999
Baron-Cohen, S. und Staunton, R.: Do children with autism acquire the phonology of their peers? An examination of group identification through the window of bilingualism, in: First Language 14, S. 241–248, 1994
Baron-Cohen, S. und Wheelwright, S.: »Obsessions« in children with autism or Asperger Syndrome: content analysis in terms of core domains of cognition, in: British Journal of Psychiatry 175, S. 484–490, 1999
Baron-Cohen, S. und Wheelwright, S.: The Friendship Questionnaire: an investigation of adults with Asperger Syndrome or High Functioning Autism, and normal sex differences, in: Journal of Autism and Developmental Disorders 33, S. 509–518, 2003

Baron-Cohen, S. und Wheelwright, S.: The Empathy Quotient: an investigation of adults with Asperger syndrome or High Functioning Autism and normal sex differences, Journal of Autism and Developmental Disorders 34, S. 163–175, 2004

Baron-Cohen, S., Wheelwright, S., Hill, J., Raste, Y. und Plumb, I.: The »Reading the Mind in the Eyes« Test, revised version: a study with normal adults with Asperger Syndrome or high-functioning autism, in: Journal of Child Psychology and Psychiatry 42, S. 241–251, 2001

Baron-Cohen, S., Wheelwright, S., Robinson, J. und Woodbury Smith, M.: The Adult Asperger Assessment (AAA): a diagnostic method, in: Journal of Autism and Developmental Disorders 35, S. 807–819, 2005

Baron-Cohen, S., Wheelwright, S., Skinner, R., Martin, J. und Clubley, E.: The Autism Spectrum Quotient (AQ): evidence from Asperger syndrome/high-functioning autism, males and females, scientists and mathematicians, in: Journal of Autism and Developmental Disorders 31, S. 5–17, 2001

Barron, J. und Barron, S.: There's a Boy in Here, New York, 1992

Barry, T., Klinger, L., Lee, J.M. und Palardy, M.: Examining the effectiveness of an outpatient clinic-based social skills group for high-functioning children with autism, in: Journal of Autism and Developmental Disorders 33. S. 685–699, 2003

Barton, J., Cherkasova, M., Hefter, R., Cox, T., O'Connor, M. und Manoach, D.: Are patients with social developmental disorders prosopagnosic? Perceptual heterogeneity in the Asperger and socio-emotional processing disorders, in: Brain 127, S. 1706–1716, 2004

Bashe, P. und Kirby, B.L.: The Oasis Guide to Asperger Syndrome, New York, 2001

Bauminger, N.: The facilitation of social-emotional understanding and social interaction in high-functioning children with autism: intervention outcomes, in: Journal of Autism and Developmental Disorders 31, S. 461–469, 2002

Bauminger, N. und Kasari, C.: Brief report: theory of mind in high-functioning children with autism, in: Journal of Autism and Developmental Disorders 29, S. 81–86, 1999

Bauminger, N. und Kasari, C.: Loneliness and friendship in high functioning children with autism, in: Child Development 71, S. 447–456, 2000

Bauminger, N. und Shulman, C.: The development and maintenance of friendship in high-functioning children with autism, Autism 7, S. 81–97, 2003

Bauminger, N., Shulman, C. und Agam, G.: Peer interaction and loneliness in high-functioning children with autism, in: Journal of Autism and Developmental Disorders 33, S. 489–506, 2003

Bejerot, S, Nylander, L. und Lindstrom, E.: Autistic traits in obsessive-compulsive disorder, in: Nordic Journal of Psychiatry 55, S. 169–176, 2001

Berard, G.: Hearing Equals Behaviour, New Canaan, CT, 1993

Berthier, M.L.: Hypomania following bereavement in Asperger's Syndrome: a case study, in: Neuropsychiatry, Neuropsychology and Behavioural Neurology 8, S. 222–228, 1995

Berthoz, S. und Hill, E.: The validity of using self-reports to assess emotion regulation abilities in adults with autism spectrum disorder, in: European Psychiatry 20, S. 291–298, 2005

Beversdorf, D., Anderson, J., Manning, S., Anderson, S., Nordgren, R., Felopulos, G. und Bauman, M.: Brief report: macrographia in high-functioning adults with Autism Spectrum Disorder, in: Journal of Autism and Developmental Disorders 31, S. 97–101, 2001

Bishop, D.: What's so special about Asperger Syndrome? The need for further exploration of the borderlands of autism, in: A. Klin, F. Volkmar und S. Sparrow (Hrsg.): Asperger Syndrome, New York, 2000

Bishop, D. und Baird, G.: Parent and teacher report of pragmatic aspects of communication: use of Children's Communication Checklist in a clinical setting, in: Developmental Medicine and Child Neurology 4, S. 809–818, 2001

Bishop, D. und Frazier Norbury, C,: Executive functions in children with communication impairments, in relation to autistic symptomatology, in: Autism 9, S. 7–27, 2005

Blackshaw, A.J., Kinderman, P., Hare, D.J. und Hatton, C.: Theory of mind, causal attribution and paranoia in Asperger syndrome, in: Autism 5, S. 147–163, 2001

Bogdashina, O.: Sensory Perceptual Issues in Autism and Asperger Syndrome: Different Sensory Experiences, Different Perceptual Worlds, London, 2003

Bolte, S., Ozkara, N. und Poustka, F.: Autism spectrum disorders and low body weight: is there really a systematic association?, in: International Journal of Eating Disorders 32, S. 349–351, 2002

Bolton, P., Pickles, A., Murphy, M. und Rutter, M.: Autism, affective and other psychiatric disorders: patterns of familial aggregation, in: Psychological Medicine 28, S. 385–395, 1998

Botroff, V., Bartak, L., Langford, P., Page, M. und Tong. B.: Social cognitive skills and implications for social skills training in adolescents with autism, Adelaide, 1995

Broderick, C., Caswell, R., Gregory, S., Marzolini, S. und Wilson, O.: Can I join the club? A social integration scheme for adolescents with Asperger's syndrome, in: Autism 6, S. 427–431, 2002

Bromley, J. Hare, D., Davison, K., und Emerson, E.: Mothers supporting a child with autistic spectrum disorders: social support, mental health status and satisfaction with services, in: Autism 8, S. 419–433, 2004

Brown Rubinstein, M.: Raising NLD Superstars, London, 2005

Buehner, C.: I Did It, I'm Sorry, New York, 1998

Burd, L., Kerbeshian, P., Barth, A., Klug, M., Avery, P. und Benz, B.: Long term follow-up of an epidemiologically defined cohort of patients with Tourette syndrome, in: Journal of Child Neurology 16, S. 431–437, 2001

Campbell, J.: Diagnostic assessment of Asperger's disorder: a review of five third-party rating scales, in: Journal of Autism and Developmental Disorders 35, S. 25–35, 2005

Capps, L., Kehres, J. und Sigman, M.: Conversational abilities among children with autism and children with developmental delays, in: Autism 2, S. 325–344, 1998

Carper, R., Moses, P., Tigue, Z. und Courschesne, E. : Cerebral lobes in autism: early hyperplasia and abnormal age effects, in: NeuroImage 16, S. 1038–1051, 2002

Carrington, S. und Forder, T.: An affective skills programme using multimedia for a child with Asperger's syndrome, in: Australian Journal of Learning Disabilities 4, S. 5–9, 1999

Carrington, S. und Graham, L.: Perceptions of school by two teenage boys with Asperger syndrome and their mothers: a qualitative study, Autism 5, S. 37–48, 2001

Castelli, F., Frith, C., Happé, F. und Frith, U.: Autism, Asperger syndrome and brain mechanisms for the attribution of mental states to animated shapes, in: Brain 125, S. 1839–1849, 2002

Cederlund, M. und Gillberg, C.: One hundred males with Asperger syndrome: a clinical study of background and associated factors, in: Developmental Medicine and Child Neurology 46, S. 652–661, 2004

Cesaroni, L. und Garber, M.: Exploring the experience of autism through first hand accounts, in: Journal of Autism and Developmental Disorders 21, S. 303–313, 1991

Chakrabarti, S. und Fombonne, E.: Pervasive developmental disorders in pre-school children, in: Journal of the American Medical Association 285, S. 3093–3099, 2001

Chin, H.Y. und Bernard-Opitz, V.: Teaching conversation skills to children with autism: effect on the development of a Theory of Mind, in: Journal of Autism and Developmental Disorders 30, S. 569–583, 2000

Church, C. Alisanski, S. und Amanullah, S.: The social, behavioural and academic experiences of children with Asperger disorder, in: Focus on Autism and Other Developmental Disabilities 15, S. 12–20, 2000

Clarke, D., Baxter, M., Perry. D. und Prasher, V.: Affective and psychotic disorders in adults with autism: seven case reports, in: Autism 3, S. 149–164, 1999

Critchley, H.D., Daly, E.M., Bullmore, E.T., Williams, S.C.R., Van Amelsfoort, T., Robertson, D.M., Rowe, A., Philipps, M., McAlonan, G., Howlin, P. und Murphy. D.: The functional neuroanatomy of social behaviour, in: Brain 123, S. 2203–2212, 2000

Darlington, J.: Humor, imagination and empathy in autism, in: L. Andron (Hrsg.): Our Journey Through High Functioning Autism and Asperger Syndrome: A Roadmap, London, 2001

Dawson, G., Osterling, J., Melzoff, A. und Kuhl, P.: Case study of the development of an infant with autism from birth to 2 years of age, in: Journal of Applied Developmental Psychology 21, S. 299–313, 2000

Dawson, G. und Watling, R.: Interventions to facilitate auditory, visual, and motor integration in autism: a review of the evidence, in: Journal of Autism and Developmental Disorders 30, S. 415–421, 2000

DeLong, G.: Children with autistic spectrum disorder and a family history of affective disorder, in: Developmental Medicine and Child Neurology 36, S. 647–688, 1994

DeLong, G. und Dwyer, J.: Correlation of family history with specific autistic subgroups: Asperger's syndrome and bipolar affective disease, in: Journal of Autism and Developmental Disorders 18, S. 593–600, 1988

DeMyer, M., Hingtgen, J. und Jackson, R.: Infantile autism reviewed: a decade of research, in: Schizophrenic Bulletin 7, S. 388–451, 1981

Dewey, M.: Living With Asperger's Syndrome, in: U. Frith (Hrsg.): Autism and Asperger's Syndrome, Cambridge, 1991

Dhossche, D.: Brief report: catatonia in autistic disorders, in: Journal of Autism and Developmental Disorders 28, S. 329–331, 1998

Dickerson Mayes, S. und Calhoun, S.: Ability profiles in children with autism: influence of age and IQ, in: Autism 7, S. 65–80, 2003

Dickerson Mayes, S., Calhoun, S. und Crites, D.: Does DSM-IV Asperger's disorder exist? in: Journal of Abnormal Child Psychology 29, S. 263–272, 2001

Dissanayake, C.: Change in behavioural symptoms in children with High Functioning Autism and Asperger syndrome: evidence for one disorder?, in: Australian Journal of Early Childhood 29, S. 48–57, 2004

Donnelly, J. und Bovee, J.-P.: Reflections on play: recollections from a mother and her son with Asperger syndrome, in: Autism 7, S. 471–476, 2003

Duchaine, B., Nieminen-von Wendt, T., New, J. und Kulomaki, T.: Dissociations of visual recognition in a genetic prosopagnosic: evidence for separate developmental processes, in: Neurocase 9, S. 380–389, 2003

Dunn, W.: Development and validation of the Short Sensory Profile, in: W. Dunn (Hrsg.): The Sensory Profile Examiners' Manual, San Antonio, TX, 1999

Dunn, W.: Sensory Profile, San Antonio, TX, 1999

Dunn, W., Smith Myles, B. und Orr, S.: Sensory processing issues associated with Asperger syndrome: a preliminary investigation, in: American Journal of Occupational Therapy 56, S. 97–102, 2002

Edmonds, G. und Worton, D.: The Asperger Love Guide: A Practical Guide for Adults with Asperger's Syndrome to Seeking, Establishing and Maintaining Successful Relationships, London, 2005

Ehlers, S. und Gillberg, C.: The epidemiology of Asperger's Syndrome – a total population study, in: Journal of Child Psychology and Psychiatry 34, S. 1327–1350, 1993

Ehlers, S., Gillberg, C. und Wing, L.: A screening questionnaire for Asperger syndrome and other high-functioning autism spectrum disorders in school age children, in: Journal of Autism and Developmental Disorders 29, S. 129–141, 1999

Ehlers, S., Nyden, A. Gillberg, C., Dahlgren-Sandberg, A., Dahlgren, S.O., Hjelmquist, E. und Oden, A.: Asperger syndrome, autism and attention disorders: a comparative study of the cognitive profiles of 120 children, in: Journal of Child Psychology and Psychiatry 38, S. 207–217, 1997

Eisenmajer, R., Prior, M., Leekham, S., Wing, L., Gould, J., Welham, M. und Ong, B.: Comparison of clinical symptoms in autism and Asperger's disorder, in: Journal of the American Academy of Child and Adolescent Psychiatry 35, S. 1523–1531, 1996

Eisenmajer, R., Prior, M., Leekham, S., Wing, L., Ong, B., Gould, J. und Welham, M.: Delayed language onset as a predictor of clinical symptoms in Pervasive Developmental Disorders, in: Journal of Autism and Developmental Disorders 28, S. 527–533, 1998

Ekman, P.: Emotions Revealed: Recognizing Faces and Feelings to Improve Communication and Emotional Life, New York, 2003

Epstein, T. und Saltzman-Benaiah, J.: Tourette syndrome and Asperger syndrome: overlapping symptoms and treatment implications, in: K. Stoddart (Hrsg.): Children, Youth and

Adults with Asperger Syndrome: Integrating Multiple Perspectives, London, 2005

Fast, Y.: Employment for Individuals with Asperger Syndrome or Non-Verbal Learning Disability: Stories and Strategies, London, 2004

Fein, D., Dixon, P., Paul, J. und Levin, H.: Brief report: pervasive developmental disorder can evolve into ADHD: case illustrations, in: Journal of Autism and Developmental Disorders 35, S. 525–534, 2005

Fine, C., Lumsden, J. und Blair, R.J.R.: Dissociation between theory of mind and executive function in a patient with early left amygdala damage, in: Brain Journal of Neurology 124, S. 287–298, 2001

Fine, J., Bartolucci, G., Ginsberg, G. und Szatmari, P.: The use of intonation to communicate in Pervasive Developmental Disorders, in: Journal of Child Psychology and Psychiatry 32, S. 777–782, 1991

Fine, J., Bartolucci, G., Szatmari, P. und Ginsberg, G.: Cohesive discourse in Pervasive Developmental Disorders 24, S. 315–329, 1994

Fitzgerald, M.: The Genesis of Artistic Creativity: Asperger's Syndrome and the Arts, London, 2005

Fitzpatrick, E.: The use of cognitive behavioural strategies in the management of anger in a child with autistic disorder: an evaluation, in: Good Autism Practice 5, S. 3–17, 2004

Fleisher, M.: Making Sense of the Unfeasible: My Life Journey with Asperger Syndrome, London, 2003

Fleisher, M.: Survival Strategies for People on the Autism Spectrum, London, 2006

Fransella, F. (Hrsg.): The Essential Practioner's Handbook of Personal Construct Psychology, Chichester, 2005

Frazier, J., Doyle, R., Chiu, S. und Coyle, J.: Treating a child with Asperger's disorder and comorbid bipolar disorder, in: American Journal of Psychiatry 159, S. 13–21, 2002

Frith, U.: Autism: Explaining the Enigma, Oxford, 1989

Frith, U.: Emanuel Miller lecture: Confusions and controversies about Asperger syndrome, in: Journal of Child Psychology and Psychiatry 45, S. 672–686, 2004

Frith, U. und Happé, F.: Autism: beyond »theory of mind«, in: Cognition 50, S. 115–132, 1994

Frith, U. und Happé, F.: Self-consciousness and autism. What is it like to be autistic?, in: Mind and Language 14, S. 1–22, 1999

Gabor, D.: How to Start a Conversation and Make Friends, New York, 2001

Gadow, K. und DeVincent, C.: Clinical significance of tics and Attention-Deficit-Hyperactivity Disorder (ADHD) in children with Pervasive Developmental Disorder, in: Journal of Child Neurology 20, S. 481–488, 2005

Gagnon, E.: Power Cards. Using Special Interests to Motivate Children and Youth with Asperger Syndrome and Autism, Kansas, 2001

Galluci, G., Hackerman, F. und Schmidt, C.: Gender identity disorder in an adult male with Asperger's syndrome, in: Sexuality and Disability 23, S. 35–40, 2005

Garnett, M. und Attwood, T.: The Australian Scale for Asperger's Syndrome, in: T. Attwood (Hrsg.): Asperger's Syndrome: A Guide for Parents and Professionals, London, 1998

Gepner, B. und Mestre, D.: Brief report: Postural reactivity to fast visual motion differentiates autistic from children with Asperger syndrome, in: Journal of Autism and Developmental Disorders 32, S. 231–238, 2002

Ghaziuddin, M.: Mental Health Aspects of Autism and Asperger Syndrome, London, 2005

Ghaziuddin, M., Butler, E., Tsai, L. und Ghaziuddin, N.: Is clumsiness a marker for Asperger syndrome? in: Journal of Intellectual Disability Research 38, S. 519–527, 1994

Ghaziuddin, M. und Gerstein, L.: Pedantic speaking style differentiates Asperger's syndrome from high-functioning autism, in: Journal of Autism and Developmental Disorders 26, S. 585–595, 1996

Ghaziuddin, M. und Greden, J.: Depression in children with autism/pervasive developmental disorders: a case control family history study, in: Journal of Autism and Developmental Disorders 28, S. 111–115, 1998

Ghaziuddin, M. und Mountain Kimchi, M.: Defining the intellectual profile of Asperger syndrome: comparison with High-Functioning Autism, in: Journal of Autism and Developmental Disorders 34, S. 279–284, 2004

Ghaziuddin, M, Quinlan. P. und Ghaziuddin, N.: Catatonia in autism: a distinct subtype? in: Journal of Intellectual Disability Research 49, S. 102–105, 2005

Ghaziuddin, M., Shakal, J. und Tsai, L.: Obstetric factors in Asperger syndrome: comparison with high functioning autism, in: Journal of Intellectual Disability Research 39, S. 538–543, 1995

Ghaziuddin, M, Thomas, P., Napier, E., Kearney, G, Tsai, L., Welch, K. und Fraser, W.: Brief report: brief syntactic analysis in Asperger syndrome: a preliminary study, in: Journal of Autism and Developmental Disorders 30, S. 67–70, 2000

Ghaziuddin, M., Tsai, L. und Ghaziuddin, N.: Brief report: A comparison of the diagnostic criteria for Asperger syndrome, in: Journal of Autism and Developmental Disorders 22, S. 643–649, 1992

Ghaziuddin, M., Wieder-Mikhail, W. und Ghaziuddin, N.: Comorbidity of Asperger Syndrome: a preliminary report, in: Journal of Intellectual Disability Research 42, S. 279–283, 1998

Gillberg, C.: Asperger's Syndrome in 23 Swedish children, in: Developmental Medicine and Child Neurology 31, S. 520–531, 1989

Gillberg, C.: Clinical and neurobiological aspects of Asperger syndrome in six family studies, in: U. Frith (Hrsg.): Autism and Asperger Syndrome, Cambridge, 1991

Gillberg, C.: Asperger syndrome and High Functioning Autism, in: British Journal of Psychiatry 171, S. 200–209, 1998

Gillberg, C.: A Guide to Asperger Syndrome, Cambridge, 2002

Gillberg, C. und Billstedt, E.: Autism and Asperger syndrome: coexistence with other clinical disorders, in: Acta Psychiatrica Scandinavica 102, S. 321–330, 2000

Gillberg, C. und de Souza, L.: Head circumference in autism, Asperger syndrome, and ADHD: a comparative study, in: Developmental Medicine and Child Neurology 44, S. 296–300, 2002

Gillberg, C., Ehlers, S., Schaumann, H., Jacobsson, G., Dahlgren, S., Lindblom, R., Bagenholm, A., Tjuus, T. und Blinder, E.: Autism under age 3 years: a clinical study of 28 cases referred for autistic symptoms in infancy, in: Journal of Child Psychology and Psychiatry 31, S. 921–934, 1990

Gillberg, C., Gillberg, I.C., Rastam, W. und Wentz, E.: The Asperger Syndrome (and high-functioning autism) Diagnostic Interview (ASDI): a preliminary study of a new structured clinical interview, in: Autism 5, S. 57–66, 2001

Gillberg, C. und Gillberg, I.C.: Asperger Syndrome – some epidemiological considerations: a research note, in: Journal of Child Psychology and Psychiatry 30, S. 631–638, 1989

Gillberg, C. und Rastam, M.: Do some cases of anorexia nervosa reflect underlying autistic-like conditions?, in: Behavioural Neurology 5, S. 27–32, 1992

Gillberg, I.C., Gillberg, C., Rastam, M. und Johansson, M.: The cognitive profile of anorexia nervosa: a comparative study including a community based sample, in: Comprehensive Psychiatry 37, S. 23–30, 1996

Gilliam, J.: GADS Examiner's Manual, Austin, TX, 2002

Gillot, A., Furniss, F. und Walter, A.: Anxiety in high-functioning children with autism, in: Autism 5, S. 277–286, 2001

Goldberg, M., Mostofsky, S., Cutting, L., Mahone, E., Astor, B., Denckla, M. und Landa, R.: Subtle executive impairment in children with autism and children with ADHD, in: Journal of Autism and Developmental Disorders 35, S. 279–293, 2005

Goldstein, G., Johnson, C. und Minshew, N.: Attentional process in autism, in: Journal of Autism and Developmental Disorders 31, S. 433–440, 2001

Goldstein, S. und Schwebach, A.: The comorbidity of pervasive developmental disorder and attention deficit hyper-activity disorder: results of a retrospective chart review, in: Journal of Autism and Developmental Disorders 34, S. 329–339, 2004

Gowen, E. und Miall, C.: Behavioural aspects of cerebellar function in adults with Asperger syndrome, in: The Cerebellum 4, S. 279–289, 2005

Gowen, E. und Miall, C.: Behavioural aspects of cerebellar function in adults with Asperger syndrome, in: The Cerebellum 4, S. 279–289, 2005

Graham, P.: Cognitive Behaviour Therapy for Children and Families, Cambridge, 1998

Grandin, T.: My experiences as an autistic child and review of selected literature, in: Journal of Orthomolecular Psychiatry 13, S. 144–174, 1984
Grandin, T.: Teaching tips from a recovered autistic, in: Focus on Autistic Behaviour 3, S. 1–8, 1988
Grandin, T.: Sensory problems in autism, Buena Park, 1990
Grandin, T.: Thinking in Pictures and Other Reports From My Life with Autism, New York, 1995
Grandin, T. und Barron, S.: Unwritten Rules of Social Relationships: decoding Social Mysteries Through the Unique Perspectives of Autism, Arlington, TX, 2005
Grandin, T. und Duffy, K.: Developing Talents: Careers for Individuals with Asperger Syndrome and High-Functioning Autism, Kansas, 2004
Grave, J. und Blissett, J.: Is cognitive behaviour therapy developmentally appropriate for young children? Review of the evidence, in: Clinical Psychology Review 24, S. 399–420, 2004
Gray, C.: Comic Strip Conversations, Arlington, 1994
Gray, C.: Social Storys™ and Comic Strip Conversations with students with Asperger Syndrome and High-Functioning Autism, in: E. Schopler, G. Mesibov und L.J. Kunce (Hrsg.): Asperger's Syndrome or High-Functioning Autism?, New York, 1998
Gray, C.: Gray's guide to compliments, in: The Morning News 11, 1999
Gray, C.: My Social Stories Book, London, 2002
Gray, C.: The Sixth Sense II, Arlington, TX, 2002
Gray, C.: Gray's guide to bullying parts I–III, in: The Morning News 16, S. 1–60, 2004
Gray, C.: Social Stories 10.0, in: Jenison Autism Journal 15, S. 2–21, 2004
Green, D., Baird, G., Barnett, A., Henderson, L., Huber, J. und Henderson, S.: The severity and nature of motor impairment in Asperger's syndrome: a comparison with specific developmental disorder of motor function, in: Journal of Child Psychology and Psychiatry 43, S. 655–668, 2002
Green, J., Gilchrist, A., Burton, D. und Cox, A.: Social and psychiatric functioning in adolescents with Asperger Syndrome compared with conduct disorder, in: Journal of Autism and Developmental Disorders 30, S. 279–293, 2000
Gresley, L.: Cognitive adaptation to the diagnosis of Asperger syndrome and the relationship with depression and adjustment, Diss., 2000
Grigorenko, E., Klin, A., Pauls, D., Senft, R., Hooper, C. und Volkmar, F.: A descriptive study of hyperlexia in a clinically referred sample of children with developmental delays, in: Journal of Autism and Developmental Disorders 32, S. 3–12, 2002
Griswold, D. Barnhill, G., Smith Myles, B., Hagiwara, T. und Simpson, R.: Asperger Syndrome and academic achievement, in: Focus on Autism and Other Developmental Disabilities 17, S. 94–102, 2002
Groden, J., Diller, A., Bausman, N., Velicer, W., Norman, G. und Cautella, J.: The development of stress survey schedule for persons with autism and other developmental disabilities, in: Journal of Autism and Developmental Disorders 31, S. 207–217, 2001
Groft, M. und Block, M.: Children with Asperger syndrome: implications for general physical education and youth sports, in: Journal of Physical Education, Recreation and Dance 74, S. 38–46, 2003
Gunter, H., Ghaziuddin, M. und Ellis, H.: Asperger syndrome: test of right hemisphere functioning and interhemispheric communication, in: Journal of Autism and Developmental Disorders 32, S. 263–281, 2002

Hadcroft, W.: The Feeling's Unmutual: Growing Up with Asperger Syndrome (Undiagnosed), London, 2005
Hadwin, J., Baron-Cohen, S., Howlin, P. und Hill, K.: Can we teach children with autism to understand emotions, belief, or pretence? in: Development and Psychopathology 8, S. 345–365, 1996
Hagiwara, T. und Myles, B.S.: A multimedia social story intervention: teaching skills to children with autism, in: Focus on Autism and Other Developmental Disabilities 14, S. 82–95, 1999
Hallett, M., Lebieclausko, M., Thomas, S., Stanhope, S., Dondela, M. und Rumsey, J.: Locomo-

tion of autistic adults, in: Archives of Neurology 50, S. 1304–1308, 1993
Happé, F.: An advanced test of theory of mind: understanding of story characters' thoughts and feelings by able autistic, mentally handicapped, and normal children and adults, in: Journal of Autism and Developmental Disorders 24, S. 129–154, 1994
Hare, D.J.: The use of Cognitive-Behavioural Therapy with people with Asperger Syndrome: a case study, in: Autism 1, S. 215–225, 1997
Hare, D.J., Jones, J. und Paine, C.: Approaching reality: the use of personal construct assessment in working with people with Asperger syndrome, in: Autism 3, S. 165–176, 1999
Hare, D.J. und Malone, C.: Catatonia and autistic spectrum disorders, in: Autism 8, S. 183–195, 2004
Hare, D.J. und Paine, C.: Developing cognitive behavioural treatments for people with Asperger's syndrome, in: Clinical Psychology Forum 110, S. 5–8, 1997
Harpur, J., Lawlor, M. und Fitzgerald, M.: Succeeding in College with Asperger Syndrome: A Student Guide, London, 2004
Harrison, J. und Hare, D.: Brief report: Assessment of sensory abnormalities in people with autistic spectrum disorders, in: Journal of Autism and Developmental Disorders 34, S. 727–730, 2004
Hawkins, G.: How to Find Work That Works for People with Asperger Syndrome, London, 2004
Hay, D., Payne, A. und Chadwick, A.: Peer relations in childhood, in: Journal of Child Psychology and Psychiatry 45, S. 84–108, 2004
Hebebrand, J., Henninghausen, K., Nau, S., Himmelmann, G., Schulz, E., Schafer, H. und Remschmidt, H.: Low body weight in male children and adolescents with schizoid personality disorder or Asperger's disorder, in: Acta Psychiatrica Scandinavica 96, S. 64–67, 1997
Heider, F. und Simmel, M.: An experimental study of apparent behaviour, in: American Journal of Psychology 57, S. 243–259, 1944
Heinrichs, R.: Perfect Targets: Asperger Syndrome and Bullying: Practical Solutions for Surviving the Social World, Kansas, 2003
Hénault, I.: Asperger‹s Syndrome and Sexuality: From Adolescence Through Adulthood, London, 2005
Hermelin, B.: Bright Splinters of the Mind, London, 2001
Hill, E., Berthoz, S. und Frith, U.: Cognitive processing of own emotions in individuals with autistic spectrum disorder and in their relatives, in: Journal of Autism and Developmental Disorders 34, S. 229–235, 2004
Hillier, A. und Allinson, L.: Beyond expectations: autism, understanding embarrassment, and the relationship with theory of mind, in: Autism 6, S. 299–314, 2002
Hinton, M. und Kern, L.: Increasing homework completion by incorporating student interests, in: Journal of Positive Behaviour Interventions 1, S. 231–234, 241, 1999
Hippler, K. und Klicpera, C.: A retrospective analysis of the clinical case records of »autistic psychopaths« diagnosed by Hans Asperger and his team at the University Children's Hospital, Vienna, in: U. Frith und E.Hill (Hrsg.): Autism: Mind and Brain, Oxford, 2004
Hodges, E., Malone, J. und Perry D.: Individual risk and social risk as interacting determinants of victimization in the peer group, in: Developmental Psychology 32, S. 1033–1039, 1997
Holaday, M., Moak, J. und Shipley, M.: Rorschach protocols from children and adolescents with Asperger's disorder, in: Journal of Personality Assessment 76, S. 482–495, 2001
Holtmann, M., Bolte, S. und Poustka, F.: Letters to the editor: ADHD, Asperger syndrome and High Functioning Autism, in: Journal of the American Academy of Child and Adolescent Psychiatry 44, S. 1101, 2005
Howlin, P.: Assessment instruments for Asperger syndrome, in: Child Psychology and Psychiatry Review 5, S. 120–129, 2000
Howlin, P.: Outcome in high-functioning adults with autism with and without early language delays: implications for the differentiation between autism and Asperger syndrome, in: Journal of Autism and Developmental Disorders 33, S. 3–13, 2003
Howlin, P.: Autism and Asperger Syndrome: Preparing for Adulthood, 2. Aufl., London, 2004

Howlin, P., Alcock, J. und Burkin, C.: An eight year follow up of a specialist supported employment service for high ability adults with autism or Asperger syndrome, in: Autism 9, S. 533–549, 2005

Howlin, P. und Ashgarian, A.: The diagnosis of autism and Asperger syndrome: findings from a survey of 770 families, in: Developmental Medicine and Child Neurology 41, S. 834–839, 1999

Howlin, P., Baron-Cohen, S. und Hadwin, J.: Teaching Children with Autism to Mind-Read: A Practical Guide, Chichester, 1999

Howlin, P. und Yates, P.: The potential effectiveness of social skills groups for adults with autism, Autism 3, S. 299–307, 1999

Hubbard, A.: Academic modifications, in: B. Smith Myles (Hrsg.): Children and Youth with Asperger Syndrome: Strategies for Success in Inclusive Settings, Thousand Oaks, CA, 2005

Hughes, C., Russell, J. und Robbins, T.: Evidence for executive dysfunction in autism, in: Neuropsychologia 32, S. 477–492, 1994

Hurlburt, R., Happé, F, und Frith, U.: Sampling the form of inner experience in three adults with Asperger's Syndrome, in: Psychological Medicine 24, S. 385–395, 1994

Ivey, M., Heflin, L. und Alberto, P.: The use of Social Stories to promote independent behaviours in novel events for children with PDD-NOS, in: Focus on Autism and Other Developmental Disabilities 19, S. 164–176, 2004

Iwanaga, R., Kawasaki, C. und Tsuchida, R.: Brief report: Comparison of sensory-motor and cognitive function between autism and Asperger syndrome in preschool children, in: Journal of Autism and Developmental Disorders 30, S. 169–174, 2000

Jackson, L.: Freaks, Geeks and Asperger Syndrome: A User Guide to Adolescence, London, 2002

Jackson, N.: Standing Down Falling Up: Asperger's Syndrome from the Inside Out, Bristol, 2002

Jacobs, B.: Loving Mr Spock: Understanding an Aloof Lover – Could it be Asperger Syndrome?, London, 2006

Jacobsen, P.: Asperger Syndrome and Psychotherapy: Understanding Asperger Perspectives, London, 2003

Jacobsen, P.: A brief overview of the principles of psychotherapy with Asperger's syndrome, in: Clinical Child Psychology and Psychiatry 9, S. 567–578, 2004

James, I.: Asperger's Syndrome and High Achievement: Some Very Remarkable People, London, 2006

Jansson Verkasalo, E., Kujala, T., Jussila, K., Matilla, L., Moilanen, I., Naatanen, R., Suominen, K. und Korpilahti, P.: Similarities in the phenotype of the auditory neutral substrate in children with Asperger syndrome and their parents, in: European Journal of Neuroscience 22, S. 986–990, 2005

Johnson, M.: Managing with Asperger Syndrome, London, 2005

Jolliffe, T. Lansdown, R. und Robinson, T.: Autism: a personal account, in: Communication 26, S. 12–19, 1992

Jones, R., Quigney, C. und Huws, J.: First-hand accounts of sensory perceptual experiences in autism: a qualitative analysis, in: Journal of Intellectual and Developmental Disability 28, S. 112–121, 2003

Jordan, R.: School based intervention for children with specific learning difficulties, in: M. Prior (Hrsg.): Learning and Behavior Problems in Asperger Syndrome, New York, 2003

Joseph, R., McGrath, L. und Tager-Flusberg, H.: Executive dysfunction and its relation to language ability in verbal school-age children with autism, in: Developmental Neuropsychology 27, S. 361–378, 2005

Kadesjo, B. und Gillberg, C.: Tourette's disorder: epidemiology and comorbidity in primary school children, in: Journal of the American Academy of Child and Adolescent Psychiatry 39, S. 548–555, 2000

Kadesjo, B., Gillberg, C. und Hagberg, B.: Autism and Asperger syndrome in seven-year-old children: a total population study, in: Journal of Autism and Developmental Disorders 29, S. 327–331, 1999

Kaland, N., Moller-Nielsen, A., Callesen, K., Mortensen, E.L., Gottlieb, D. und Smith, L.: A new »advanced« test of theory of mind: evidence from children and adolescents with Asperger syndrome, in: Journal of Child Psychology and Psychiatry 43, S. 517–528, 2002

Kanner, L.: Autistic disturbances of affective contact, in Nervous Child 2, S. 217–250, 1943

Kendall, P.C.: Child and Adolescent Therapy: Cognitive Behavioural Therapy Procedures, New York, 2000

Kerbel, D. und Grunwell, P.: A study of idiom comprehension in children with semantic-pragmatic difficulties, in: International Journal of Language and Communication Disorders 33, S. 23–44, 1998

Kerbeshian, J. und Burd, L.: Asperger's syndrome and Tourette syndrome: the case of the pinball wizard, in: British Journal of Psychiatry 148, S. 731–736, 1986

Kerbeshian, J., Burd, L. und Fisher, W.: Asperger's Syndrome. To be or not to be?, in: British Journal of Psychiatry 156, S. 721–725, 1990

Kerbeshian, J., Burd, L. und Fisher, W.: Case study: comorbidity among Tourette's syndrome, autistic disorder and bipolar disorder, in: Journal of the American Academy of Child and Adolescent Psychiatry 35, S. 681–685, 1996

Kerr, S. und Durkin, K.: Understanding of thought bubbles as mental representations in children with autism: implications for Theory of Mind, in: Journal of Autism and Developmental Disorders 34, S. 637–647, 2004

Kim, J.A., Szatmari, P., Bryson, S.E., Streiner, D.L. und Wilson, F.: The prevalence of anxiety and mood problems among children with autism and Asperger Syndrome, in: Autism 4. S. 117–132, 2000

Kleinhans, N., Akshoomoff, N. und Dehlis, D.: Executive functions in autism and Asperger's disorder: flexibility, fluency and inhibition, in: developmental Neuropsychology 27, S. 379–401, 2005

Kleinman, J., Marciano, P.L. und Ault, R.L.: Advanced Theory of Mind in high-functioning adults with autism, in: Journal of Autism and Developmental Disorders 31, S. 29–36, 2001

Klin, A.: Attributing social meaning to ambiguous visual stimuli in higher-functioning autism and Asperger syndrome: the Social Attribution Task, in: Journal of Child Psychology and Psychiatry 41, S. 831–846, 2000

Klin, A, Carter, A. und Sparrow, S.S.: Psychological assessment of children with autism, in: D.J. Cohen und F.R. Volkmar (Hrsg.): Handbook of Autism and Pervasive Developmental Disorders, 2. Aufl., New York, 1997

Klin, A., Jones, W., Schultz, R., Volkmar, F. und Cohen, D.: Defining and quantifying the social phenotype in autism, in: American Journal of Psychiatry 59, S. 895–908, 2002

Klin, A., Jones, W., Schultz, R., Volkmar, F. und Cohen, D.: Visual fixation patterns during viewing of naturalistic social situations as predictors of social competence in individuals with autism, in: Archives of General Psychiatry 59, S. 809–816, 2002

Klin, A, Sparrow, S., Marans, W., Carter, A. und Volkmar, F.: Assessment issues in children and adolescents with Asperger syndrome, in: A. Klin, F. Volkmar und S. Sparrow (Hrsg.): Asperger Syndrome, New York, 2000

Klin, A. und Volkmar, F.: Asperger's Syndrome, in: D.J. Cohen und F. Volkmar (Hrsg.): Handbook of Autism and Pervasive Developmental Disorders, New York, 1997

Klin, A, Volkmar, F., Sparrow, S., Cicchetti, D. und Rourke, B.: Validity and neuropsychological characterization of Asperger Syndrome: convergence with Nonverbal Learning Disabilities Syndrome, in: Journal of Child Psychology and Psychiatry 36, S. 1127–1140, 1995

Knickmeyer, R., Baron-Cohen, S., Raggatt, P. und Taylor, K.: Foetal testosterone, social relationships, and restricted interests in children, in: Journal of Child Psychology and Psychiatry 46, S. 198–210, 2005

Koning, C. und Magill-Evans, J.: Social and language skills in adolescent boys with Asperger syndrome, in: Autism 5, S. 23–36, 2001

Konstantareas, M.: Anxiety and depression in children and adolescents with Asperger syndrome, in: K. Stoddart (Hrsg.): Children, Youth and Adults with Asperger Syndrome: Integrating Multiple Perspectives, London, 2005

Kopp, S. und Gillberg, C.: Selective mutism: a population based study, in: Journal of Child Psychology and Psychiatry 32, S. 43–46, 1997

Kracke, I.: Developmental prosopagnosia in Asperger syndrome: presentation and discussion of an individual case, in: Developmental Medicine and Child Neurology 36, S. 873–876, 1994

Kraemer, B., Delsignore, A., Gundelfinger, R., Schnyder, U. und Hepp, U.: Comorbidity of Asperger syndrome and gender identity disorder, in: European Journal of Child and Adolescent Psychiatry 14, S. 292–296, 2005
Krug, D. und Arick, J.: Krug Asperger's Disorder Index, Austin, TX, 2002
Kurita, H.: Brief report: delusional disorder in a male adolescent with high-functioning PDD-NOS, in: Journal of Autism and Developmental Disorders 29, S. 419–423, 1999
Kutscher, M.: Kids in the Syndrome Mix of ADHD, LD, Asperger's, Tourette's, Bipolar and More, London 2005

Ladd, G. und Ladd, B.K.: Parenting behaviours and parent-child relationships: correlates of peer victimization in kindergarten, in: Developmental Psychology 34, S. 1450–1458, 1998
Lainhart, J. und Folstein, S.: Affective disorders in people with autism: a review of published cases, in: Journal of Autism and Developmental Disorders 24, S. 587–601, 1994
Landa, R.: Social language use in Asperger syndrome and High-Functioning Autism, in: A. Klin, F. Volkmar und S. Sparrow (Hrsg.): Asperger Syndrome, New York, 2000
Landa, R. und Goldberg, M.: Language, social and executive functions in high-functioning autism: a continuum of performance, in: Journal of Autism and Developmental Disorders 35, S. 557–573, 2005
LaSalle, B.: Finding Ben: A Mother's Journey Through the Maze of Asperger's, New York, 2003
Laurent, A. und Rubin, E.: Challenges in emotional regulation in Asperger Syndrome and High Functioning Autism, in: Topics in Language Disorders 24, S. 286–297, 2004
Lawson, W.: Understanding and Working with the Spectrum of Autism: An Insider's View, London, 2001
Lawson, W.: Sex, Sexuality and the Autism Spectrum, London, 2005
Ledgin, N.: Asperger's and Self-esteem: Inside and Hope Through Famous Role Models, Arlington, TX, 2002
Lee, A. und Hobson, R.P.: On developing self-concepts: a controlled study of children and adolescents with autism, in: Journal of Child Psychology and Psychiatry 39, S. 1131–1144, 1998
Leekham, S., Libby, S., Wing, L., Gould, J. und Gillberg, C.: Comparison of ICD-10 and Gillberg's criteria for Asperger syndrome, in: Autism 4, S. 11–28, 2000
Linblad, T.: Communication and Asperger syndrome: the speech-language pathologist's role, in: K. Stoddart (Hrsg.): Children, Youth and Adults with Asperger Syndrome: Integrating Multiple Perspectives, London, 2005
Lincoln, A., Courchesne, E., Kilman, B., Elmasian, R. und Allen, M.: A study of intellectual abilities in high-functioning people with autism, in: Journal of Autism and Developmental Disorders 18, S. 505–524, 1988
Little, L.: »Middle-class mothers« perceptions of peers and siblings victimization among children with Asperger syndrome and non-verbal learning disorders, in: Issues in Comprehensive Pediatric Nursing 25, S. 43–57, 2002
Long, M.: Roses and cacti, in: K. Rodman (Hrsg.): Asperger's Syndrome and Adults: Is Anyone Listening? London, 2003
Lord, C., Risi, S., Lambrecht, L., Cook, E., Leventhal, B., DiLavore, P., Pickles, A., und Rutter, M.: The Autism Diagnostic Observation Schedule-Generic: a standard measure of social and communication deficits associated with the spectrum of autism, in: Journal of Autism and Developmental Disorders 30, S. 205–223, 2000
Lord, C., Rutter, M. und Le Couteur, A.: Autism Diagnostic Interview – Revised: a revised version of a diagnostic interview for caregivers of individuals with possible pervasive developmental disorders, in: Journal of Autism and Developmental Disorders 24, S. 659–685, 1994
Lorimer, P.A.: The use of Social Stories as a preventative behavioural intervention in a home setting with a child with autism, in: Journal of Positive Behaviour Interventions 4, S. 53–60, 2002
Lovecky, D.: Different Minds: Gifted Children with AD/HD, Asperger Syndrome, and Other Learning Deficits, London, 2004
Loveland, K.A. und Tunali, B.: Social scripts for conversational interactions in Autism and Downs Syndrome, in: Journal of Autism and

Developmental Disorders 21, S. 177–186, 1991

Lyons, V. und Fitzgerald, M.: Humor in autism and Asperger syndrome, in: Journal of Autism and Developmental Disorders 34, S. 521–531, 2004

Lyons, V. und Fitzgerald, M.: Early memory and autism: Letter to the editor, in: Journal of Autism and Developmental Disorders 35, S. 683, 2005

Mahoney, W.J., Szatmari, P., MacLean, J.E., Bryson, S.E., Bartolucci, G., Walter, S.D., Jones, M.B. und Zwaigenbaum, L.: Reliability and accuracy of differentiating Pervasive Developmental Disorder subtypes, in: Journal of the American Academy of Child and Adolescent Psychiatry 37, S. 278–285, 1998

Manjiviona, J.: Assessment of specific learning difficulties, in: M. Prior (Hrsg.): Learning and Behaviour Problems in Asperger Syndrome, New York, 2003

Manjiviona, J. und Prior, M.: Comparison of Asperger syndrome and high-functioning autistic children on a test of motor impairment, in: Journal of Autism and Developmental Disorders 25, S. 23–29, 1995

Manjiviona, J. und Prior, M.: Neuropsychological profiles of children with Asperger syndrome and autism, in: Autism 3, S. 327–356, 1999

Marriage, K., Miles, T., Stokes, D. und Davey, M.: Clinical and research implications of the co-occurrence of Asperger's and Tourette's Syndrome, in: Australian and New Zealand Journal of Psychiatry 27, S. 666–672, 1993

Marriage, K.J., Gordon, V. und Brand, L.: A social skills group for boys with Asperger's syndrome, in: Australian and New Zealand Journal of Psychiatry 29, S. 58–62, 1995

Martin, I. und McDonald, S.: An exploration of causes of non-literal language problems in individuals with Asperger syndrome, in: Journal of Autism and Developmental Disorders 34, S. 311–328, 2004

Matthews, A.: Making Friends: A Guide to Getting Along With People, Singapur, 1990

Mayes, L., Cohen, D. und Klin, A.: Desire and fantasy: a psychoanalytic perspective on theory of mind and autism, in: S. Baron-Cohen, T. Tager-Flusberg und D. Cohen (Hrsg.): Understanding Other Minds: Perspectives from Autism, Oxford, 1993

Mayes, S. und Calhoun, S.L.: Non-significance of early speech delay in children with autism and normal intelligence and implications for DSM-IV Asperger's Disorder, in: Autism 5, S. 81–94, 2001

McDougle, C., Kresch, L., Goodman, W. und Naylor, S.: A case controlled study of repetitive thoughts and behavior in adults with autistic disorder and obsessive compulsive disorder, In: American Journal of Psychiatry 152, S. 772–777, 1995

McGee, G., Feldman, R., Chernin, L.: A comparison of emotional facial display by children with autism and typical preschoolers, in: Journal of Early Intervention 15, S. 237–245, 1991

McGregor, E., Whiten, A. und Blackburn, P.: Teaching theory of mind by highlighting intentions and illustrating thoughts: a comparison of their effectiveness with three-year-olds and autistic subjects, in: British Journal of Developmental Psychology 16, S. 281–300, 1998

Mercier, C., Mottron, L. und Belleville, S.: Psychosocial study on restricted interest in high-functioning persons with pervasive developmental disorders, in: Autism 4, S. 406–425, 2000

Mesibov, G.B.: Social skills training with verbal autistic adolescents and adults: a program model, in: Journal of Autism and Developmental Disorders 14, S. 395–404, 1984

Micali, N., Chakrabarti, S. und Fombonne, E.: The broad autism phenotype: findings from an epidemiological survey, in: Autism 8, S. 21–37, 2004

Miedzianik, D.: My Autobiography, Nottingham, 1986

Miller, J.N. und Ozonoff, S.: Did Asperger's cases have Asperger Disorder? A research note, in: Journal of Child Psychology and Psychiatry 38, S. 247–251, 1997

Miller, J.N. und Ozonoff, S.: The external validity of Asperger Disorder: lack of evidence from the domain of neuropsychology, in: Journal of Abnormal Psychology 109, S. 227–238, 2000

Minshew, N., Goldstein, G. und Siegel, D.: Neuropsychologic functioning in autism: profile of a complex information processing disorder, in: Journal of the International Neuropsychological Society 3, S. 303–316, 1997

Miyahara, M., Tsujii, M., Hori, M., Nakanishi, K., Kageyama, H. und Sugiyama, T.: Brief report: Motor incoordination in children with Asperger syndrome and learning disabilities, in: Journal of Autism and Developmental Disorders 27, S. 595–603, 1997

Molloy, C., Dietrich, K. und Bhattacharya, A.: Postural stability in children with Autism Spectrum Disorder, in: Journal of Autism and Developmental Disorders 33, S. 643–652, 2003

Molloy, H. und Vasil, L.: Asperger Syndrome, Adolescence and Identity. Looking Beyond the Label, London, 2004

Murray, D. (Hrsg.): Coming Out Asperger: Diagnosis, Disclosure and Self-confidence, London, 2006

Murray, D., Lesser, M. und Lawson, W.: Attention, monotropism and the diagnostic criteria for autism, in: Autism 9, S. 139–156, 2005

Myer, R.: Asperger Syndrome Employment Workbook: An Employment Workbook for Adults with Asperger Syndrome, London, 2001

Myles, B.S., Bock, S.J. und Simpson, R.L.: Asperger Syndrome Diagnostic Scale Examiner's Manual, Austin, TX, 2001

Nass, R. und Gutman, R.: Boys with Asperger's disorder, exceptional verbal intelligence, tics and clumsiness, in: Developmental Medicine and Child Neurology 39, S. 691–695, 1997

National Autistic Society: Employing People with Asperger Syndrome: A Practical Guide, London, 2005

Newsom, E.: Pathological demand-avoidance syndrome, in: Communication 17, S. 3–8, 1983

Nieminen-von Wendt, T.: On the origins and diagnosis of Asperger syndrome: a clinical, neuroimaging and genetic study, Diss., Helsinki, 2004

Nieminen-von Wendt, T., Metsahonkala, L., Kulomaki, T., Aalto, S., Autti, T., Vanhala, R., Eskola, O., Bergman, J., Hietala, J. und von Wendt, L.: increased presynaptic dopamine function in Asperger syndrome, in: Clinical Neuroscience and Neuropathology 15, S. 757–760, 2004

Njiokiktjien, C., Verschoor, A., de Sonneville, L., Huyser, C., Op het Veld, V. und Toorenaar, N.: Disordered recognition of facial identity and emotions in three Asperger type autists, in: European Journal of Child and Adolescent Psychiatry 10, S. 79–90, 2001

Norris, C. und Dattilo, J.: Evaluating effects of a Social Story intervention on a young girl with autism, in: Focus on Autism and Other Developmental Disabilities 14, S. 180–186, 1999

Nyden, A., Gillberg, C., Hjelmquist, E. und Heiman, M.: Executive function/attention deficits in boys with Asperger syndrome, attention disorder and reading/ writing disorder, in: Autism 3, S. 213–228, 1999

Nylander, L. und Gillberg, C.: Screening for autism spectrum disorders in adult psychiatric out-patients, in: Acta Psychiatrica Scandinavica 103, S. 428–434, 2001

Olweus, D.: Victimization by peers: antecedents and long-term outcomes, in: K.H. Rubin und J.P. Asenddorf (Hrsg.): Social Withdrawal, Inhibition, and Shyness in Childhood, Hillsdale, NJ, 1992

Olweus, D.: Bullying at School: What We Know and What We Can Do, Oxford, 1993

O'Neill, M. und Jones, R.: Sensory-perceptual abnormalities in autism: a case for more research?, in: Journal of Autism and Developmental Disorders 27, S. 283–293, 1997

Ozonoff, S., Cook, I., Coon, H., Dawson, G., Joseph, R., Klin, A., McMahon, W., Minshew, N., Munson, J., Pennington, B., Rogers, S., Spence, M., Tager-Flusberg, H., Volkmar, F. und Wrathall, D.: Performance on Cambridge Neuropsychological Test Automated Battery Subtests sensitive to frontal lobe function in people with autistic disorder: evidence from the collaborative programs of excellence in autism network, in: Journal of Autism and Developmental Disorders 34, S. 139–150, 2004

Ozonoff, S., Garcia, N., Clark, E. und Lainhart, J.: MMPI-2 personality profiles of high functioning adults with Autism Spectrum Disorders, in: Assessment 12, S. 86–95, 2005

Ozonoff, S. und Miller, J.: Teaching Theory of Mind: a new approach to social skills train-

ing for individuals with autism, in: Journal of Autism and Developmental Disorders 25, S. 415–433, 1995
Ozonoff, S., South, M. und Miller, J.: DSM-IV defined Asperger syndrome: cognitive, behavioural and early history differentiation from high-functioning autism, in: Autism 4, S. 29–46, 2000
Ozonoff, S., South, M. und Provencal, S.: Executive functions, in: F. Volkmar, R. Paul, A. Klin und D. Cohen (Hrsg.): Handbook of Autism and Pervasive Developmental Disorders, 3. Aufl., New Jersey, 2005

Pakenham, K. Sofronoff, S. und Samios, C.: Finding meaning in parenting a child with Asperger syndrome: correlates of sense making and benefit finding, in: Research in Developmental Disabilities 25, S. 245–264, 2004
Palmen, S., Hulshoff, H., Kemner, C., Schnack, H., Durston, S., Lahuis, B., Kahn, R. und Van Engeland, H.: Increased grey matter volume in medication-naive high-functioning children with autism spectrum disorder, in: Psychological Medicine 35, S. 561–570, 2005
Palmer, A.: Realizing the College Dream with Autism or Asperger Syndrome: A Parent's Guide to Student Success, London, 2006
Paradiz, V.: Elijah's Cup: A Family's Journey into the Community and Culture of High Functioning Autism and Asperger's Syndrome, New York, 2002
Paul, R., Augustyn, A., Klin, A. und Volkmar, F.: Perception and production of prosody by speakers with Autism Spectrum Disorders, in: Journal of Autism and Developmental Disorders 35, S. 205–220, 2005
Paul, R., Spangle-Looney, S. und Dahm, P.: Communication and socialization skills at ages two and three in »late-talking« young children, in: Journal of Speech and Hearing Research 34, S. 858–865, 1991
Paul, R. und Sutherland, D.: Asperger Syndrome: the role of the speech-language pathologists in schools, in: Perspectives on Language, Learning and Education 10, S. 9–15, 2003
Pennington, B.F. und Ozonoff, S.: Executive functions and developmental psychopathology, in: Journal of Child Psychology and Psychiatry Annual Research Review 37, S. 51–87, 1996
Pepler, D. und Craig, W.: What should we do about bullying? research into practice, in: Peacebuilder 2, S. 9–10, 1999
Perry, R.: Misdiagnosed ADD/ADHD; re-diagnosed PDD, in: Journal of the American Academy of Child and Adolescent Psychiatry 37, S. 113–114, 1998
Perry, R.: Early diagnosis of Asperger's disorder: lessons from a large clinical practice, in: Journal of the American Academy of Child and Adolescent Psychiatry 43, S. 1445–1449, 2004
Pietz, J., Ebinger, F. und Rating, D.: Prosopagnosia in a preschool child with Asperger syndrome, in: Developmental Medicine and Child Neurology 45, S. 55–57, 2003
Piven, J., Harper, J., Palmer, P. und Arndt, S.: Course of behavioural change in autism: a retrospective study of high-IQ adolescents and adults, in: Journal of the American Academy of Child and Adolescent Psychiatry 35, S. 523–529, 1996
Piven, J. und Palmer, P.: Psychological disorder and the broad autism phenotype: evidence from a family study of multiple-incidence autism families, in: American Journal of Psychiatry 156, S. 557–563, 1999
Pozzi, M.: The use of observation in the psychoanalytic treatment of a 12-year-old boy with Asperger's syndrome, in: International Journal of Psychoanalysis 84, S. 1333–1349, 2003
Prior, M. und Hoffmann, W.: Neuropsychological testing of autistic children through an exploration with frontal lobe tests, in: Journal of Autism and Developmental Disorders 20, S. 581–590, 1990
Pyles, L.: Hitchhiking Through Asperger Syndrome, London, 2002

Rajendran, G. und Mitchelle, P.: Computer mediated interaction in Asperger's syndrome: the bubble dialogue program, in: Computers and Education 35, S. 189–207, 2000
Rapin, L. Children with Brain Dysfunction, New York, 1982
Rastam, M., Gillberg, C., Gillberg, I.C. und Johansson, M.: Alexithymia in anorexia nervosa: a controlled study using the 20-item Toronto Alexithymia Scale, in: Acta Psychiatrica Scandinavica 95, S. 385–388, 1997

Rastam, M., Gilberg, C. und Wentz, E.: Outcome of teenage onset anorexia nervosain a Swedish community based sample, in: European Journal of Child and Adolescent Psychiatry 12, Anhang 1, S. 178–190, 2003
Realmuto, A. und August, G.J.: Catatonia in autistic disorder: a sign of comorbidity or variable expression? in: Journal of Autism and Developmental Disorders 21, S. 517–528, 1991
Reaven, J. und Hepburn, S.: Cognitive-behavioural treatment of obsessive-compulsive disorder in a child with Asperger syndrome, in: Autism 7, S. 145–164, 2003
Reitzel, J. und Szatmari, P.: Cognitive and academic problems, in: M. Prior (Hrsg.): Learning and Behavior Problems in Asperger Syndrom, New York, 2003
Rhode, M. und Klauber, T.: The Many Faces of Asperger's Syndrome, London, 2004
Rieffe, C., Terwogt, M. und Stockman, L.: Understanding atypical emotions among children with autism, in: Journal of Autism and Developmental Disorders 30, S. 195–202, 2000
Rigby, K.: Bullying in Schools: And What To Do About It, London, 1996
Rinehart, N., Bradshaw, J., Brereton. A. und Tonge, B.: Movement preparation in High-Functioning Autism and Asperger Disorder, In: Journal of Autism and Developmental Disorders 31, S. 79–88, 2001
Ringman, J. und Jankovic, J.: Occurrence of tics in Asperger's syndrome and autistic disorder, in: Journal of Child Neurology 15, S. 394–400, 2000
Rodman, K.: Asperger's Syndrome and Adults ... Is Anyone Listening? Essays and Poems by Partners, Parents and Family Members of Adults with Asperger's Syndrome, London, 2003
Rogers, M.F. und Myles, B.S.: Using Social Stories and Comic Strip Conversations to interpret social situations for an adolescent with Asperger's syndrome, in: Intervention in School and Clinic 38, S. 310–313, 2001
Rogers, S., Benneto, L., McEvoy, R. und Pennington, B.: Imitation and pantomime in high-functioning adolescents with autism spectrum disorders, in: Child Development 67, S. 2060–2073, 1996
Rogers, S. und Ozonoff, S.: Annotation: What do we know about sensory dysfunction in autism? A critical review of the empirical evidence, in: Journal of Child Psychology and Psychiatry 46, S. 1255–1268, 2005
Rourke, B.: Nonverbal Learning Disabilities: The Syndrome and the Model, New York, 1989
Rourke, B. und Tsatsanis, K.: Nonverbal learning disabilities and Asperger syndrome, in: A. Klin, F. Volkmar und S. Sparrow (Hrsg.): Asperger Syndrome, New York 2000
Rowe, C.: Do Social Stories benefit children with autism in mainstream primary school?, in: British Journal of Special Education 26, S. 12–14, 1999
Rubin, K.: The Friendship Factor, New York, 2002
Rumsey, J. und Hamburger, S.: Neuropsychological divergence of high-level autism and severe dyslexia, in: Journal of Autism and Developmental Disorders 20, S. 155–168, 1990
Russell, A., Mataix Cols, D., Anson, M. und Murphy, D. : Obsessions and compulsions in Asperger syndrome and high functioning autism, in : British Journal of Psychiatry 186, S. 525–528, 2005
Russell, E. und Sofronoff, K.: Anxiety and social worries in children with Asperger syndrome, in: Australian and New Zealand Journal of Psychiatry 39, S. 633–638, 2004
Russel, J.: Autism as an Executive Disorder, Oxford, 1997
Russell Burger, N.: A Special Kind of Brain: Living With Nonverbal Learning Disability, London, 2004
Rutherford, M.D., Baron-Cohen, S. und Wheelwright, S.: Reading the Mind in the Voice: a study with normal adults and adults with Asperger syndrome and high-functioning autism, in: Journal of Autism and Developmental Disorders 32, S. 189–194, 2002
Rutter, M., Le Couteur, A. und Lord, C.: Autism Diagnostic Interview – Revised, Los Angeles, 2003

Sainsbury, C. Martian in the Playground: Understanding the Schoolchild with Asperger's Syndrome, Bristol, 2000
Sanders, R.: Overcoming Asperger's: Personal Experience and Insight, Murfreesboro, TN, 2002
Santosi, F., Powell Smith, K. und Kincaid, D.: A research synthesis of Social Story interven-

tions for children with Autism Spectrum Disorders, in: Focus on Autism and Other Developmental Disabilities 19, S. 194–204, 2004
Scattone, D., Wilczynski, S.M., Edwards, R.P. und Rabian, B.: Decreasing disruptive behaviours of children with autism using Social Stories, in: Journal of Autism and Developmental Disorders 32, S. 535–543, 2002
Schatz, A., Weimer, A. und Trauner, D.: Brief report: Attention differences in Asperger syndrome, in: Journal of Autism and Developmental Disorders 32, S. 333–336, 2002
Schneider, E.: Discovering My Autism, London, 1999
Schroeder, A.: The Socially Speaking Game, Wisbech, 2003
Scott, F.J., Baron-Cohen, S., Bolton, P. und Brayne, C.: The CAST (Childhood Asperger Syndrome Test): preliminary development of a UK screen for mainstream primary-school-age children, in: Autism 6, S. 9–31, 2002
Segar, M.: The Battles of the Autistic Thinker, online auf www.autismandcomputing.org.uk/marc1.en.html
Sheindlin, Judge J.: You Can't Judge a Book by its Cover: Cool Rules for School, New York, 2001
Shore, S.: Beyond the Wall: Personal Experiences with Autism and Asperger Syndrome, Kansas, 2001
Shore, S. (Hrsg.): Ask and Tell: Self-Advocacy and Disclosure for People on the Autism Spectrum, Kansas, 2004
Shriberg, L., Paul, R., McSweeney, J. und Klin, A.: Speech and prosody characteristics of adolescents and adults with high-functioning autism and Asperger syndrome, in: Journal of Speech, Language and Hearing Research 44, S. 1097–1115, 2001
Shu, B., Lung, F., Tien, A. und Chen, B.: Executive function deficits in non-retarded autistic children, in: Autism 5, S. 165–174, 2001
Silver, M. und Oakes, P.: Evaluation of a new computer intervention to teach people with autism or Asperger syndrome to recognize and predict emotions in others, in: Autism 5, S. 299–316, 2001
Slater-Walker, G. und Slater-Walker, C.: An Asperger Marriage, London, 2002
Slee, P., Peer victimization and its relationship to depression among Australian primary school students, in: Personal and Individual Differences 18, S. 57–62, 1995
Smith, C.: Using Social Stories with children with autistic spectrum disorders: an evaluation, in: Good Autism Practice 2, S. 16–23, 2001
Smith, I.: Motor functioning in Asperger syndrome, in: A. Klin, F. Volkmar und S. Sparrow (Hrsg.): Asperger Sndrome, New York, 2000
Smith, I. und Bryson, S.: Gesture imitation in autism: 1. Nonsymbolic postures and sequences, in: Cognitive Neuropsychology 15, S. 747–770, 1998
Smith, P., Pepler, D. und Rigby, K. (Hrsg.): Bullying in Schools: How Successful Can Interventions Be?, Cambridge, 2004
Smith Myles, B., Hilgenfeld, T., Barnhill, G., Griswold, D., Hagiwara, T. und Simpson, R.: Analysis of reading skills in individuals with Asperger syndrome, in: Focus on Autism and Other Developmental Disabilities 17, S. 44–67, 2002
Smith Myles, B., Tapscott Cook, K, Miller N., Rinner L., und Robbins, L.: Asperger Syndrome and Sensory Issues: Practical Solutions for Making Sense of the World, Kansas, 2000
Smyrnios, S.: Adaptive behaviour, executive functions and theory of mind in children with Asperger's Syndrome, Dipl.arbeit, Melbourne, 2002
Sobanski, E., Marcus, A., Henninghausen, K., Hebebrand, J. und Schmidt, M.: Further evidence for a low body weight in male children and adolescents with Asperger's disorder, in: European Journal of Child and Adolescent Psychiatry 8, S. 312–314, 1999
Soderstrom, H., Rastam, M. und Gillberg, C.: Temperament and character in adults with Asperger syndrome, in: Autism 6, S. 287–297, 2002
Sofronoff, K., Attwood, T. und Hinton, S.: A randomised controlled trial of a CBT intervention for anxiety in children with Asperger syndrome, in: Journal of Child Psychology and Psychiatry 46, S. 1152–1160, 2005
Soloman, M., Goodlin-Jones, B. und Anders, T.: A social adjustment enhancement intervention for high-functioning autism, Asperger's syndrome and Pervasive developmental Disorder NOS, in: Journal of Autism and Developmental Disorders 34, S. 649–668, 2004

South. M., Klin, A. und Ozonoff, S.: The Yale Special Interest Interview, unveröff., 1999

South, M., Ozonoff, S. und McMahon, W.: Repetitive behaviour profiles in Asperger syndrome and high-functioning autism, in: Journal of Autism and Developmental Disorders 35, S. 145–158, 2005

Sponheim, E. und Skjeldal, O.: Autism and related disorders: epidemiological findings in a Norwegian study using ICD-10 diagnostic criteria, in: in: Journal of Autism and Developmental Disorders 28, S. 217–227, 1998

Ssuchareva, G.E.: Die schizoiden Psychopathien im Kindesalter, in: Monatschrift für Psychiatrie und Neurologie 60, S. 235–261, 1926

Ssuchareva, G.E. und Wolff, S.: The first account of the syndrome Asperger described? Translation of a paper entitled »Die schizoiden Psychopathien im Kindesalter«, in: European Journal of Child and Adolescent Psychiatry 5, S. 119–132, 1996

Stanford, A.: Asperger Syndrome and Long-Term Relationships, London, 2003

Stuart-Hamilton, I.: An Asperger Dictionary of Everyday Expressions, London, 2004

Sturm, H., Fernell, E. und Gillberg, C.: Autism spectrum disorders in children with normal intellectual levels: associated impairments and subgroups, in: Developmental Medicine and Child Neurology 46, S. 444–447, 2004

Sunday Mail, The: Interview mit Daniel Tammet, Ausgabe 5. Juni 2005, S. 69

Sverd, J.: Tourette syndrome and autistic disorder: a significant relationship, in: American Journal of Medical Genetics 39, S. 173–179, 1991

Swaggart, B.L., Gagnon, E., Bock, S.J., Earles, T.L., Quinn, C., Myles, B.S. und Simpson, R.L.: Using Social Stories to teach social and behavioural skills to children with autism, in: Focus on Autistic Behavior 10, S. 1–16, 1995

Swettenham, J. Baron-Cohen, S., Gomez, J.C. und Walsh, S.: What's inside a person's head? Conceiving of the mind as a camera helps children with autism develop an alternative theory of mind, in: Cognitive Neuropsychiatry 1, S. 73–88, 1996

Szatmari, P.: Perspectives on the classification of Asperger syndrome, in: A. Klin, F. Volkmar und S. Sparrow (Hrsg.): Asperger Syndrome, New York, 2000

Szatmari, P.: A Mind Apart, New York, 2004

Szatmari, P., Archer, L., Fisman, S., Streiner, D., und Wilson, F.: Asperger's syndrome and autism: differences in behaviour, cognition, and adaptive functioning, in: Journal of the American Academy of Child and Adolescent Psychiatry 34, S. 1662–1671, 1995

Szatmari, P., Bartolucci, G. und Bremner, R.: Asperger's syndrome: comparison of early history and outcome, in: Developmental Medicine and Child Neurology 31, S. 709–720, 1989

Szatmari, P., Bremner, R. und Nagy, J.: Asperger's syndrome: a review of clinical features, in: Canadian Journal of Psychiatry 34, S. 554–560, 1989

Szatmari, P., Tuff, L., Finlayson, A. und Bartolucci, G.: Asperger's syndrome and autism: neurocognitive aspects, in: Journal of the American Academy of Child and Adolescent Psychiatry 29, S. 130–136, 1990

Tanguay, P.: Nonverbal Learning Disabilities at School: Educating Students with NLD, Asperger Syndrome and Related Conditions, London, 2002

Tani, P., Joukamaa, M., Lindberg, N., Nieminen-von Wendt, T., Virkkala, J., Appelberg, B. und Porkka-Heiskanen, T.: Asperger syndrome, alexithymia and sleep, in: Neuropsychobiology 49, S. 64–70, 2004

Tani, P, Lindberg, N., Appelberg, B., Nieminen-von Wendt, T., von Wendt, L. und Porkka-Heiskanen, T.: Childhood inattention and hyperactivity symptoms self-reported by adults with Asperger syndrome, in: Psychopathology 39, S. 49–54, 2006

Tantam, D.: Asperger's syndrome, in: Journal of Child Psychology and Psychiatry 29, S. 245–253, 1988

Tantam, D.: Lifelong eccentrity and social isolation: Asperger's Syndrome or Schizoid Personality Disorder? in: British Journal of Psychiatry 153, S. 783–791, 1988

Tantam, D.: Asperger's Syndrome in adulthood, in: U. Frith (Hrsg.): Autism and Asperger's Syndrome, Cambridge, 1991

Tantam, D.: Adolescence and adulthood of individuals with Asperger Syndrome, in: A. Klin, F. Volkmar und S. Sparrow (Hrsg.): Asperger Syndrome, New York, 2000

Tantam, D.: Psychological disorder in adolescents and adults with Asperger disorder, in: Autism 4, S. 47–62, 2000

Tantam, D., Evered, C. und Hersov. L.: Asperger's Syndrome and ligamentous laxity, in: Journal of the American Academy for Child and Adolescent Psychiatry 29, S. 892–896, 1990

Taylor, B., Miller, E., Farrington, C., Petropoulos, M., Favot-Mayaud, L., Li, J. und Wraight, P.: Autism and measles, mumps and rubella vaccine: no epidemiological evidence for a causal association, in: Lancet 353, S. 2026–2029, 1999

Teitelbaum, O., Benton, T., Shah, P., Prince, A., Kelly, J. und Teitelbaum, P.: Eshkol-Wachman movement notation in diagnosis: the early detection of Asperger's syndrome, in: Proceedings of the National Academy of Science USA 101, S. 11.909–11.914, 2004

Thiemann, K.S. und Goldstein, H.: Social Stories, written text cues and video feedback: effects on social communication of children with autism, in: Journal of Applied Behavior Analysis 34, S. 425–446, 2001

Tirosh, E. und Canby, J.: Autism and hyperlexia: a distinct syndrome?, in: American Journal on Mental Retardation 98, S. 84–92, 1993

Toal, F., Murphy, D. und Murphy, K.: Autistic spectrum disorders: lessons from neuroimaging, in: British Journal of Psychiatry 187, S. 395–397, 2005

Tonge, B., Brereton. A., Gray, K. und Einfeld, S.: Behavioural and emotional disturbance in high-functioning autism and Asperger Syndrome, in: Autism 3, S. 117–130, 1999

Towbin, K., Pradella, A., Gorrindo, T., Pine, D. und Leibenluft, E.: Autism spectrum traits in children with mood and anxiety disorders, in: Journal of Child and Adolescent Psychopharmacology 15, S. 452–464, 2005

Turner, M.: Toward an executive dysfunction account of repetitive behaviour in autism, in: J. Russell (Hrsg.): Autism as an Executive Disorder, Oxford, 1997

Twachtman-Cullen, D.: Language and communication in High-Functioning Autism and Asperger Syndrome, in: E, Schopler, G. Mesibov und L. Kunce (Hrsg.): Asperger Syndrome or High-Functioning Autism, New York, 1998

Volden, J. und Lord, C.: Neologisms and idiosyncratic language in autistic speakers, in: Journal of Autism and Developmental Disorders 21, S. 109–130, 1991

Volkmar, F. und Klin, A.: Diagnostic issues in Asperger syndrome, in: A. Klein, F. Volkmar und S. Sparrow (Hrsg.): Asperger Syndrome, New York, 2000

Volkmar, F., Klein, A. und Pauls, D.: Nosological and genetic aspects of Asperger syndrome, in: Journal of Autism and Developmental Disorders 28, S. 457–463, 1998

Voors, W.: The Parent's Book About Bullying: Changing the Course of Your Child's Life, Center City, MN, 2000

Weimer, A., Schatz, A., Lincoln, A., Ballantyne, A. und Trauer, D.: »Motor« impairment in Asperger syndrome: evidence for a deficit in proprioception, in: Developmental and Bahavioural Pediatrics 22, S. 92–101, 2001

Welchew, D., Ashwin, C., Berkouk, K., Salvador, R., Suckling, J.: Baron-Cohen, S. und Bullmore, E.: Functional disconnectivity of the medial temporal lobe in Asperger's syndrome, in: Biological Psychiatry 57, S. 991–998, 2005

Wellman, H.M., Baron-Cohen, S., Caswell, R., Gomez, J.C., Swettenham, J, Toye, E. und Lagattuta, K.: Thought-bubbles help children with autism acquire an alternative theory of mind, in: Autism 6, S. 343–363, 2002

Wellman, H.M., Hollander, M. und Schult, C.: Young children's understanding of thought bubbles and of thoughts, in: Child Development 67, S. 768–788, 1996

Welton, J. und Telford, J: What Did You Say? What Do You Mean? An Illustrated Guide to Understanding Metaphors, London, 2004

Wentz, E., Lacey, J., Waller, G., Rastam, M., Turk, J., Gillberg, C.: Childhood onset neuropsychiatric disorders in adult eating disorder patients: a pilot study, in: European Journal of Child and Adolescent Psychiatry 14, S. 431–437, 2005

Wentz Nilsson, E., Gillberg, C., Gillberg, C.J. und Rastam, M.: Ten year follow-up of ado-

lescent onset anorexia nervosa: personality disorders, in: Journal of the American Academy of Child and Adolescent Psychiatry 38, S. 1389–1395, 1999
Werth, A., Perkins, M. und Boucher, J.: Here's the weavery looming up, Autism 5, 2, S. 111–125, 2001
White, B.B. und White, M.S.: Autism from the inside, in: Medical Hypotheses 24, S. 223–229, 1987
Wilkinson, L.: Supporting the inclusion of a student with Asperger syndrome: a case study using Conjoint Behavioural Consultations and self-management, in: Educational Psychology in Practice 21, S. 307–326, 2005
Willey, L.H.: Pretending to be Normal: Living with Asperger's Syndrome, London, 1999
Willey, L.H.: Asperger Syndrome in the Family: Redefining Normal, London, 2001
Williams, D.: Nobody Nowhere: The Remarkable Autobiography of an Autistic Girl, London, 1998
Williams, J., Scott, F., Stott, C., Allison, C., Bolton, P., Baron-Cohen, S. und Brayne, C.: The CAST (Childhood Asperger Syndrome Test): test accuracy, in: Autism 9, S. 45–68, 2005
Williams, T.A.: A social skills group for autistic children, in: Journal of Autism and Developmental Disorders 19, S. 143–155, 1989
Wing, L.: Asperger's Syndrome: a clinical account, in: Psychological Medicine, 11, S. 115–130, 1981
Wing, L.: Manifestations of social problems in high-functioning autistic people, in: E. Schopler und G.B. Mesibov (Hrsg.): High-Functioning Individuals With Autism, New York, 1992
Wing, L. und Attwood, A.: Syndromes of autism and atypical development, in: D. Cohen und A. Donnellan (Hrsg.): Handbook of Autism and Pervasive developmental Disorders, New York 1987
Wing, L., Leekham, S.R., Libby, S.J., Gould, J. und Larcombe, M.: The Diagnostic Interview for Social and Communication Disorders: background, inter-rater reliability and clinical use, in: Journal of Child Psychology and Psychiatry 43, S. 307–325, 2002
Wing, L. und Shah, A.: Catatonia in autistic spectrum disorders, in: British Journal of Psychiatry 176, S. 357–362, 2000
Wolff, S.: Loners: The Life Path of Unusual Children, London, 1995
Wolff, S.: Schizoid personality in childhood, in: E. Schopler, G. Mesibov und. L. Kunce (Hrsg.): Asperger Syndrome or High Functioning Autism, New York, 1998
Woodbury Smith, M., Robinson, J., Wheelwright, S. und Baron-Cohen, S.: Screening adults for Asperger syndrome using the AQ: a preliminary study of its diagnostic validity in clinical practice, in: Journal of Autism and Developmental Disorders 35, S. 331–335, 2005
World Health Organisation: International Classification of Diseases, 10. Ausgabe, Genf, 1993

Yoshida, Y. und Uchiyama, T.: The clinical necessity for assessing Attention Deficit/Hyperactivity Disorder (AD/HD) symptoms in children with high functioning Pervasive Developmental Disorders (PDD), in: European Journal of Child and Adolescent Psychiatry 13, S. 307–314, 2004
Yoshida, Y., Uchiyama, T., Tomari, S., Izuka, N., Hihara, N. und Muramatsu, Y.: Letter for use when telling a child that he or she has an ASD, Poster Presentation, London, 2005
Youell, B.: Matthew: from numbers to numeracy: from knowledge to knowing in a ten-year-old boy with Asperger's syndrome, in: A. Alvarez und S. Reid (Hrsg.): Autism and Personality: Findings from the Tavistock Autism Workshop, London, 1999

Adressen, Webseiten und Buchtipps

Autismus Deutschland e.V. – Bundesverband zur Förderung von Menschen mit Autismus
Bebelallee 141
22297 Hamburg
Telefon: 040/511 56 04
Fax: 040/511 08 13
autismus-bv-hak@t-online.de
www.autismus.de

FIAM e.V. – Verein zur Förderung und Integration autistischer Menschen e.V.
Vahrenwalder Str. 195 a
30165 Hannover
Telefon: 0511/600 82 84
verein.fiam@t-online.de
www.fiam-ev.de

Integrationszentrum mAut – Menschen mit Autismus
Schwanthaler Str. 18
80336 München
Telefon: 089/54 85 11 15
berger.ingrid@m.gfi-ggmbh.de
www.m-aut.de

AuReA – Autismus Rehabilitation Arbeit
Oderstr. 57
24539 Neumünster
Kontaktperson: Angela Holtze
Telefon: 04321/75 45 30
Fax: 04321/754 53 20
angelaholtze@salo-ag.de
www.salo-ag.de/autismus

Selbsthilfeverein von Menschen mit dem Asperger-Syndrom:
Aspies e.V. – Menschen mit Asperger-Syndrom
Loewenhardtdamm 3
12101 Berlin
Telefon: 030/78 89 87 80
www.aspies.de

Weitere hilfreiche Webseiten

Autismus-Therapieinstitut Langen: www.autismus-therapieinstitut-langen.de
Autistenhilfe Österreich: www.autistenhilfe.at
Autismus deutsche Schweiz: www.autismus.ch
Irlen-Center: www.irlen-center.de
Eine Eltern-Initiative in Niedersachsen, einzigartig-eigenartig: www.einzigartig-eigenartig.de

Foren

Forum von Aspies e.V.: www.aspies.de/component/option,com_smf/Itemid,283
Forum der Autismus-Ambulanz Linker Niederrhein: www.asperger-online.de
Forum des Bundesverbandes Autismus Deutschland: http://f25.parsimony.net/forum62491
Salutaris-Forum zu Asperger-Syndrom, ADHS und verwandten Störungen: http://sghl.de/forum
Forum von Autismus-in-Berlin: http://forum.autismus-in-berlin.info
Aspie-Net-Forum: http://aspieforum.de/forum
Aspies in Österreich: www.aspies.at
Aspergia-Forum von Heike Frank: http://aspergia.de
Forum für Autisten und interessierte Zeitgenossen: http://autismus.ra.unen.de

Bücher von Fachkräften

Attwood, Tony: Das Asperger-Syndrom. Das erfolgreiche Praxis-Handbuch für Eltern und Therapeuten. TRIAS Verlag, Stuttgart 2016. ISBN 978-3-432-10281-8

Poustka, Fritz, Sven Bölte, Sabine Feineis-Matthews: Ratgeber Autistische Störungen (Bd. 5). Informationen für Betroffene, Eltern, Lehrer und Erzieher. Hogrefe-Verlag, Göttingen 2004.

Remschmidt, Helmut: Autismus, Erscheinungsformen, Ursachen und Hilfen. Verlag C.H. Beck Wissen, München 2000.

Schirmer, Brita: Elternleitfaden Autismus. Wie Ihr Kind die Welt erlebt. Mit gezielten Therapien wirksam fördern. TRIAS Verlag, Stuttgart 2018.
ISBN 978-3-432-10709-7.

Steindal, Kari: Das Asperger-Syndrom. Wie man Personen mit Asperger-Syndrom und autistische Menschen mit hohem Entwicklungsniveau (»high-functioning autism«) versteht und wie man ihnen hilft. Verlag Autismus Deutschland, Hamburg 2002.

Bücher von autistischen Menschen

Blickenstorfer, Dominique: Meine Welt – Deine Welt. Meine Lebensgeschichte mit Asperger-Syndrom und Hochbegabung. Weidler Verlag, Berlin 2004.

Grandin, Temple: Ich sehe die Welt wie ein frohes Tier. Ullstein Verlag, 2005.

Klein, Rebecca: Leinen los ins Leben. Books on Demand GmbH, 2003.

Matthews, Joan, Williams, James: Ich bin besonders. Autismus und Asperger: Das Selbsthilfebuch für Kinder und ihre Eltern. TRIAS Verlag, Stuttgart 2011.
ISBN 978-3-8304-6029-9.

Newport, Mary, Jerry Newport: Crazy in Love. Ein autistisches Paar erzählt seine Geschichte. Droemer Knaur, München 2005.

O'Neill, Jasmine Lee: Autismus von innen. Nachrichten aus einer verborgenen Welt. Verlag Hans Huber, Bern 2001.

Preißmann, Christine (Hrsg.): Asperger – Leben in zwei Welten. Betroffene berichten. Das hilft mir in Beruf, Partnerschaft und Alltag. TRIAS Verlag, Stuttgart 2018.
ISBN 978-3-432-10701-1.

Preißmann, Christine: Und dass jeden Tag Weihnachten wär. Wünsche und Gedanken einer jungen Frau mit Asperger-Syndrom. Weidler Verlag, Berlin 2005.

Schäfer, Susanne: Sterne, Äpfel und rundes Glas. Mein Leben mit Autismus. Verlag Freies Geistesleben, Stuttgart 2002.

Schuster, Nicole: Ein guter Tag ist ein Tag mit Wirsing. Das Asperger-Syndrom aus der Sicht einer Betroffenen. Weidler Verlag, Berlin 2007.

Willey, Liane H.: Ich bin Autistin – aber ich zeige es nicht. Herder Verlag, Freiburg 2003.

Bücher von Eltern

Freihow, Halfdan: Lieber Gabriel. Die Geschichte meines autistischen Jungen. Herder, Freiburg 2005.

Lefèvre, Francoise: Schwarze Wolke Niemandsland. Quadriga Verlag, München 1997.

Maurice, Catherine: Ich würde euch so gern verstehen! Lübbe Verlag, Bergisch Gladbach 1995.

McDonnell, Jane Taylor: Im Grenzland der Gefühle. Leben mit einem autistischen Sohn. Droemer Knaur, München 1995.

Moore, Charlotte: Sam, George und ein ganz gewöhnlicher Montag. Mein Leben mit zwei autistischen Kindern. Goldmann, München 2004.

Glossar

Alexithymie Beeinträchtigte Fähigkeit, Gefühlszustände zu erkennen und zu beschreiben.

Amygdala Ein Teil des Gehirns, der mit der Erkennung und Steuerung der Gefühle in Verbindung gebracht wird.

Apraxie Probleme mit der Konzeptualisierung und Planung von Bewegungen, sodass die Handlung weniger gekonnt und koordiniert als normal abläuft.

Arbeitsgedächtnis Die Fähigkeit, Informationen »bereitzuhalten«, während man ein Problem löst.

Asperger-Syndrom Eine Variante des Autismus, die sich am milderen Ende des autistischen Spektrums befindet.

Ataxie Weniger geordnete Koordination der Muskeln und unnormale Bewegungsmuster.

Aufmerksamkeitsdefizit/Hyperaktivitätsstörung (ADHS) Probleme mit der Aufrechterhaltung der Aufmerksamkeit, mit Impulsivität und Hyperaktivität.

autistische Persönlichkeitsstörung Der ursprüngliche von Hans Asperger verwendete Begriff für das, was später das Asperger-Syndrom genannt wurde.

Comic-Gespräche Einfache Zeichnungen, zum Beispiel Strichmännchen, Gedanken- und Sprechblasen, sowie Texte in verschiedenen Farben, die eine Abfolge von Handlungen, Gefühlen und Gedanken in einer bestimmten sozialen Situation illustrieren. Wurden ursprünglich von Carol Gray entwickelt.

DSM-IV Das Diagnostic and Statistical Manual of Mental Disorders, 4. Ausgabe, das Diagnosehandbuch für Geistesstörungen der American Psychiatric Association.

Dyskalkulie Schwierigkeiten beim Verstehen einfachster mathematischer Konzepte.

High-Functioning-Autismus (HFA) Der Begriff wurde verwendet, um Kinder zu beschreiben, die in der frühen Kindheit die klassischen Symptomen des Kanner-Autismus gezeigt haben, die aber in ihrer weiteren Entwicklung bei Tests ihrer kognitiven Fähigkeiten deutlich bessere intellektuelle Leistungen zeigen; sie verfügen auch über bessere soziale und Verhaltens- sowie Kommunikationsfähigkeiten als es bei anderen Kindern mit Kanner-Autismus der Fall ist.

Hyperlexie Besondere Fähigkeit der Worterkennung bei gleichzeitig relativ schwachem Verständnis der Wörter oder des Ablaufs einer Geschichte.

ICD-10 Die International Classification of Diseases, 10. Ausgabe, die Diagnoseklassifikation der WHO.

Inzidenz Die tatsächliche Anzahl von Menschen mit einer bestätigten Diagnose.

IQ Intelligenzquotient

Irlengläser Gefärbte nichtoptische Linsen, die zur Herausfilterung derjenigen Frequenzen des Lichtspektrums dienen, auf die eine Person besonders empfindlich reagiert.

kognitive Verhaltenstherapie (KVT) Eine effektive Behandlungsmethode, mit der die Art und Weise verändert wird, in der eine Person über Gefühle wie Angst, Traurigkeit und Wut nachdenkt bzw. auf sie reagiert. Die KVT konzentriert sich auf die Reife, Komplexität, die feinen Unterschiede und das Vokabular von Emotionen und auf nichtfunktionales oder unlogisches Denken und falsche Annahmen.

Monotropismus Schwierigkeiten bei der Wahrnehmung und dem Verständnis des Gesamtbildes. Konzentration auf die Teile statt auf das Ganze.

nonverbale Lernstörung (NLS) Die Hauptmerkmale der NLS sind Defizite bei den folgenden Bereichen: Fähigkeiten der visuellen Wahrnehmung und Organisation; komplexe psychomotorische Fähigkeiten und taktile Wahrnehmung; Anpassung an neue Situationen; Zeitwahrnehmung; mechanisches Rechnen sowie soziale Wahrnehmung und Fähigkeiten der sozialen Interaktion. Es bestehen relative Stärken bei der akustischen Wahrnehmung, der Worterkennung, dem verbalen Routinelernen und dem Buchstabieren.

olfaktorisch Den Geruchssinn betreffend.

posttraumatische Belastungsstörung Eine posttraumatische Belastungsstörung kann die Folge des Durchlebens eines traumatischen Ereignisses bzw. einer Folge solcher Ereignisse sein. Zu den klinischen Symptomen dieser Störung gehören Versuche, den Vorfall oder Erinnerungen an den Vorfall zu vermeiden, sowie Zeichen von Angst, Depressionen, Wut und sogar Halluzinationen, die in Verbindung mit dem auslösenden Ereignis stehen.

pragmatische Aspekte der Sprache Die Modifikation und der Gebrauch von Sprache im sozialen Kontext.

Prävalenz Der Anteil der Menschen in der Bevölkerung, der eine bestimmte Diagnose hat.

Propriozeption Die Verarbeitung der Information über die Lage und die Bewegung des eigenen Körpers im Raum.

Prosopagnosie »Gesichtsblindheit«

selektiver Mutismus Vermeidung gesprochener Sprache.

semantisch-pragmatische Sprachstörung Relativ gute Sprachfähigkeiten in den Bereichen Syntax, Vokabular und Phonologie, aber schwache Sprachleistungen in einem sozialen Kontext, d. h. bei der Kunst der Konversation oder den pragmatischen Aspekten der Sprache.

Social Story Eine Social Story (»soziale Geschichte«) beschreibt eine Situation, eine Fähigkeit oder eine Idee im Hinblick auf soziale Hinweise, Perspektiven und üblichen Reaktionen. Dabei werden ein bestimmter vorgegebener Stil und ein bestimmtes Format verwendet. Wurde ursprünglich von Carol Gray entwickelt.

Synästhesie Eine seltene Form der sensorischen Wahrnehmung, bei der eine Person einen Reiz über einen Sinneskanal empfängt, sie aber so wahrnimmt, als komme sie über einen anderen Kanal.

Theory of Mind »Theorie des Mentalen« – Die Fähigkeit, Gedanken, Überzeugungen, Wünsche und Absichten anderer zu erkennen und zu verstehen, um deren Verhalten nachvollziehen und um voraussagen zu können, was sie als Nächstes tun werden.

Tics Gelegentliche unwillkürliche Bewegungen oder Geräusche.

tiefgreifende Entwicklungsstörung Eine schwere Beeinträchtigung der Fähigkeit wechselseitiger sozialer Interaktion und Kommunikation, bei der repetitives Verhalten bzw. repetitive Interessen und Aktivitäten vorliegen.

Tourette-Syndrom Mehrfache motorische Tics und ein oder mehrere vokale Tics.

Schwache zentrale Kohärenz Schwierigkeiten bei der Wahrnehmung und dem Verständnis des Gesamtbildes; Konzentration auf Teile statt auf das Ganze.

Zwangsstörung Bei einer Zwangsstörung hat eine Person Zwangsgedanken über Dinge, über die sie eigentlich nicht nachdenken will: Diese Gedanken werden egodystonisch genannt, d. h. sie sind störend und unangenehm. Bei normalen Menschen drehen sich diese Gedanken meist um Reinlichkeit, Aggression, Religion und Sexualität. Zwangsgedanken bei Menschen mit Asperger-Syndrom drehen sich dagegen eher um Reinlichkeit, Mobbing, gehänselt werden, die Angst, Fehler zu begehen und kritisiert zu werden.

Stichwortverzeichnis

C

D

Stichwortverzeichnis

Stichwortverzeichnis

H

I

J

K

L

Stichwortverzeichnis

P

Q

R

Stichwortverzeichnis

S

Stichwortverzeichnis

Impressum

Liebe Leserin, lieber Leser,
hat Ihnen dieses Buch weitergeholfen? Für Anregungen, Kritik, aber auch für Lob sind wir offen. So können wir in Zukunft noch besser auf Ihre Wünsche eingehen. Schreiben Sie uns, denn Ihre Meinung zählt!

Ihr TRIAS Verlag

E-Mail Leserservice: kundenservice@trias-verlag.de

Adresse:
Lektorat TRIAS Verlag, Postfach 30 05 04,
70445 Stuttgart
Fax: 0711-8931-748

Programmplanung: Celestina Filbrandt

Übersetzung: Rainer Döhle

Redaktion: Anne Bleick

Bildredaktion: Christoph Frick

Umschlaggestaltung und Layout:
CYCLUS Visuelle Kommunikation

Bildnachweis:
Umschlagfoto: Nailia Schwarz/iStockphoto
Fotos im Innenteil:
S. 4, 13: Sergii Mostovyi – stock.adobe.com; S. 5, 6, 120, 160, 374: ra2 studio – stock.adobe.com; S. 7, 359: satura_ – stock.adobe.com; S. 13: Nailia Schwarz - stock.adobe.com; S. 70: EduardSV – stock.adobe.com; S. 142: Valerii Honcharuk – stock.adobe.com; S. 219: Nady - stock.adobe.com; S. 252: colors0613 – stock.adobe.com; S. 277: klaus – stock.adobe.com; S. 308: Maria Sbytova – stock.adobe.com; S. 322: thongsee – stock.adobe.com; S. 346: Takahito Obara – stock.adobe.com; S. 389: fpdress – stock.adobe.com
Die abgebildeten Personen haben in keiner Weise etwas mit der Krankheit zu tun.

3. Auflage 2019

Die deutsche Übersetzung von »The Complete Guide to Asperger's Syndrome« ist erschienen durch Vermittlung von Jessica Kingsley Publishers Ltd.
Printed in Germany

Satz: Fotosatz Buck, 84036 Kumhausen
gesetzt in: InDesign CS3
Druck: Grafisches Centrum Cuno, 39240 Calbe

Gedruckt auf chlorfrei gebleichtem Papier

ISBN 978-3-432-10979-4 3 4 5 6

Auch erhältlich als E-Book:
eISBN (ePub) 978-3-432-10980-0

Englischer Originaltitel: The Complete Guide to Asperger's Syndrome

Bibliografische Information
der Deutschen Nationalbibliothek
Die Deutsche Nationalbibliothek verzeichnet diese Publikation in der Deutschen Nationalbibliografie; detaillierte bibliografische Daten sind im Internet über http://dnb.d-nb.de abrufbar.

Wichtiger Hinweis:
Wie jede Wissenschaft ist die Medizin ständigen Entwicklungen unterworfen. Forschung und klinische Erfahrung erweitern unsere Erkenntnisse, insbesondere was Behandlung und medikamentöse Therapie anbelangt. Soweit in diesem Werk eine Dosierung oder eine Applikation erwähnt wird, darf der Leser zwar darauf vertrauen, dass Autoren und Verlag große Sorgfalt darauf verwandt haben, dass diese Angabe dem **Wissensstand bei Fertigstellung des Werkes** entspricht.

Für Angaben über Dosierungsanweisungen und Applikationsformen kann vom Verlag jedoch keine Gewähr übernommen werden. Jeder Benutzer ist angehalten, durch sorgfältige Prüfung der Beipackzettel der verwendeten Präparate und gegebenenfalls nach Konsultation eines Spezialisten festzustellen, ob die dort gegebene Empfehlung für Dosierungen oder die Beachtung von Kontraindikationen gegenüber der Angabe in diesem Buch abweicht. Eine solche Prüfung ist besonders wichtig bei selten verwendeten Präparaten oder solchen, die neu auf den Markt gebracht worden sind. **Jede Dosierung oder Applikation erfolgt auf eigene Gefahr des Benutzers.** Autoren und Verlag appellieren an jeden Benutzer, ihnen etwa auffallende Ungenauigkeiten mitzuteilen.

Die Ratschläge und Empfehlungen dieses Buches wurden vom Autor und Verlag nach bestem Wissen und Gewissen erarbeitet und sorgfältig geprüft. Dennoch kann eine Garantie nicht übernommen werden. Eine Haftung des Autors, des Verlages oder seiner Beauftragten für Personen-, Sach- oder Vermögensschäden ist ausgeschlossen.